W0053506

# Psycho-Diabetologie

Personenzentriert
beraten und behandeln

Herausgegeben von Karin Lange und Axel Hirsch

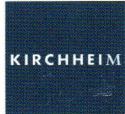

KIRCHHEIM

Die Deutsche Bibliothek – CIP-Einheitsaufnahme

Lange, Karin:
Psycho-Diabetologie: personenzentriert beraten und behandeln / Karin Lange ; Axel
Hirsch. - Mainz - Kirchheim, 2002
    ISBN 3-87409-351-4

KIRCHHEIM    © 2002 by Kirchheim-Verlag, Mainz

# *Vorwort*

Liebe Leser,

psychologische Aspekte spielen bei körperlichen Erkrankungen eine wachsende Rolle, ganz besonders bei chronischen Erkrankungen. Der Diabetes gilt dabei als die Modellkrankheit, bei der das Zusammenspiel körperlicher und seelischer Anteile zunehmend in der Behandlung berücksichtigt wird. Chronische Erkrankungen fordern oft die ständige Mitarbeit der Betroffenen. Die tägliche Behandlung ist für sie eine zusätzliche Lebensaufgabe, die zu seelischen Krisen führen kann. Die langfristige Begleitung und Unterstützung der Betroffenen bei einer angemessenen Selbsttherapie ist deshalb ein wesentliches Thema aller medizinischen Teams, die Menschen mit einer chronischen Erkrankung wie Diabetes behandeln.

Je deutlicher die psychologischen Anteile chronischer Krankheit werden, um so klarer zeigt sich die Notwendigkeit, klinische Psychologen in die Betreuung einzubeziehen. Patienten erwarten in Diabeteseinrichtungen nicht nur fachgerechte medizinische Behandlung und Beratung, sondern auch psychologische Unterstützung und Kompetenz. Das Interesse an psychologischen Themen in der Diabetologie spiegelt sich auch in einer wachsenden Zahl von Studien und Veröffentlichungen wider. Für Wissenschaftler und klinische Praktiker gibt es im angloamerikanischen Bereich einige zusammenfassende Publikationen. Im deutschen Sprachraum fehlte bisher eine solche Darstellung zentraler psychologischer Themen der Diabetologie. Diese Lücke möchten wir mit dem vorliegenden Buch schließen.

Es ist uns dazu gelungen, eine Gruppe von Autoren zu gewinnen – klinische Psychologen, Pädagogen und Ärzte –, die alle seit langem in der Diabetologie tätig sind. Als Herausgeber haben wir die Autoren gebeten, ihre Beiträge nach einheitlichen Kriterien zu erstellen. Die Praxisrelevanz war das unverzichtbare Moment und Ziel aller Texte. Es sollten sowohl psychologische Ansätze und Interventionsmöglichkeiten deutlich werden als auch psychologische Möglichkeiten, die Vertreter anderer Berufsgruppen bei der Beratung von Menschen mit Diabetes nutzen können. Alle Beiträge beschreiben den augenblicklichen theoretischen Wissensstand und geben praktische Anregungen für diejenigen, die in der Schulung, Beratung und Behandlung tätig sind. Das Buch ist in vier Kapitel gegliedert: (1) Grundlagen eines modernen Bilds von Menschen mit Diabetes; (2) Psychologische Aspekte des Lebens mit Diabetes, die geprägt sind durch den Lebens- und Entwicklungsprozeß der Betroffenen; (3) Psychologisch fundierte Behandlungs- und Beratungskonzepte bei spezifischen Diabetesproblemen und schließlich (4) Psychologische Begleitumstände, die einbezogen werden müssen, wenn mit Betroffenen realistische Therapieformen erarbeitet werden sollen.

Die Autoren und Herausgeber haben als gemeinsame Basis die Entwicklungspsychologie und die Verhaltenstherapie, die ohne eine Betrachtung emotionaler und kognitiver Prozesse heute nicht mehr denkbar ist. Wir sehen in diesen Festlegungen kaum eine theoretische Einengung: Die Entwicklungspsychologie hilft, Menschen in ihren aktuellen Möglichkeiten und in ihrer ständigen Weiterentwicklung besser zu verstehen; die Verhaltenstherapie repräsentiert für uns wesentlich den Anspruch wissenschaftlicher Grundlagen unseres Handelns. Sie hat längst die Grenzen ihrer alten Orthodoxie überwunden und kooperiert mit vielen anderen Therapieformen. Die Mehrheit der Praktiker im Diabetesbereich arbeitet heute nach einem verhaltenstherapeutischen Grundmodell, und es gibt nur wenige Arbeiten zum Thema Diabetes und Psychologie aus anderen klinisch-psychologischen Perspektiven, die uns interessant und praxisrelevant erscheinen.

Einige Festlegungen, die uns im Rahmen einer modernen Behandlung unverzichtbar scheinen, haben wir vorab getroffen. (1) Der Diabetes ist ein wichtiger Teil der Betroffenen, der es jedoch nicht rechtfertigt, sie „Diabetiker" zu nennen. Hier haben wir uns dem Sprachgebrauch angloamerikanischer Zeitschriften angeschlossen. (2) Wir haben weiterhin auf die Verwendung des Begriffs „Compliance" als Element einer paternalistischen Arzt-Patienten-Beziehung verzichtet. Die Philosophie, die allen Beiträgen zugrunde liegt, ist die eines partnerschaftlichen Umgangs mit den Betroffenen, der ihre Entscheidungen fördert und respektiert. (3) Ein nie befriedigend lösbares Problem in Büchern ist der Umgang mit dem Geschlecht. Wir haben uns dort, wo Menschen in ihrer Funktion bezeichnet werden (z. B. Ärzte), für die männliche als die sprachlich einfachere Form entschieden. Wir hoffen, daß die Mehrheit der Leser diese Entscheidung um der Lesbarkeit willen akzeptieren kann.

Bei dieser ersten geschlossenen Darstellung psychologischer Aspekte des Diabetes fürchten wir, daß es uns trotz aller Gestaltungsarbeit als Herausgeber nicht immer gelungen ist, Fehler und Mißverständnisse zu vermeiden. Bis alles zu unserer Zufriedenheit beisammen war, sind Jahre vergangen. Ein solches Buch steht und fällt mit seinen kritischen Lesern. Wir möchten Sie ermutigen, uns Ihre Kritik und Verbesserungsvorschläge zurückzumelden, um diese in späteren Auflagen berücksichtigen zu können.

Gemeinsam mit allen Autoren wünschen wir uns, daß dieses Buch die Kommunikation in Diabetesteams über die psychosoziale Situation der Betroffenen anregt und dazu beiträgt, die Beratungs- und Behandlungsangebote für Menschen mit Diabetes weiter zu verbessern. Dabei geht es uns nicht nur um eine moderne medizinische Behandlung (diese setzen wir hier voraus), sondern vor allem darum, Menschen mit Diabetes mit ihren Sorgen und Bedürfnissen ernst zu nehmen und ihnen zu helfen, selbst Entscheidungen für ihr Leben mit der Stoffwechselstörung zu treffen.

Karin Lange und Axel Hirsch
Hannover und Hamburg im August 2002

# Inhalt

## I. Psychologische  Konzepte in der Diabetesbehandlung

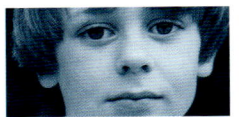

## II. Diabetes im Laufe des Lebens

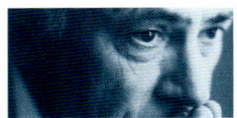

## III. Psychologisch fundierte Behandlungs- und Beratungskonzepte bei Diabetesproblemen

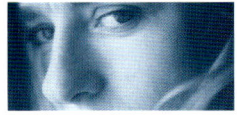

## IV. Seelische Begleiterkrankungen

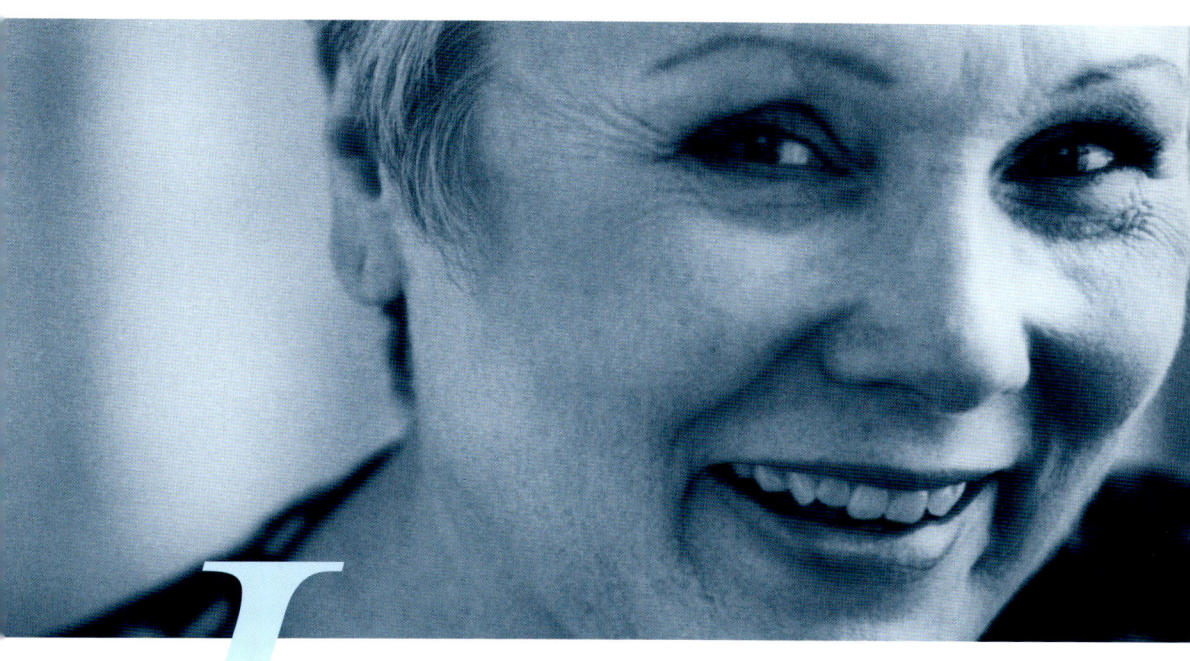

# I

## Psychologische
## Konzepte in
## der Diabetesbehandlung

# Empowerment bei Diabetes: den eigenen Weg finden

*Axel Hirsch, Hamburg*

*W*er entscheidet über die Diabetestherapie? Vor 20 Jahren wäre noch die einhellige Antwort gewesen: natürlich der, der am meisten darüber weiß, also der Arzt. Dabei hat es auch schon vor dieser Zeit patientenorientierte Kliniker gegeben, die genau spürten, daß sie eine Diabetestherapie nicht verordnen konnten. Sie haben sich Patienten freundlich zugewandt, sie überzeugt, ihnen alles für die Therapie Notwendige immer wieder erklärt, haben sie für sich gewonnen. Nur selten sind sie so weit gegangen, den Patienten die Verantwortung für ihr Leben mit dem Diabetes zurückzugeben, die diese oft selbst kaum noch glaubten wahrnehmen zu dürfen. Die Betroffenen trafen ihre Entscheidungen, aber wagten nicht, sie vor dem Arzt zu vertreten. So entstand die Rede von der „Non-Compliance" für ein Handeln nach den eigenen Lebensinteressen.

Das Unwohlsein mit einer solchen Sichtweise des chronisch kranken Menschen hat zugenommen. Immer mehr Autoren unterschiedlicher Sichtweisen vertreten in verschiedenen Begriffen einen „Paradigmenwechsel" zu einem partnerschaftlichen Verhältnis zwischen medizinischen Experten und Menschen mit Diabetes. Allen gemeinsam ist das Wissen darüber, daß man Menschen nicht die Sorge für ihre Gesundheit und die Therapie einer chronischen Krankheit abnehmen kann. Wer Menschen mit Diabetes als Partner ernst nimmt, achtet ihren Lebensentwurf und hilft ihnen mit seinem Fachwissen, selbst in ihrem Leben mit dem Diabetes all das zu tun, was ihren Bedürfnissen entspricht.

## Einführung

Empowerment und Selbstmanagement repräsentieren ein Menschenbild, das einem emanzipatorischen Demokratieverständnis entstammt und das sich als eine Gegenposition zur paternalistisch geprägten Arzt-Patient-Beziehung im Compliance-Ansatz versteht. Bezogen auf den Diabetes erscheint der Patient als ein gleichberechtigter Partner, der die Therapie nach seinen Zielen und Bedürfnissen bestimmt und durchführt. Der Experte liefert das Wissen, das der Patient wünscht, um begründet entscheiden zu können. Es ist ein optimistisches Bild vom Patienten, dem zugetraut wird, für sich selbst handeln zu können. Die Arzt-Patient-Beziehung ist von Beginn an ein zentraler Gegenstand der medizinischen Psychologie. Leider spielt es im Medizinstudium bisher eine geringe Rolle, wie die Beziehung so zu gestalten ist, daß der Patient bereit ist, Informationen von Arzt und Behandlungsteam aufzunehmen und im eigenen Handeln zu berücksichtigen. Die Arzt-Patient-Beziehung hat neben der psychologischen auch eine ethische und juristische Komponente: Patienten müssen über alle medizinischen Maßnahmen mit ihren Chancen und Nebenwirkungen informiert werden und in eine Behandlung einwilligen. Die Entscheidung von Patienten ist zu respektieren, auch wenn sie im Sinne medizinischer Ziele nicht günstig erscheint.

**Typische Fragen des Experten zur Beziehungsdefinition im Empowerment-Ansatz**

▪ Warum kommen Sie heute zu mir?
▪ Was ist für Sie im Moment am wichtigsten?
▪ Was möchten Sie mit mir besprechen?
▪ Was wäre für Sie die beste Lösung?
▪ Wie kann ich Ihnen dabei helfen?

Die Problematik der Arzt-Patient-Beziehung tritt bei akuten Erkrankungen meist in den Hintergrund: Der Patient wünscht eine schnelle Hilfe und willigt stillschweigend in die Hilfsmaßnahme des Arztes ein. In anderen Fällen ist er gar nicht in der Lage, über eine Maßnahme bewußt zu entscheiden, weil seine geistige Funktionsfähigkeit durch die Erkrankung eingeschränkt ist. Erhält er einen Hinweis, eine Wunde jeden Tag auf eine bestimmte Weise zu behandeln, so tut er dies in der Regel ohne Einwände und vertraut der Kompetenz des Arztes. Die Situation ist anders bei größeren Eingriffen, die keine Notfallmaßnahmen sind und für die ein Zeitpunkt vereinbart werden kann. Vor allem bei invasiven Maßnahmen ist das schriftliche Einverständnis nach ausführlicher Beratung vorgeschrieben.

Bei chronischen Erkrankungen treffen wir auf eine andere Situation: Der Patient erhält Empfehlungen, wie er seine Krankheit therapieren soll, und er muß die Therapie selbst langfristig übernehmen. Je nachdem, welche Therapieempfehlung er bekommt und wie er sie durchführt, bestimmt er selbst das Ausmaß akuter und chronischer Komplikationen. Vor allem bestimmt er damit aber auch seine aktuelle Lebensqualität, die durch intensive Therapieformen oft stark eingeschränkt wird. Damit ist evident, daß die Therapie einer chronischen Erkrankung nicht einfach „verordnet" werden kann. Sie muß an den Wünschen der Betroffenen ausgerichtet werden. Geschieht dies nicht, kommt es leicht zu einem unfruchtbaren Machtkampf oder Versteckspiel zwischen Arzt und Patient, in dem jeder Beteiligte versucht, seine Identität zu wahren.

*Chronische Erkrankungen brauchen einen neuen Ansatz*

Die Begriffe Empowerment und Selbstmanagement haben eine unterschiedliche Herkunft, aber in ihren Bedeutungen gibt es viele Überschneidungen. Mit Hilfe dieser Begriffe lassen sich die Rollen von Arzt/Berater und Patient/Betroffenem klären und die Beratungsbeziehung bewußt im Sinne einer fruchtbaren Kommunikation gestalten. Psychologen erlernen im Rahmen ihrer klinisch-psychologischen Ausbildung eine personzentrierte Gesprächsführung, die den wesentlichen Teil dieser Ansätze ausmacht.

## Empowerment

R.M. Anderson und Mitarbeiter begannen Ende der 80er Jahre, das Konzept des Empowerment für die Diabetestherapie zu propagieren (Funnell, Anderson, Arnold, Barr, Donnelly, Johnson, Taylor-Moon & White 1991).

**Grundüberlegungen
zum Empowerment bei Diabetes**

1. Die Betroffenen führen eine Selbsttherapie durch, für die sie überwiegend selbst Entscheidungen entsprechend den Erfordernissen des Alltags zu treffen haben. Sie entscheiden, welche Informationen sie aufnehmen und welchen therapeutischen Empfehlungen sie folgen.

2. Die Betroffenen selbst tragen die kurz- und langfristigen Konsequenzen ihrer Entscheidungen auf ihre Gesundheit und auf ihr Leben.

3. Menschen ändern ihr Verhalten eher, wenn die Veränderungen persönlich bedeutsam und frei gewählt sind.

Werden ihre Grundüberlegungen vom Diabetesteam anerkannt, so verändert sich dessen Aufgabe: Sie besteht dann darin, beständig diabetologischen Sachverstand, Schulung sowie psychologische Unterstützung anzubieten, damit die Betroffenen begründete Entscheidungen im Alltag mit dem Diabetes treffen können. Was bedeutet in diesem Zusammenhang Empowerment?

Als deutsche Begriffe entsprächen dem etwa persönliches Wachstum oder Selbstverwirklichung in Richtung auf Selbständigkeit und Handlungskompetenz. Empowerment entspricht einem Grundbedürfnis des Menschen, das man nicht von außen induzieren muß, das man aber fördern oder behindern kann. Die wesentliche Förderung besteht darin, Menschen für Entscheidungen Raum zu lassen und ihnen Entscheidungsalternativen zu ermöglichen. Die Therapie einer chronischen Erkrankung unter diesem Blickwinkel zu betrachten bedeutet, den Wünschen der Betroffenen im Rahmen der Therapie Priorität zu geben, um ihre eigene Aktivität und Entscheidungsfähigkeit zu fördern und so die Therapie in die Selbstverantwortung zu überführen.

*Grundprinzipien des Empowerment*

Im Compliance-Ansatz gibt es eine klare Rangordnung zwischen medizinischem Experten und Patient. Der Experte stellt die Diagnose fest und verordnet eine Therapie; dem Patienten obliegt es, die Therapie gewissenhaft durchzuführen. Die Compliance-Forschung der 80er Jahre hatte z.T. erschreckend niedrige „Compliance-Raten" in der Selbstbehandlung chronischer Krankheiten zutage gebracht, ein großer Anteil der Patienten erwies sich als „non-compliant". Es folgten viele Versuche der Compliance-Verbesserung durch die Veränderungen von Variablen der Arzt-Patient-Kommunikation. Sie veränderten letztlich die Arzt-Patient-Beziehung in Richtung auf eine partnerschaftliche Kooperation. Die Empowerment-Philosophie formuliert eine Gegenposition zum Compliance-An-

*Definition Empowerment*

Empowerment ist ein Begriff für den Entwicklungsprozeß jedes Menschen, der ihn dazu befähigt, seine eigenen Angelegenheiten selbständig zu regeln.

satz als eine veränderte Sichtweise des Arzt-Patienten-Verhältnisses und des mündigen Bürgers allgemein, die politisch, philosophisch und empirisch begründet wird.

Wurzeln des Empowerment-Ansatzes liegen in der in den vierziger Jahren entwickelten personzentrierten Gesprächstherapie von C. Rogers (1965), der Sozialpsychologie der Bürgerbewegung (Rappaport 1981) und der Befreiungspädagogik Paolo Freires (1970). In der Ethik ärztlichen Handelns gilt, daß der Wille des Patienten letzte Richtschnur des Handelns zu sein hat. Der Arzt soll sich versichern, daß dem Patienten alle Informationen zur Verfügung stehen und daß er entscheiden kann. Dies ist zu respektieren, und die dann (noch) mögliche Behandlung ist zu gewährleisten. Grundsätzliche Aufgabe des Arztes ist demnach, Menschen medizinische Kompetenz zur Verfügung zu stellen, damit sie im Sinne eigener Ziele besser leben und entscheiden können. In der Ottawa-Charta der WHO (1986) (Weltgesundheitsorganisation 1992) heißt es: Gesundheitsförderung „zielt auf einen Prozeß, allen Menschen ein höheres Maß an Selbstbestimmung über ihre Lebensumstände und Umwelt zu ermöglichen und sie damit zur Stärkung ihrer Gesundheit zu befähigen". *Wurzeln des Empowerment*

Empowerment als ein Menschenbild gibt keine klaren Handlungsanweisungen, wie man das Empowerment bei Menschen mit Diabetes nutzen oder fördern kann. Nach Anderson und Funnell (2000) sind technische Aspekte der Gesprächsführung sekundär, solange die zugrundeliegende Wertposition des Experten klar ist. Sie geben jedoch auch Anregungen zu einer empowermentorientierten Gesprächsführung (vgl. auch Anderson, Funnell & Arnold 1996; Hirsch & Nilsson 1997). Rahmenbedingungen und Kommunikationsregeln des Empowerment beschreibt Hirsch (1995).

## Selbstmanagement

Der Begriff des Selbstmanagement ist eine Entwicklung der modernen Verhaltenstherapie. Ebenso wie beim Empowerment ist ein zentraler Gedanke, in Beratung und Psychotherapie von den Bedürfnissen der Betroffenen auszugehen. Man spricht auch vom Selbstmanagement-Ansatz oder -Konzept. Mit Selbstmanagement-Therapie beschreiben Kanfer, Reinecker und Schmelzer (1995) eine Form der Verhaltenstherapie, die das Selbstmanagement der Klienten als oberstes Ziel hat. Auch wenn es seit langem in verhaltenstherapeutischen Lehrbüchern gefordert wurde, die Therapie nach den Zielen der Betroffenen zu gestalten, paßten die älteren verhaltenstherapeutischen Techniken kaum dazu. In der früheren Verhaltenstherapie entschied der Psychotherapeut noch, um welche Störung es sich handelte, welche Therapie zu ergreifen war und für welche „Reaktionen" der Klient verstärkt wurde. Es wurde bald klar, daß dieses Modell allenfalls bei sehr einfachen und umgrenzten Störungen half. *Die Anfänge der Verhaltenstherapie*

Mit der „kognitiven Wende" der siebziger Jahre verlagerte sich der Schwerpunkt der Verhaltenstherapie „nach innen". Die Therapeuten begannen, die Gedanken und Gefühle der Klienten ernst zu nehmen, und sie gingen dazu über, Menschen quasi zu ihren eigenen Verhaltenstherapeuten auszubilden. Sie trainierten Menschen mit seelischen Problemen, sich genau zu beobachten, ihr Verhalten zu protokollieren, mit sich selbst Verträge zu schließen, sich selbst zu belohnen oder zu bestrafen. Dies waren die wesentlichen verhaltenstherapeutischen Werkzeuge für die ursprüngliche Selbstkontroll- oder Selbstmanagement-Therapie. Die Therapeuten wollten zunächst den Klienten verhaltenstherapeutische Werkzeuge vermitteln, damit sie mit ihnen ihre selbstgewünschten Veränderungen erreichen konnten. Diese Veränderungstechniken brachte der Selbstmanagement-Therapeut in seiner „Werkzeugkiste" mit.

*„Kognitive Wende" in der Verhaltenstherapie*

In neuerer Zeit fand bei wichtigen Autoren der Verhaltenstherapie (Kanfer, Reinecker und Schmelzer 1995) jedoch ein Paradigmenwechsel innerhalb des Selbstmanagement statt, der dem Wechsel von Compliance zu Empowerment vergleichbar ist. Den Klienten wird nun sehr viel mehr Verantwortung für den Veränderungsprozeß zugestanden, auch für den Weg der Veränderung und die Mittel, ihn zu erreichen. Damit wird der Beratungs- und Therapieprozeß zwischen Berater und Klient offen und eine Sache der freien Vereinbarung. Für andere Meinungsführer der Verhaltenstherapie, die im Modell der „evidence based science" das Heil suchen, ist der moderne Selbstmanagement-Ansatz eher ein Lippenbekenntnis geblieben. Denn sie vertreten noch weitgehend einen naturwissenschaftlichen Indikationsansatz, in dem Therapien „störungsspezifisch" und personunabhängig danach zugewiesen werden sollen, wie diese in Therapievergleichsstudien abgeschnitten haben.

Kanfer, Reinecker und Schmelzer (1995) kommt das Verdienst zu, den Vorgang des Selbstmanagement präzisiert und sehr differenziert operationalisiert zu haben. Leitgedanke hierfür ist es, den Betroffenen in der Therapie die maximale Möglichkeit der Eigenaktivität bei minimaler Intervention zu geben. Ta-

## Tab. 1 Wichtige Basisannahmen des Selbstmanagement-Ansatzes

- Autonomie und Selbstverantwortung als wichtige Werte im menschlichen Leben
- Therapie als Lernprozeß: Anleitung zu Problemlösen und Selbststeuerung
- Selbstregulation/Selbstkontrolle als lernbare Fähigkeit
- Rolle des Therapeuten: Problemlöse-Assistent, Katalysator für Veränderungen sowie professioneller Helfer („Hilfe zur Selbsthilfe")
- Übergabe der maximal möglichen Verantwortung an Klienten (auch Kinder und Jugendliche im Rahmen entwicklungsbedingter Grenzen)
- Ständige Mitbeteiligung der Klienten am Therapiegeschehen (Transparenz des Vorgehens; Konsens bei Entscheidungen)
- Akzeptieren eines prinzipiellen Pluralismus der Weltanschauungen, Werte und Lebensziele
- Individuelles, „maßgeschneidertes" Vorgehen (bei jedem Fall neue Problem- und Zieldefinitionen)
- Enge Verbindung von klinischer Praxis mit aktuellen Befunden der psychologischen Grundlagenforschung
- Therapie als systematischer Veränderungsprozeß
- Schwerpunkt auf „erfahrungsorientiertem Lernen"

belle 1 zeigt wichtige Basisannahmen des Kanferschen Selbstmanagement-Ansatzes.

Der Therapeut beginnt mit einer gemeinsamen Suche und Definition von Problemen und Zielen des Klienten. Das „Prinzip der minimalen Intervention" besagt, daß Klienten nur mit den jeweils geringstmöglichen Mitteln geholfen werden sollte, welche ausreichen, damit sie wieder autonom leben können. Bei Personen, die wenig Selbstverantwortungskompetenzen besitzen, bedeutet dies den Beginn mit minimaler Selbstverantwortung und deren schrittweiser Steigerung in der Therapie.

Die moderne Sichtweise des Selbstmanagement überschneidet sich in ihren wesentlichen Grundpositionen mit dem Empowerment-Ansatz. Wenn ich im folgenden nur noch von Empowerment als übergeordnetem Begriff spreche, meine ich damit beide Ansätze und akzentuiere gleichzeitig die gemeinsame philosophische Wertebasis des Menschenbilds.

**Tab. 2 Fragen, die sich ein Berater stellen kann, um seine Einstellung zum Experten-Betroffenen-Verhältnis zu prüfen**

■ Lasse ich mich von den Zielen der Ratsuchenden führen?

■ Helfe ich ihnen auch dann, wenn sie Ziele für sich verfolgen, die ich für mich ablehne?

■ Bin ich bereit, auch einen Menschen Entscheidungen treffen zu lassen, der wenig Kenntnisse hat (und diese zu respektieren)?

■ Überlasse ich es den Betroffenen zu entscheiden, ob sie genug wissen, um begründete Entscheidungen zu treffen?

■ Vermittle ich Informationen darüber, was die Betroffenen wissen wollen oder das, was sie meiner Meinung nach brauchen?

■ Lasse ich sie entscheiden, wie viel Verantwortung sie übernehmen können und wollen?

■ Planen die Betroffenen ihren Veränderungsweg (mit meiner Hilfe) selbst?

■ Lasse ich sie ihren Erfolg selbst bewerten?

## Den eigenen Standort finden

Berater sollten sich für die Klärung ihres eigenen Menschenbildes fragen, inwieweit sie bereit sind, die Verantwortung der Betroffenen für ihr Handeln zu akzeptieren und zu fördern (Tabelle 2).

Entscheidend ist vor allem, wie ernst Berater die Ziele der Betroffenen nehmen. Folgen sie deren Zielen auch im Hinblick auf sehr individuelle und evtl. problematische Ziele, oder fühlen sie sich allgemeinen Zielen so sehr verpflichtet, daß sie sie immer wieder von anderen Zielen zu überzeugen suchen?

Ratsuchende erleben manchmal etwas als einen Erfolg, das professionelle Berater anders einschätzen. Wie gehen wir als Berater mit solchen Erfolgsbewertungen um? Nehmen wir sie positiv auf oder versuchen wir, sie zu korrigieren? Was können wir mehr tun, als Betroffene zu bitten, uns ihre Bewertung zu erklären und sie mit der unsrigen zu vergleichen? Es ist ein Unterschied, ob ich

*Fragen zur Reflexion des eigenen Menschenbildes*

bei Patienten „Therapiemotivation aufbauen will" oder ob ich ihnen helfe zu klären, was sie selbst anstreben. In beiden Fällen wird der Berater Fragen stellen. Will er die Betroffenen dabei irgendwohin lenken oder ihnen Möglichkeiten zeigen, die sie noch nicht sehen und für die sie sich entscheiden können? Will er sie durch ein Lob beeinflussen, oder freut er sich mit ihnen über einen Erfolg? (vgl. Grundüberlegungen zum Empowerment)

## Empowerment in der Diabetesbehandlung

*Ziele des Beraters*

Ist dies Philosophieren, gemessen an den Aufgaben der Diabetestherapie, nicht völlig übertrieben und an der Realität vorbei? Bei gleichen Zielen von Beratern und Betroffenen erübrigt sich eine Diskussion. Aber bei Problemfällen, für die wir vor allem Hilfen anbieten müssen, erscheint mir ein striktes Beachten der Bedürfnisse des anderen, wie es im Empowerment-Ansatz formuliert wird, die einzige Möglichkeit der Beziehung und Kooperation. Die Geschichte von Andrea (Seite 17) zeigt dies.

Deutlich ist der Wunsch der Beraterinnen, die Patientin zu kontrollieren. Im Empowerment-Ansatz bringt man den Betroffenen grundsätzlich Vertrauen entgegen. Ist etwas nicht verständlich, bittet man sie darum, ihre Sichtweise des Problems zu verdeutlichen. Eine wiederholte skeptische Nachfrage erfolgt nicht, da wir von der Kooperationswilligkeit der Patientin ausgehen, ihren Zielen folgen und nicht verlangen, daß sie sich unseren Regeln des Denkens und der Diabetestherapie unterwirft. Solange der Patient etwas tut, das seine Diabetestherapie erschwert, aber nicht Bedürfnisse des Beraters verletzt, wäre dies kein Grund zu einer Konfrontation.

Die Begriffe Empowerment und noch mehr der des Selbstmanagement führen leicht zu begrifflichen Mißverständnissen. Man könnte nämlich die Diabetestherapie als kontinuierliches Selbst-Management im Sinne der Selbstkontrolle betrachten: Selbstbeobachtung von Symptomen, Blutzucker testen, Diabetes-Tagebuch führen, HbA$_{1c}$-Ziel erreichen, Selbstbelohnung. Auch der Begriff des Empowerment wird manchmal so verwendet, daß die Betroffenen zu einer guten Diabetestherapie „empowert" werden sollen (z.B. European Diabetes Policy Group 1998). Das wäre jedoch ein Mißverständnis der Grundgedanken beider Ansätze, die sich nicht als ein Training in therapiebezogenen Verhaltensweisen verstehen. Sie verstehen sich als Hilfen dazu, den Betroffenen ein Leben mit

*Empowerment zur optimalen Therapie?*

---

### Compliance und Empowerment

Vergleichen Sie bitte die folgenden Aussagen:

Berater C: Ihre Werte sind ja schon besser geworden. Sie sollten aber noch mehr auf Ihre Werte achten, damit Sie sich vor Folgeerkrankungen schützen. Sie werden das sicher erreichen, wenn Sie sich etwas anstrengen.

Berater E: Sind Sie damit zufrieden? Was möchten Sie noch ändern? Sind Sie zu einer Veränderung bereit oder wollen Sie es sich noch einmal überlegen?

(C steht für Compliance, E für Empowerment)

dem Diabetes nach ihren eigenen Zielen und Bedürfnissen zu ermöglichen.

Therapiebezogene Kenntnisse und Techniken erweitern die Möglichkeiten, das Leben mit dem Diabetes im Sinne eigener Ziele führen zu können, aber sie sind nicht das wesentliche Ziel einer Behandlung, die sich am Empowerment der Betroffenen orientiert. Viele haben heute von sich aus das Ziel, ihre Selbsttherapie zu verbessern und flexibler zu machen. Andere haben als ein wichtigeres Ziel, ihre Therapieanstrengungen wieder zu reduzieren, zu denen sie evtl. durch andere Berater, die ihre Ziele nicht beachteten, überredet wurden. Im Empowerment-Ansatz würden beide Ziele als die richtungsweisenden Ziele der Betroffenen vom Berater akzeptiert werden.

### Andrea

Andrea, 23 Jahre alt, hat seit dem 5. Lebensjahr Diabetes. Nach einer sehr behüteten und braven Zeit als Kind mit Diabetes hat sie mit 13 Jahren begonnen, gegen die Therapie zu revoltieren. Sie entwickelte eine Bulimie, begab sich in psychotherapeutische Behandlung, konnte die Eßstörung wieder eingrenzen. Seit zwei Jahren trägt sie eine Pumpe. Nach wie vor spürt sie den Drang, sich gegen die subtile Unterdrückung in der Kindheit heute noch zur Wehr zu setzen, z. B. ab und zu einfach etwas zu essen, ohne einen Bolus abzugeben. Während der Diabetesschulung hat sie sehr schwankende Blutzuckerwerte, die sich die Diabetesberaterinnen nicht erklären können. Sie fragen die Patientin bei jedem hohen Wert, ob sie etwas gegessen hätte. Die Patientin gibt wahrheitsgemäß Auskunft: Manchmal hat sie etwas gegessen, manchmal nicht. Die Diabetesberaterin fragt dann nach, ob sie nicht vielleicht doch unbewußt etwas gegessen hätte. Die Patientin ist empört und niedergeschlagen, sie geht auf Distanz zum Diabetesteam.

Für eine große Zahl der Betroffenen bewirkt allein die Bereitstellung flexibler Therapiemöglichkeiten einen sichtbaren Zuwachs an Empowerment. Sie werden zuversichtlicher, mutiger und verantwortlicher in der Selbsttherapie. Wer mit neuen Therapie-Werkzeugen seinen eigenen Weg findet, erweitert seine Handlungskompetenz und sucht zur Veränderung seiner Handlungen selbst Beratung oder Anleitung. Die Anregungen zu einer Veränderung der Behandlungsphilosophie bei Diabetes in Richtung auf Empowerment sind auch durch die positiven Erfahrungen geprägt, daß Menschen mit Diabetes selbst für moderne Therapieformen aktiv werden. Mit den modernen Therapiemöglichkeiten (z. B. Basis-Bolus-Therapie, Pumpe) war ein Wechsel zum Empowerment-Ansatz geradezu zwangsläufig, weil diese Therapien als verordnete Compliance-Therapien nicht denkbar sind.

*Empowerment durch flexible Diabetestherapien*

Unsere Haltung zu den Betroffenen steht vor allem auf dem Prüfstand bei denjenigen, die Akzeptanzprobleme gegenüber dem Diabetes haben (→ *Diabetesakzeptanz*) und die unsere Begleitung für eine Therapie wünschen, die das medizinisch Mögliche nicht erreicht oder nicht einmal anstrebt. Diesen „Therapieversagern" Verständnis und Unterstützung entgegenzubringen, verändert für

Empowerment in der Diabetestherapie heißt nicht, daß der Mensch eine bessere Diabetestherapie machen muß. Es heißt, daß er seine Ziele kennt und für diese Ziele handelt.

**Europäische Richtlinien
zur Therapie des Typ-1-Diabetes**

„Ein hervorstechendes Ziel der Diabetesbehandlung ist es, jede Person mit Diabetes in die Lage zu versetzen, das Diabetesteam zu führen."

„Es ist das Recht jeder Person mit Diabetes:
▪ auszuwählen, welche Elemente der Diabetesbetreuung sie übernimmt;
▪ Unzufriedenheit auszudrücken und Veränderungen vorzuschlagen;
▪ an den Bemühungen beteiligt zu sein, das Angebot zu verbessern."

„Empowerment beinhaltet, das eigene Leben zu bestimmen und ist ein kontinuierlicher dynamischer Prozeß."

„Es ist das Recht jeder Person mit Diabetes, empowert zu werden, um einen maximalen Nutzen aus dem Gesundheitssystem zu ziehen. Es ist die Verantwortlichkeit des Diabetesteams, daß solches Empowerment eintritt."

alle Ratsuchenden das Klima von Schulung und Behandlung. Wir sagen dann nicht mehr: „Hier ist die Werkzeugkiste, jeder kann es lernen, und wer es nicht lernt, der hat wahrscheinlich psychische Probleme, für die wir nicht zuständig sind. Er muß mal sehen, wie er fertig wird. (Oder: Wir haben da einen Psychologen...)", sondern: „Hier ist die Werkzeugkiste. Schauen Sie einmal, was Sie damit anfangen können. Fast jeder hat mit diesen Werkzeugen Schwierigkeiten. Wir helfen Ihnen, die Werkzeuge so zu benutzen, wie es für Ihre Ziele und Bedürfnisse paßt."
Wir hören auf zu unterstellen,

*Probleme
normalisieren*

daß die Diabetesselbsttherapie etwas sei, was jeder halbwegs intelligente Mensch problemlos ohne unangenehme Gefühle oder gar seelische Krisen in sein Leben langfristig integrieren kann. Wir normalisieren die Probleme und erleichtern es dadurch den Betroffenen, mit uns über ihre Probleme zu sprechen.

Die Überlegungen zum Empowerment in der Diabetesbehandlung haben sich am deutlichsten in den „Guidelines for the management of insulin dependent diabetes" (European IDDM Policy Group 1993) niedergeschlagen. Der obenstehende Kasten zeigt die wesentlichen Aussagen.

In diesen Zitaten wird deutlich, daß hier mit Empowerment der emanzipatorische Begriff im Sinne der Ottawa-Charta gemeint ist: Menschen mit Diabetes sollen Möglichkeiten erhalten, selbst verantwortlich im Sinne ihrer eigenen

*Guidelines
IDDM*

Interessen zu handeln. Dies geht über die eigentliche Diabetestherapie hinaus. Wer einen maximalen Nutzen aus dem Gesundheitssystem ziehen will, wird z. B. auch gesundheitspolitische Forderungen einer Selbsthilfeorganisation vortragen. In diesem Sinne ist Empowerment auch ein wesentliches Element der Demokratie.

## Das personzentrierte Gespräch

Anderson, Funnell und Arnold (1996) sowie Anderson und Funnell (2000) schlagen ein Fragenraster vor, um Betroffene auf ihrem Veränderungsweg zu begleiten (Tab. 3). Sie geben dies als einen flexiblen Rahmen vor, in den andere

Elemente integriert werden können und müssen (z.B. Informationen über die Diabetestherapie zu geben). In Deutschland haben Hirsch und Nilsson (1997) einen Leitfaden zum empowermentorientierten Gesprächsverhalten für Mitarbeiter von Diabetesteams vorgelegt.

Man erkennt an diesem Ablaufplan, daß eine Orientierung an den Interessen der Betroffenen nicht etwas sein muß, was kraftlos und womöglich konsequenzenlos für das Handeln in einer Klärung von Gefühlen und Gedanken verharrt. Im Gegenteil fordern Anderson und Mitarbeiter hier zielstrebig Stellungnahmen der Betroffenen zum Veränderungsprozeß und formulieren ihre Fragen in diese Richtung. Hier zeigen sich Ähnlichkeiten zum „motivational interviewing" (Rollnick & Miller 1995). *Den Betroffenen zum Handeln anregen*

Man könnte dies leicht als ein „Antreiben zur Veränderung" verstehen, wenn man nicht weiß, daß die Mitglieder der Arbeitsgruppe jedes Zögern und jede Negativaussage genauso respektieren wie eine schnelle Bereitschaft zum Han-

**Tab. 3  Empowermentorientierte Fragen**

■ Was ist für Sie im Leben mit dem Diabetes das Schwierigste oder Unbefriedigendste? – Der Betroffene setzt selbst seine Prioritäten, weil er bei diesen am ehesten zu Verhaltensänderungen motiviert ist.

■ Welche Gefühle empfinden Sie dabei? Wie denken Sie darüber? Wie würden Sie sich fühlen, wenn sich daran nichts ändert? – Die Betonung der Gefühle, die evtl. unterdrückt werden, stärkt die Kraft zur Veränderung.

■ Was möchten Sie ändern? Wie müßte sich die Situation für Sie ändern, damit Sie sich besser fühlen? – Die Konkretisierung der Veränderung und der Gefühle, die dadurch entstehen, nutzt die Imagination als Hilfsmittel zur eigenen Veränderung.

■ Sind Sie bereit, etwas dafür zu tun, um Ihre Situation zu verbessern? Ist das etwas, was Sie tun könnten? Sind Sie sicher, daß Sie dies tun wollen? – Der Betroffene soll sich frei entscheiden, ob er wirklich etwas ändern will.

■ Was wären Schritte, die Sie unternehmen könnten, um Sie dorthin zu bringen, wohin Sie möchten? Wie haben Sie so etwas früher angefangen? Warum hat das funktioniert? – Es wird ein konkreter Veränderungsplan erarbeitet, unter Berücksichtigung von Stärken und Schwächen des Menschen sowie situativen Einflüssen von außen.

■ Was brauchen Sie noch, um damit anzufangen? Gibt es eine Sache, die Sie tun können, um etwas für sich zu verbessern, wenn unser Gespräch beendet ist? – Es ist günstig, mit der Veränderung sofort zu beginnen – „solange das Eisen noch heiß ist". Gesprächspartner werden in einem Moment zur Veränderung ermutigt, in dem sie selbst diese klar als notwendig erkennen.

■ Wie finden Sie das, was Sie erreicht haben? Wie schwierig war die Veränderung? Welche Schwierigkeiten haben Sie bemerkt? – Betroffene werden ermutigt, ihren Veränderungsplan als Serie von Experimenten zu betrachten.

deln. Es ist eher ein „Antreiben zur Selbstklärung" und eine Ermutigung zu eigener Aktivität. Besonders die Frage „Sind Sie sicher, daß Sie dies tun wollen?" wird sehr ernst genommen und diskutiert, um „Gefälligkeitsantworten" zu vermeiden.

## Zielkonflikte

*Ziele des Beraters*

Wie steht die Orientierung des Beraters am Empowerment-Ansatz in Beziehung zu den somatischen Ziel-Parametern, die jede professionelle Diabetestherapie anstrebt? Der Berater vertritt stets engagiert die Möglichkeiten einer guten Diabetestherapie, grundsätzlich hilft er aber den Ratsuchenden, ihre eigenen Ziele zu erreichen (Funnell und Anderson, 1999).

In der Tat ist es problematisch, beides gleichzeitig zu wollen: die Selbstbestimmung des Patienten und verbesserte somatische Parameter. Heffels (1999) sieht hier – konkretisiert an den Richtlinien der Deutschen Diabetes Gesellschaft – einen Widerspruch zwischen einem „normativen Schulungsverständnis" und einem „Schulungsverständnis der klientenorientierten Selbstbestimmtheit", den er in einem „Kontingenz-Kompetenz-Schulungsverständnis" auflösen möchte. Konsequenter erschiene mir, eine klare Entscheidung für die klientenorientierte Selbstbestimmtheit zu treffen: denn der Patient entscheidet sowieso in jedem Fall, was er selbst anstrebt und durchführt (vgl. nebenstehenden Kasten). Der scheinbare Konflikt zwischen somatischen und individuellen Zielen ist in Wirklichkeit keiner. Es würde damit unterstellt, es gäbe einen (menschlich vertretbaren) Weg, jemanden gegen seinen Willen dazu zu bringen, sich medizinischen Zielen zu unterwerfen. Die Compliance-Forschung hat genau diese Illusion widerlegt.

Der Patient entscheidet über die Therapie, auch wenn sie medizinischen Zielen

### Compliance und Empowerment

Vergleichen Sie bitte die folgenden Aussagen:
Berater C: Meine Aufgabe ist es, Ihre HbA$_{1c}$-Werte zu verbessern. Daher erwarte ich von Ihnen, daß Sie daran mitarbeiten und Ihr Möglichstes tun. Ich werde Sie dabei beraten und alle Hilfsmittel zur Verfügung stellen.
Berater E: Ich würde mich freuen, wenn Sie Ihr HbA$_{1c}$-Werte verbessern könnten. Ist es für Sie ein wichtiges Ziel? Oder stehen für Sie ganz andere Dinge im Vordergrund? Wie schwierig ist es für Sie, sich mehr um Ihre Therapie zu kümmern?
(C steht für Compliance, E für Empowerment)

widerspricht, und nur er kann diese Entscheidung treffen. Auch die Consensus Guidelines for the Management of IDDM (European IDDM Policy Group, 1993) haben dies klar formuliert. Fordert der Berater in einem personzentrierten Gespräch jemanden auf, anstatt der von ihm gewünschten Ziele medizinische Ziele anzustreben, riskiert er einen Verlust an Glaubwürdigkeit.

Die Entscheidung der Betroffenen erstreckt sich auch auf die Informationen, die sie über Diabetes und Diabetestherapie aufnehmen wollen. Der Empowerment-Ansatz macht für selbständige Entscheidungen von Betroffenen kein Wissen zur Bedingung (und kann dies auch nicht tun). Jeder Berater weiß, daß es keine Möglichkeiten gibt, jemanden zu informieren, der keine Information wünscht. Wohl hat der Berater klare Vorstellungen davon, welches Wissen vermutlich für den anderen wichtig wäre, und er wird ihm dies anbieten. Ob es dieser (in diesem Moment) will und ob er es handlungswirksam aufnimmt, entscheidet allein dieser selbst (vgl. nebenstehender Kasten).

*Auch Informationen können nicht verordnet werden*

Ein Mensch mit Diabetes wird eine Selbsttherapie im Sinne medizinischer Ziele nur durchführen, wenn sie mit seinen Zielen und seiner Handlungsbereitschaft übereinstimmt, sonst nicht. Würde er eine medizinisch gewünschte Therapie längerfristig gegen seine eigenen Lebensinteressen durchführen, werden seine

### Compliance und Empowerment

Vergleichen Sie bitte die folgenden Aussagen:
Berater C: Das können Sie erst entscheiden, wenn Sie eine Schulung gemacht haben. Vorher muß ich das für Sie tun, sonst gefährden Sie sich selbst.
Berater E: Wenn Sie sich mit verschiedenen Möglichkeiten und Risiken auskennen, wird es für Sie leichter sein, zu entscheiden. Trauen Sie sich diese Entscheidungen jetzt schon zu oder soll ich Ihnen erst einmal etwas abnehmen?
(C steht für Compliance, E für Empowerment)

Lebensqualität und sein seelisches Befinden darunter leiden. In vielen programmatischen Formulierungen medizinischer Diabetesgesellschaften werden Empowerment, Selbstmanagement und Lebensqualität zwar als Therapieziele erwähnt, sie erscheinen aber bei genauerem Hinsehen doch eher als ein schmückendes Beiwerk zu den somatischen Therapiezielen. So wird etwa gefordert, „den Patienten dabei zu unterstützen, daß er in der Lage ist, mit seiner Krankheit bestmöglich und unter Wahrung seiner Lebensqualität umzugehen", oder es werden medizinische und seelische Ziele als gleichzeitig zu erreichende aufgelistet, ohne mögliche Widersprüche zu benennen (Vorstand der Deutschen Diabetes-Gesellschaft 1999).

*Empowerment als Lippenbekenntnis*

## Bedenken gegen eine empowerment-orientierte Beratung

Skeptiker äußern oft aus dem Blickwinkel des Compliance-Ansatzes heraus eine Reihe von Fragen und Zweifeln am Empowerment (s. Seite 22).

Es gibt keine empirischen Studien, die sich direkt auf diese Fragen beziehen. Wir sind also zu einer eigenen Orientierung auf klinische Erfahrungen und eigene Wertüberzeugungen angewiesen. Meine Antworten an die Skeptiker:

zu (1): Wahrscheinlich braucht man für empowerment-orientierte Beratung mehr Zeit zum Fragen und Zuhören, um sich in die Situation des anderen hineinzuversetzen. Es ist jedoch nicht klar, ob man für solche Gespräche dauernd mehr Zeit benötigt oder nur für die ersten Gespräche einer Sequenz. Es könnte sein, daß man nach Erreichen einer guten Kooperation weniger Zeit benötigt als

*Personzentrierte Gespräche brauchen Zeit*

in compliance-orientierten Gesprächen. Anderson weist darauf hin, daß der Empowerment-Ansatz die Zeit wesentlich wirkungsvoller und rationeller nutzt, weil die Betroffenen spüren, daß es um ihre Bedürfnisse geht. Sie seien stärker einbezogen und aufmerksamer, so daß sie sich stärker beteiligen und verändern.

*Effizienter Zeiteinsatz*

Wiederholte Empfehlungen zu einem Verhalten, das sie nicht ausführen können oder wollen, seien dagegen verlorene Zeit. Wenn es mit der investierten Zeit erreicht wird, daß jemand selbst für seine Therapie aktiv wird, ist es ein effizienter Zeiteinsatz. Demonstrationsvideos der Arbeitsgruppe Andersons zeigen, daß für solche Gespräche 20-30 Minuten ausreichen.

zu (2): Berater brauchen für empowerment-orientierte Gespräche eine Werthaltung und ein Gesprächsverhalten, das Empowerment beim anderen anregt (aktives Zuhören, offene Fragen, keine Bewertung, Ansprechen von Gefühlen). Es gibt eine Reihe von Fortbildungs- und Supervisionsangeboten, in denen man hilfreiche Einstellungen und förderliches Gesprächsverhalten lernen kann.

## Bedenken und Zweifel am Empowerment-Ansatz

1. Man benötigt für die Gespräche zu viel Zeit.
2. Die Ärzte/Diabetesberaterinnen haben nicht gelernt, solche Gespräche zu führen und sind damit überfordert.
3. Viele Patienten wollen gar nicht selbst entscheiden oder es ist für sie eine Überforderung, selbst entscheiden zu müssen. Dies gilt besonders für Kinder und ältere Menschen mit Typ-2-Diabetes.
4. Die Betroffenen müssen erst alles Wesentliche zur Diabetesbehandlung lernen, bevor man ihnen eigene Entscheidungen zubilligen kann.
5. Betroffene sind nicht in der Lage, ihre Ziele zu nennen bzw. man braucht dazu sehr viele Gespräche.
6. Viele Betroffene können keine richtigen Entscheidungen für sich treffen.
7. Mit dem Empowerment-Ansatz unterwirft man sich den Launen und irrationalen Auffassungen der Betroffenen.

Die Fragen 3 bis 7 verraten ihre Herkunft in einem pessimistischen Bild vom Patienten. Wir sollten prüfen, inwieweit sie berechtigt sein könnten und welche Schlüsse daraus gezogen werden können.

zu (3): Wir wissen nicht, wieviele Patienten nicht entscheiden wollen. Wir erfahren es, wenn wir sie ausdrücklich danach fragen und ihnen die Vor- und Nachteile eigener Therapieentscheidungen nennen. Wer keine Entscheidung wünscht, dem kann der Berater die Entscheidung abnehmen. Kinder und ältere Menschen können und wollen evtl. nicht über ihre Diabetestherapie entscheiden, aber hier stehen auch Familienmitglieder stellvertretend als kompetente Gesprächspartner zur Verfügung. Berater sollten sich grundsätzlich hüten, Menschen mit eingeschränkter Entscheidungsfähigkeit zuviel abzunehmen. Diese Menschen unterliegen der Gefahr, daß man über ihre Interessen immer wieder hinweggeht. Sie brauchen besondere Unterstützung dabei, (wieder) selbst zu entscheiden, weil ihr Empowerment evtl. behindert wurde. Die Berater können mit Betroffenen besprechen, was sie selbst entscheiden wollen, und sie kalkulieren das Risiko ein, daß es nicht auf Anhieb zum Erfolg führt. Wie sollen sie entscheiden lernen, wenn Experten immer wieder für sie entscheiden?

*Betroffenen helfen, Entscheidungen zu treffen*

Im Sinne des Empowerment versucht der Berater, zur Selbstverantwortung anzuregen. Er fragt den Betroffenen nicht nur, ob er entscheiden möchte, sondern er ermutigt ihn dazu, dies im eigenen Interesse zu tun und dabei Risiken auf sich zunehmen, die jeder Mensch tragen muß. Er ist überzeugt, daß jeder Mensch entscheiden möchte und daß es ihm besser geht, wenn er dies kompetent tun kann.

*Jeder Mensch will entscheiden*

zu (4): Dürfen Menschen mit Diabetes erst nach einer Diabetesschulung über ihr Leben mit dem Diabetes Entscheidungen treffen? Sie entscheiden auch, ohne Experten um Erlaubnis zu fragen. Würde man den Einwand gelten lassen, entstünden nach dem Urteil der Experten zwei Klassen von mündigen und unmündigen Bürgern. Den unmündigen würde man nur eingeschränkte Handlungsmöglichkeiten zugestehen. Bedingungen für die Qualität einer Entscheidung (wohlbegründet, logisch usw.) zur Voraussetzung für ihre Akzeptanz zu machen, wäre vergleichbar damit, nur die Bürger zu einer Wahl zuzulassen, die vorher einen Intelligenztest bestanden haben.

zu (5): Richtig kann eine Entscheidung nur im Hinblick auf ein vorher definiertes Ziel sein. Ein guter HbA$_{1c}$-Wert ist richtig im Sinne der Vermeidung von Folgeerkrankungen, er kann falsch sein, wenn die entsprechende Therapie den Betroffenen ständig überfordert und hilflos macht. Er selbst muß für sich richtige Entscheidungen treffen, die Bewertung des Experten darf keine andere Entscheidung zu erzwingen suchen.

*Was sind „richtige Entscheidungen"?*

zu (6): Es ist zutreffend, daß viele Menschen nicht ohne Klärungshilfe ihre Ziele nennen können. Dies braucht u.U. Zeit. Der Berater kann ihnen helfen, eigene Ziele zu präzisieren. Die Frage nach den aktuellen Zielen sollte im Hinter-

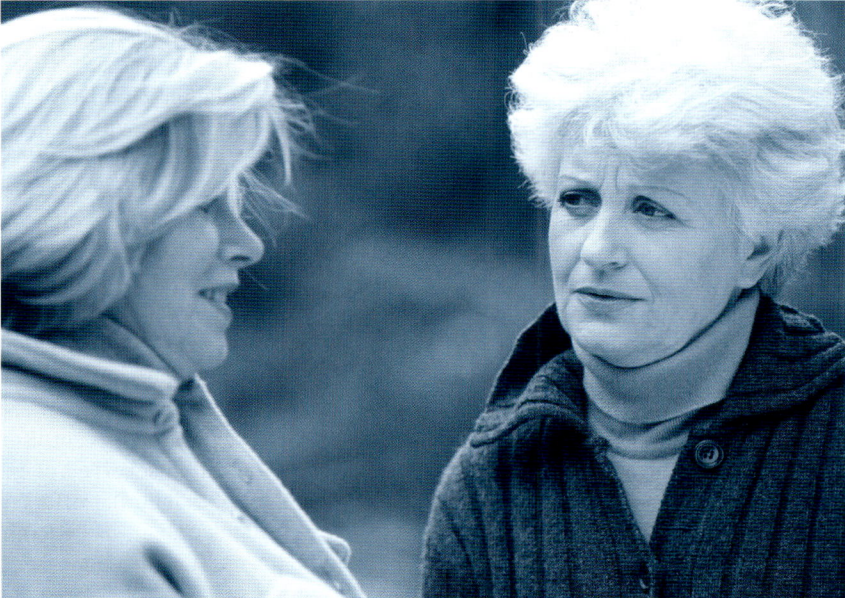

*Gespräche helfen, die eigenen Ziele zu klären.*

grund jedes Gesprächs stehen, auch dann, wenn die Ziele lange Zeit gleich geblieben sind.

zu (7): Wer die Irrationalität der Betroffenen fürchtet, hat evtl. Angst vor einem Verlust seiner Macht als Experte. Diese Macht besteht aber nur als Illusion, weil Menschen sowieso selbst entscheiden. Wie alle Menschen sind sie dabei auch Gefühlen und irrationalen Auffassungen ausgesetzt. Es ist gut, diese zu berücksichtigen und ernst zu nehmen, wenn man eine Therapie erarbeiten will, die die Betroffenen durchführen wollen. Daß sie sich in ihrer Mehrheit nur ihren spontanen Launen hingeben, würde vermutlich eine Studie von Einstellungen und Verhalten nicht bestätigen, bzw. es würde sich kein Unterschied zur Handlungsorganisation oder Irrationalität der Berater ergeben.

*Die Macht des Experten ist eine Illusion*

Empowerment bedarf eines sozialen Rahmens, der es ermöglicht. Dies betrifft in der Diabetesschulung und -therapie vor allem das Diabetesteam. Teammitglieder sollten sich in ihren Kompetenzen respektieren und anerkennen, ihre Bedürfnisse im Team offen vertreten und bereit zu Kompromissen sein. Starre hierarchische Beziehungen behindern das Empowerment im Team. Auf der Basis von Team-Empowerment ist es dem einzelnen Mitarbeiter möglich, mit den Patienten in einen angstfreien, offenen Austausch zu treten sowie die professionellen Grenzen des Teams zu wahren. Regelmäßige Teamgespräche sind dafür notwendig, Teamsupervisionen sind eine wichtige Unterstützung.

## Empirische Studien

Die Überlegungen zum Empowerment entstammen politischen, philosophischen und gesellschaftswissenschaftlichen Betrachtungen zur Beziehung zwischen „Experten" und „Unwissenden" in einer Demokratie. Sie sind nicht erfahrungswissenschaftlich psychologisch oder pädagogisch abgeleitet. Es ist schwierig, ein so komplexes Konstrukt zu beforschen oder zu „beweisen". Anderson spricht daher von einem „Paradigma".

*Nur wenige empirische Studien zum Empowerment*

Für das Selbstmanagement ist eine Fülle von Einzelaspekten grundlagenwissenschaftlich oder klinisch untersucht, es findet sich aber in dem Grundlagenwerk von Kanfer, Reinecker und Schmelzer (1995) keine Therapievergleichsstudie, die Erfolge der Selbstmanagement-Therapie mit anderen Therapien vergliche. Dasselbe gilt für das Empowerment. Skinner und Cradock (2000) haben wissenschaftliche Studien aus der psychologischen und medizinischen Forschung daraufhin überprüft, inwieweit sie Sichtweisen des Empowerment stützen, und sie finden dabei viele plausible Übereinstimmungen.

Zwei Studien, die Aspekte des Empowerment im Diabetesbereich empirisch untersuchen – Anderson, Funnell, Barr, Dedrick und Davis (1991) sowie Anderson, Funnell, Butler, Arnold, Fitzgerald und Feste (1995) – finden Einstellungs- und Verhaltensänderungen bei Beratern nach einem Empowerment-Workshop; Patienten hatten nach einem 12stündigen empowerment-orientierten Zusatzkurs eine erhöhte Selbstwirksamkeit (Fragebogen), weniger negative Einstellungen gegenüber dem Diabetes und bessere HbA$_{1c}$-Werte. Anderson weist darauf hin, daß es eigentlich nicht sinnvoll sei, Empowerment-Gruppen mit traditionell angeleiteten Gruppen zu vergleichen, da sich die Ziele in beiden Fällen unterscheiden (Selbstwirksamkeit und Einstellungen gegenüber dem Diabetes vs. HbA$_{1c}$ und Selbsttherapie-Variablen). In allen Studien zeigen sich ähnliche Grundprobleme: Sie sind sehr stichproben- und kontextspezifisch, die Entwicklung von Selbstwirksamkeit oder Bewältigungsressourcen zeigt sich als schwer mit Fragebogen erfaßbar, weswegen man sich immer wieder mit medizinischen Parametern zu behelfen versucht. Es gibt kaum valide Fragebogen, Kontroll- oder Wartegruppen-Designs sind nur schwer durchzuführen. Studien nach dem Muster

*Welche Forschungs-kriterien?*

**Vergleichen Sie bitte die folgenden Aussagen**

Berater C: Wieso haben Sie es nicht so gemacht, wie ich es gesagt habe? Eine andere Therapie gibt es nicht. Wenn Sie mir nicht vertrauen, kann ich Sie nicht weiterbehandeln.

Berater E: Sie haben es nicht so gemacht, wie wir es besprochen haben. Wie können wir es besser erreichen, Vereinbarungen zu treffen, an die Sie sich halten können? Therapiemäßig weiß ich zur Zeit keine bessere Möglichkeit. Haben Sie Wünsche an mich, die ich nicht beachtet habe?

(C steht für Compliance, E für Empowerment)

der herrschenden quantitativ orientierten Forschung („evidence based medicine") können die hier anstehenden komplexen Fragen kaum lösen. Daher sollten die Forscher in diesem Bereich das herrschende naturwissenschaftliche Forschungsparadigma der medizinischen Forschung verlassen und sich qualitativer Ansätze (Interviews, begleitende Beschreibungen komplexer Prozesse) bedienen.

## Grenzen von Empowerment und Selbstmanagement

Der professionelle Berater wendet sich den Bedürfnissen des Betroffenen offen zu und bietet seine Hilfe an, er kann und soll dabei jedoch nicht eigene Bedürfnisse ignorieren. Um beraten zu können, muß er seine eigenen Grenzen beachten und wahren. Das betrifft seine zeitlichen Möglichkeiten, die Themen, die er zu besprechen bereit ist, das Ausmaß von Nähe, das er zulassen will, ethische Überzeugungen und Grenzen. So ist ein klare und explizite Vereinbarung über die Rahmenbedingungen des Beratungsgesprächs in der Regel für Betroffene und Berater gleichermaßen hilfreich (s. Kasten oben).

Jeder Berater übernimmt auch die Aufgabe, den Beratungsprozeß anzuleiten. Er regt an, Regeln für das Gespräch zu vereinbaren, betrachtet und reflektiert den Beratungsprozeß, meldet Ergebnisse zurück, strukturiert durch seine Fragen den Gesprächsverlauf nach den Zielen des Betroffenen. Er weist Ansprüche zurück, die seine Intimität verletzen, die seine Kompetenz oder seine ethischen Grenzen überschreiten. Er fordert vom Betroffenen denselben Respekt wie den, den er ihm gewährt. Dabei setzt er aus professionellen Gründen die Grenzen

*Regeln für Beratungs-gespräche*

eher weiter und versucht, bei Verletzung seiner Bedürfnisse zunächst gelassen zu reagieren, Regelverletzungen zurückzumelden und eine Übereinkunft für das weitere Gespräch zu erzielen. Er versucht, unter allen Bedingungen weiter Hilfe zu gewähren, auch wenn die Rahmenbedingungen durch den Betroffenen in Frage gestellt werden. Im Extremfall, wenn er emotional oder von seiner Kompetenz her nicht mehr in der Lage ist zu helfen, bemüht er sich, die Betreuung zu delegieren.

## Auf einen Blick

→ Die Beratung und Behandlung bei chronischen Erkrankungen erfordert einen personzentrierten Ansatz, wie er im Empowerment und Selbstmanagement beschrieben wird.

→ Empowerment betont die Wertorientierung des Beraters, Selbstmanagement präzisiert die technische Seite der personzentrierten Beratungsbeziehung. Beide Philosophien überschneiden und ergänzen sich.

→ Kerngedanke der Ansätze ist, die Therapie an den Zielen der Betroffenen auszurichten. Primäres Ziel ist nicht die optimale Diabetestherapie.

→ Ein Gesprächsleitfaden hilft, von den Problemen des Betroffenen gezielt zu selbst gewünschten und realistischen Verhaltensänderungen zu gelangen und diese zu begleiten.

→ Der Berater muß für sich klären, ob er den Zielen des Betroffenen gegenüber medizinischen Optimalzielen eine klare Priorität gibt, wenn er nicht riskieren will, unglaubwürdig zu sein.

→ Personzentrierte Gespräche bedürfen einer personzentrierten Werthaltung als Basis, in der der Betroffene wohlwollend betrachtet und für fähig gehalten wird, Probleme selbstverantwortlich zu lösen.

→ Empowerment zu fördern bedeutet nicht Selbstaufgabe, sondern auch die Vertretung eigener Bedürfnisse und Grenzen des Beraters im Gespräch.

→ Das Empowerment des Betroffenen wird von Beratern gefördert, die ihr eigenes Empowerment beachten, und durch Behandlungsteams, deren Mitglieder gegenseitig ihr Empowerment achten und fördern.

Anderson RM, Funnell MM, Barr PA, Dedrick RF, Davis WK (1991) Learning to empower patients. Results of a professional education for diabetes educators. Diabetes Care 14: 584-590

Anderson RM, Funnell MM, Butler PM, Arnold MS, Fitzgerald JT, Feste CC (1995) Patient empowerment: Results of a randomized controlled trial. Diabetes Care 18: 943-949

Anderson RM, Funnell MM, Arnold MS (1996) Using the empowerment approach to help patients change behavior. In: Anderson BA, Rubin RR (Eds.), Practical psychology for diabetes clinicians. American Diabetes Association, Alexandria, 163-172

Anderson RM, Funnell MM (2000) The art of empowerment. American Diabetes Association, Alexandria

European IDDM Policy Group (1993). Consensus guidelines for the management of insulin-dependent (type I) diabetes. Medicom Europe BV, Bussum

European Diabetes Policy Group (1998) A Desktop Guide to Type 1 (Insulin-Dependent) Diabetes Mellitus. International Diabetes Federation. Walter Wirtz Druck und Verlag, Speyer

Funnell MM, Anderson RM, Arnold MS, Barr PA, Donnelly M, Johnson PD, Taylor-Moon D, White NH (1991) Empowerment: an idea whose time has come in diabetes education. Diabetes Educator 17: 37-41

Funnell MM, Anderson RM (1999) Putting Humpty Dumpty back together again: Reintegrating the clinical and behavioral components in diabetes care and education. Diabetes Spectrum, 12, Number 1: 19-23

Heffels W (1999) Das Curriculum zur Diabetikerschulung im Spannungsfeld zwischen administrativer Notwendigkeit und schulungsprozeßfördernder Bedeutsamkeit. Diät und Information, 2/1999, 40-44

Hirsch A (1995) Von der Compliance zum Empowerment: Entwicklungen in der Diabetesberatung. Zeitschrift für Medizinische Psychologie 4: 100-108

Hirsch A, Nilsson A (1997) Empowerment für Menschen mit Diabetes. Arbeitsmaterialien zu den Seminaren „Aktives Zuhören" und „Abgrenzen". 2. Auflage. Lilly Deutschland, Bad Homburg

Kanfer FH, Reinecker H, Schmelzer D (1995) Selbstmanagement-Therapie. 2., überarbeitete Auflage. Springer, Berlin

Rappaport J (1981) In praise of paradox: A social policy of empowerment over prevention. American Journal of Community Psychology 19: 337-356

Rogers C (1965) Client-centered therapy. Boston: Houghton Mifflin

Rollnick S, Miller WR (1995) What is motivational interviewing? Behavioural and Cognitive Psychotherapy 23: 325-334

Skinner C, Cradock S (2000) Empowerment: what about the evidence? Practical Diabetes International 17: 91-95

Vorstand der Deutschen Diabetes-Gesellschaft (1999) Diskussionsentwurf. Therapieziele und Behandlungsstrategien beim Diabetes mellitus. Diabetes und Stoffwechsel, 8, Supplement-Heft 3: 25-36

Weltgesundheitsorganisation (1992) Die Ottawa-Charta (1986). In: Trojan A, Stumm B (Hrsg.), Gesundheit fördern statt kontrollieren. Eine Absage an den Mustermenschen. Fischer, Frankfurt, 84-92

*Literatur*

# Lebensqualität als elementares Behandlungsziel: das Erleben entscheidet

*Uwe Bott, Köln*

*E*s ist unumstritten, daß die Erhaltung einer größtmöglichen Lebensqualität für Diabetespatienten ein herausragendes Therapieziel darstellt. Damit verbunden ist die gängige Erfahrung, daß emotionale und soziale Belastungen (z. B. Ängste vor Unterzuckerungen oder Folgeerkrankungen, Vorurteile und Stigmatisierung als „Diabetiker", eingeschränkte Berufswahl) das Alltagsleben der Betroffenen oft stärker beeinträchtigen als körperliche Beschwerden wie Symptome eines hohen Blutzuckers.*
*Effektive Behandlungsstrategien sollten den Patienten eine gute Stoffwechseleinstellung ermöglichen bei gleichzeitig möglichst geringen Einschränkungen des individuellen Lebensstils. Bei weiter zunehmenden Behandlungsmöglichkeiten (z. B. neue Insuline und Applikationsformen) werden Behandlungszufriedenheit und Lebensqualität zu wichtigen Entscheidungskriterien für die Wahl der individuell effektivsten Behandlungsform. Dies wird inzwischen auch von der Deutschen Diabetes-Gesellschaft anerkannt. Trotzdem ist die Relevanz des Therapieziels „Lebensqualität" bei vielen Medizinern noch umstritten, auch in der erwiesenermaßen falschen Annahme, daß das Erreichen medizinischer Behandlungserfolge quasi automatisch mit hoher Lebensqualität assoziiert sei. Weiterhin wird argumentiert, daß es keine allgemein akzeptierte Definition der Lebensqualität gäbe, die Messung der Lebensqualität demnach nicht zuverlässig sei bzw. sich auf subjektive und „weiche" Daten beziehe. Dies entspricht aber nicht mehr dem aktuellen Stand der Forschung.*

## Das Konzept der Lebensqualität

Der Begriff „Lebensqualität" avanciert inzwischen zu einem Modewort, das zwar den individuellen psychosozialen Bedürfnissen und Belastungen der Patienten vermehrt Rechnung trägt (Deutsche Diabetes Gesellschaft, 1997), aber durch unspezifische Anwendungen (z. B. in Gesundheitskampagnen oder bei der Vermarktung pharmazeutischer Produkte) Gefahr läuft, an Schärfe zu verlieren.

Teilweise wird immer noch die Meinung vertreten, daß die Lebensqualität etwas individuell so Spezifisches darstellt, daß sie als Meßgröße nicht über ver-

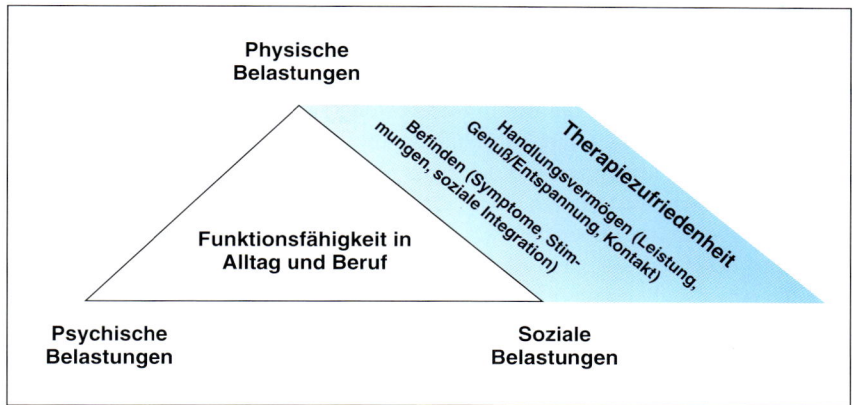

*Abb. 1*
*Definition der*
*Lebensqualität*

schiedene Personen hinweg vergleichbar ist. Aus psychologischer Perspektive – bestätigt durch eindeutige empirische Befunde – besteht aber weitgehend Einigkeit darin, daß unter gesundheitsbezogener Lebensqualität ein komplexes Konzept verstanden wird, das physisches, psychisches und soziales Wohlbefinden sowie die Funktionsfähigkeit in Alltag und Beruf umfaßt (Bullinger 1997). Vermischungen mit anderen Konzepten wie „soziale Unterstützung", „Krankheitsbewältigung" oder „Kontrollüberzeugungen", für die es separate Meßinstrumente gibt, sollten vermieden werden.

*Körperliches, seelisches und soziales Wohlbefinden*

Siegrist, Broer & Junge (1996) unterscheiden noch zwischen Handlungsvermögen (sich in der Lage sehen, körperliche, genußreiche bzw. entspannende oder soziale Aktivitäten durchzuführen) und dem Befinden als Ausdruck der Wahrnehmung körperlicher Symptome, Stimmungen und Emotionen sowie der sozialen Integration. Die Therapiezufriedenheit ist nur ein Teilaspekt der Lebensqualität; sie unterliegt anderen Wahrnehmungsmustern und Meßmethoden und ist keinesfalls ein Synonym für Lebensqualität.

## Lebensqualität und Behandlungszufriedenheit: zwei unterschiedliche Konzepte

Die Differenzierung zwischen Therapiezufriedenheit und Lebensqualität ist deshalb so relevant, da Untersuchungen insbesondere zu neuen Produkten der Pharmaindustrie immer häufiger einen – methodisch zweifelhaften – Anstieg der Behandlungszufriedenheit dokumentieren, während Aspekte der Lebensqualität weitgehend unbeeinflußt bleiben (Bott 2000). Die Therapiezufriedenheit muß nicht unbedingt eine gute Behandlungsqualität reflektieren. Zufriedenheitseinschätzungen beruhen weitgehend auf Vergleichsprozessen zwischen dem aktuellen Status und dem, was dem Patienten als realistisch und erreichbar erscheint (Allison, Locker & Feine 1997).

*Behandlungs-
zufriedenheit
und Lebens-
qualität sind
unterschiedli-
che Konzepte*

Eine aus medizinischer oder auch psychosozialer Perspektive weniger günstige Therapieform mag von Patienten als sehr zufriedenstellend beurteilt werden, solange sie keine besseren Alternativen kennen. Lernen sie allerdings neue Therapieformen kennen, die bestimmte Vorteile für ihr alltägliches Leben versprechen, so werden sich ihre Einschätzungen verändern. Entscheidend für Zufriedenheitseinschätzungen sind demnach die Referenzbereiche: Was kann ich erreichen und wie weit bin ich davon entfernt?

Die Erfassung der Lebensqualität fragt weniger nach der Zufriedenheit, sondern eher beschreibend nach dem Ausmaß (Dauer, Häufigkeit, Schweregrad) oder der Abwesenheit von realen bzw. wahrgenommenen Einschränkungen und Belastungen.

Ein Alltagsbeispiel soll den Unterschied zwischen Zufriedenheits- und Belastungseinschätzungen verdeutlichen. Fragt man einen Schichtarbeiter und einen Vorstandsvorsitzenden nach ihrer Zufriedenheit mit ihrem Einkommen, können sich sehr ähnliche Äußerungen ergeben. Beide können zufrieden sein, wenn ihr Referenzbereich zeigt, daß andere Menschen mit ähnlichen Tätigkeiten ähnlich viel verdienen. Fragt man aber nach Belastungen, die sich aus den beiden unterschiedlichen Einkommen ergeben (materielle Sicherheit, medizinische Versorgung, Regenerationsmöglichkeiten etc.), wird man mit Sicherheit sehr verschiedene Grade der Lebensqualität feststellen können.

Mangelnde Übereinstimmung zwischen Behandlungszufriedenheit und Lebensqualität (im Sinne der Wahrnehmung von Belastungen und Einschränkungen) ist auch bei Diabetespatienten ein häufiges Phänomen. Im Rahmen einer großen populationsbezogenen Studie bei 700 Patienten mit Typ-1-Diabetes traten hohe Zufriedenheitswerte bei gleichzeitig schlechter Lebensqualität insbesondere dann auf, wenn die Betroffenen keine besseren Therapien kannten (mangelnde Schulung) oder so stark an nachteiligen Therapiezielen festhielten (z.B. möglichst seltene Blutzuckerselbstkontrollen), daß flexible Therapieformen nicht akzeptiert wurden (Bott, Mühlhauser, Overmann & Berger 1998). So ist die Zufriedenheit der Patienten unter einer bestimmten Therapieform kein Indiz dafür, daß die Patienten nicht unter einer anderen Therapie noch mehr profitieren könnten.

*Schlechte
Lebens-
qualität trotz
Therapie-
Zufriedenheit*

## Wie kann man Lebensqualität messen?

Sowohl in Studien als auch in der klinischen Betreuung der Patienten stellt sich die Frage, wie valide und zuverlässig die Lebensqualität gemessen werden kann. Dazu bieten sich grundsätzlich standardisierte Fragebogen oder entsprechend strukturierte persönliche Gesprächen an.

Bewährt hat sich das Verfahren, sich z.B. in Gruppenschulungsprogrammen zunächst mit etablierten Instrumenten einen Überblick zu verschaffen und im Rahmen der persönlichen Beratungsgespräche weitere Aspekte zu vertiefen. Persönliche Gespräche allein führen vorrangig zu qualitativen Aussagen, die zwar sehr relevant für die Beratung und Betreuung sind, aber keine Vergleiche zu anderen Patienten oder Patientengruppen zulassen. Derartige Vergleiche sind aber notwendig, um fundiert beurteilen zu können, welches Ausmaß an Lebensqualität realistisch ist und welche Belastungen bzw. Einschränkungen im Vergleich übermäßig ausgeprägt sind.

Im Rahmen standardisierter Fragebogen wird die gesundheitsbezogene Lebensqualität entweder global (krankheitsübergreifend) oder krankheitsspezifisch (Einschränkungen und Belastungen durch eine spezifische Erkrankung und ihre Therapie) erfaßt. Die Erfassung der globalen Lebensqualität ist insbesondere dann sinnvoll, wenn Patientengruppen mit verschiedenen Erkrankungen verglichen werden oder Unterschiede zu gesunden Menschen dokumentiert werden sollen. Der SF-36 ist das international wohl am häufigsten auch bei Diabetespatienten eingesetzte Instrument (Bullinger, Kirchberger & Ware 1995). *Lebensqualität global oder krankheitsspezifisch messen*

Allerdings ist evident, daß Voraussetzungen in anderen Lebensbereichen (Partnerschaft, berufliche Belastungen, finanzielle Sorgen etc.) die Ergebnisse solch globaler Skalen stark beeinflussen. So hat die Verwendung allgemeiner Lebensqualitätsinstrumente im Bereich „Diabetes" zu teilweise paradoxen Ergebnissen geführt, u.a. daß Patienten mit Folgeerkrankungen bessere Werte erzielten also ohne Folgeerkrankungen (Bradley & Lewis 1990). In diesem Beispiel wurden globale Fragen verwandt wie „Mein Leben ist ziemlich ausgefüllt". Somit wurden nicht die subjektiven Belastungen erfragt, sondern eher die Integration dieser Belastungen in das Alltagsleben im Sinne einer erfolgreichen Bewältigungsstrategie. Das Beispiel belegt, wie die Art der Fragestellung die Qualität der erhaltenen Informationen beeinflußt.

Krankheitsspezifische Instrumente beziehen sich gezielt auf die Einschränkungen und Belastungen, die sich durch eine bestimmte Erkrankung und entsprechende Therapienotwendigkeiten ergeben. So geht ein diabetesspezifisches Instrument z. B. auf Belastungen durch die Diät, die Angst vor Unterzuckerungen usw. ein, die für andere Erkrankungen nicht relevant sind.

**Beispielfragen aus dem SF-36**

Wie würden Sie Ihren Gesundheitszustand im allgemeinen bezeichnen? (1 = ausgezeichnet; 5 = schlecht).

Wie oft waren Sie in den vergangenen 4 Wochen voller Schwung? (1 = immer; 6 = nie).

**Beispielfragen aus einem diabetesspezifischen Fragebogen**

(1 = Aussage trifft überhaupt nicht zu; 6 = Aussage trifft sehr genau zu):

Es stört mich, daß ich nicht so spontan essen kann wie Nicht-Diabetiker.

Ich bin besorgt darüber, nachts eine schwere Unterzuckerung zu bekommen.

Krankheitsspezifische Erhebungen der Lebensqualität sind besser als globale Skalen geeignet, Vergleiche zwischen verschiedenen Therapie- und Betreuungsstrategien durchzuführen. Sie sind sowohl in Studien als auch in der klinischen Routine (im Sinne der Qualitätskontrolle) wertvoll, da vorwiegend diejenigen Aspekte erfaßt werden, die ein entsprechendes Behandlungsteam z. B. im Rahmen eines Schulungsprogramms modifizieren kann (Belastungen durch die Ernährung, Angst vor schweren Unterzuckerungen, flexible Tagesgestaltung etc.).

## Empfehlungen zur Messung der Lebensqualität

Hinsichtlich der Messung der Lebensqualität gibt es unterschiedliche Ansätze:

*Entscheidend ist die Bewertung der Betroffenen*

a) Die objektive Erfassung (z. B. über Funktionstests, Bestimmung von Stoffwechselparametern etc.) ist nicht zwangsläufig mit dem subjektiven Wohlbefinden und der Behandlungszufriedenheit der Patienten assoziiert. Entscheidender ist, wie die Patienten diese objektiven Parameter bewerten und welche Auswirkungen sie auf das alltägliche Leben haben.

b) Fremdeinschätzungen (Ärzte, Bezugspersonen) sind bei Kindern oder sehr alten, geistig eingeschränkten Personen unumgänglich. Allerdings neigen Außenstehende dazu, die Lebensqualität der Patienten zu unterschätzen.

c) Zweifellos sollte die Befragung der Betroffenen die vorrangige Meßmethode sein. Nicht der objektive Gesundheitsstatus ist entscheidend, sondern die Art und Weise, wie Patienten ihren Gesundheitsstatus wahrnehmen bzw. auf ihn und die Therapie reagieren. Über Fragebogen lassen sich ökonomisch und standardisiert profunde Informationen über Belastungen und Einschränkungen gewinnen. Im Rahmen der Patientenbetreuung ermöglichen intensive persönliche Gespräche wichtige Einblicke. Grundlage dafür ist ein entsprechendes Vertrauensverhältnis zwischen Patient und Berater.

Aus den bisherigen Überlegungen ergibt sich die Notwendigkeit, zwischen verschiedenen Fragetypen zu unterscheiden, die mehr oder weniger auf den individuellen Bezugsrahmen (insbesondere Zufriedenheitseinschätzungen) oder eher auf die relativ neutrale Beschreibung von Belastungen fokussieren. Fragenformulierungen (Items) unterscheiden sich grundsätzlich darin, ob sie auf die Zufriedenheit, auf Belastungsempfindungen oder auf Häufigkeiten (z. B. Frequenz spezifischer Belastungen) abzielen. Dabei ist zu berücksichtigen, daß unterschiedliche Fragetypen teilweise nur mäßig mit-

---

**Beispiele für Itemformulierungen aus unterschiedlichen globalen und krankheitsspezifischen Fragebogen**

▪ Wie zufrieden sind Sie mit Ihrer augenblicklichen Behandlung? (6=sehr zufrieden; 1=sehr unzufrieden)

▪ Ich fühle mich matt oder träge. (3=die ganze Zeit; 0=gar nicht; bezogen auf die letzten Wochen)

▪ Ich leide unter Durst und Mundtrockenheit. (Die Aussage trifft auf mich sehr genau zu=6; ... überhaupt nicht zu=1)

▪ In welchem Ausmaß fühlten Sie sich in den letzten 7 Tagen ausgeglichen und entspannt? (0=gar nicht; 4=sehr stark)

▪ Ich muß auf schmackhafte Lebensmittel verzichten. (0= trifft nicht zu; trifft zu und belastet mich kaum=1; ... sehr stark=5)

einander korrelieren. Insgesamt sind Fragen nach der Zufriedenheit wohl weniger als deskriptive Fragen nach Belastungen geeignet, objektiv nachvollziehbare Einschränkungen der Lebensqualität zu dokumentieren und Verbesserungsmöglichkeiten durch Therapieoptimierung aufzuzeigen.

Empfehlungen zum Einsatz bestimmter Instrumente können an dieser Stelle nur sehr allgemein gehalten werden. Die Messung der Lebensqualität im Rahmen von Studien oder bei größeren Patientengruppen sollte idealerweise globale Instrumente mit krankheitsspezifischen Skalen kombinieren. Die allgemeine Lebensqualität kann durchaus Einfluß auf die Wahrnehmung der krankheitsspezifischen Belastungen und Einschränkungen haben. Andererseits reicht die Sensitivität globaler Skalen häufig nicht aus, um zu beurteilen, inwieweit therapiebezogene Veränderungen auf die diabetesbezogenen Belastungen Einfluß nehmen. Zudem ist der Diabetes, insbesondere für Patienten mit Typ-2-Diabetes, nicht notwendigerweise Mittelpunkt der Lebensqualitätswahrnehmung, so daß Veränderungen in der allgemeinen Lebensqualität z.T. ungerechtfertigt dem Diabetes und seiner Therapie zugeschrieben werden.

**Zwei globale Skalen können für den deutschsprachigen Raum empfohlen werden**

- Der SF-36 ist der weltweit am weitesten verbreitete globale Fragebogen zur Erfassung der Lebensqualität, der konzeptionell der anerkannten Definition der Lebensqualität entspricht, gute psychometrische Kennwerte erzielt, zeitökonomisch einzusetzen ist und außerordentlich gute Vergleichsmöglichkeiten mit anderen Populationen erlaubt (Bullinger, Kirchberger & Ware 1995).

- Ein ähnlich gut strukturiertes und zeitökonomisch einzusetzendes Dokument wurde von Siegrist und Mitarbeitern 1996 vorgelegt (PLC= Profil der Lebensqualität chronisch Kranker; Siegrist, Broer & Junge 1996). Der Fragebogen mißt mit 40 Items das Leistungsvermögen, die Genuß- und Entspannungsfähigkeit, positive und negative Stimmungen, das Kontaktvermögen und das Zugehörigkeitsgefühl. Darüber hinaus können Symptomlisten krankheitsspezifisch ergänzt werden. Der PLC erscheint aufgrund seiner systematischen Trennung zwischen Handlungsvermögen und Befinden für den Nachweis von Therapieeffekten sensitiver zu sein als der SF-36.

Im Bereich der diabetesbezogenen Instrumente gibt es inzwischen eine fast unüberschaubare Fülle an Fragebogen mit sehr unterschiedlichen Stärken und Schwächen (vgl. Bott 2000). Weiterführende Informationen und Beurteilungen sowie bewährte Instrumente können Mitglieder der Arbeitsgemeinschaft Psychologie und Verhaltensmedizin der DDG zur Verfügung stellen.

*Meßinstrumente der diabetes-bezogenen Lebensqualität*

## Subjektive Lebensqualität: harte oder weiche Daten?

Aufgrund der mangelnden Übereinstimmung zwischen objektivierbaren (Stoffwechsel-) Parametern und subjektiven Wahrnehmungen der Betroffenen wird häufig unterstellt, daß Lebensqualitätsmessungen keine verläßlichen Daten liefern, weil sie instabil, willkürlich und zudem manipulierbar erscheinen (Weinberger et al. 1994). Dem ist entgegenzuhalten, daß Lebensqualitätsdaten außerordentlich „harte" Daten darstellen, soweit sie authentisch und verhaltenswirksam sind (Filipp & Ferring 1991). Wenn z. B. Patienten massiv beeinträchtigende Behandlungsverfahren wie die Chemotherapie ablehnen, obwohl damit bessere Heilungschancen verbunden wären, dann gehört die subjektive Lebensqualität wohl zu den „härtesten" Daten in der Medizin überhaupt.

### Auch subjektive Phänomene kann man zuverlässig messen

Die Subjektivität der Meßgröße hat nichts mit der statistischen Güte (Validität) der Daten zu tun. Die Unterscheidung in „harte" oder „weiche" Daten ist unsinnig, weil allein der Meßfehler für die Qualität der Daten entscheidend ist. Subjektive Wahrnehmungen können durchaus standardisiert und intersubjektiv überprüfbar mit adäquaten, psychometrisch validierten Verfahren erhoben werden (Guyatt et al. 1997).

*Lebensqualität ist subjektiv, kann aber zuverlässig gemessen werden*

Studienresultate, nach denen sehr benachteiligte Menschen (Querschnittsgelähmte, Patienten mit diabetischen Folgeerkrankungen bzw. nach Nierentransplantation) ähnlich positive Lebensperspektiven wie Gesunde oder ein hohes Maß an Wohlbefinden wahrnehmen können, diskreditieren nicht die Relevanz der Lebensqualitätsmessung, denn sie lassen sich psychologisch und aufgrund der verwendeten Meßmethoden plausibel erklären.

Menschen messen unterschiedlichen Aspekten ihres Lebens (Geld, Familie, Gesundheit etc.) unterschiedliche Bedeutung bei. So können z. B. gesundheitlich stark beeinträchtigte Menschen mit ihrem Leben sehr zufrieden sein, wenn sie andere Lebensbereiche (z. B. soziale Beziehungen, religiöser Glaube) stärker gewichten als die aktuellen Defizite (z. B. körperliche Leistungsfähigkeit, berufliche Karriere). Nach kritischen Lebensereignissen – wie einer schweren Erkrankung – sind optimistische Verzerrungen der Zukunftsperspektiven oder Prioritätenverschiebungen seelische Schutzmechanismen und unterstützen die Bewältigung.

Entsprechend werden objektiv gleiche Belastungen (z. B. viermal täglich den Blutzucker messen zu müssen) von verschiedenen Menschen als unterschiedlich stark beeinträchtigend erlebt. Um diesen individuellen Unterschieden besser gerecht werden zu

**Beispiel für präferenzbezogene Ansätze**

Wenn ich keinen Diabetes hätte, wäre mein Familienleben

☐      ☐      ☐      ☐

viel besser                 viel schlechter

Das Familienleben ist für mich

☐      ☐      ☐      ☐

sehr wichtig             völlig unwichtig

können, wurden zunehmend Lebensqualitätsinstrumente entwickelt, die auf die subjektiven Wertvorstellungen und Präferenzen der Betroffenen eingehen. Dabei wird erfragt, wie wichtig dem Patienten verschiedene Lebensbereiche

(z. B. körperliche Leistungsfähigkeit, finanzielle Ressourcen, Familienleben) sind und wie zufrieden er mit dem jeweiligen Aspekt ist bzw. wie stark er sich eingeschränkt fühlt. Das Produkt aus beiden ergibt ein gewichtetes Zufriedenheitsurteil bzw. eine gewichtete Belastungsstärke. So wird ein Patient, für den das Vermeiden von Unterzuckerungen von großer Bedeutung ist, um so zufriedener mit seinem Behandlungsverfahren sein, je mehr es dieser Zielsetzung entspricht.

### Bewußte und unbewußte Einflüsse auf die Lebensqualität

Natürlich können auch die (von der Pharmaindustrie oder Ärzten geschürten) Erwartungen an ein neues Medikament oder Insulin dazu führen, daß die Patienten ihren Bezugsrahmen verändern und über ihre Erwartungen Therapieeffekte positiv färben. So zeigen sich immer häufiger scheinbar widersprüchliche Studienresultate insofern, als die Therapiezufriedenheit bei neuen Insulinanaloga zunimmt, aber die Lebensqualität (gemessen an täglichen Einschränkungen und Belastungen) sich nicht verbessert (Bott 2000). *Sozial erwünschte Angaben*

Entscheidend ist, daß man die potentiellen Manipulationsmöglichkeiten erkennt und versucht, sie weitgehend auszuschließen bzw. sie zu kontrollieren:

■ Bei Interviews hat sich gezeigt, daß die Lebenszufriedenheit etwas höher eingeschätzt wird als in Fragebogen. Eine Tendenz zu sozial erwünschten Angaben kann nicht ausgeschlossen werden (wenn jemand fragt, wie es uns geht, sagen wir ja alle „gut").

■ Globale Einschätzungen (z. B. „Wie sehr behindert der Diabetes Ihr alltägliches Leben?") gelten als sehr abhängig von situativen Einflüssen und aktuellen Stimmungen. Deshalb sind sehr detaillierte Fragen zu spezifischen Belastungen hinsichtlich eindeutig definierter Lebensbereiche erforderlich.

■ Um den Einfluß aktueller Stimmungen zu beschränken, sollten sich die Einschätzungen der Patienten auf einen überschaubaren Zeitraum beziehen (z. B. „Wie zufrieden waren Sie in den letzten vier Wochen mit ...?"). Regelmäßige Kontrollmessungen in einem definierten Zeitraum (z. B. alle 3 Monate) können dazu beitragen, Stimmungsschwankungen und dynamische Entwicklungen zu kontrollieren (z. B. bei Erwartungseffekten, bezogen auf neue Therapiestrategien).

■ Offensichtlich unterscheiden sich aktuelle und retrospektive Einschätzungen der Lebensqualität substantiell. Insbesondere die retrospektive Perspektive ist anfällig für Verzerrungen. All die vergangenen Mühen und Belastungen, die damals real empfunden wurden, sind in der heutigen Wahrnehmung viel weniger dramatisch. *Fehlermöglichkeiten bei der Messung der Lebensqualität*

■ Inwieweit vergleichende Fragen (z. B. „Wie empfanden Sie im Vergleich zur ersten Therapie die neue Behandlungsmethode?") eine valide Grundlage zur Lebensqualitätsmessung darstellen, ist bisher unklar. Vergleichende Fragen könnten die Überlegenheit einer offenkundig neuen Therapieform suggerieren und damit ebenfalls Verzerrungen bewirken.

■ Der mathematische Ausdruck der Lebensqualität mit einer einzigen Maßzahl – wie es manche Autoren fordern – scheint nur für spezifische wissenschaft-

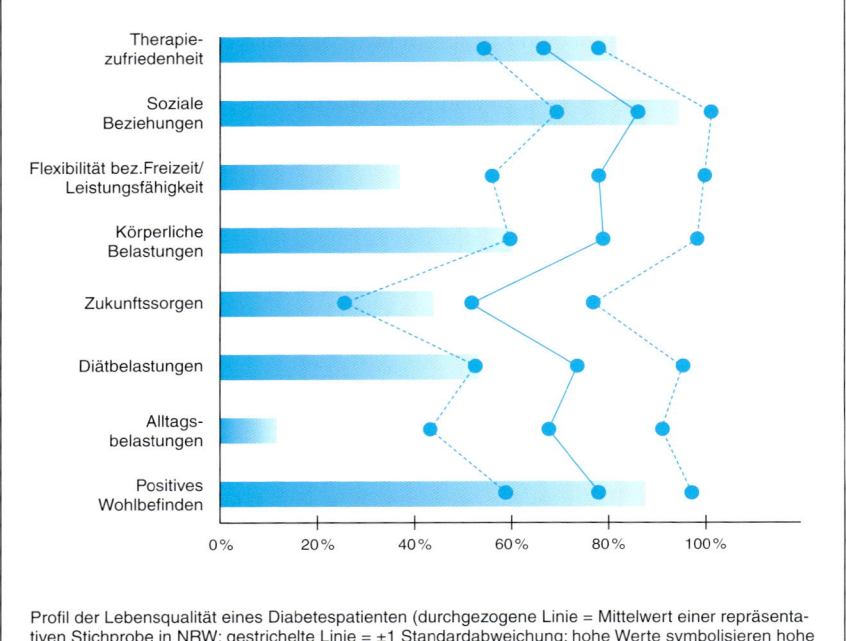

Abb. 2
Profil der
Lebensqualität
eines Diabetes-
patienten
(vgl. Interpre-
tation S. 37)

Profil der Lebensqualität eines Diabetespatienten (durchgezogene Linie = Mittelwert einer repräsentativen Stichprobe in NRW; gestrichelte Linie = ±1 Standardabweichung; hohe Werte symbolisieren hohe
Lebensqualität)

liche Fragestellungen sinnvoll. Wichtiger sind individuelle Präferenzen sowie
Profile der Lebensqualität, um etwa zu überprüfen, ob die Lebensqualität im
physischen Bereich (z.B. guter HbA$_{1c}$) über einen Mangel an Lebensqualität
in einem anderen Bereich (z.B. Angst vor Hypoglykämien) erkauft wird.
Zunehmend diskreditiert wird der Bereich der Lebensqualitätsmessung durch
die Versuche einiger Pharmaunternehmen, neue Instrumente zu entwickeln, die
spezifisch auf die potentiellen Vorteile eines neuen Insulins, neuer Applikationsformen oder pharmazeutischer Produkte fokussieren, um damit einen massiven
Gewinn an Lebensqualität zu suggerieren, der bei Einsatz etablierter Instrumenten nicht reproduzierbar ist.

Inzwischen gibt es auch Untersuchungen, die Referenzbereiche evaluiert
haben bezüglich der Frage, welche Veränderungen der Lebensqualität (z.B. im
Rahmen von Interventionsstudien) als bedeutsam eingestuft werden können
(Guyatt, Juniper, Griffith & Goldstein 1998). Eine Veränderung von 0,5 Punk-
ten pro Frage auf einer siebenstufigen Likert-Skala wurde wiederholt als Gren-
ze für eine minimale relevante Verbesserung der Lebensqualität dokumentiert.
Verschiebungen um einen Punkt werden mittlere Relevanz zugesprochen, ab 1,5
Punkten geht man von gravierenden Unterschieden aus.

Solche Grenzwerte können nur grobe Orientierungen geben, da sie sich
immer auf die jeweils untersuchte Stichprobe und die spezifische Fragestellung
beziehen (es mag hier auch Unterschiede zwischen verschiedenen Erkrankun-

Welche
Veränderun-
gen sind
bedeutsam?

gen und Belastungen geben). Die reale Relevanz kann nur im Einzelfall, bezogen auf die subjektive Einschätzung des Patienten beurteilt, werden.

## Erfassung und Optimierung der Lebensqualität im Rahmen der Patientenbetreuung

Es ist nicht eindeutig geklärt, ob die Erfassung der Lebensqualität über standardisierte Fragebogen oder im persönlichen Gespräch zu valideren Ergebnissen führt. Fragebogen erlauben eine schnelle und strukturierte Erfassung auch im Rahmen von Gruppenschulungsprogrammen. Ideal ist allerdings, sich über derartige Instrumente einen Überblick zu verschaffen und dann entsprechende persönliche Gespräche folgen zu lassen.

*Fragebogen oder Gespräche*

Durch computerunterstützte Verfahren wird es immer einfacher, die Ergebnisse einer Befragung zur Lebensqualität auszuwerten und zu interpretieren. So lassen sich u.a. Profile erstellen, die deutliche Hinweise geben, in welchem Bereich der Lebensqualität Optimierungsbedarf besteht.

In Abbildung 2 steht eindeutig die Beratung hinsichtlich einer flexiblen Anpassung der Insulindosis an die Kohlenhydrataufnahme im Vordergrund, um darüber sowie über die Liberalisierung der Ernährung mehr Flexibilität im Alltag, in der Freizeit und im gesamten Ernährungsverhalten zu erreichen (vgl. Interpretation im nebenstehenden Kasten). Entscheidend dürfte sein, die Präferenzen des Patienten (möglichst wenig Selbstkontrollen) in Richtung auf eine vorteilhaftere Therapie zu verschieben, die auch die Unterzuckerungsproblematik günstig beeinflussen sollte. Deshalb sollten persönliche Gespräche klären, inwieweit die Ablehnung regelmäßiger Selbstkontrollen reduziert werden kann.

Abbildung 2 zeigt ein Profil der Lebensqualität bei einem 32jährigen Patienten mit Typ-1-Diabetes. Die durchgezogene Linie symbolisiert die Mittelwerte einer für NRW repräsentativen Stichprobe von 657 Patienten mit Typ-1-Diabetes. Es zeigt sich, daß der Patient ein hohes Maß an Wohlbefinden und Therapiezufriedenheit empfindet und kaum Einschränkungen in sozialen Beziehungen erlebt. Aufgrund der mäßigen Blutzuckereinstellung (HbA$_{1c}$ 8,3%), häufiger schwerer Unterzuckerungen und einer bestehenden Retinopathie werden überdurchschnittlich starke physische Belastungen dokumentiert. In verschiedenen Bereichen (insbesondere Flexibilität in der Freizeit und Alltagsbelastungen) lassen sich deutliche diabetesspezifische Einschränkungen im Vergleich zur Gesamtgruppe erkennen. Der Patient führt trotz der Probleme mit schweren Unterzuckerungen und der anderslautenden Empfehlungen der behandelnden Ärzte immer noch eine konventionelle Therapie durch. Er empfindet regelmäßiges Blutzuckermessen als lästig.

Die Interpretation derartiger Profile der Lebensqualität wird durch große Vergleichspopulationen (Normierungsstichproben) vereinfacht, die aufzeigen können, in welchem Bereich die befragten Patienten überdurchschnittlich gut bzw. unterdurchschnittlich schlecht abschneiden. Fehlen derartige Vergleichsgruppen, muß die Auswertung eher deskriptiv im Sinne der Wahrnehmung von ein-

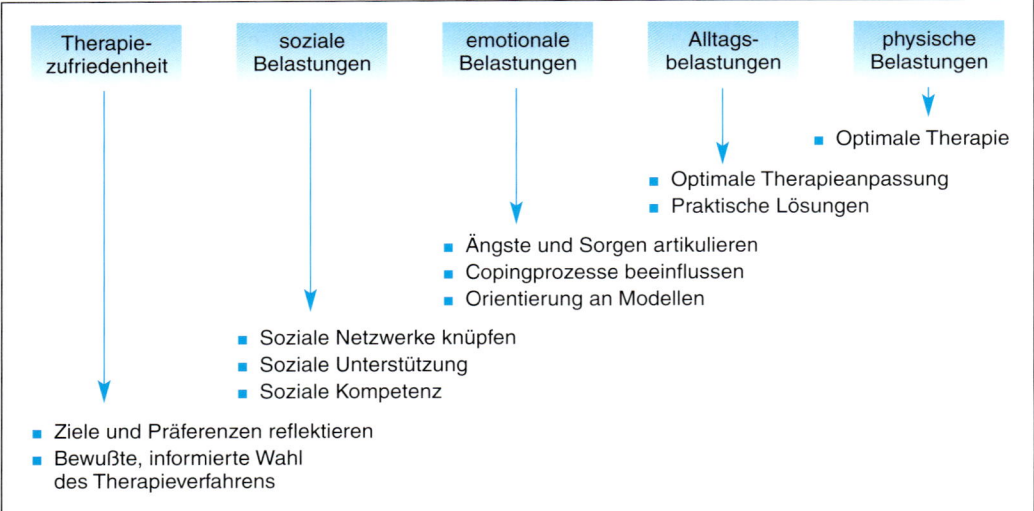

*Abb. 3*
*Möglichkeiten*
*zur Optimierung*
*von Lebensqua-*
*lität und Thera-*
*piezufriedenheit*
*im Rahmen per-*
*sonzentrierter*
*Beratungsge-*
*spräche*

zelnen Belastungen erfolgen. Um so wichtiger ist es dann, den möglichen Leidensdruck der Betreffenden im persönlichen Gespräch zu verifizieren und zu klären, in welchen Bereichen primär Optimierungsbedarf besteht.

Abbildung 3 faßt die Möglichkeiten zur Optimierung von Lebensqualität und Therapiezufriedenheit im Rahmen personzentrierter Beratungsgespräche zusammen.

Für eine optimale Therapiezufriedenheit ist es wichtig, gemeinsam mit dem Patienten individuelle Therapieziele und Präferenzen zu reflektieren. Hier sollte deutlich werden, was für den Patienten eine gute bzw. zufriedenstellende Therapie ausmacht, so daß Behandlungsoptionen den Bedürfnissen angepaßt werden können (Kasten gegenüber).

## Fragen zur sozialen Belastungen

*Soziale Bezie-*
*hungen för-*
*dern Lebens-*
*qualität*

Soziale Aspekte sind beim Prozeß der Krankheitsbewältigung von großer Bedeutung. Insbesondere die Stigmatisierung als chronisch Kranker macht vielen Betroffenen zu schaffen. Um soziale Belastungen zu minimieren, sollten zunächst soziale Netzwerke geknüpft bzw. verstärkt werden. Es geht darum, daß der Patient eingebettet ist in einem Netzwerk von sozialen Kontakten bzw. engen Beziehungen und sich nicht isoliert. Bei mangelnder Unterstützung durch Partner, Familienangehörige oder Freunde sollten zumindest Kontakte mit anderen Patienten geknüpft werden. Bezüglich der sozialen Unterstützung ist zu klären, was der Patient als solche empfindet. Es existieren durchaus negative Interaktionsmuster, die eher Mitleid oder auch soziale Kontrolle bedeuten. Hilfreich sind offene Gespräche mit Partner, Familie und Freunden, um klar zu artikulieren, welche Belastungen und Sorgen man empfindet und welche Unterstützung vom anderen jeweils gewünscht wird. Hinsichtlich der sozialen Kompetenz ist zu klären, inwieweit der Patient in der Lage ist, in der Öffentlichkeit, im Freundeskreis oder am Arbeitsplatz offen mit seiner Erkrankung umzugehen, soziale Kontakte aufrechtzuerhalten und auch Ansprüche an das soziale Umfeld (z. B. Hilfe bei schweren Unterzuckerungen) zu artikulieren (Kasten S. 40).

## Fragen zu emotionalen Belastungen

Hinsichtlich emotionaler Probleme geht es letztlich darum, in personzentrierten Beratungsgesprächen Ventile für die Emotionen der Patienten zu schaffen. Die wichtigste Entlastung besteht oft darin, den Patienten Möglichkeiten zu schaffen, ihre Ängste, Sorgen und Belastungen frei artikulieren zu können. Idealerweise kann man in Gruppengesprächen Bewältigungsstrategien erarbeiten, die den Umgang mit der Erkrankung erleichtern. Hier ist der Austausch der Patienten untereinander von vorrangiger

### Fragen zur Therapiezufriedenheit

#### Präferenzen

- Welche Ziele streben Sie bei der Diabetesbehandlung an?
- Was ist Ihnen für die Behandlung besonders wichtig?
- Was ist Ihr größter Wunsch für Ihre Behandlung?
- Was ist Ihre größte Sorge bei der Behandlung?
- Wann würden Sie sagen, Ihr Diabetes ist gut eingestellt oder behandelt?

#### Zufriedenheit

- Wie zufrieden waren Sie in den letzen 4 Wochen mit der Therapie im allgemeinen?
- mit der momentanen Häufigkeit der Insulininjektionen und Blutzuckermessungen?
- mit der Häufigkeit von Hypoglykämien, Hyperglykämien, Blutzuckerschwankungen?
- mit der Stoffwechseleinstellung?
- mit ihrer Flexibilität im Alltag, in der Freizeit, beim Essen?
- mit ihrer körperlichen Leistungsfähigkeit?
- mit dem Verständnis Ihnen nahestehender Menschen bezüglich des Diabetes?

Bedeutung. Jeder Mitpatient fungiert als Modell und zeigt Optionen im Umgang mit dem Diabetes. Niemand ist als Berater kompetenter als derjenige Mitpatient, der aus seinen Erfahrungen schildern kann, wie er mit all den Problemen fertig geworden ist.

Bei Ängsten ist zu berücksichtigen, daß es sich dabei durchaus um funktionale Emotionen handelt: Ängste sind wichtig und bewahren vor riskantem oder leichtfertigem Handeln *(→ Angst)*. Individuell ist zu klären, inwieweit Ängste übermäßig belastend werden und die Lebensqualität unterminieren. Bei unverhältnismäßigen Ängsten sollten zunächst die Begleitumstände geklärt werden, u.a.: Wann tritt die Angst auf? Welche Kognitionen, Emotionen und körperlichen Symptome sind damit verbunden? Im nächsten Schritt ist wichtig, klar herauszuarbeiten, welche Kognitionen unrealistisch sind und deshalb zur unnötigen Angstverstärkung beitragen. Das Erlernen von Entspannungsverfahren

*Funktionale und übermäßige Ängste*

## Fragen zu sozialen Belastungen

- Welche Einschränkungen haben Sie im Familienleben, im Freundeskreis wegen des Diabetes?
- Inwieweit belastet der Diabetes Ihre Partnerschaft?
- Werden Sie aufgrund des Diabetes von anderen Menschen gehänselt, ausgegrenzt oder benachteiligt?
- Leiden Sie darunter, wie andere Menschen auf Ihren Diabetes reagieren?
- Fällt es durch den Diabetes schwerer, an sozialen Aktivitäten (Feiern, Freizeitaktivitäten etc.) teilzunehmen?
- Fällt es Ihnen schwer, Kontakte und Freundschaften zu schließen?
- Gibt es ausreichend Menschen, bei denen Sie das Gefühl haben, über alles (auch Belastungen) offen reden zu können?
- Erhalten Sie ausreichend Unterstützung, um mit den Belastungen des Diabetes zurechtzukommen?

hilft, die Angstreize länger und distanzierter auszuhalten sowie über die eigenen Kognitionen und emotionalen Reaktionen reflektieren zu können. Selbstwirksamkeitserwartungen bezüglich eigener Möglichkeiten der Vermeidung der angstbesetzten Zustände sind von großer Bedeutung. Es müssen Alternativen in den Kognitionen und Reaktionen erarbeitet werden, um den Automatismus „Reiz-Angstreaktion" aufzubrechen (Kasten gegenüber).

Im Rahmen der Alltagsbelastungen sollte bereits eine fundierte, eigenverantwortliche Wahl der Therapieoptionen (Strategie, Insuline, Applikationsformen etc.) dazu beitragen, möglichst wenig Restriktionen erleben zu müssen. Ansonsten gilt es, gemeinsam nach Lösungsmöglichkeiten für Probleme im Berufsleben, in der Freizeitgestaltung, beim verfolgen von Hobbys etc. zu suchen.

## Fragen zu allgemeinen Einschränkungen der Lebensqualität

### Allgemeine Fragen

*Strukturierte offene Fragen*

- Inwieweit fühlen Sie sich durch Ihre jetzige Therapie eingeschränkt?
- Welche Aspekte belasten Sie bei Ihrer jetzigen Therapie?
- Wenn ein Wunder geschehen würde und Ihr Diabetes wäre morgen verschwunden, was wäre anders, was wäre besser?

### Alltagsbelastungen

- Welche Alltagsbelastungen im Beruf oder bei anderen alltäglichen Aktivitäten haben Sie wegen des Diabetes?
- Inwieweit ist der Zeitaufwand, den Sie für die Diabetestherapie benötigen, akzeptabel?
- Welche Alltagsaktivitäten (auch im Beruf) sind durch den Diabetes kompliziert und aufwendig?

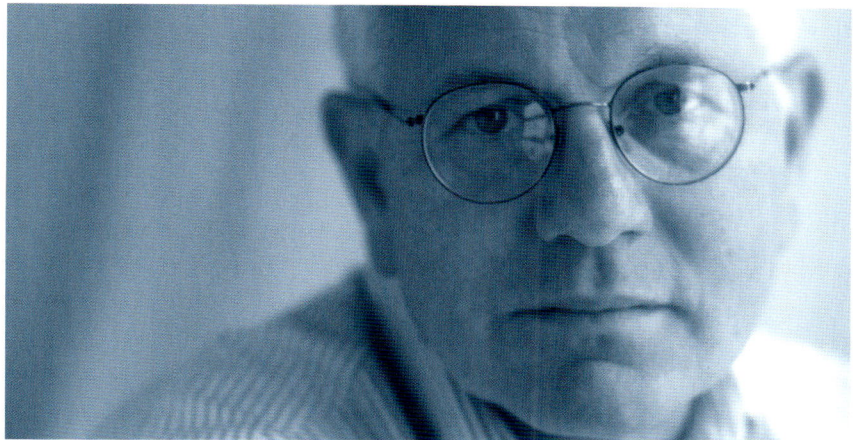

*Klärung der Belastungen im Gespräch*

## Diätbelastungen

- Inwieweit fühlen Sie sich durch die Diabetesdiät beeinträchtigt?
- Würden Sie gern anders essen als bisher?
- Würden Sie gern andere Nahrungsmittel, andere Mengen oder zu anderen Zeitpunkten essen?
- Fühlen Sie sich dadurch belastet, daß Sie nicht so essen können wie Nicht-Diabetiker?
- Belastet es Sie, daß Sie sich über Ihre Ernährung andauernd Gedanken machen müssen?

## Freizeitaktivitäten

- Gibt es Freizeitaktivitäten, die Sie gern unternehmen möchten, aber wegen des Diabetes nicht unternehmen?
- Inwieweit schränkt der Diabetes Sie in ihrer Freizeit ein?

Eine individuell optimale Therapie sollte eine gute und gleichmäßige Blutzuckereinstellung unter Vermeidung von Komplikationen (z. B. Hypoglykämien) erreichen und dazu beitragen, körperliche Belastungen weitgehend zu minimieren.

### Fragen zu emotionalen Belastungen

- Welche Ängste, Befürchtungen und Sorgen haben Sie wegen des Diabetes?
- Was fühlen Sie, wenn Sie an die Gefahren von schweren Unterzuckerungen/Folgeerkrankungen denken?
- Wie gut fühlen Sie sich vor schweren Unterzuckerungen (Folgeerkrankungen des Diabetes) geschützt?
- Erleben Sie körperliche Anzeichen von Angst, wenn Sie an die Gefahr einer schweren Unterzuckerung (von Folgeerkrankungen des Diabetes) denken?
- In welchen Situationen erscheint Ihnen eine schwere Unterzuckerung besonders bedrohlich?
- Inwieweit behindern Ängste vor schweren Unterzuckerungen (Folgeerkrankungen des Diabetes) Ihr Leben?
- Haben Sie das Gefühl, andauernd in sich hineinhorchen zu müssen, um eine Unterzuckerung rechtzeitig wahrzunehmen?

## *Fragen zu körperlichen Beschwerden*

Für die von den Patienten geäußerten Einschränkungen und Belastungen ist zu klären, inwieweit sie tatsächlich zu beeinflussen sind. Zudem sollten die Einschränkungen der Lebensqualität in ihren Ausprägungen hierarchisch geordnet und in eine Rangfolge gebracht werden. Die Optimierung der Lebensqualität sollte dann nach den Strukturen von Problemlösungsprozessen erfolgen:

**Fragen zu körperlichen Beschwerden**

- Welche körperlichen Beschwerden haben Sie wegen des Diabetes?
- Leiden Sie unter Schmerzen wegen des Diabetes?
- Leiden Sie unter Symptomen eines hohen Blutzuckers (Müdigkeit, Durst, Harndrang etc.)?
- Fühlen Sie sich momentan so leistungsfähig, wie Sie gern sein möchten?

Belastungen durch (leichte) Unterzuckerungen

- Inwieweit werden Ihre Alltagsaktivitäten durch Unterzuckerungen eingeschränkt?
- Wie häufig erleben Sie leichte Unterzuckerungen? Sind Sie mit dieser Häufigkeit zufrieden?
- Wie wirken sich Unterzuckerungen bei Ihnen aus? Wie lange dauert es, bis Sie wieder voll leistungsfähig sind?

- Klärung der Situation: Wann treten die Belastungen auf (Geschichte)? Dauer? Häufigkeit? Schweregrad? Hat sich die Situation über die Zeit verbessert oder verschlechtert? Beteiligte Personen und ihr Verhalten?
- Zielsetzungen festlegen (konkret, operationalisierbar, realistisch)
- Hypothesen zum Problem: Ursachen-Wirkungszusammenhänge, Bewertung und Rangordnung der Hypothesen nach ihrer Wichtigkeit
- Entwicklung von Lösungsoptionen: Was könnte helfen? Bisherige Versuche zur Lösung? Welche Lösungsoptionen haben nicht funktioniert und warum? Mögliche Auswirkungen über das Problem hinaus?
- Maßnahmen zur Umsetzung: Reihenfolge? Was muß der Patient beitragen und was die Betreuer oder andere wichtige Personen?
- Evaluation: Was hat funktioniert, was nicht? Optimierung der Lösungsansätze

*Verbesserung der Lebensqualität als Problemlöseprozeß*

## *Psychosoziale Hilfen im Rahmen von Gruppenschulungsprogrammen*

Das gezielte, individuelle Eingehen auf psychosoziale Probleme und Fragen der Lebensqualität sollte und kann in etablierte Therapie- und Schulungsprogramme integriert werden. Im Rahmen von Gruppenschulungen hat es sich bewährt, am Anfang des Schulungsprogramms die Zielsetzungen für die Teilnahme und die Prioritäten der Patienten strukturiert zu besprechen und zu dokumentieren.

Das folgende Modell (Abbildung 4) – im Sinne strukturierter Beratungsgespräche zur Motivation bzw. zum Empowerment – hat sich in der Praxis der Patientenschulung bewährt (Bott, Bott, Hemmann & Berger 2000). Im Mittelpunkt steht dabei die Motivation der Patienten bezüglich der von ihnen selbst gesetzten Ziele, gleichermaßen bezogen auf die Stoffwechseleinstellung wie auf eine verbesserte Lebensqualität. Sowohl für das Behandlungsteam als auch für die Patienten ist es hilfreich, die besprochenen Fragen auf einer Metaplantafel zu visualisieren und somit den gemeinsam erarbeiteten Therapieplan sowie die entsprechende Aufgabenverteilung verbindlich zu dokumentieren. Damit wird auch die notwendige Transparenz der Patientenbetreuung im Behandlungsteam gefördert.

### Ziele personzentrierter Beratungsgespräche

▪ Die Erstellung einer individuellen Therapiezielhierarchie für und mit dem Patienten, aus der eindeutige Prioritäten hervorgehen.

▪ Die Erörterung von widersprüchlichen Therapiezielen (z.B. wenn der Patient sich flexibel ernähren will, aber nicht zu regelmäßigen Blutzuckerselbstkontrollen bereit ist).

▪ Die kooperative Vereinbarung von Behandlungsmaßnahmen, die zum Ziel führen.

▪ Die klare Aufgabenzuweisung, was der Patient und was das Behandlungsteam zum Therapieerfolg beitragen kann bzw. muß.

*Abb. 4
Bewährte Beratungsstruktur im Sinne des Empowerments*

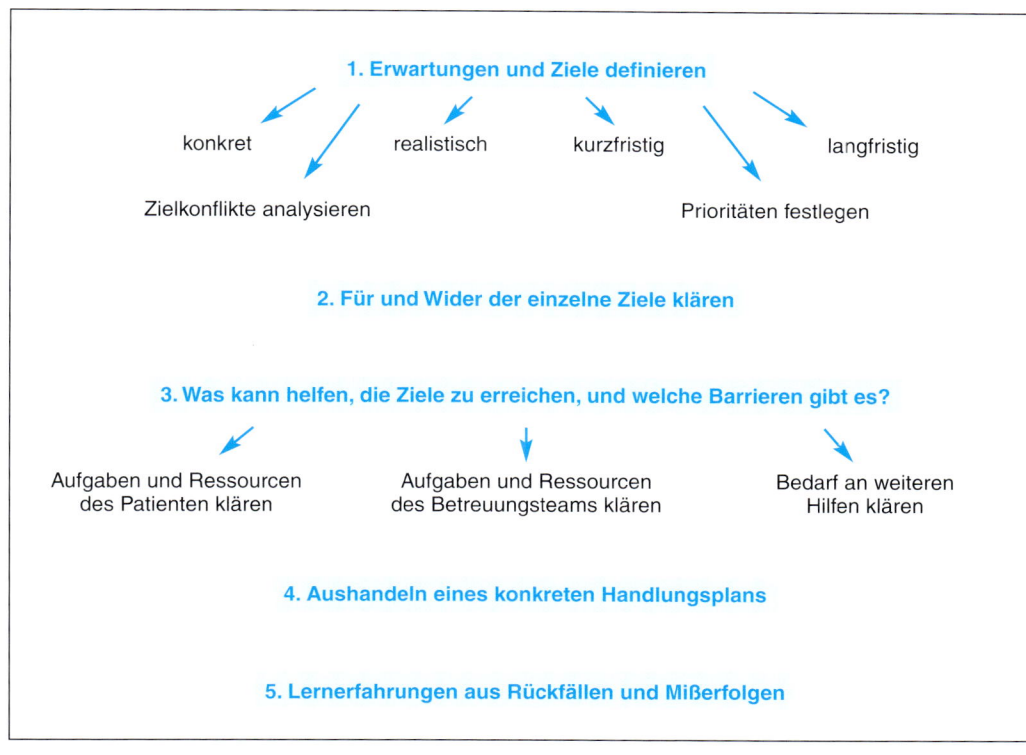

1. Erwartungen und Ziele definieren

konkret     realistisch     kurzfristig     langfristig

Zielkonflikte analysieren     Prioritäten festlegen

2. Für und Wider der einzelnen Ziele klären

3. Was kann helfen, die Ziele zu erreichen, und welche Barrieren gibt es?

Aufgaben und Ressourcen des Patienten klären     Aufgaben und Ressourcen des Betreuungsteams klären     Bedarf an weiteren Hilfen klären

4. Aushandeln eines konkreten Handlungsplans

5. Lernerfahrungen aus Rückfällen und Mißerfolgen

## Hilfreiche Fragen

1. Was bedeutet es für den Patienten, den Diabetes zu akzeptieren bzw. zu bewältigen?

2. Was hat es für den Patienten bedeutet, daß der Diabetes festgestellt wurde?

3. Was hat der Patient gefühlt, gedacht oder getan, um mit dem Diabetes zurechtzukommen? Welche hilfreichen und weniger hilfreichen Bewältigungsstrategien hat der Patient bislang eingesetzt?

4. Gibt es Phasen der Krankheitsbewältigung?

5. Inwieweit beeinflussen Ereignisse in anderen Lebensbereichen den Umgang mit dem Diabetes?

6. Welche Strategien haben sich schon bei anderen Krisen bewährt?

7. Wie weit ist der Patient von seiner Krankheitsakzeptanz entfernt? Welche Barrieren gibt es und wie können sie überwunden werden?

An der Universitätsklinik Düsseldorf wurde dazu ein Leitfaden mit offenen Fragen erstellt und erfolgreich angewandt (Bott et al. 2000, vgl. nebenstehender Kasten) (→ *Empowerment*, → *Schulungsstandards*, → *Personenorientierte Schulung*, → *Diabetesakzeptanz*).

Die Umsetzung umfangreicher und von ausgebildeten Psychologen durchzuführender psychologischer Interventionen ist für die meisten Diabetes-Schulungsteams aufgrund der mangelnden materiellen und personellen Ressourcen nicht realistisch. Deshalb sollten psychosoziale

## *Auf einen Blick*

➡ Die Lebensqualität stellt ein herausragendes Behandlungsziel dar. Ihre valide Erfassung bietet wesentliche Entscheidungshilfen für die Auswahl geeigneter Behandlungsstrategien.

➡ Das wissenschaftliche Fundament der Lebensqualitätsforschung hat sich in den letzten 10 Jahren wesentlich erweitert. Es gibt ein breit akzeptiertes und wissenschaftlich belegbares Konzept der Lebensqualität und zuverlässige Meßinstrumente.

➡ Besonders kritisch müssen ökonomisch motivierte Studien beurteilt werden, die wissenschaftliche Qualitätsstandards vernachlässigen und Methoden anwenden, die primär eine verbesserte Behandlungszufriedenheit der Patienten belegen sollen, obwohl die Lebensqualität weitgehend unbeeinflußt bleibt.

➡ Einschränkungen und Belastungen sollten krankheits- und zielgruppenspezifisch erfaßt und mit ihren individuellen Gewichtungen der einzelnen Lebensbereiche durch die Patienten berücksichtigt werden.

➡ Schulungsprogramme integrieren zunehmend psychosoziale Interventionen, die eine Optimierung der Lebensqualität anstreben.

Aspekte der Lebensqualität und insbesondere Fragen der Krankheitsakzeptanz und -bewältigung idealerweise in bestehende Therapie- und Schulungsprogramme integriert werden. Auf der Grundlage effektiver Beraterkompetenzen und basierend auf curricularen Strukturen lassen sich entsprechende Gesprächsrunden in Kleingruppen auch von psychologisch fortgebildeten Diabetesberater/innen bzw. Ärzten durchführen.

*Lebens-*
*qualität in*
*die Therapie-*
*planung*
*integrieren*

*Literatur*

Allison PJ, Locker D, Feine JS (1997) Quality of life: A dynamic construct. Social Sciences and Medicine 45: 221-230.

Bott U (2000) Die Messung der Lebensqualität. In: Berger M (Hrsg) Diabetes mellitus. Urban & Fischer, München

Bott U, Mühlhauser I, Overmann H, Berger M (1998) Validation of a diabetes-specific quality of life scale for patients with type I diabetes. Diabetes Care 21: 757-769

Bott U, Bott S, Hemmann D, Berger M (2000) Evaluation of a holistic treatment and teaching programme for patients with type 1 diabetes who failed to achieve their therapeutic goals under intensified insulin therapy. Diabetic Medicine 17: 635-643

Bradley C (Ed) (1994) Handbook of psychology and diabetes: a guide to psychological measurement in diabetes research and practice. Harwood, Chur

Bradley C, Lewis KS (1990) Measures of psychological well-being and treatment satisfaction developed from the responses of people with tablet-treated diabetes. Diabetic Medicine 7: 445-451.

Bullinger M (1997) Gesundheitsbezogene Lebensqualität und subjektive Gesundheit. Psychotherapie, Psychosomatik und medizinische Psychologie 47: 76-91

Bullinger M, Kirchberger I, Ware J (1995) Der deutsche SF-36 Health Survey: Übersetzung und psychometrische Testung eines krankheitsüber-greifenden Instruments zur Erfassung der gesundheitsbezogenen Lebensqualität. Zeitschrift für Gesundheitswissenschaft 3: 21-36

Deutsche Diabetes Gesellschaft (1997) Qualitätsrichtlinien und Qualitätskontrolle von Behandlungseinrichtungen für Typ-I- bzw. Typ-II-Diabetiker: Richtlinien der Deutschen Diabetes-Gesellschaft. Diabetes und Stoffwechsel 6: 40-44

Filipp SH, Ferring D (1991) Zur inhaltlichen Bestimmung und Erfassung von Lebensqualität im Umfeld schwerer körperlicher Erkrankungen. Praxis der Klinischen Verhaltensmedizin und Rehabilitation 17: 274-283

Guyatt GH, Naylor CD, Juniper E, Heyland DK, Jaeschke R, Cook D (1997) Users' guides to the medical literature – XII. How to use articles about health-related quality of life. Journal of the American Medical Association 277: 1232-1237

Guyatt GH, Juniper E, Walter S, Griffith L, Goldstein RS (1998) Interpreting treatment effects in randomised trials. British Medical Journal 316: 690-693

Siegrist J, Broer M, Junge A (1996) Profil der Lebensqualität chronisch Kranker. Beltz Test, Göttingen

Weinberger M, Kirkman MS, Samsa GP, Cowper PA, Shortliffe EA, Simel DL, Feussner JR (1994) The relationship between glycemic control and health-related quality of life in patients with non-insulin-dependent diabetes mellitus. Medical Care 32: 1173-1181

# Psychologische Standards in der Diabetesschulung: die Patienten verstehen

*Susan Woods-Büggeln, Kiel*

*Über die letzten Jahre hat sich die Behandlung des Diabetes von einem vom medizinischen Personal vorgegebenen Regime, nach dem sich der Betroffene zu richten hat, zu einer Therapie gewandelt, die sehr flexibel an das Leben des Betroffenen angepaßt werden kann. Um diese Anpassung selbständig vollziehen zu können, muß der Betroffene viel technisches Wissen über seine Erkrankung und seine Therapie erlangen. Dieses Wissen wird im Rahmen einer Diabetesschulung vermittelt.*

*Was besagt das Wort „Schulung"? Daß die Teilnehmer geschult werden, sich entsprechend den Regeln der Therapie zu verhalten? Früher stimmte das, als es noch überhaupt ein radikaler Gedanke war, daß Patienten ohne medizinische Vorkenntnisse mit der Anpassung ihrer Medikation betraut werden könnten. Heutzutage bedeutet es, daß das Wissen in einer wie in der Schule ähnlichen Form vermittelt wird, so daß die Teilnehmer hinterher ihre Therapie an ihren Alltag flexibel anpassen können.*

*Was geben wir den Patienten mit einem solchen Wissen an die Hand? Wir ermöglichen ihnen, selbst zu entscheiden, wie sie ihr Leben führen wollen. Sie sind durch die Schulung nicht mehr gezwungen, sich an ein vorgegebenes Muster zu halten, sondern können flexibel entscheiden, ob sie einmal ausschlafen, ob sie jetzt oder in einer Stunde Fußball spielen und ob sie chinesisch oder gar nicht essen wollen.*

*Haben wir mit dieser Wissensvermittlung unsere Aufgabe erfüllt? Können wir ruhigen Gewissens behaupten, daß jetzt alles gut wird? Kennen Sie Patienten, die trotz wiederholter Schulungen schlechte Blutzuckerwerte haben?*

*Der Mensch kann nicht nach Algorithmen programmiert werden*

Das Problem liegt im menschlichen Wesen verborgen. Der Mensch handelt nicht wie eine Maschine, die nach bestimmten Algorithmen programmiert werden kann. Die Kunst der Diabetestherapie liegt nicht darin, die Regeln der Insulinanpassung anzuwenden, sondern darin, einen Weg zu finden, den in sich oft widersprüchlichen Anforderungen (des Lebens, der Therapie) gerecht zu werden. Wir wissen, daß eine Optimierung der Blutzuckerwerte das Risiko, Folgeerkrankungen zu erleiden, deutlich reduzieren kann. Was wir nicht wissen, ist, wie wir Menschen helfen können, über längere Zeit diese guten Blutzuckerwerte zu bekommen.

# Was wissen wir
# über die Wirksamkeit von Diabetesschulungen?

## Wissensvermittlung ist eine Vorbedingung der Diabetestherapie

Seit den siebziger Jahren gilt die Diabetesschulung als ein Teil der Diabetesbehandlung. Zunächst fand die Wissensvermittlung in Form von einzelnen ärztlichen Vorträgen, oft in beliebiger Reihenfolge, vor großen Gruppen statt. Eine
solche einseitige autoritäre Wissensvermittlung vom Dozent zum Patient erwies
sich als wenig effektiv im Hinblick auf Lernzuwachs. Um die Effektivität zu
steigern, wurden die Gruppen kleiner, die Unterrichtsstunden bauten inhaltlich
aufeinander auf, die Teilnehmer durchliefen das Curriculum als geschlossene
Gruppe. Mit anderen Worten, die Struktur der Schulung wurde nach didakti-
schen Prinzipien verbessert. Der Unterricht wurde auch zunehmend praktisch.
Der Lernstoff wurde nicht nur gehört, sondern angefaßt, probiert, eingeübt. Die
Teilnehmer konnten alles lernen, was sie brauchten, um ihre Erkrankung und
Therapie selbständig in den Griff zu bekommen.

*Einseitige Wissensver-mittlung ist wenig effektiv*

## Die Umsetzung in Verhaltensänderungen erweist sich als schwierig

Dennoch blieb der erwartete Erfolg aus. Die Teilnehmer lernten, je nach Güte
der Schulung, einiges über Diabetes und ihre Therapie, aber die Erwartung, daß
dieses Wissen zu einer Verbesserung des Stoffwechsels oder einer erhöhten Frequenz wünschenswerter Verhaltensweisen wie Selbstkontrollen oder Dokumentation führen würde, erfüllte sich nicht. Die Umsetzung solcher Verhaltensweisen in den Alltag blieb auf dem niedrigen Niveau stehen, auf dem sie vor der
Schulung war (Hirsch 1995).

## Der psychologische Faktor rückt in den Mittelpunkt der Aufmerksamkeit

Shillitoe (1988) stellt fest, daß eine direkte Beziehung weder zwischen Diabeteswissen und Stoffwechsel noch zwischen Diabeteswissen und Verhalten nachgewiesen werden konnte. Offensichtlich war der Zusammenhang zwischen Wissen und Tun deutlich komplexer, als man mit dem ursprünglichen Schulungs-
modell gedacht hatte. Es wurde deutlich, daß die Diskrepanz zwischen der Blutzuckereinstellung, die man theoretisch aufgrund des Therapiewissens erreichen
könnte, und der Einstellung, die der Betroffene zu Hause unter normalen Umständen erreicht, von intrapsychischen Faktoren abhängt. Page and Tattersall
(1994) sehen die Ursachen schlechter Blutzuckerwerte in komplexen Faktoren
wie z. B. Motivation, Durchhaltevermögen, gesundheitsbezogenen Überzeugungen und Streßreaktionen, die zueinander in Wechselwirkungen stehen, so daß
eine adäquate Beratung erst nach der Diagnose dieser Ursachen geschehen
kann. Verschiedene Studien weisen die Wichtigkeit von Einstellungen und gesundheitsbezogenen Überzeugungen für Therapieerfolge nach.

*Keine direkte Beziehung zwischen Wissen und Handeln*

## Psychologische Standards in der Diabetesschulung

*Intrapsychische Faktoren bestimmen die Diabetestherapie*

Die Diabetesschulung wird heute als „self-management education" verstanden, die den Fokus auf Prozesse innerhalb des Betroffenen richtet. Der Betroffene wird gesehen als derjenige, der über die Therapie und ihre Durchführung entscheidet. Damit rücken intrapsychische Faktoren in der Diabetestherapie in den Mittelpunkt *(→ Empowerment).* Dem tragen neue Therapieempfehlungen bzw. Therapiestandards Rechnung. Die „National Standards for Diabetes Self-Management Education Programmes" der American Diabetes Association von 1997 legen Themen wie Streß, psychosoziale Bewältigung, Familie und soziale Unterstützung, Strategien zur Verhaltensänderung und Problemlösung als Teil des Curriculums fest. Weiterhin sollen neben medizinischen Daten auch psychologische Faktoren wie gesundheitsbezogene Überzeugungen und persönliche Ziele zur Gestaltung des Behandlungsplans benutzt werden. Die Psychological Working Group der WHO/IDF (Bradley und Gamsu 1994) betont die Wichtigkeit der Individualisierung bei der Anpassung von Schulungsangeboten an die Bedürfnisse des einzelnen. Sie fordert, die Betroffenen in die Lage zu versetzen, aus ihren Erfahrungen mit der Erkrankung zu lernen und gewünschte Veränderungen umzusetzen.

*Psychologische und medizinische Inhalte dürfen nicht künstlich getrennt werden*

So dient das Besprechen psychologischer Faktoren nicht nur dem Zwecke der Erhebung von diagnostischen Daten zur Planung der Behandlung, sondern es wird zum eigentlichen Inhalt der Behandlung. Es sollen in der Schulung Situationen geschaffen werden, durch die die Patienten ihre Entscheidungen im Bezug auf ihre Therapie überdenken können (z. B. Glasgow und Anderson 1999). Funnell und Anderson (1999) warnen vor der Gefahr, psychologische In-

*Entscheidungen zur Therapie gemeinsam erarbeiten*

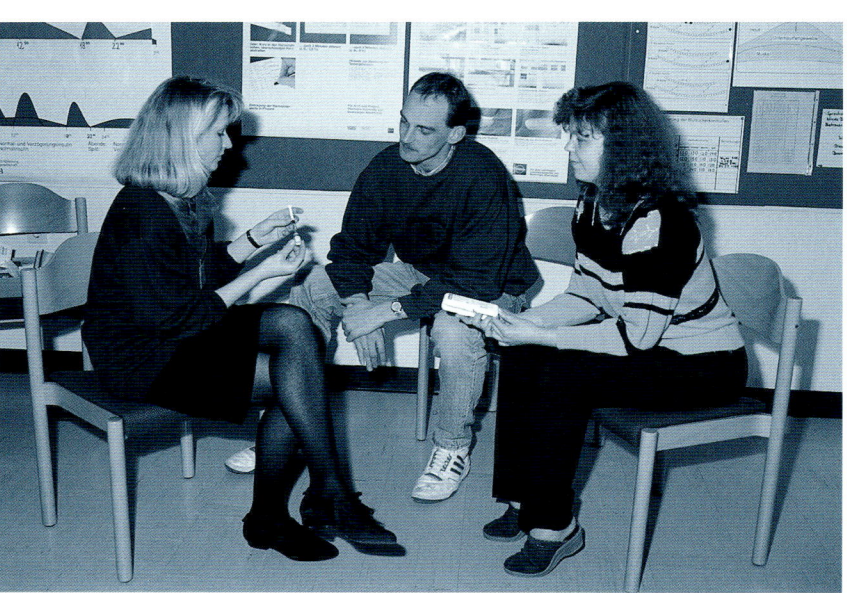

halte einfach auf traditionelle Schulungen aufzupropfen und somit die medizinischen und psychischen Anteile der Erkrankung künstlich voneinander zu trennen und die Schulung zu überfrachten. Sie empfehlen eine Integration dieser Komponente, wie sie von den Betroffenen erlebt wird. Für die Schulung kann dies bedeuten, daß das psychische Erleben jede Unterrichtsstunde „durchdringen" (Hirsch 1998) muß.

## Wie sieht die Diabetesschulung im Hinblick auf psychologische Faktoren aus?

Wir haben in der Schulung zwei mögliche Vorgehensweisen:

1. Wir können uns auf die Wissensvermittlung beschränken und das psychische Erleben ausklammern oder in einer Stunde „Leben mit dem Diabetes" ansprechen.
2. Wir können das Gesamterleben des Diabetes, das sowohl Therapie wie auch die psychische Auseinandersetzung mit der Erkrankung mit einschließt, zum Thema der Schulung machen.

*Das Gesamterleben des Diabetes zum Thema der Schulung machen*

Wenn wir den ersten Ansatz wählen, haben wir es auf den ersten Blick leichter. Wir arbeiten mit einer reduktionistischen Sichtweise des Diabetes, die sich auf das Stoffwechselgeschehen und die Handhabung der Therapie beschränkt. So bleibt die Arbeit übersichtlicher. Uns fehlen jedoch Antworten und Strategien für die Schulungsteilnehmer, die Schwierigkeiten haben, die Erkrankung und die Therapie dauerhaft in ihr Leben zu integrieren. Es kann frustrierend sein, eine qualitativ gute Schulung durchzuführen und zu wissen, daß einige Teilnehmer zwar technisch versiert, aber im unreinen mit ihrer Erkrankung sind. Sie kommen in einem Jahr wieder, wissen immer noch viel, haben immer noch ein hohes HbA$_{1c}$, sind unzufrieden und bedrückt. Dieser Ansatz bietet hier keine Abhilfe.

Wenn wir uns dafür entscheiden, mit dem Gesamterleben des Teilnehmers zu arbeiten, machen wir es uns erst einmal schwerer. Wir

In einer Studienübersicht von 1995 fand Clement bessere Ergebnisse der Diabetestherapie (z.B. Stoffwechsel, Lebensqualität, Folgeerkrankungen) bei Interventionen, die spezifische Strategien zur Verhaltensänderung enthielten, im Vergleich zu denen, die reine Wissensvermittlung als Intervention hatten. Er fand Hinweise darauf, daß Kommunikationsformen, die Patienten dazu anregen, bei Therapieentscheidungen mitzuwirken, mit einem besseren Stoffwechsel sowie besserem Self-Management einhergehen. Eine enge interdisziplinäre Teamarbeit erwies sich als dem traditionellen Modell der Schulung durch eine einzelne Berufsgruppe überlegen.

müssen ein differenzierteres Bild des Patienten entwickeln. Das erfordert mehr Individualisierung. Die psychische Verarbeitung wird nicht Thema in einer einzelnen Stunde, sondern ist allgegenwärtig. Der Patient, der aggressiv wird, wird nicht zum Psychologen überwiesen, sondern im multiprofessionellen Team besprochen. Die Intervention ist nicht eine Psychotherapie, sondern möglicherweise eine Änderung in der Haltung des Teams gegenüber dem Patienten. Der

*Komplexe Fragen können beantwortet werden*

Vorteil dieser Vorgehensweise liegt darin, daß die Empfehlungen und Hilfen, die wir anbieten können, besser auf den Einzelfall zugeschnitten sind. Wir versetzen uns und unsere Patienten in die Lage, komplexe Fragen zu beantworten, die somatische wie auch psychische Ebenen sowie deren Wechselwirkungen betreffen.

## Das psychische Erleben des Diabetes

Abbildung 1 macht deutlich, wie die verschiedenen somatischen, psychischen und sozialen Prozesse, die das Erleben des Diabetes ausmachen, sich gegenseitig beeinflussen können.

Dieser Rückkopplungsprozeß zeigt, daß das Krankheitserleben des Patienten sich nicht ausschließlich auf den Ebenen der Therapie und der Blutzuckerwerte abspielt. Diese werden beeinflußt von und haben wiederum Einfluß auf die Gedanken und Gefühle des Betroffenen. Und das Ganze geschieht nicht in einem luftleeren Raum, sondern in einem sozialen Gefüge, seien dies familiäre, freundschaftliche Beziehungen oder die Bedingungen des beruflichen Umfelds. Auch hier bestehen Wechselwirkungen. Berufliche Zwänge können Einschränkungen für die Durchführung der Therapie bedeuten. Die Meinungen von Bekannten und Freunden können die Einstellung zur Erkrankung beeinflussen. Der Umgang eines Patienten mit seinen Unterzuckerungen hat Auswirkungen auf seine Mitmenschen.

*Patienten, die gut mit dem Diabetes zurechtkommen*

Kommt ein Patient mit seiner Diabetestherapie gut zurecht, wird dieser Prozeß eher ruhig ablaufen. Im Idealfall erreicht er gute Blutzuckerwerte als Ergebnis seiner Bemühungen in der Selbstbehandlung. Er kann eine konstruktive Einstellung zu seiner Erkrankung entwickeln, die seine Gefühle nicht beeinträchtigt und die ihm ermöglicht, über lange Zeit seine Therapie durchzuführen. Der kompetente, selbstbewußte Umgang mit der Therapie hat eine positive Wirkung auf die Einstellung seiner Mitmenschen, die ihn dann mit seiner Erkrankung akzeptieren und seine Strategien verstärken.

Auf jeder Ebene dieses Kreislaufes können jedoch Störfaktoren auftreten:

### Störfaktoren auf der kognitiven und emotionalen Ebene

Sollte der Patient zum Beispiel aufgrund von bestimmten Informationen den Eindruck gewinnen, Folgeerkrankungen seien nur bei unrealistisch niedrigen $HbA_{1c}$-Werten zu vermeiden, könnte er sehr ängstliche Gefühle entwickeln. Er versucht sich vor solchen Gefühlen zu schützen, indem er eine dysfunktionale Therapieintensivierung vornimmt, z.B. sehr häufig seinen Blutzucker mißt, einen niedrigen Zielwert anstrebt, postprandiale Werte korrigiert. Durch dieses Verhalten kann der Patient die Übersicht über seine Therapie verlieren, so daß unvorhersehbar hohe Blutzuckerwerte vermehrt auftreten. Diese bestätigen die Befürchtungen des Patienten, Folgeerkrankungen seien unvermeidbar.

## Störfaktoren auf der Verhaltensebene

Eine Patientin fängt an zu studieren und verändert ihren Lebenswandel. Sie feiert bis in die Nacht, schläft aus und ißt, wann es gerade paßt, d.h. ihr Verhalten in bezug auf die Therapie ist verändert. Die Ergebnisse sind für sie verheerend – die Werte sind schlecht, der Diabetologe ist enttäuscht, ihre Gedanken und Gefühle in bezug auf den Diabetes werden zunehmend negativ. Sie hat noch weniger Lust, sich zu „kümmern", die Werte bleiben schlecht, der Arztbesuch wird verschoben, sie quält sich mit einem schlechten Gewissen.

*Das Verhalten beeinflußt Gefühle und Gedanken.*

## Störfaktoren auf der somatischen Ebene

Das Ende der Honeymoon-Phase, hormonelle Veränderungen in der Pubertät mit ihren Auswirkungen auf den Stoffwechsel oder erste Hinweise auf Folgeerkrankungen können die Einstellungen und infolgedessen die Gefühle eines Patienten beeinflussen. Als erstes wird meist für Außenstehende eine Änderung in der Selbstbehandlung zu bemerken sein, etwa ein ängstliches Kümmern oder eine frustrierte Vernachlässigung der Therapie.

## Störfaktoren im sozialen Umfeld

Der Druck, dazugehören zu müssen, wächst bekanntlich im Teenageralter. Hier kann es sein, daß ein junger Patient seine Einstellung zum Diabetes verändert. Er möchte ihn verstecken. Er kontrolliert seinen Blutzucker nur noch morgens,

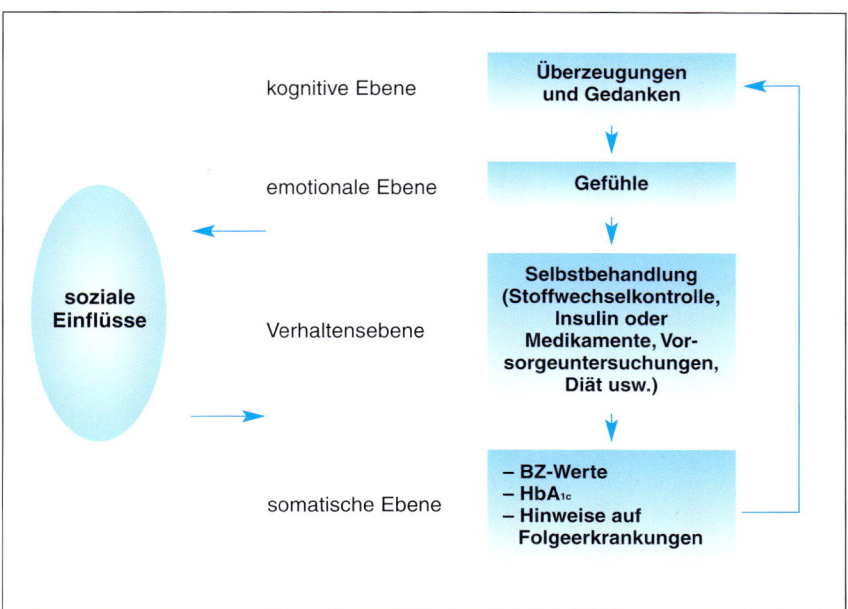

*Abb. 1*
*Psychosomatischer Rückkopplungsprozeß in der Selbstbehandlung des Diabetes mellitus*

stellt sich auf Werte um 200 mg/dl ein, um nicht durch eine Unterzuckerung auf-zufallen.

*Die Schulung greift in ein mehr oder weniger sta-biles System ein*

Betrachtet man die Realität des Gesamterlebens der Diabeteserkrankung und -therapie, wird deutlich, daß die Diabetesschulung in ein mehr oder weniger sta-biles System eingreift. Je nachdem, wie dieses System funktioniert, können re-lativ einfache Interventionen – wie Informationsvermittlung – weitreichende oder kaum Auswirkungen haben. Die Aufgabe der Diabetesschulung ist dem-nach nicht bloße Wissensvermittlung, sondern auch das Erkunden und Verstehen dessen, wie der Schulungsteilnehmer seinen Diabetes erlebt. Erst auf diesem Hintergrund können Lösungen gesucht werden, die „passen". So haben sich die Ziele der Diabetesschulung geändert. Die Vermittlung der Grundlagen der The-rapie ist eine notwendige, aber nicht ausreichende Bedingung für eine gesunde Bewältigung des Diabetes. Das Gesamterleben Diabetes, das sowohl die Thera-pie wie auch die psychische Auseinandersetzung mit der Erkrankung ein-schließt, muß zum Thema der Schulung werden.

## Die Integration des psychischen Erlebens in der Diabetesschulung

Der Mensch mit Diabetes kommt zur Schulung als erwachsener Mensch mit Ideen, Gefühlen, Wünschen und Bedürfnissen. Er handelt und behandelt sich im Alltag außerhalb der Käseglocke der Praxisräume, des Schulungshauses. Der Diabetes hat für ihn eine ganz bestimmte Bedeutung. Um der Realität der Er-krankung und der Therapie gerecht zu werden, müssen wir das Erleben des Pa-tienten kennenlernen. Wenn Patienten in die Schulung kommen, bringen sie oft schon ein umfangreiches Wissen und Erfah-rungen mit dem Diabetes und seiner Be-handlung mit. Es ist dem einzelnen jedoch nicht immer klar, wie psychische und soma-tische Prozesse zusammenhängen und sich gegenseitig beeinflussen. Die Kunst in der Schulung ist, zu entdecken, wo die Störfak-toren sind, die den Patienten daran hindern, mit seiner Erkrankung besser klarzukom-men.

Suchen Sie nicht allein nach Lösungen, son-dern mit Ihren Patienten zusammen. Er soll in die Lage versetzt werden, aus seinem Alltags-erleben, das manchmal von unklaren negati-ven Gefühlen oder festgefahrenen kontrapro-duktiven Strategien geprägt ist, zu lernen, warum die Dinge so laufen, wie sie laufen und welche Möglichkeiten er übersehen hat, die ihm eine Verbesserung seiner Situation er-möglichen könnten.

In der Schulung haben wir die einmalige Gelegenheit, somatische, Verhaltens-, Ein-stellungs- und Gefühlsebenen in ihrer Wech-

*Gehen Sie auf Ent-deckungsreise mit Ihrem Patienten*

selwirkung zu erfassen. Wir hören, was der Patient berichtet, wir sehen seine Werte, wir beobachten sein Verhalten, wir merken, wenn er ängstlich oder niedergeschlagen wirkt. Wir sehen, wie er in der Gruppe zurechtkommt. Gleich-zeitig haben wir ein Fachwissen, mit dem wir ihm helfen wollen, eine passende-re Therapie für sich zu finden. Eine sinnvolle Intervention ist allerdings erst dann möglich, wenn wir sein Gesamterleben des Diabetes verstanden haben. Dies können wir erreichen, indem wir uns die verschiedenen Ebenen bewußt machen und versuchen, aus dem Puzzle der einzelnen Teile ein Gesamtbild zu entwickeln. Wir können dem Patienten zu einer Integration dieser einzelnen Ebenen verhelfen, indem wir mit ihm auf Entdeckungsreise gehen. Wie in einem Detektivroman können wir mit ihm auf die Suche nach Hinweisen gehen, die Probleme erklären, für die er bisher keine Lösung gefunden hat (Abbildung 1).

Kommt ein Patient beispielsweise mit unklaren häufigen Hypoglykämien zur Schulung, kann das Behandlungsteam mit dem Patienten auf die Suche nach Hinweisen gehen, die das Problem erklären oder aufrechterhalten. Dabei wird es nötig sein, sowohl das Fachwissen des Patienten über sein Erleben wie auch das Fachwissen des Teams hinsichtlich der Erkrankung und der Behandlung zu integrieren. In diesem Beispiel könnte es sich um eine Magenentleerungsstörung, Angst vor Folgeerkrankungen mit entsprechender hypoglykämienaher Einstellung, Unkenntnisse in bezug auf die Wirkung von Alkohol usw. handeln. Demnach würde die Intervention jeweils eine andere sein.

*Aus dem Alltagserleben lernen*

## Psychologische Standards in der Diabetesschulung

### 1. Strukturelle Bedingungen

▪ Sorgen Sie für eine Struktur, in der es möglich ist, die somatische und psychische Ebene zu integrieren.

Um das Gesamterleben des Patienten zu erfahren und in der Arbeit zu nutzen, ist ein multiprofessionelles Team unerläßlich. So ist neben Diabetologen und Diabetesberatern auch ein Mitarbeiter mit psychologischen Kenntnissen notwendig. Im Idealfall verfügt das Team über einen eigenen (möglichst diabetesqualifizierten) Psychologen. Alle Mitarbeiter sollten jedoch die Zusammenhänge zwischen psychischen und somatischen Prozessen erkennen können. Das Verständnis von psychischen Prozessen sollte bei Diabetologen und Diabetesberatern ebenso selbstverständlich sein wie ein gutes Fachwissen über den Diabetes und seine Therapie beim Psychologen. Sollte kein Psychologe im Stellenplan vorhanden sein, kann auch ein interessierter Mitarbeiter, z. B. eine Diabetesberaterin mit psychologischen Kenntnissen, sehr viel zu einem Gesamtverständnis der Patienten beitragen. Das Team sollte zumindest in der Lage sein, Unterstützung in der psychischen Auseinandersetzung mit der Erkrankung und in der Integration von Therapie und Lebenszielen anzubieten.

*Das multiprofessionelle Team*

▪ Schaffen Sie gute Kommunikationsstrukturen.

Die Verarbeitung der vielen Informationen, die die verschiedenen Berufsgruppen über die Schulungsteilnehmer im Verlauf der Schulung bekommen, erfordert gute Kommunikationsstrukturen im Team. Teambesprechungen mehrmals wöchentlich sind hilfreich, um die verschiedenen Informationen (Eindrücke aus dem Unterricht, Beobachtungen während der Blutzuckerbesprechungen, medizinische Befunde, Einzelheiten aus den Einzelgesprächen), die manchmal auf den ersten Blick widersprüchlich erscheinen, zu integrieren und zu nutzen.

*Regelmäßige Teambesprechungen sind unerläßlich*

■ Formulieren Sie klare Schnittstellen zu psychologischen Fachkräften.

*„Hier weint einer...wie hieß noch der Psychologe?"*

Das Team sollte Probleme erkennen können, für die eine weitere psychologische Betreuung notwendig ist. Halten Sie das Angebot möglichst niederschwellig für Ihre Patienten, so daß Hilfe leicht zugänglich ist. Im Idealfall hat der Patient den Psychologen schon am Aufnahmetag oder in der Praxis und im Unterricht kennengelernt.

## 2. Arbeitsprozesse

■ Lernen Sie Ihre Schulungsteilnehmer frühzeitig als Personen kennen:

*Aufnahme-gespräch über Erleben des Diabetes*

Neben der medizinischen Untersuchung und einem Gespräch mit der Diabetes-beraterin über Eßgewohnheiten und bisherige Therapie sollte am Aufnahmetag bzw. bei Erstvorstellung in der Praxis ein Gespräch darüber stattfinden, wie der Patient seine Erkrankung erlebt und welche Veränderungen er wünscht. Es ist ebenfalls wichtig, ihn als Person kennenzulernen. Ein 15minütiges Gespräch zu Anfang der Behandlung bedeutet, daß eventuelle Probleme (Lernschwierigkeiten, ablehnende Haltung, Ängste, Ablenkung durch Beruf usw.) nicht erst im Verlauf des Aufenthaltes zufällig zutage treten und als Störung wirken, sondern schon zum Zeitpunkt des Behandlungsentwurfs in die Planung eingehen.

Fragen, die in diesem Rahmen angesprochen werden sollten:
■ Was wissen Sie vom Diabetes? (Krankheitsverständnis explorieren.)
■ Merken Sie etwas vom hohen Blutzucker (beim Typ-2-Diabetiker)? (Ist ein Krankheitsgefühl vorhanden? Wenn nicht, ist die Notwendigkeit einer Therapieveränderung für den Betroffenen nachvollziehbar? Widerstände und Befürchtungen können im Anschluß an diese Frage besprochen werden.)
■ Jetzt haben wir uns erst einmal nur über Ihren Diabetes unterhalten. Ich würde aber auch gern etwas über Sie erfahren. (beruflich?/Familiensituation?/ Freunde?/ Hobbys?) (Hinweise auf Ressourcen und Lebensziele)
■ Es ist bekannt, daß es, wenn man sich um eine Erkrankung oder eine neue Therapie kümmern will oder soll, schwerer sein kann, wenn man zusätzlich im Leben andere Belastungen hat. Ich denke hier an so etwas wie beruflichen Streß, Streit in der Familie, finanzielle Sorgen usw. Wie sieht es bei Ihnen aus? Haben Sie zur Zeit solche Belastungen?

*Ressourcen und Probleme zu Beginn der Behand-lung erfassen*

■ Wenn Sie an Ihre Erfahrungen mit dem Diabetes in letzter Zeit denken, wie zufrieden sind Sie? Was ist gut gelaufen? Wo haben Sie Schwierigkeiten erlebt? Was hätten Sie gern anders?
■ Wenn Sie an diese verschiedenen Probleme denken, welches davon scheint Ihnen am wichtigsten, bzw. welches möchten Sie vorrangig verändern?
■ Haben Sie eine Idee, wie Sie dies erreichen könnten? (Hinweise auf Ressourcen, z.B. soziale Unterstützung, Problemlösefähigkeit, Genesungs-theorien usw.)
■ Was haben Sie bisher ausprobiert? (Hinweise auf Ressourcen und Hindernisse – finanzielle Probleme, mangelnde soziale Unterstützung, Rigidität, Ängste usw. Woran sind die Versuche gescheitert?)

▪ Möchten Sie hier eine Lösung suchen? (Auftragsklärung)

Die Informationen aus diesem Gespräch können mit den anderen medizinischen und therapiebezogenen Informationen zusammengefaßt werden, um zu einem Gesamtbild des Patienten zu kommen. Aufgrund dieser zunächst vorläufigen Schlüsse, kann ein Therapieplan entwickelt werden, der neben Insulineinstellung und Wissensvermittlung auch persönliche Ziele, Lerntempo, Ängste, Widerstände u. ä. berücksichtigt.

*Der Therapieplan basiert auf einem Gesamtbild des Patienten*

▪ Entwickeln Sie einen vorläufigen, individuellen Therapieplan:

Ein individualisierter Behandlungsplan sollte explizit dokumentiert werden. In den Therapieplan gehören die geäußerten Ziele des Patienten, auch wörtliche Zitate. So werden eventuelle Differenzen zwischen dem, was das Team für den Patienten wünscht, und dem, was der Patient möchte, deutlich. Solche Differenzen können durchaus begründet sein, z. B. wenn ein kognitiv flexibler Typ-2-Diabetiker mit ungleichmäßigem Tagesablauf und Unterzuckerungsproblemen zunächst eine Therapie mit zwei Spritzen einer prandialen Insulingabe vorzieht. Macht man sich jedoch diesen Widerspruch einmal klar, wird

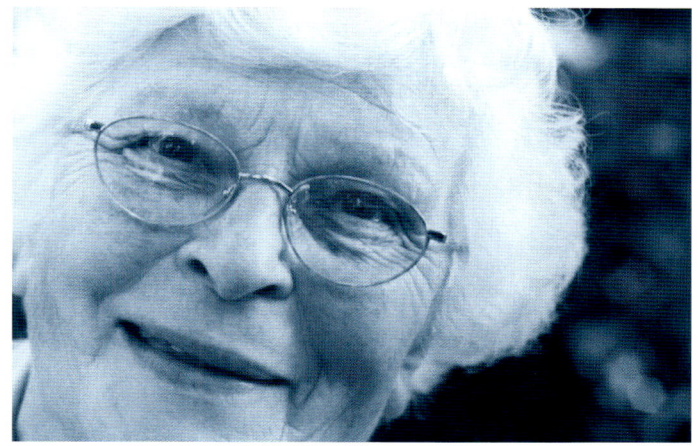

deutlich, daß es nicht möglich sein wird, ihm diese Therapie zu verordnen. Erst das Beobachten anderer Patienten mit einer solchen prandialen Therapie sowie Informationen aus dem Unterricht können ihn in die Lage versetzen, diese Therapie anzunehmen.

*Gefühle und Bedürfnisse des Betroffenen verstehen*

▪ Dokumentieren Sie Therapieentscheidungen und -veränderungen:

Die Begründung für solche Entscheidungen sollte klar dokumentiert und im Verlauf reflektiert und erneut erhoben werden. Beispielsweise ist es bei einer 12tägigen stationären Schulung sinnvoll, die Ziele des Patienten am Anfang der zweiten Woche erneut zu erheben. Im ambulanten Rahmen sollte dies nach etwa der Hälfte der Unterrichtsstunden oder zu einem Zeitpunkt stattfinden, an dem der Teilnehmer genügend Information und Erfahrung hat, um seinen Umgang mit der Therapie zu reflektieren. Diese neuen Informationen und Erfahrungen können schon Veränderungen auf Einstellungs- und Gefühlsebenen bewirkt haben. Dies ist besonders dann zu erwarten, wenn der Patient zu einem besseren Verständnis seines Gesamterlebens gekommen ist. Hat der Patient neue Therapiestrategien umgesetzt, kann er sie zu diesem Zeitpunkt gut bewerten, und es gibt noch Zeit, Änderungswünsche umzusetzen. Werden Therapieveränderun-

*Patientenziele können sich ändern*

gen von seiten des Teams angeregt, sollten diese schriftlich begründet werden, z. B. wenn eine Vereinfachung der Therapie aufgrund einer beobachteten Rechenschwäche des Patienten angestrebt wird.

■ Überprüfen Sie Ihre Hypothesen im Verlauf:
Wenn man bemüht ist, die Schulungsteilnehmer differenzierter zu beobachten und zu verstehen, besteht die Gefahr, daß man Dinge hineininterpretiert, die nicht da sind.

*Vorsicht bei der Deutung von Verhalten*

Versuchen Sie Ihre Eindrücke von deren Interpretation zu trennen. Ideen darüber, warum ein Patient sich so oder so verhält, sind zunächst Hypothesen, die es gilt, im Verlauf zu überprüfen. Beispielsweise könnte der Verdacht geäußert werden, ein älterer Patient sei hirnorganisch verändert, weil er Informationen aus dem Unterricht durcheinanderbringt. Eine andere Erklärung könnte sein, daß er ängstlich ist und versucht, Theorien zu bilden, die ihn beruhigen. Die falsche Einschätzung könnte zu einer ungeeigneten Intervention führen. Besser wäre es, die beiden Hypothesen im Verlauf entweder im Gespräch mit dem Patienten oder durch Beobachtungen zu überprüfen.

## 3. Evaluation

■ Überprüfen Sie das, was in der Schulung passiert:
Eine solche differenzierte Vorgehensweise läßt sich nicht bloß anhand von $HbA_{1c}$-Werten nach 12 Monaten messen. Inwieweit Ihr Patient besser mit seinem Diabetes klarkommt, sollte ein fester Bestandteil Ihrer Evaluation sein. Da dieses „besser klarkommen" für einige Teilnehmer bedeuten kann, sich endlich einmal auf die Therapie einlassen zu können, und für andere, sich nicht mehr „verrückt zu machen", sondern gelegentlich höhere Werte hinnehmen zu können, muß auch die Evaluation individualisiert sein. Gehen Sie im Entlassungsgespräch noch einmal auf die bei der Aufnahme geäußerten Ziele ein. Fragen Sie Ihre Teilnehmer, was sie für sich erreicht haben, ob sich ihre Ziele verändert haben. Es empfiehlt sich, die Rückmeldungen der Patienten hinsichtlich der Erreichung ihrer persönlichen Ziele regelmäßig im Team zu reflektieren.

Herr J. ist ein junger Mann mit Typ-1-Diabetes. Seit der Manifestation des Diabetes vor 7 Jahren war er zweimal zur Schulung und verfügt über ein sehr gutes Diabeteswissen. Bisher kam er mit seiner Therapie gut klar. Er kommt zur Schulung, nachdem er in einer Ketoazidose stationär aufgenommen wurde. Obwohl er im Aufnahmegespräch keine Probleme mit dem Diabetes nennen kann, wirkt er matt und deprimiert und fällt während der ersten Tage der Schulung durch vordergründiges Desinteresse („ich kenne das alles") und Gereiztheit auf. Vor allem lehnt er Therapievorschläge seitens des Teams ab, so daß Mitarbeiter Ärger und Unmut äußern. Es liegt nahe, sein Verhalten in die Schublade „mangelnde Krankheitsakzeptanz" zu packen.

Lassen Sie uns einmal beim nebenstehenden Fallbeispiel die Schublade aufmachen und schauen, was bei diesem jungen Mann los ist: In einer der ersten Teambesprechungen im Kurs wurden unsere Eindrücke gesammelt. Erklärun-

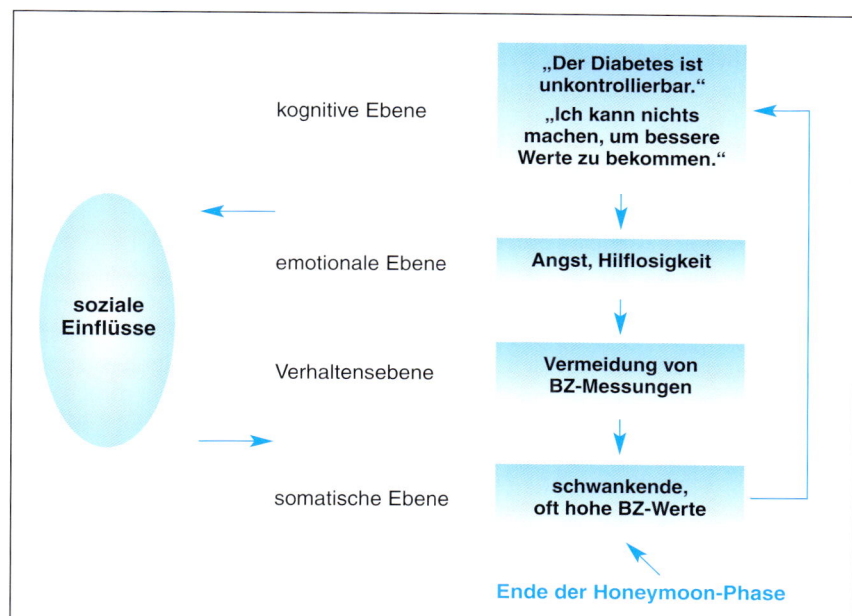

kognitive Ebene

„Der Diabetes ist unkontrollierbar."

„Ich kann nichts machen, um bessere Werte zu bekommen."

emotionale Ebene

Angst, Hilflosigkeit

soziale Einflüsse

Verhaltensebene

Vermeidung von BZ-Messungen

somatische Ebene

schwankende, oft hohe BZ-Werte

Ende der Honeymoon-Phase

*Abb. 2 Psychosomatischer Rückkopplungsprozeß im Falle der Überforderung durch Veränderungen auf der somatischen Ebene*

gen wurden gesucht, aber obwohl wir viele Ideen hatten, waren wir nicht sicher, warum er sich so aggressiv verhielt. Im Gegenteil, seine BZ-Werte waren etwas gleichmäßiger, die Nachwirkungen der Ketoazidose ließen nach. Herr J. wurde darauf angesprochen, daß wir den Eindruck hätten, er würde mit der Schulung unzufrieden sein. Dies bejahte er und führte die Unwissenheit seiner Mitpatienten sowie die Zwecklosigkeit des Ganzen auf. Als er dann gefragt wurde, was für ihn „zwecklos" bedeutet, sagte er, der Diabetes würde ihm immer einen Strich durch die Rechnung machen, wie sehr er sich auch Mühe gebe.

Auf konkrete Nachfrage berichtete er, daß er nach 6 Jahren relativ stabiler Werte plötzlich ohne ersichtlichen Grund Probleme mit der Anpassung habe. Er habe die Basis überprüft, seine Faktoren geändert, öfter Tagesprofile protokolliert. Trotzdem sei der nötige Erfolg ausgeblieben. Schließlich habe er für sich den Schluß gezogen, alles habe sowieso keinen Sinn und habe weniger Stoffwechselkontrollen durchgeführt. Er habe die Frustration und Angst, die bei schlechten Werten auftraten, nicht ertragen können, und bevor er ganz „die Nadel an die Wand" schmeißt, habe er beschlossen, sich weniger um seine Therapie zu kümmern.

*Der Betroffene hat seine eigene Sichtweise des Problems*

Lassen Sie uns aus diesem Gespräch kurzfristig heraustreten und überlegen, was hier passiert. Immer noch weist alles auf mangelnde Krankheitsakzeptanz hin. Aber was bedeutet das hier? Hat Herr J. sinnlos gehandelt? Gibt es hier Ansatzpunkte, ihm weiterzuhelfen? Herr J. hat in bezug auf seine Diabetesbehandlung natürlich kontraproduktiv gehandelt. Er hat bei schlechteren Werten die Anzahl der täglichen Messungen reduziert. Aber im Sinne seines seelischen Gleichgewichts hat er etwas Sinnvolles getan. Er hat versucht, sich vor den schmerzlichen Gefühlen zu schützen, die bei jeder Blutzuckermessung auftreten, und er hat aufgehört, sich den Kopf über etwas zu zerbrechen, was er als unkontrollierbar und bedrohlich erlebt. Soweit können wir ihm folgen und verstehen, warum er so gehandelt hat. Wir können uns dies anhand der schematischen Darstellung ansehen (Abbildung 2).

*Problem-*
*lösung*
*nach genauer*
*Analyse*

Zurück zu unserem Gespräch: Herr J. wurde gefragt, wie er sein Leben mit Diabetes fände. Er würde so wirken, als sei er damit unzufrieden. Er sagte, er habe das Gefühl, betrogen worden zu sein. Er habe sich sehr um seine Therapie gekümmert, und die Werte seien schlechter geworden. Aufgrund dieser Information sowie unserer protokollierten BZ-Werte während des stationären Aufenthalts konnten wir darauf schließen, daß Herr J. viel empfindlicher auf seine Insulinmengen reagiert und sich nicht mehr wie früher darauf verlassen kann, daß die Werte immer „gut" sind. Für die Selbstbehandlung bedeutet dies, daß er sich mehr anstrengen muß, wenn er „gute" Werte anstrebt, gleichzeitig werden diese seltener auftreten. Er muß sich auch erneut mit dem Wissen auseinander-

## Auf einen Blick

→ Die Diabetesschulung hat das Ziel, dem Patienten zu einem besseren Umgang mit seinem Diabetes zu verhelfen.

→ Eine bloße Wissensvermittlung geht vorbei an der Realität des Patienten. Er erlebt seinen Diabetes als psychosomatische Einheit, in der Gefühle und körperliche Vorgänge nicht sauber voneinander getrennt sind. Die Schulung wirkt ein auf dieses komplexe, mehr oder weniger stabile System.

→ Will man das Gesamterleben zum Subjekt der Schulung machen, müssen bestimmte strukturelle Rahmenbedingungen geschaffen werden, die hohe Ansprüche an die Kommunikation zwischen den Berufsgruppen stellen. Nur dann ist es möglich, den Schulungsteilnehmer differenziert zu erfassen, Verlaufsprozesse in der Schulung wahrzunehmen, zu dokumentieren und zu evaluieren.

→ Es müssen Stellen für psychologische Fachkräfte geschaffen werden, Aus- und Weiterbildungen müssen medizinisches Wissen für Psychologen und psychologisches Wissen für Diabetologen und Diabetesberater beinhalten.

→ Eine individualisierte Vorgehensweise, die das Gesamterleben des Diabetes erfaßt und begleitet, ermöglicht es, differenzierte Hilfestellungen in der Diabetesschulung zu entwickeln, die für die Betroffenen bedeutsam sind.

setzen, daß er krank ist und daß der Ausgang dieser Krankheit nur bedingt be-einflußbar ist.

Was bedeutet dieses Wissen für die Schulung? Um Herrn J. zu einer Selbst-behandlung zu verhelfen, die ihm das Höchstmaß an momentan möglicher Le-bensqualität bietet, müssen wir folgendes tun:

■ ihn über diese körperliche Veränderung und ihre Folgen für die Selbstbe-handlung informieren

■ ihm Zeit lassen, diese Information zu verarbeiten

■ seine Gefühle, die evtl. ausgelöst werden, z. B. Hilflosigkeit, Trauer, akzep-tieren, d.h. ihm zu verstehen geben, daß sie ganz normal und verständlich sind

■ unrealistischen Ängsten entgegenwirken, z. B. über die Wirkung von vor-übergehend höheren Werten

■ eine Optimierung seiner Therapie versuchen und

■ eine gute Prophylaxe für Stoffwechselentgleisungen besprechen.

*Ein indivi-dueller Therapieplan*

American Diabetes Association (1997) National standards for diabetes self-management education programs and American Diabetes Association re-view criteria. Diabetes Care 20: 567-570

Bradley C, Gamsu DS for the Psychological Well-being Working Group of the WHO/IDF St. Vincent Declaration Action Programme for Diabetes (1994) Guidelines for encouraging psychological well-being. Diabetic Medicine 11: 510-516

Clement S (1995) Diabetes Self Management Edu-cation. Diabetes Care 18: 1204-1214

Funnel MM, Anderson RM (1999) Putting Hump-ty Dumpty back together again: reintegrating the clinical and behavioural components in diabetes care and education. Diabetes Spectrum 12: 19-23

Glasgow RE, Anderson RM (1999) In diabetes care, moving from compliance to adherence is not enough. Diabetes Care 22: 2090-2092

Hirsch A (1995) Von der Compliance zum Empo-werment: Entwicklungen in der Diabetesberatung. Zeitschrift für Medizinische Psychologie 4: 100-108

Page SR, Tattersall RB (1994) How to achieve op-timal diabetes control in patients with insulin-de-pendent diabetes. Postgraduate Medical Journal 70: 675-681

Shillitoe RW (1988) Psychology and diabetes. Psychological factors in management and control. Chapman & Hall, London

Die folgenden Artikel geben weitere Anregungen zur praktischen Gestaltung von Schulungen unter Berücksichtigung psychologischer Faktoren:

Feste C (1992) A practical look at patient empo-werment. Diabetes Care 15: 922-925

Haisch J, Zeitler HP (1997) Schulung und Motivie-rung von Diabetes-Patienten heute. Theorie, Me-thode, Ergebnisse. Schulungsprofi Diabetes 10: Heft 6, 19-26

Hirsch A (1998) Patientenzentrierte Diabetesbe-handlung. Diabetes und Stoffwechsel 7: 121-128

Paust R, Schiepek G (1999) Ressourcenorientie-rung in der Diabetikerberatung. In: Herpertz S, Paust R (Hrsg.) Psychosoziale Aspekte in Diagno-stik und Therapie des Diabetes mellitus. Pabst, Lengerich

*Literatur*

# Personenorientierte Schulung: der Mensch steht im Mittelpunkt

*Rainer Paust und Angelika Meier, Essen*

D*iabetesschulung konzentriert sich oft auf die Vermittlung von Informationen über die Erkrankung und ihre Behandlung. Viele Teilnehmer an solchen Schulungen profitieren von diesem Angebot. Es trägt dazu bei, daß die erforderlichen Behandlungsmaßnahmen verstanden und die damit verbundenen Veränderungen verwirklicht werden können (Brown 1988, 1990, 1992; Padgett et al. 1988; Norris et al. 2001). Darüber hinaus nehmen psychosoziale Aspekte seit mehr als einem Jahrzehnt in der Diabetologie einen breiten Raum ein. Diabetesteams werden zunehmend auf psychosoziale Probleme bei Patienten aufmerksam und beziehen diese in ihre Arbeit ein. Betrachtet man Mißerfolge herkömmlicher Schulung unter der Perspektive psychosozialer Einflüsse oder momentaner Lebensumstände der Teilnehmer, so wird die Notwendigkeit einer stärker personenbezogenen Vorgehensweise deutlich. Im folgenden Beitrag wird anhand von 10 Prinzipien dargestellt, wie psychosoziale Fragen und Konflikte der Betroffenen in eine an individuellen Wünschen orientierte Schulung integriert werden können. Personenbezogene Schulungsansätze zeichnen sich dadurch aus, daß sich ihre Inhalte und ihre Gestaltung auf die persönlichen Probleme, Lern- und Veränderungswünsche der Teilnehmer beziehen.*

## Alltagsbezogenen Lern- und Veränderungswünschen angemessen begegnen

*Keine Standardantworten bei persönlichen Anliegen*

Schulungswiederholer, Menschen mit speziellen Fragen zum Diabetes und seiner Behandlung, Menschen, die schon jahrelang mit ihrem Diabetes leben und in Schulungen neue Motivation suchen, diese Menschen brauchen in der Regel nicht noch einmal die grundlegenden Informationen einer Basisschulung. Sie möchten Hilfestellung bei der Umsetzung der tagtäglich geforderten Behandlung im Alltag. Sie wollen, daß sich Diabetesteams mit ihren individuellen Anliegen beschäftigen und diese in der Schulung ausreichend berücksichtigen. Hinter diesen individuellen Gesprächsanliegen verbergen sich persönliche Erfahrungen und Lebenssituationen, für die es keine standardisierten Antworten gibt.

**Tab. 1 Zehn Prinzipien personenorientierter Diabetesschulung**

| | | |
|---|---|---|
| 1. Informieren | **statt** | **Belehren** |
| 2. Bedingungen für Lernen schaffen | statt | Lernen zu fordern |
| 3. Lernziele vereinbaren | statt | Lernziele bestimmen |
| 4. Lerninhalte vereinbaren | statt | Lerninhalte bestimmen |
| 5. Ergebnisoffene Prozesse fördern | statt | Ergebnis unbedingt erreichen müssen |
| 6. Ressourcen wahrnehmen | statt | ausschließlich Defizite betonen |
| 7. Lebenswelt der Teilnehmer beachten | statt | symptomzentriert bleiben |
| 8. Emotionen einbeziehen | statt | Emotionen ignorieren oder als Störung bewerten |
| 9. Methoden wechseln und anpassen | statt | „immer nur eine Methode", z. B. Vortrag |
| 10. eigene Bewertungen ermöglichen | statt | „richtige" Bewertung vorschreiben |

## Neue Fragen zur Schulung

Vor diesem Hintergrund tauchen neue Fragen auf, die sich auf das Verständnis von personenbezogenen Schulungen beziehen:

▪ Welcher Lernbegriff ist hilfreich, um Schulungsprozesse so zu entwickeln, daß ein direkter Bezug zwischen dem Lerninhalt und der subjektiven Lebenswelt des Patienten hergestellt werden kann?

▪ Wie beeinflußt ein personenbezogenes Behandlungsverständnis die Didaktik und den Ablauf einer Schulung?

▪ Welche zusätzlichen Gestaltungsräume ergänzen die curriculumgesteuerte strukturierte Gruppenschulung, um darin persönliche Lernwünsche ausreichend zu berücksichtigen?

▪ Welche methodischen Kenntnisse erleichtern die Umsetzung personenbezogener Schulung?

Antworten auf diese Fragen eröffnen den Blick auf 10 handlungsleitende Prinzipien für ein personenbezogenes Schulungsverständnis (Tab. 1). Wir verwenden im folgenden die Bezeichnung „personenbezogene" oder „personenorientierte" Schulung für solche Vorgehensweisen, die persönliche Probleme, Lernvoraussetzungen, Lernziele und Lebensziele der Teilnehmer einbeziehen. Damit gibt die Bezeichnung „personenbezogene Schulung" nicht vor, ein neues Konzept oder gar ein „raffinierteres" Schulungsprogramm zu sein, das über die besseren Tricks verfügt, Patienten zu dem zu bewegen, was Behandler von ihnen erwarten. Wir beziehen uns auf Überlegungen des Empowerment (Hirsch 1995, Arbeitsgemeinschaft für Psychologie und Verhaltensmedizin 1998), des Selbstmanagements (Norris et al. 2001) der Integriert-Psychosomatischen-Gruppenbehandlung (Albus et al. 1999) und der Ressourcenorientierung (Paust & Schiepek 1999).

*Personenorientierte Schulung: kein „raffinierteres" Programm*

## 1. Informieren

Eine eigenständige und bewußte Diabetes-Selbstbehandlung setzt umfassende Kenntnisse über Diabetes und aktuelle Behandlungsmöglichkeiten voraus. Deshalb begleitet die Vermittlung von Informationen die personenbezogene Schulung in jeder Phase des gemeinsamen Prozesses. Teilnehmerorientierte Didaktik ist zu jeder Zeit eines Schulungsprozesses bemüht, auf individuelle Lerninteressen und die Autonomie des Menschen mit Diabetes einzugehen, auch wenn dabei vertraute Pfade verlassen werden müssen. Das Ziel des Diabetesteams ist nicht so sehr darauf gerichtet, andere Menschen mittels eigener Belehrung zu „erziehen", sondern darauf, ihnen aufmerksam zuzuhören und ihre Bedürfnisse und Motive zu verstehen. Auf diesem Weg lassen sich Ansichten und Kenntnisse über Diabetes vergleichen und Gemeinsamkeiten herstellen sowie Unterschiede unter Berücksichtigung möglicher Machtverhältnisse fair aufarbeiten (vgl. Hinte 1980).

**Schulungspraxis**

- Bedürfnisse und Motive erfragen und verstehen
- Gemeinsamkeiten und Unterschiede ansprechen
- Kein starres Curriculum, sondern mit den Teilnehmern ein rollendes Curriculum entwickeln

Erwachsene Menschen (auch mit Diabetes) brauchen nicht „belehrt" zu werden. Sie sind sehr wohl da lernfähig, wo sich der Wunsch, etwas zu lernen, auf die eigenen Ziele und Aktivitäten bezieht (Siebert 1994; Siebert 1996). Ein wesentlicher Unterschied zwischen der herkömmlichen Vorgehensweise und dem personenbezogenen Arbeiten ergibt sich daraus, daß nicht ein vorgegebenes Informationsangebot als geschlossenes Curriculum „durchgezogen" wird, sondern ein rollendes Curriculum unter Mitwirkung der Beteiligten entsteht (Paust & Meier 2001).

## 2. Bedingungen für Lernen schaffen

Bei einem personenbezogenen Vorgehen beschränkt sich das Diabetesteam nicht darauf, zu lehren, Vorträge zu halten, zu kontrollieren und zu steuern. Die Aufgabe des Diabetesteams besteht darin, Bedingungen und Situationen zu schaffen, unter denen Lernen möglich werden kann. Das Diabetesteam moderiert die Teilnehmererfahrungen in einer Atmosphäre, die das Entdecken und Darstellen persönlicher Betroffenheit fördert. Es kann davon ausgegangen werden, daß eine erfolgreiche Diabetestherapie bei guter Lebensqualität nicht allein davon abhängt, ob einzelne „skills" erlernt werden. Vielmehr ist wichtig, inwieweit Beziehungskontexte so gestaltet werden können, daß der einzelne mit seinen neuen Anforderungen zurecht kommen kann (Paust & Schiepek 1999).

*Interesse zeigen und Fragen stellen*

Fragen stellen, interessiert sein, selbst lernen wollen (Neugier), zuhören, auf Teilnehmeranliegen achten und Feedback geben, dies sind zentrale Elemente

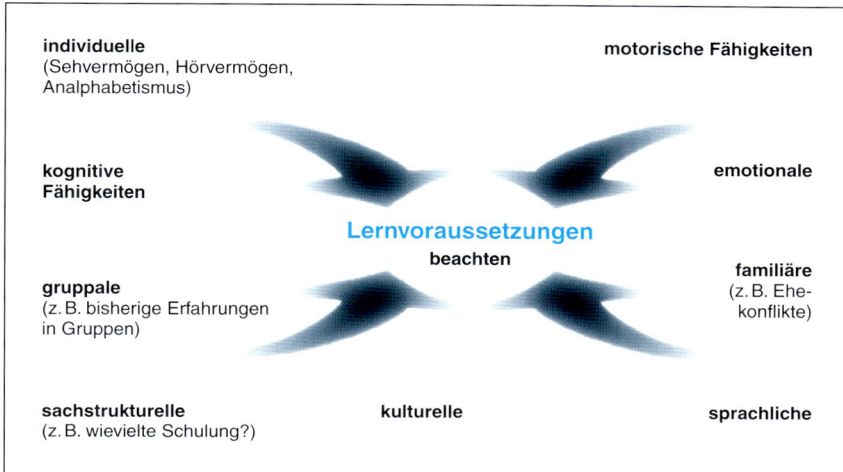

individuelle
(Sehvermögen, Hörvermögen,
Analphabetismus)

motorische Fähigkeiten

kognitive
Fähigkeiten

emotionale

**Lernvoraussetzungen**
beachten

gruppale
(z. B. bisherige Erfahrungen
in Gruppen)

familiäre
(z. B. Ehe-
konflikte)

sachstrukturelle
(z. B. wievielte Schulung?)

kulturelle

sprachliche

*Abb. 1*
*Lernvoraus-*
*setzungen*
*(modifiziert nach*
*Becker 1998)*

moderner Erwachsenenbildung. Auf diese Weise kann das Diabetesteam helfen, daß Betroffene ihre Interessen kennenlernen, diese mitteilen und eigene Wege entdecken, entsprechend zu handeln. Diabetesschulung dient damit als Kontext für eine persönliche Veränderung der Teilnehmer.

## Freiwilligkeit der Teilnahme

Zu den förderlichen Elementen personenbezogener Diabetesschulung zählt die freiwillige Teilnahme. Wenn sich ein Patient selbst zu einer Schulung anmeldet, kann ihm ein Lernbedarf und eine Lernabsicht unterstellt werden. Probleme können dagegen entstehen, wenn die Einschätzung des persönlichen Lernbedarfs, der Lernabsicht oder der Lernfähigkeit zwischen den Beteiligten (zuweisender Arzt, Diabetesteam, Patient) zu stark voneinander abweicht.

*Lernen kann*
*nicht verord-*
*net werden*

## Lernvoraussetzungen beachten

Zur Beurteilung der aktuellen Lernfähigkeit des einzelnen ist es sinnvoll, bei der Gestaltung personenbezogener Schulung und in der Unterrichtsplanung die persönlichen Lernvoraussetzungen sowie Lernbegrenzungen der Teilnehmer (Abb. 1) zu beachten (Becker 1998 a,b).

## Selbstbestimmung des Lernenden

Lernen geschieht stets in eigener Regie des Lernenden. Wer schon versucht hat, jemandem etwas beizubringen, ohne daß dieser es lernen wollte, weil der Inhalt beispielsweise in seiner Wahrnehmung keinen oder nur einen lockeren Bezug zu seinen Aktivitäten besaß, wird gemerkt haben, wie schwierig oder gar unmöglich diese Aufgabe ist. Dies ist eine typische Situation, in der Patienten als

„schwierig" oder „unwillig" erscheinen. Auch die Art, wie der einzelne etwas lernt, bleibt an ihn und seinen individuellen Lernstil sowie Lernkanäle (Hören, Sehen, Fühlen) gebunden.

### Die Gruppe als Lernumfeld einbeziehen

In der Gruppe Gleichbetroffener kann der einzelne sich selbst und seinem Diabetes so nähern, daß die Verarbeitung behandlungsrelevanter Informationen konstruktiv gefördert wird. Dazu sollte es allerdings zwischen den Gruppenteilnehmern hinreichend Gemeinsamkeiten geben. Daß alle Teilnehmer Diabetes haben, reicht oft nicht aus, um gemeinsame Lernerwartungen in der Gruppe zu entwickeln. Kriterien für Gemeinsamkeiten können sein: Diabetestyp, Art der Behandlung, Alter, Geschlecht, bisherige Schulungserfahrung oder spezielle gemeinsame Probleme, Wünsche und Ziele. Um die Überzeugung bei jedem Teilnehmer zu verankern, daß ihn das Gespräch mit den anderen in einer Gruppe weiterbringt, wird bereits zu Beginn der Schulung Wert darauf gelegt, persönliche Erfahrungen, Fragen und Themen in der Gruppe zum Austausch zu bringen. Die Gruppe nimmt auf diese Weise wesentlichen Anteil am Prozeß und an den Ergebnissen der Schulung für jeden einzelnen Teilnehmer.

**Schulungspraxis**

- Freiwillige Teilnahme klären
- Lernvoraussetzungen der Teilnehmer berücksichtigen
- Gemeinsamkeiten der Gruppe formulieren
- Selbstbestimmung der Teilnehmer fördern
- Gruppengespräche initiieren
- Teilnehmererfahrungen moderieren
- Freie Zeiten zum Austausch einplanen
- Weiterlernen einkalkulieren
- Transfer in den Alltag im Auge behalten

### Jeder kann von jedem lernen

*Gruppenprozesse nutzen*

Lernen geschieht oft aus Situationen heraus, die gar nicht absichtlich so strukturiert sind, daß am Ende etwas gelernt sein muß. Dies geschieht beispielsweise im Gespräch der Gruppenteilnehmer untereinander in der Kaffeepause. Jeder kann von jedem lernen. Freie Zeiten zum Austausch sollten deshalb als Teil der Schulung eingeplant sein.

### Durch Erfahrung wird man klug

Lernen besteht nicht nur aus der bloßen Aneignung fremden Wissens. Lernen betrifft immer auch die Wahrnehmung der eigenen Lebenssituation als Problem und bezieht sich auf den Versuch, dafür eine Lösung zu finden. Lernen beginnt auch nicht erst mit dem Eintritt in den Schulungsraum, sondern hat bereits vorher stattgefunden und wird auch nach der Schulung stattfinden. Ein Beispiel: Ein Patient hat in der Schulung, an der er vor einem Jahr teilgenommen hat, gelernt, wie er mit seiner Behandlung „ordnungsgemäß" klar kommen kann. Dies tut er auch im Anschluß mit großer Sorgfalt. Nach etwa sechs Monaten läßt sein Bemühen um regelmäßige Blutzuckerkontrollen nach, und er „vergißt" wichtige Regeln bezüglich seiner Ernährung. Was ist in der Zwischenzeit geschehen? Hat er wirklich „vergessen"? Oder hat er etwa in seinem Alltag Erfahrungen gemacht, sozusagen weiter gelernt? Hat er vielleicht sogar gelernt, wie er das in der Schulung Gelernte wieder neutralisieren kann, weil es in seinem Leben mehr Störungen als Hilfe verursacht hat?

Personenbezogene Schulung kalkuliert „Weiterlernen" mit ein. Die Auswahl der Lerninhalte wird durch die Einbeziehung bisheriger, aber eben auch möglicher zukünftiger Erfahrungen und Entwicklungen nach der Schulung bestimmt.

## 3. Lernziele vereinbaren

Seit jeher gehören Lernziele zu den wichtigsten Bezugspunkten in der pädagogischen Arbeit. Nicht immer stand dabei aber die Frage im Vordergrund, wer denn eigentlich bestimmt, was gelernt werden soll. Im eher traditionellen Verständnis von Pädagogik bestimmen Experten vorab, was Betroffene lernen sollten, damit das Richtziel (z.B. Selbständigkeit) erreicht werden kann. Die definierten Lerninhalte bilden dann ein geschlossenes Curriculum. Damit ist das Ziel klar, die Lerninhalte sind definiert! Jetzt kommt es eigentlich nur noch darauf an, wie die ausgewählten Inhalte „an bzw. in den Menschen" gebracht werden.

*Individuelle Ziele*

Da Lernziele in einem personenbezogenen Verständnis nicht einfach vorgegeben werden können, sondern vereinbart werden, steht am Anfang einer Schulung das Gespräch über die Ziele jedes Teilnehmers. Werden die Lernziele vom Diabetesteam ausschließlich vorgegeben, bleibt wenig Spielraum für selbst gesetzte Lernziele der Patienten, und möglicherweise bleiben wichtige Informationen und Anstöße auf der Strecke. Personenbezogenes Vorgehen bezieht sich bei dem, was in der Schulung gelernt werden soll, auf die Interessen und Anliegen aller am Lernprozeß Beteiligten, d. h. der Patienten und des Schulungsteams.

Beim Vereinbaren von Lernzielen legt das Diabetesteam die eigenen Absichten offen, stellt eigene Fähigkeiten und Kenntnisse den Beteiligten zur Verfügung, um dem gemeinsamen Lernprozeß einen befriedigenden Fortgang zu er-

**Fragen für die Schulungspraxis**

- Was wollen die Teilnehmer lernen?
- Was wären zufriedenstellende Erkenntnisse und Ergebnisse am Ende der Schulung?
- Welche Ziele gibt es über den Diabetes hinaus, z.B. im eigenen Verhalten, im sozialen Bereich?
- Welche weiteren Lebensziele sind zu berücksichtigen?

möglichen. Beispielsweise kann zu einem bestimmten Zeitpunkt ein informationszentrierter Vortrag Bestandteil der personenbezogenen Schulung sein. Lernzielvereinbarungen können sich durchaus ausschließlich auf die Wissensvermittlung über Diabetes beziehen, wenn diese gemeinsam (!) getroffen wurden. Ebenso können Diabetesteams und auch die Teilnehmer vorschlagen, welche Themen noch besprochen werden sollten. In jedem Falle aber geht es darum, daß die Lerninhalte in Abstimmung mit den Zielen der Beteiligten und unter Berücksichtigung der jeweiligen Kontexte vereinbart werden (rollendes Curriculum). So wird vermieden, an den Interessen der Betroffenen vorbei zu schulen und diese zu verlieren.

## 4. Lerninhalte vereinbaren

*Experten*
*für das*
*eigene Leben*

Lerninhalte, die sich nicht auf die eigenen Aktivitäten und Ziele eines Menschen beziehen, bleiben vielleicht als Information gespeichert, beeinflussen die persönlichen Handlungsweisen aber nur wenig. Was die Aktivitäten und Ziele der Menschen mit Diabetes betrifft, dafür sind diese selbst Experten. Ob eine Information oder eine Vielzahl von Informationen über Diabetes und dessen Behandlung zu bedeutungsvollem Wissen für den einzelnen werden können und sich möglicherweise auf sein Verhalten auswirken, hängt vor allem von den Antworten auf die folgenden Fragen ab:

■ Ist das Thema relevant?

Das Thema muß den Teilnehmer betreffen, und es sollte ihm sinnvoll erscheinen. Er sollte damit die Hoffnung verbinden können, daraus für sich selbst neue Verhaltensweisen ableiten zu können.

■ Ist das Thema viabel?

Viabel ist ein Thema dann, wenn es für den Schulungsteilnehmer lebensdienlich, hilfreich und passend erscheint. Man könnte auch sagen, daß die Bereit-

*Abb. 2*
*Bedingungen*
*erfolgreichen*
*Lernens*

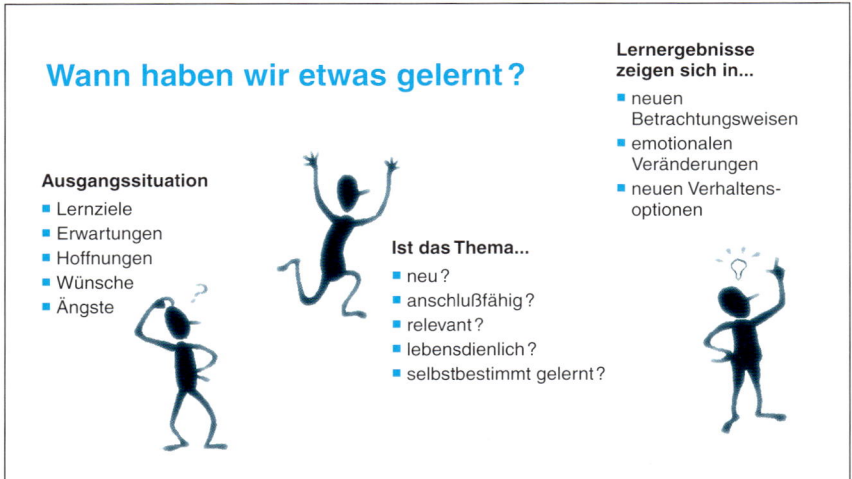

**Wann haben wir etwas gelernt?**

**Lernergebnisse zeigen sich in...**
■ neuen Betrachtungsweisen
■ emotionalen Veränderungen
■ neuen Verhaltensoptionen

**Ausgangssituation**
■ Lernziele
■ Erwartungen
■ Hoffnungen
■ Wünsche
■ Ängste

**Ist das Thema...**
■ neu?
■ anschlußfähig?
■ relevant?
■ lebensdienlich?
■ selbstbestimmt gelernt?

schaft zur Beschäftigung mit dem Thema durch die Zuversicht auf einen möglichst hohen Nutzen im weiteren Leben gefördert wird.

■ Ist das Thema anschlußfähig?

*Fragen an das Thema*

Das Thema muß an ein kognitives System und seine bisherigen Erfahrungen anschlußfähig sein. Erst dann wird das Thema im Erleben der Teilnehmer sinnvoll.

■ Hat das Thema Neuigkeitswert?

Die Inhalte müssen einen gewissen Neuigkeitswert haben, durch den sie sich von Bisherigem unterscheiden.

## Betroffenheit, Motivation und Sinn

Lerninhalte ergeben sich beim personenbezogenen Vorgehen daraus, daß Betroffenheit, Motivation und Sinn nicht nur „gelehrt" werden, sondern auch danach gesucht wird. Der Patient wird dabei nicht erst am Ende der Schulung für motiviert und mündig gehalten, quasi als Ergebnis der eigenen „Informationsarbeit", sondern beides wird bereits zu jedem Zeitpunkt unterstellt.

### Anregungen für die Schulungspraxis

■ Offenheit für neue Ziele und Themen

■ Prozeßorientiert statt ergebnisorientiert schulen

■ Kontexte einbeziehen

Auch Inhalte, die scheinbar nur indirekt Bezug zum Diabetes haben, sollten weiter verfolgt werden. Es zeigt sich dabei, daß sich neben den zu Beginn einer Schulung vereinbarten diabetes- und behandlungsbezogenen Inhalten neue Themen und möglicherweise neue Lebensziele ergeben können. Plötzlich geht es der verwitweten Frau auch darum herauszufinden, wie sie neue Kontakte für ihr Leben knüpfen kann, um einen Ausweg aus ihrer Isolation zu finden. Es geht dem jungen Mann auch darum, seine Angst vor Diskriminierung im beruflichen Umfeld zugunsten seiner Diabetesbehandlung zu mindern. Oder es geht der 40jährigen Frau auch darum, neue Wege zu entdecken, wie sie ihr Ringen um eine Gewichtsabnahme mit weniger Frustration gestalten kann.

*Neue Ziele ernst nehmen und weiter verfolgen*

# 5. Ergebnisoffene Prozesse fördern

Das Gespräch über Lernziele ist in personenbezogenen Schulungen ausdrücklich erwünscht. Das muß nicht heißen, daß die angestrebten Ergebnisse auch in jedem Fall erreicht werden müssen oder können. Ziele schaffen vielmehr kommunikative und didaktische Möglichkeiten, um die Schulung personenbezogen zu entwickeln. Wenn man nicht weiß, was die Teilnehmer wünschen, kann man auch nicht personenbezogen informieren, beraten und moderieren. Ziele dienen als Ausgangspunkt einer Entwicklung und geben die Richtung an, in die eine wünschenswerte Veränderung gehen soll. Dabei beeinflussen bisherige Ziele die Inhalte, aber die Inhalte führen möglicherweise auch zu neuen Zielen.

*Ziele schaffen didaktische Spielräume*

Es ist uns bewußt, daß Schulung in der Diabetologie mit der Erwartung verbunden ist, zur Verbesserung von metabolischen Kennwerten (z. B. HbA$_{1c}$) beizutragen. Dieser Effekt ist nach einer Schulung in vielen Fällen zu beobachten. Schulung ist aber ein Behandlungsausschnitt neben anderen, dessen Gelingen oder Mißlingen nicht allein darüber entscheidet, welchen kurz-, mittel- und langfristigen Verlauf die Erkrankung beim einzelnen nimmt. An die Stelle linearer Modelle von Lernen und Veränderung treten im personenbezogenen Vorgehen komplexe Modelle von Entwicklung und Veränderung dynamischer Systeme (Schiepek 1998; Schiepek & Strunk 1994). Dazu gehört, daß die gesamte Lebenssituation, z. B. behandelnde Ärzte, soziale und berufliche Situation, einbezogen wird.

*Komplexe statt linearer Lernmodelle*

## 6. Ressourcen wahrnehmen

Wir sind im medizinischen Kontext gewohnt, die Teilnehmer einer Schulungsmaßnahme in ihrem Wissens- oder Kompetenzdefizit wahrzunehmen, das sie als lernbedürftig ausweist. Dieser Aspekt darf aber nicht darüber hinwegtäuschen, daß jeder Mensch Ressourcen erschließt bzw. erschließen kann, um für seine Situation zusätzliche Handlungsmöglichkeiten in Betracht zu ziehen.

### Was sind Ressourcen?

Ressourcen sind Kraft- und Energiequellen. Sie beinhalten Aspekte einer Person oder im Umfeld einer Person, die für die Bewältigung einer Aufgabe zugänglich

*Abb. 3 Worauf kann ein Diabetesteam in der Schulung achten, um Ressourcen zu bemerken bzw. diese zu stärken?*

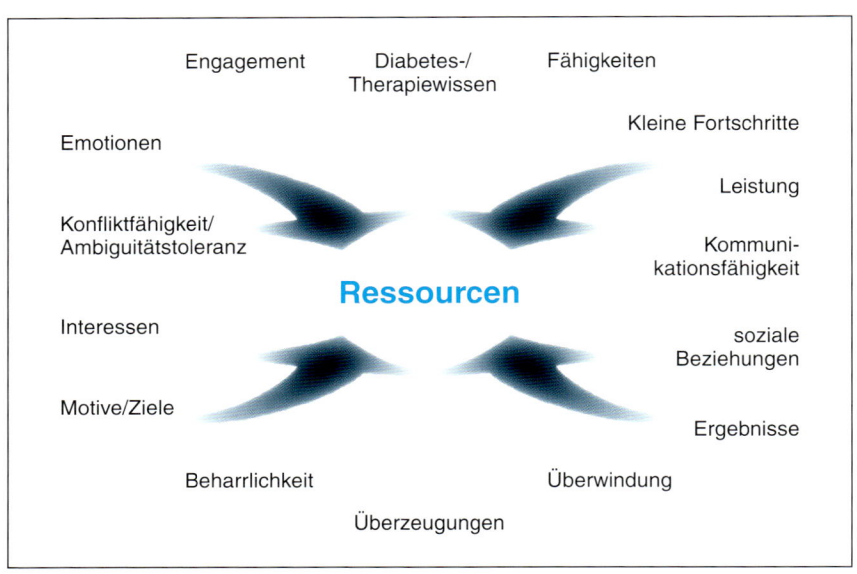

Engagement  Diabetes-/Therapiewissen  Fähigkeiten

Emotionen

Kleine Fortschritte

Leistung

Konfliktfähigkeit/Ambiguitätstoleranz

Kommunikationsfähigkeit

**Ressourcen**

Interessen

soziale Beziehungen

Motive/Ziele

Ergebnisse

Beharrlichkeit  Überwindung

Überzeugungen

und nutzbar gemacht werden können (Paust & Ellebracht 2000).

Für die Schulung bietet sich das Vorgehen im nebenstehnden Kasten an.

Die Übersicht in Tabelle 2 (S. 70) zeigt, wie Ressourcen systematisch erschlossen werden können.

**Anregungen für die Schulungspraxis**

■ möglichst viele Aspekte erarbeiten, die für den Patienten im Sinne einer Ressource verfügbar und wirksam werden könnten

■ durch Feedback Ressourcen bewußt machen

■ in der Moderation der Gruppengespräche vielfältige Ressourcen sammeln und sichern

■ Fragen stellen, die Zugang zu neuen Ressourcen bringen können, z.B. Fragen nach Zukunft und Vergangenheit, hypothetische Fragen, Fragen nach Ausnahmen von Problemmustern, Coping-Fragen, Fragen zu Unterschieden (z.B. Skalierungsfragen).

# 7. Lebenswelt der Teilnehmer beachten

Eine personenbezogene Schulung geht über ein symptom- und behandlungszentriertes Angebot hinaus. Es bezieht die von den Patienten wahrgenommenen Bedingungen im eigenen Umfeld auf Wunsch mit ein, z.B. Lebens- und Arbeitsbedingungen, familiäre Faktoren, andere Beziehungskonstellationen und weitere soziale Komponenten. Teilnehmer einer Diabetesschulung wollen vor allem etwas über die Diabetestherapie erfahren. Es kann mit der Gruppe geklärt werden, wie weit außerdiabetische Aspekte einbezogen werden sollen.

## Einzelgespräche ermöglichen individuelle Problemlösung

Dort, wo persönliche Anliegen die Arbeit in der Gruppe überfordern, sucht das Diabetesteam nach Möglichkeiten, mit dem einzelnen Patienten im individuellen Beratungsgespräch Lösungswege zu erarbeiten.

Folgende Fragen können das Gespräch leiten:

■ „Worin besteht für Sie das Problem?"

■ „Woran könnten Sie erkennen, daß das Problem gelöst ist?"

■ „Was haben Sie bisher probiert, um das Problem zu lösen?"

*Ein persönliches Gespräch anbieten*

**Anregungen für die Schulungspraxis**

■ Gefühle der Teilnehmer zulassen

■ Ermutigen, Gefühle wahrzunehmen

■ Möglichkeiten schaffen, Gefühle zu artikulieren

■ Einladen, Gefühle zu reflektieren und zu verstehen

■ „Was war dabei hilfreich, was eher nicht hilfreich?"

■ „Was ist Ihr Ziel?"

■ „Was könnte Ihnen jetzt dabei helfen, Ihrem Ziel einen Schritt näher zu kommen?"

■ „Welche eigenen Möglichkeiten unterstützen Ihren Weg, welche Hilfe brauchen Sie noch von anderen?"

| Der Patient im Umgang mit...<br><br>Ressourcenebene | ...sich selbst | ...dem relevanten Beziehungssystem | ...dem Lebenskontext |
|---|---|---|---|
| 1. Diabetes-/ Therapiewissen | Was weiß ich schon? Was möchte ich noch wissen? Wie nutze ich bislang mein Wissen? | Was weiß mein Umfeld? Was sollte es noch erfahren? | Was werde ich später vielleicht an Wissen nutzen können? Wie könnte ich mein Wissen noch gewinnbringender nutzen? |
| 2. Verhaltens- steuerung | Was hilft mir bislang, mein Verhalten zu steuern / mich positiv zu beeinflussen? | Welche Bedingungen im Umfeld helfen mir dabei? | Wer oder was hat mich früher / wer oder was könnte mich zukünftig dabei unterstützen? |
| 3. Emotionen | Was hilft mir, mich gut zu fühlen? Wann erlebe ich ein positives Selbstwertgefühl? | Welche Bedingungen der Umwelt sind hilfreich und unterstützend? | Was müßte ich mehr realisieren / unterlassen, um mich gut zu fühlen? |
| 4. Körper | Welche Signale und welches Erleben stärken mich? | Wie wird durch die Umwelt mein Erleben gestärkt? | Worauf müßte ich mehr achten, um mich zu stärken? |
| 5. Werte und Überzeugungen | Was sind meine Über- zeugungen? Worin erfahre ich Sinn? | Was von dem in meinem Umfeld gibt mir das Gefühl von Sinnhaftigkeit? | Was von dem, das mir Sinn gibt, könnte ich mehr tun? |
| 6. Zukunft / Zeit | Wie denke ich über meine Zukunft? Welche kurz-, mittel- und langfristigen Ziele habe ich? | Wie denken andere über meine/ unsere Zukunft? Welche gemeinsamen Ziele haben wir? | Wie passen meine / unsere Lebenspläne zu den voraus- sichtlichen Möglichkeiten? |
| 7. Behandlungs- kontext | Welche Erwartungen habe ich an Ärzte, Diabetesberater, Psychotherapeuten? Was tue ich bereits für eine gelingende Kooperation? | Welche Unterstützung bekomme ich durch mein Umfeld bei der Beziehungsgestaltung zu Behandlern? | Welche positiven/negativen Erfahrungen habe ich mit Unterstützung durch Behandler und Therapeuten? |
| 8. Arbeit und Leistung | Wo gelingt es mir, etwas zu leisten, das für mich bedeutsam ist? | In welchen zwischen- menschlichen Kontexten geschieht das? | Wo, wann und wie lassen sich solche weiteren positiven Bereiche erschließen? |
| 9. materielle Sicherheit | Wie ist materielle Sicherheit erlebbar? Wie kann das Gefühl – sofern bedeutsam – verstärkt werden? | Wie spreche ich mit anderen über das Thema materielle Sicherheit? | Was bedeutet die Beschäftigung mit materieller Sicherheit für meine Lebenssituation und das Leben in der Gesellschaft? |
| | | | (aus: Paust & Schiepek 1999) |

*Tab. 2 Ressourcenebenen systematisch erschließen*

## 8. Emotionen einbeziehen

*Gefühle zulassen*

Betrachtet man Diabetesschulungsprogramme und die zur Verfügung stehenden Medien, so entsteht leicht der Eindruck, Lernen und persönliche Veränderung seien durch rein rationale Prozesse zu erreichen. Gefühle erscheinen, wenn überhaupt, als Schwierigkeiten, die den Lernvorgang eher behindern als fördern.

Aber gerade personenbezogene Schulung muß Raum für Emotionen geben, da diese einen großen Einfluß auf den Lernprozeß haben.

Eine wohlwollende Lernatmosphäre bezieht emotionales Befinden von Anfang an mit ein. Diejenigen Inhalte, die subjektiv erlebt und intensiv emotional erfahren werden, haben einen beträchtlichen Anteil daran, daß Informationen für das zukünftige Verhalten nicht folgenlos bleiben. Wer personenbezogene Lernsituationen schafft, toleriert begleitende Gefühle nicht nur, sondern ermutigt die Menschen geradezu, diese bewußt wahrzunehmen und durch Reflexion zu verstehen. Insbesondere in Situationen, in denen die Teilnehmer ermutigt werden, ihr Erleben auszudrücken, ist ein nicht wertender achtsamer Umgang mit Emotionen gefordert.

*Gefühle reflektieren*

## 9. Methoden wechseln statt „immer nur eine Methode"

Wie wirksam und attraktiv eine Diabetesschulung für die Teilnehmer ist, hängt auch davon ab, ob ansprechende und neugierschaffende Methoden zum Einsatz kommen.

### „Wenn alles schweigt und einer spricht, man nennt's gewöhnlich Unterricht"

Immer nur Vorträge, einer redet und alle anderen hören zu, das ist auf Dauer langweilig und ermüdend. Deshalb sind solche Lernformen und Unterrichtsmethoden zu bevorzugen, die Selbständigkeit und Eigenarbeit fördern. Für das Diabetesteam ergibt sich bei der Wahl der Methoden, stets auf die Teilnehmer und deren Möglichkeiten zu achten, ohne in eine Methode verliebt zu sein, aber damit die Teilnehmer zu überfordern. Wann welche Methode zum Einsatz kommt, sollte sich an der Situation in der Gruppe, am Schulungszeitpunkt und am Thema orientieren, z.B. Anfang einer Schulung, Ende einer Schulung, Zwischenbilanz, zur Verdeutlichung eines bestimmten Themas.

Für den Einsatz abwechslungsreicher Methoden sprechen folgende Überlegungen:

▪ Konzentrations- und Entspannungsphasen lassen sich bedarfsgerecht abwechseln

### Hilfreiche Kriterien zur Auswahl einer Schulungsmethode

▪ Knüpfen die neuen Inhalte und die Methode an Vorwissen, Einstellungen und Erwartungen an?

▪ Werden die Lernvoraussetzungen der Teilnehmer bei der Methodenwahl berücksichtigt?

▪ Trägt die Methode dazu bei, Lernbereitschaft zu wecken und zu erhalten?

▪ Fördert die Methode Eigeninitiative und selbstorganisierte Lernprozesse?

▪ Ermöglicht die Methode Selbstreflexion und Handeln?

▪ Fördert die Methode mehrdimensionale Sichtweisen einer Fragestellung oder eines Problems?

▪ Ist die Methode auf Dialog ausgerichtet?

▪ Berücksichtigt die Methode, daß Lernen mit „Kopf, Herz und Hand" geschehen soll?

▪ Ermöglicht die Methode eigene Kompetenzerlebnisse?

▪ Ist die Methode mit der Offenheit von Lernprozessen vereinbar?

*Vielfalt erzeugen*

- Unterschiedlichen Lernstilen und Lernarten kann eher entsprochen werden
- Methodenwechsel bringt da neue Impulse, wo Eintönigkeit und Gleichförmigkeit drohen
- Teilnehmerorientierte Methoden ermöglichen eine direkte Einbindung und vermitteln zusätzlich, daß nicht nur das Schulungsteam für das Seminargeschehen verantwortlich ist, sondern auch die Gruppe (Sozialformwechsel, z.B. Partnerarbeit, Kleingruppenarbeit) (vgl. Gugel 1997).

## Methodenwahl in der personenbezogenen Schulung

Voraussetzung für einen achtsamen Umgang mit verschiedenen Unterrichtsmethoden ist, daß das Diabetesteam selbst eine Haltung der Offenheit, Neugier und Experimentierfreude einnimmt. Viele Methoden bringen Anstöße, bei denen neben kognitiven Anteilen auch emotionale Aspekte angesprochen werden. Ein förderlicher Umgang mit eigenen emotionalen Anteilen des Diabetesteams scheint hier angebracht, um auch mit den Emotionen anderer förderlich umgehen zu können. Die dazu erforderliche Methodenkompetenz (Gugel 1997) umfaßt den bewußten Einsatz von Methoden, den einfühlsamen Umgang mit Emotionen, die Kenntnis gruppendynamischer Prozesse und der verschiedenen Ebenen der Kommunikation. Schließlich sollte ein Gruppenleiter trotz aller Flexibilität in der Lage sein, das gewählte Thema im Auge zu behalten.

## Auf einen Blick

⟶ Die Berücksichtigung der hier vorgestellten 10 Prinzipien in einer personenbezogenen Schulung geht weit über die sachliche Information und auch über strukturierte Hilfen zur Verhaltensänderung bei Diabetes hinaus.

⟶ Nicht „der Diabetes" steht allein im Mittelpunkt, sondern der individuelle Mensch, der dadurch in besonderer Weise gefordert ist. Seine persönlichen Bedürfnisse, Ziele und Möglichkeiten gehen ebenso in den Schulungsprozeß ein wie die therapeutischen Erfordernisse.

⟶ Für Schulungsteams, die diese Prinzipien in ihrer Arbeit aufgreifen möchten, kann das eine reizvolle Aufgabe sein. Es setzt jedoch bei ihnen die Bereitschaft voraus, gewohnte Strukturen der Schulung, auch Hierarchien, zu hinterfragen und partnerschaftliche Formen der Kommunikation umzusetzen.

# 10. Eigene Bewertungen ermöglichen

Bewertungen über Diabetes werden nicht einfach von außen übernommen. Eigene Haltungen werden in der Regel mit anderen Ansichten verglichen. Auf diese Weise können Unterschiede und Gemeinsamkeiten entstehen.

Dieser Prozeß kann in der Schulung unterstützt werden, indem in der Gruppe ein Gespräch über Diabetes vom Diabetesteam moderiert wird. Beispielsweise kann jeder in der Gruppe ermutigt werden, den Satz „Diabetes ist für mich im Grunde..." zu vollenden. Auf diese Weise entstehen in der Gruppe unterschiedliche Bedeutungen, Bewertungen und Ansichten über Diabetes, die für den einzelnen Anstöße enthalten können, die eigene Bewertung im Vergleich mit (einer) anderen zu verändern.

**Anregungen für die Schulungspraxis**

▪ Einstellungen zum Diabetes kennenlernen und akzeptieren

▪ Unterschiede bzgl. der Bedeutung, Interpretation und Bewertung zulassen

▪ ggfs. Neubewertung ermöglichen

*Literatur*

Albus C, Zachert L, Ollenschläger G (1999) Effektivität einer integriert diabetologisch-psychosomatischen Gruppenbehandlung im Vergleich mit einer konventionellen Schulung. In: Herpertz S, Paust R (Hrsg) Psychosoziale Aspekte in Diagnostik und Therapie des Diabetes mellitus. Pabst, Lengerich, 112-124

Arbeitsgemeinschaft Psychologie und Verhaltensmedizin in der Deutschen Diabetes Gesellschaft (1998) Patientenzentrierte Diabetesbehandlung. Diabetes und Stoffwechsel 8: 121-142

Becker GE (1998) Durchführung von Unterricht. Beltz, Weinheim

Becker GE (1998a) Planung von Unterricht. Beltz, Weinheim

Brown SA (1988) Effects of educational interventions in diabetes care: a meta analysis of findings. Nursing Research 37: 223-230

Brown SA (1990) Studies of educational intervention and outcomes in diabetic adults: a meta analysis revisited. Patient Education and Counseling 16: 189-215

Brown SA (1992) Meta analysis of diabetc patient education research: variations in intervention effects across studies. Research in Nursing & Health 15: 409-419

Gugel G (1997) Methoden Manual I, „Neues Lernen". Beltz, Weinheim

Hinte W (1980) Non-direktive Pädagogik. Westdeutscher Verlag, Opladen

Hirsch A (1995) Von der Compliance zum Empowerment: Entwicklungen in der Diabetesberatung. Zeitschrift für Medizinische Psychologie 3: 100-108

Norris S, Engelau MM, Venkat Narayan KM (2001) Effectiveness of Self-Management Training in Type 2 Diabetes – A systematic review of randomized controlled trials. Diabetes Care 24: 561-587

Padgett D, Mumford E, Hynes M, Carter R (1988) Meta-analysis of the effects of educational and psychosocial interventions on management of diabetes mellitus. Journal of Clinical Epidemiology 41: 1007-1030

Paust R, Ellebracht H (2000) Fit und selbstbewußt mit Diabetes. Verlag Gesundheit, Berlin

Paust R, Meier A (2001) Pädagogik der Patientenschulung. Psychomed 13: 35-41

Paust R, Schiepek G (1999) Ressourcenorientierung in der Diabetikerberatung. In: Herpertz S, Paust R (Hrsg.): Psychosoziale Aspekte in Diagnostik und Therapie des Diabetes mellitus. Pabst, Lengerich, 68-82

Schiepek G (1998) Die Grundlagen der Systemischen Therapie. Vandenhoeck & Ruprecht, Göttingen

Schiepek G, Strunk G (1994) Dynamische Systeme. Asanger, Heidelberg

Siebert H (1994) Lernen als Konstruktion von Lebenswelten. VAS, Frankfurt/Main

Siebert H (1996) Didaktisches Handeln in der Erwachsenenbildung. Luchterhand, Neuwied

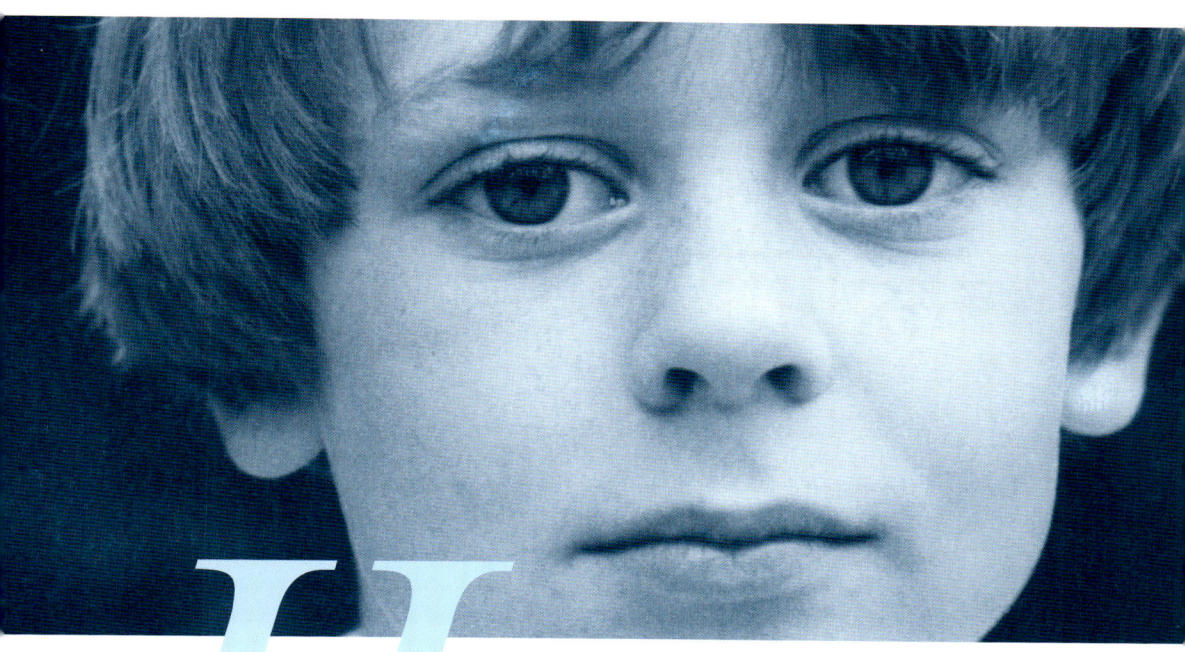

# II

## Diabetes im
## Lauf des Lebens

# Diabetesmanifestation bei Kindern: die ersten Tage gut begleiten

*Emilio Serra, Tübingen[1]*

*Die Neuerkrankung eines Kindes an einem Diabetes mellitus Typ 1 stellt für betroffene Familien eine enorme Herausforderung dar. Aus medizinischer Sicht ist die Behandlung zwar von überschaubarer Komplexität: Kohlenhydrate, Insulin und Bewegung müssen ausbalanciert werden. Da der Diabetes jedoch keine Rücksicht auf die bisherige Lebensführung einer Familie nimmt, erfordern diese Maßnahmen im Alltag oft große Umstellungen. Zudem muß die Tatsache, jetzt ein chronisch krankes Kind in der Familie zu haben, emotional verarbeitet werden. Es müssen Behandlungswissen und -techniken erworben und in das Familienleben integriert werden. Ein hohes Maß an Fähigkeiten zur Krisenbewältigung ist also gefordert. In diesem Kapitel wird dargelegt, wie Familien die erste Zeit einer Erkrankung erleben, warum eine psychologische Begleitung dabei sinnvoll ist, wo sie ansetzt und wie sie aussehen kann.*

## Wie erleben Familien eine Diabetesmanifestation?

*Kurze Frist zwischen ersten Symptomen und Diagnose*

Typischerweise hat die Neuerkrankung von Kindern und Jugendlichen an einem Diabetes mellitus Typ 1 eine relativ kurze Vorgeschichte von wenigen Wochen, höchstens Monaten. Häufig treten zunächst unspezifische Symptome wie Schlappheit oder Müdigkeit auf. Die Eltern machen sich zu dieser Zeit meist noch keine Sorgen über eine ernsthafte Erkrankung. Dies kann sich ändern, wenn als weitere Symptome Polydipsie und Polyurie hinzukommen. Wenn ein Familienmitglied in einem medizinischen Beruf tätig ist oder wenn es jemand mit einem Typ-2-Diabetes in der Familie gibt, taucht jetzt vielleicht das erste Mal der Verdacht auf, es könnte Diabetes sein. Die gesamte Tragweite des Geschehens wird aber oft auch zu diesem Zeitpunkt noch nicht erfaßt. Das ändert sich schlagartig mit der Klinikeinweisung und der endgültigen Mitteilung der

[1] Auch psychologische Arbeit ist Teamwork. Es ist mir deshalb ein wichtiges Anliegen, allen Mitgliedern des interdisziplinären Diabetes-Teams der Universitäts-Kinderklinik Tübingen meinen Dank für die gute Zusammenarbeit auszusprechen. Viele Überlegungen und Erfahrungen aus unserem regelmäßigen Gedankenaustausch sind in dieses Kapitel eingeflossen.

Diagnose. Spätestens zu diesem Zeitpunkt beginnt die psychische Auseinandersetzung mit dem Geschehen.

Für das ärztliche Aufklärungsgespräch sollte man sich deshalb Zeit lassen und einen angemessenen äußeren Rahmen wählen. Man darf die kognitive Aufnahmefähigkeit von Eltern und Patienten in dieser Situation nicht überschätzen und sollte sich daher zunächst auf die wichtigsten Fakten beschränken. Im Falle des Diabetes dürften dies die im nebenstehenden Kasten sein.

**Zentrale Inhalte des Initialgesprächs**

- Die Diagnose Diabetes mellitus Typ 1 ist eindeutig gesichert.
- Es handelt sich um eine ernste, chronische Erkrankung. Sie ist behandelbar, aber nicht heilbar.
- Sie als Familie sind nicht schuld an der Erkrankung, Sie hätten sie nicht verhindern können.
- Wir bieten Ihnen Hilfestellungen in mehreren Bereichen an.

### Wie Familien reagieren: Bewältigungsmechanismen

Nach einem solchen Aufklärungsgespräch kann eine Familie nicht ohne weiteres zum Alltag übergehen. Die Diagnose und die sich daraus ergebenden Konsequenzen müssen innerlich und äußerlich verarbeitet und ins Familienleben integriert werden. Dabei gilt es für jede Familie, ihren eigenen Weg zu finden, wie sie ihr Leben mit einem neu an Diabetes erkrankten Kind weiterleben kann.

In diesem Prozeß bringt jede Familie ihre eigene Vorgeschichte mit. Dazu gehören auch persönliche Einstellungen zum Leben und bestimmte Denkweisen über Schicksale und Lebensläufe, in die der Diabetes des Kindes jetzt eingeordnet wird (Kasten S. 78).

Solche und andere Bewältigungsprozesse können im psychoanalytischen Kontext unter dem Oberbegriff der Abwehrmechanismen beschrieben werden. Später, beginnend mit Lazarus (1966), sind diese Verarbeitungsprozesse unter dem Stichwort Coping beschrieben und untersucht worden. Einen Überblick über Theorien und Forschungsergebnisse zur Krankheitsverarbeitung findet man z. B. bei Muthny (1990).

## Psychologische Begleitung: Warum?

Zum Zeitpunkt der Manifestation gibt es keine typisch „diabetischen" Familien oder Familienkonstellationen, vielmehr steht das Behandlungsteam der gesamten Bandbreite und Vielfalt von Familiensystemen gegenüber. Manche Familien bringen bessere, manche weniger gute Voraussetzungen zur Bewältigung ihres zukünftigen Alltags mit. Zum Vergleich seien die Aussagen zweier Mütter kurz nach Diagnosestellung zitiert: „Wissen Sie, jetzt bin ich richtig froh, daß ich meine Kinder doch eher streng erzogen habe" bzw.: „Bei uns gibt es keine festen Essenszeiten. Jeder bereitet sich etwas zu, wenn er Lust hat." Welcher Familie wird wohl die Umstellung leichter fallen?

*Jede Familie geht einen eigenen Weg*

Allen Familiensystemen gemeinsam ist, daß sie zum Zeitpunkt des Aus-
bruchs der Krankheit auf mehr oder weniger stabile Weise in ihren Rollen,
Funktionen und Zuständigkeiten organisiert waren. Ähnlich wie bei einem Mo-
bile sind alle Familienmitglieder miteinander verbunden, und es besteht ein aus-
balanciertes Gleichgewicht. Die Diabetesmanifestation eines Kindes stellt ein neues Element in diesem System dar. Alle Beziehungen zwischen den Familienmitgliedern werden davon beeinflußt, und es muß ein neues Gleichgewicht gefunden werden. Das bedeutet eine Neuorganisation des ganzen Familienlebens. Zu Beginn dieses Integrationsprozesses werden erfahrungsgemäß die alten Muster erheblich in Frage gestellt. Das Familiensystem ist in dieser Phase relativ offen

### Schuld / Strafe

„Uns ging es so gut in letzter Zeit. Das Haus war gerade ab-
bezahlt. Ich hatte irgendwie im Gefühl, daß irgendein Ham-
mer auf uns zukommt."

### Fatalismus / Depression

„Es trifft immer uns. Letztes Jahr hat sich unsere andere
Tochter das Bein gebrochen und jetzt der Diabetes."

### Anpacken / Aktionismus

Die 9jährige Isabell wird am Morgen eingeliefert, den Eltern
wird die Diagnose Diabetes mitgeteilt. Am Nachmittag geht
die Mutter in die Buchhandlung und ersteht ein medizinisches Fachbuch.

für Einflüsse von außen. Damit besteht eine gute Chance, daß hilfreiche Anregungen des Diabetesteams aufgenommen werden.

Familiäre Interaktionsmuster können nicht nur in Krisenzeiten zuweilen bi-
zarre Formen annehmen, wie folgendes Beispiel zeigt: Bei dem 14jährigen Dennis wurde ein Typ-1-Diabetes diagnostiziert. Die Vereinbarung von Schulungsterminen in der Klinik gestaltete sich extrem schwierig, da die Eltern getrennt
lebten und nicht miteinander sprachen. Der Vater hielt den Kontakt zum Sohn
dadurch aufrecht, daß er ihm mehrmals in der Woche Nachhilfe gab. Diese war
so organisiert, daß der Vater vor dem Haus schaute, ob ein bestimmter Rolladen
heruntergelassen war, was bedeutete, daß außer Dennis niemand sonst in der
Wohnung war. Auch die Interaktion zwischen Dennis und seiner Mutter war auffällig: Bei einem Gespräch mit Mutter und Sohn erwähnte der Psychologe bei-
läufig: „.... er wird ja später wohl auch mal eine Freundin haben und heiraten...",
worauf die Mutter dem 14jährigen um den Hals fiel und sagte: „ ... du brauchst
nicht zu heiraten, mein Schatz, du darfst bei mir bleiben."

*Der Diabetes muß als neues Element in das Familiensystem integriert werden*

Gibt es für das Behandlungsteam der Kinderklinik einen Grund, hier einzugreifen? Besteht überhaupt eine Aussicht auf einen „Erfolg"? Aus der extremen
Ausprägung der Interaktionsmuster kann indirekt geschlossen werden, daß sie
sehr wichtig, also funktional in bezug auf andere, zunächst nicht erkennbare
Ziele sein müssen. Man kann auch sagen, das Problem ist der Versuch, ein anderes Problem zu lösen. Deshalb dürfte es auch sehr schwer sein, eine solche Familie durch einen einfachen Appell „zur Vernunft" zu bringen.

Meist sind die Beratungsanlässe aber weniger spektakulär: So sagte etwa eine
Mutter, die gerade dabei war, sich nach der Kleinkind-Erziehungsphase wieder

beruflich neu zu orientieren: „Das kann ich ja für die nächsten Jahre jetzt alles vergessen." Diese Mutter braucht zunächst einmal Informationen über die zu erwartende Zukunft, um die bestmögliche Entscheidung zu treffen. Vielleicht ist dazu die Kontaktvermittlung zu anderen betroffenen Familien hilfreich.

Es kann auch sein, daß schwelende Familienkonflikte im Rahmen der Diabetesmanifestation offen zutage treten und daß beispielsweise eine anstehende Trennung der Eltern durch die Erkrankung des Kindes beschleunigt wird. Eine solche Trennung kann ebenso wie eine Klärung schwelender Konflikte durchaus der Beginn einer positiven Entwicklung sein. Eine Eheberatung kann somit auch zum Aufgabenspektrum der psychologischen Begleitung gehören.

*Auch eine Eheberatung kann zur psychologischen Begleitung gehören.*

Ein weiterer Grund, psychologische Beratung initial anzubieten, ist die Tendenz, daß Familien mit chronisch kranken Kindern die in der Akutphase entwickelten Interaktionsmuster oft auch psychologisch chronifizieren. Möglicherweise liegt dies daran, daß die entsprechenden Coping-Strategien als erfolgreich erlebt und deshalb beibehalten werden. Oft wird in dieser Zeit das klassische Muster vermehrter Verantwortungsübernahme durch die Mutter verstärkt. Hier können bei ungünstigem Verlauf schon frühzeitig Weichen gestellt werden, die dann typischerweise in der Pubertät zu heftigen und gerade bei Diabetes manchmal lebensgefährlichen Krisenzeiten führen.

Der 7jährige Sebastian war am Montag mit einem neu diagnostizierten Diabetes aufgenommen worden. Am Samstag davor war der Vater zu einer einwöchigen Bergtour in die Alpen gefahren. Sebastians Mutter zögerte zunächst, ihn anzurufen, um ihm den Urlaub nicht zu verderben. Würde sie dies tun, hieße das aber, ihn von vornherein und dazu noch ungefragt aus der Zuständigkeit für die

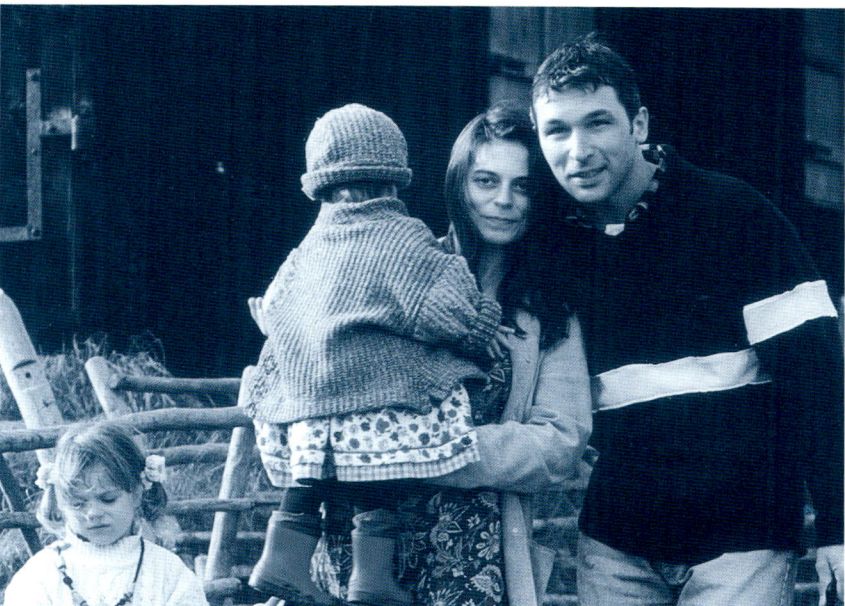

*Die Manifestation eines Diabetes ist eine Herausforderung für die ganze Familie*

*Mütter vor Überforderung schützen*

Erkrankung auszuschließen. Das Diabetesteam hat ihr dringend geraten, den Vater auf jeden Fall zu benachrichtigen und ihn dann selbst entscheiden zu lassen, ob er die Tour abbrechen will.

Schließlich sollte bei der psychologischen Begleitung in der ersten Zeit auch an die Zukunft des Kindes und seiner Familie gedacht werden. Die Betroffenen haben dauerhaft einen schwierigen Alltag zu bewältigen, und chronische Erkrankungen sind als Risikofaktoren für psychische und Verhaltensauffälligkeiten bekannt (Lavigne & Faier-Routman 1992). Der Kontakt zum Psychologen des Diabetesteams dient (wenn er positiv erlebt wird) auch dazu, die Schwelle für die spätere Inanspruchnahme einer Erziehungsberatung zu erniedrigen.

**Bewältigungsprozesse sind nicht richtig oder falsch, sondern bezogen auf die Diabetestherapie mehr oder weniger förderlich.**

Bei der Indikation zu psychologischer Beratung von Familien sollte generell gelten, daß den Therapeuten als Außenstehenden eine Bewertung von Bewältigungsprozessen als „richtig" oder „falsch" nicht ohne weiteres zusteht. Es ist nicht ihre Aufgabe, den Lebensstil einer Familie allgemein zu beurteilen und ohne entsprechenden Auftrag zu hinterfragen. Manche Denk- und Verhaltensweisen von Eltern und Kindern sind allerdings in bezug auf die Diabetesbehandlung mehr oder weniger förderlich. Und lediglich über diesen Bezug besteht für das Behandlungsteam eine Indikation, verändernd einzuwirken. Empirische Untersuchungen zu Coping-Prozessen haben gezeigt, daß zum Zeitpunkt der Diabetesmanifestation erhobene psychosoziale Variablen wie Familienkonflikte bzw. -zusammenhalt oder emotionale Ausdrucksfähigkeit der Familienmitglieder durchaus einen Vorhersagewert für den späteren Behandlungserfolg haben (z.B. Dumont et al. 1995; Jacobson et al. 1994). Durch frühzeitige psychologische Beratung besteht hier zumindest die Chance, daß die Diabetestherapie nicht durch zusätzliche psychische Belastungen erschwert und auf Dauer geprägt wird.

## Psychologische Begleitung: Ziele

*Ziel psychologischer Begleitung: Sichern einer möglichst hohen Lebensqualität*

Die hier dargestellte psychologische Begleitung und Beratung findet im Rahmen einer körperlichen Erkrankung und im Krankenhaus statt. Es handelt sich also nicht um den üblichen Beratungskontext, in dem Familien eine solche Beratung (idealerweise) aus eigenem Antrieb und mit eigenen Zielvorstellungen aufsuchen. Das übergeordnete Ziel wird hier vielmehr von der Erkrankung des Kindes bestimmt, nämlich dem Sichern einer möglichst hohen Lebensqualität trotz bzw. mit Diabetes. Hierüber läßt sich mit den betroffenen Familien meist Einigkeit erzielen. Dagegen kann es weitaus schwieriger sein, einen Konsens darüber zu erreichen, welche Zwischenziele auf diesem Weg angestrebt werden sollen. Welchen Stellenwert räumt man beispielsweise der Bearbeitung einer Ehekrise der Eltern auf diesem Weg ein?

Ungeachtet solcher Schwierigkeiten lassen sich dennoch in Anlehnung an Noeker & Petermann (2000) allgemeine Ziele für psychologische Diagnostik und Interventionen beschreiben (s. Kasten S. 81).

Ergänzend sei angemerkt, daß im Rahmen einer Diabetesmanifestation neben den medizinischen nicht nur psychologische Ziele wichtig sind, sondern daß ggf. auch soziale und sozialpädagogische Maßnahmen zur Entlastung der Familien in die Wege geleitet werden sollten.

*Psychologische Begleitung ist Teamwork*

## Psychologische Begleitung: Wann?

Für das Einsetzen einer psychologischen Begleitung sind verschiedene Alternativen denkbar, das konkrete Vorgehen wird letztlich von den Rahmenbedingungen vor Ort abhängen. So kann beispielsweise eine Teilnahme des Psychologen am ersten ärztlichen Aufklärungsgespräch aus organisatorischen Gründen nicht immer realisierbar sein. Die Teilnahme böte den Vorteil, daß sich der Mitarbeiter ein direktes Bild von den Reaktionen der Familie machen, unmittelbar auf psychologische Aspekte achten und entsprechend handeln kann.

Es gibt andererseits aber auch Argumente, die für ein späteres Hinzukommen der psychologischen Begleitung sprechen. Zum einen ist die Mitteilung einer Diagnose vorrangig eine ärztliche Aufgabe, und die Familien erwarten in dieser Situation auch die ärztliche Kompetenz, wenn sie Rückfragen haben. Zum anderen könnte die Teilnahme des Psychologen den Eindruck erwecken, man würde der Familie die Diagnoseverarbeitung ohne psychologische Hilfe nicht zutrauen. In der Tat dürfte eine psychologische Begleitung nur in wenigen Fällen unabdingbar sein. Dennoch ist sie meist hilfreich und wird in der Regel von den Familien gewünscht und auch gerne angenommen (Hürter & Otten 1991).

Es sei auch noch darauf hingewiesen, daß eine psychologische Begleitung nicht von der Tätigkeit anderer Berufsgruppen in der Klinik abgespalten werden kann. Die hier diskutierten Aspekte und Empfehlungen sollten vom gesamten Behandlungsteam getragen und realisiert werden. Ohnehin suchen sich viele Familien ihre Ansprechpartner auch für psychologische Fragestellungen selbst aus.

> **Ziele psychologischer Diagnostik und Intervention**
>
> ■ Einschätzung der psychosozialen Belastungen der Familie
>
> ■ Einschätzung der psychosozialen Ressourcen der Familie
>
> ■ Förderung der Diagnoseverarbeitung, insbesondere Bearbeiten von Schuldgefühlen
>
> ■ Entwicklung einer angemessenen Bewältigungshaltung
>
> ■ Förderung offener innerfamiliärer Kommunikation und des Familienzusammenhalts
>
> ■ Schutz einzelner Familienmitglieder (insbesondere Mütter und Geschwister) vor Überlastung

## Der Psychologe stellt sich vor

Die meisten Familien erwarten nicht von vornherein eine fachpsychologische Krisenbegleitung im Allgemeinkrankenhaus. Ebenso haben nur wenige Familien zuvor Erfahrungen mit dieser Berufsgruppe gesammelt. Vorbehalte und Vorurteile sind daher häufiger anzutreffen. („Wir brauchen keinen Psychologen

*Psychologi-*
*sche Beglei-*
*tung ist Be-*
*gleitung der*
*gesamten*
*Familie*

– wir sind doch nicht verrückt".) Es bewährt sich daher, wenn die psychologische Begleitung schon im ärztlichen Gespräch angekündigt und als Regelversorgung definiert wird.

Der weitere Verlauf dieser Begleitung ist dann vom Geschick des Psychologen abhängig: „Haben Sie schon einmal einen Psychologen kennengelernt?" ist eine gute Eingangsfrage für die Eltern und „Weißt Du denn, was ein Psychologe so macht?" eine gute Frage für Kinder (und vielleicht auch für Erwachsene!). Vorbehalte gegenüber psychologischen Angeboten können angesprochen werden, und generell kann dieser Tätigkeitsbereich durch entsprechendes Auftreten entmystifiziert werden.

## Psychologische Begleitung: Für wen?

Es ist heute unstrittig, daß eine psychologische Begleitung sowohl akut als auch chronisch erkrankter Kinder als Begleitung der gesamten Familie konzipiert werden muß. Alle Familienmitglieder sind – auf jeweils unterschiedliche Weise

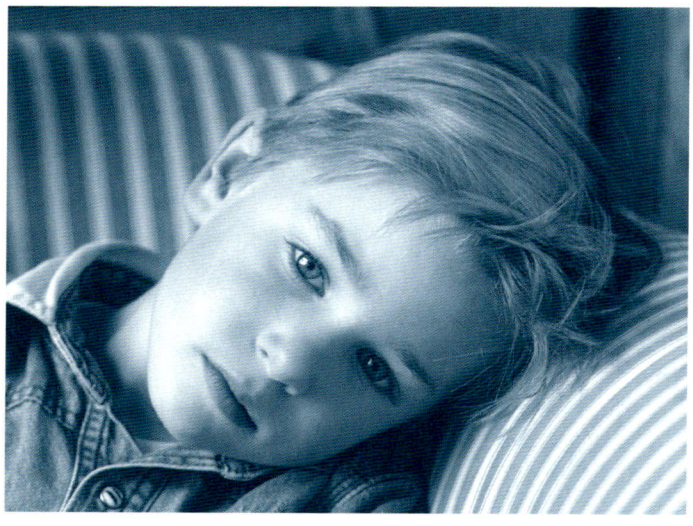

*„Was bedeutet*
*Diabetes*
*für mich?"*

– von der Erkrankung des Kindes betroffen und werden dieses Geschehen mehr oder weniger gut verarbeiten und bewältigen. Je nach Alter steht dabei das Kind oder der Jugendliche selbst mehr oder weniger im Mittelpunkt dieser Begleitung.

Kinder, die neu an Diabetes erkranken, begegnen den Behandlungsschritten in der Regel mit einer Mischung aus Angst und Neugier. Die technischen Fertigkeiten erlernen sie meist sehr schnell. Wenn schließlich die Kuscheltiere als „Patienten" von den Kindern gespritzt werden, ist die erste Hürde überwunden und das Kind auch bereit, weiter zu lernen und mit dem Diabetesteam zu kooperieren.

Eltern fällt das Herangehen an die ersten Schritte oft schwer. Sie haben einen wesentlich weiteren Zeithorizont, haben mehr Wissen und erfassen deshalb die Schwere der Erkrankung ganz anders als ihr Kind. In Gesprächen mit den Eltern sollte deshalb immer wieder darauf hingewiesen werden, wie wichtig es ist, den Kindern den anfänglichen Schwung und die Neugier zu lassen. Dies heißt, das eigene Leid und Mitleid zurückzustellen, was insbesondere für Eltern keine leichte Aufgabe ist.

Genauso wichtig ist das Einbeziehen beider Elternteile. Immer wieder ist zu beobachten, daß ein Elternteil versucht, sich der Teilnahme an den Schulungsterminen zu entziehen. Oft ist dies der Vater, und es werden berufliche Gründe genannt. Die Zuständigkeit der Mutter für den Bereich Kind und Küche sollte nicht unhinterfragt bleiben. Dabei geht es weniger um eine äußerliche Zuständigkeit. Eine solche Arbeitsteilung mag in vielen Familien ihren Sinn haben. Trotzdem sollten mit beiden Elternteilen frühzeitig die Risiken einer ungleichen Verteilung der innerlichen Verantwortung besprochen werden.

*Kinder vor übertriebenem Mitleid schützen*

Die Folgen der ungleichen Verteilung werden oft viel später in psychologischen Beratungsgesprächen deutlich: Die Mutter schildert die Schwierigkeiten, die sie mit ihrer Tochter oder ihrem Sohn bei der Durchsetzung der alltäglichen Behandlungsmaßnahmen hat. Der Vater sitzt gelassen lächelnd dabei und berichtet ergänzend, daß er damit keine Probleme habe, er sei einfach strenger und bei ihm gebe es dieses Theater mit dem Spritzen nicht.

*Beide Elternteile einbeziehen*

Ein besonderes Augenmerk sollte schließlich auf einen Personenkreis gerichtet werden, der in dieser Krisensituation oft zurückstehen muß: die Geschwisterkinder. Die psychosozialen Belastungen, denen sie bei der Erkrankung ihres Bruders oder ihrer Schwester ausgesetzt sind, werden oft – nicht nur von den Eltern – übersehen: Die Eltern sind nicht nur zeitlich und räumlich, sondern auch emotional mehr beim kranken Kind als bei ihnen. Dabei haben die Geschwister selbst auch Angst um das erkrankte Kind. Hinzu kommt die Angst um die eigene Gesundheit.

Auch im weiteren Verlauf des Diabetes sind Geschwisterkinder auf besondere Weise von der Erkrankung betroffen: Manche Eltern verlangen, daß sie aus Rücksicht auf das kranke Kind oder wegen einer „Gleichbehandlung" auf altersgemäße Aktivitäten oder schlicht auf den spontanen Genuß von Süßigkeiten verzichten. Oft werden sie auch in die Versorgung des kranken Kindes eingebunden und müssen allgemein „funktionieren". Wohin eine mangelnde Aufmerksamkeit für diese Zusammenhänge führen kann, zeigt das folgende Beispiel: Die Eltern finden im Zimmer des 6jährigen Marcel immer wieder Verpackungspapier von Bonbons oder anderen Süßigkeiten. Marcel beteuert seine Unschuld, und schließlich stellt sich heraus, daß seine 10jährige Schwester diese Papierchen versteckt hat, um die Eltern glauben zu machen, Marcel habe heimlich genascht.

*Geschwister als Schatten-Kinder*

## Psychologische Begleitung: wie?

Psychologische Begleitung schließt zwar verschiedene Tätigkeiten ein, im wesentlichen besteht sie jedoch nach wie vor darin, Gespräche zu führen. Wie dies auf hilfreiche Weise gestaltet werden kann, darüber sind sich die verschiedenen Psychotherapieschulen nicht immer einig. Die Begegnung zwischen einer Familie und einem Psychologen am Krankenbett eines Kindes bleibt zudem – und Gott sei Dank – immer auch eine individuelle Begegnung zwischen Menschen. In diesem Aspekt entzieht sie sich der Standardisierung durch „Manuale" und leider auch der Evaluation.

*Individuelle Gespräche*

Gesprächstechniken bestimmen deshalb nicht alleine den Verlauf einer solchen Begegnung. Die „Technik" eines Gesprächs, wie Wort- und Themenwahl, ist nicht das Entscheidende, sondern die innere Haltung gegenüber den Gesprächspartnern. Gerade im klinischen Alltag ist es wichtig, Patienten und Eltern nicht als „Krankengut" zu begegnen, sondern als gleichberechtigten Partnern. Sie sind Experten für ihre eigenen Lebenserfahrungen und Denkweisen, die sie in die Begegnung mit dem Klinikpersonal genauso einbringen wie dieses seine fachlichen Kompetenzen. Diese Denkweise findet gerade auch in der Diabetologie unter dem Begriff „Empowerment" vermehrt Beachtung und wird in diesem Band im ersten Abschnitt dargestellt.

**Tab. 1  Beispiele hilfreicher Fragen im Erstkontakt**

- Was wissen Sie bereits über Diabetes?
- Hatten Sie schon vorher etwas mit Diabetes zu tun?
- Wie geht es Ihnen jetzt mit dieser Nachricht?
- Haben Sie Erfahrungen mit (schweren) Erkrankungen in der Familie?
- Haben Sie sich schon Gedanken gemacht, woher das gekommen sein könnte?
- Haben Sie Fragen zur Erkrankung oder Behandlung?
- Haben Sie Vorstellungen darüber, wie sich Ihr Familienleben verändern wird?
- Hatten Sie als Familie schon andere Krisen zu bewältigen?
- Wie haben Sie das gemacht?

Eine entsprechend akzeptierende Haltung in der psychologischen Begleitung kann ebenso hilfreich und wirksam sein. Deshalb sollen nachfolgend einige im Kontext einer Diabetesmanifestation geeignete und praxisbewährte Gesprächstechniken dargestellt werden:

### Fragen stellen

Ein wichtiger Grundsatz – nicht nur für den Erstkontakt – ist, die Familie „dort abzuholen, wo sie steht". Das heißt ganz schlicht, Fragen zu stellen. Dabei dienen Fragen nicht nur der Informationsgewinnung beispielsweise über Belastungen, Ressourcen oder subjektive Krankheitstheorien, sondern sie können auch Interventionscharakter haben.

### Erweitern des Möglichkeitsraums

*Techniken aus der Familientherapie*

Aus der Familientherapie kommt die Technik, durch eine Frage den sogenannten Möglichkeitsraum der Familien zu erweitern. Damit ist gemeint, daß ihnen Problemlösungen als möglich erscheinen, an die sie zuvor nicht gedacht hatten. Da einfache Ratschläge („Machen Sie es doch so ...") oft Widerstände auslösen, können solche Anregungen in eine Frage eingekleidet werden: „Angenommen, sie würden das und das tun, wie würden die anderen Familienmitglieder darauf reagieren?" Ebenso kann von den Erfahrungen anderer Patienten berichtet werden: „Mir hat mal ein Kind erzählt, das mit dem Spritzen sei gar nicht so schlimm, das sei wie Zähneputzen. Wie ist das denn jetzt bei dir?"

### Grünes und rotes Licht

Auf die Familien einzugehen, sie also abzuholen, bedeutet auch, auf diejenigen Themen einzugehen, die von ihnen angesprochen oder angedeutet werden. Eine gute Metapher hierfür ist die vom grünen und roten Licht: „Grünes Licht" steht für die manchmal direkte, aber oft auch indirekte Einladung, ein Thema durch Nachfrage weiter zu vertiefen. „Rotes Licht" steht für ein Signal, daß jemand über ein bestimmtes Thema nicht weiter sprechen will.

*Relevante Themen werden oft von den Familien selbst angesprochen oder angedeutet*

    Beispiele für „grünes Licht" sind: „In letzter Zeit ist jeder von uns eher eigene Wege gegangen." Hier kann man nach Trennung oder Scheidung fragen. Oder: „Manchmal wird mir alles zuviel." Hier könnte man nachfragen: „Wie meinen Sie das?", und bei einer Antwort wie: „Ich würde am liebsten einfach verschwinden." kann man durchaus weiter fragen: „Geht das so weit, daß Sie sich schon mal überlegt haben, ganz aus dem Leben zu verschwinden?"

    Als Beispiel für „rotes Licht" mag ein Vater dienen, dem sich der Psychologe vorstellt und der spontan antwortet: „Alles klar!"

## Krisenverarbeitung und psychologische Begleitung

Die Krankheits- bzw. Diagnoseverarbeitung, die in der Zeit des ersten stationären Aufenthalts beginnt, ist nicht statisch. Zwar lassen sich dabei oft typische Phasen identifizieren, wie sie von Kast (1987) oder – in anderem Kontext – in den Publikationen von Kübler-Ross (z.B. 1980) beschrieben wurden: Leugnen, Verhandeln, Aggression, Trauern und Annehmen. Die Abfolge dieser Phasen ist aber ein dynamischer Prozeß mit Vor- und Rückschritten. Es dauert lange, manchmal Jahre und Jahrzehnte, bis Betroffene nicht mehr mit dem Schicksal hadern, und vielleicht ist dieser Prozeß auch nie ganz abgeschlossen. Eine junge Frau, Studentin, seit 13 Jahren an Diabetes erkrankt, berichtete: „Ich weiß, es ist völlig unsinnig, aber manchmal denke ich immer noch, wenn ich es damals, bevor ich in die Klinik kam, geschafft hätte, nicht soviel zu trinken, hätte ich den Diabetes vielleicht verhindern können." Nach 13 Jahren sind also noch Spuren von Leugnung festzustellen.

*Krankheitsverarbeitung: ein dynamischer Prozeß mit Vor- und Rückschritten*

    Phasen der kritischen Krankheitsverarbeitung sind nicht ungewöhnlich, zeitweise können sie sogar angemessen sein. Dennoch gibt es hin und wieder Anlässe, die psychologische Begleitung bei der Bewältigung der Erkrankung zu intensivieren. Dies ist insbesondere dann der Fall, wenn eine Familie in einer bestimmten Phase verharrt. Nachfolgend werden einige Beispiele und Empfehlungen für den Umgang mit solchen Phasen der Krisenverarbeitung dargelegt:

### Leugnung

Frau S. kommt mit ihrer 13jährigen Tochter Melanie direkt vom Hausarzt in die Klinik. Das Mädchen hatte sich schon seit mehreren Tagen zunehmend schlechter gefühlt, die Familie hatte den Arztbesuch aber immer wieder hinausgeschoben. Melanie befindet sich inzwischen in einer schweren Ketoazidose. Nach der ersten Notversorgung wird Frau S. mitgeteilt, daß die Lage sehr ernst sei und daß man nicht sicher sein könne, daß ihre Tochter diese Krise überlebt. Frau S. schaut ratlos, zögert kurz und sagt dann: „Aha, ja. Also, mir fällt gerade ein, ich komme gleich wieder, ich muß noch mal zum Auto, ich habe vergessen, etwas in die Parkuhr zu werfen." Die Vorgeschichte (Ignorieren der Symptome) und die aktuelle Reaktion (Ignorieren der Bedrohung) lassen an Leugnung als Abwehrmechanismus denken.

*Leugnung mit ruhigen, sachlichen Informationen begegnen*

Für die Schulung ist Voraussetzung, daß die Eltern die Diagnose zumindest ansatzweise akzeptiert haben. Anfangs ist ein gewisses Leugnen („Vielleicht stellt sich doch heraus, daß es etwas anderes ist" oder: „Manchmal wache ich morgens auf und hoffe, daß alles nur ein böser Traum gewesen ist") nicht ungewöhnlich. Problematisch wird es, wenn Behandlungsempfehlungen nicht ernst genommen werden, weil Eltern von Fällen gehört haben, bei denen der Diabetes wieder verschwunden sei. Erstaunlicherweise berichten fast alle Familien, daß ihnen solche Beispiele genannt wurden. Neben der ruhigen Versicherung, daß dies medizinisch nicht möglich sei, kann man die Familien auch ohne weiteres bitten, diesem Gerücht nachzugehen. Meist stellt sich dann heraus, daß es sich um eine Remissionsphase handelte oder um einen Typ-2-Diabetes, der nach Gewichtsreduktion wieder ohne Insulin behandelt werden konnte.

Leugnung begegnet man gelegentlich auch in der Form eines merkwürdig fröhlichen Optimismus. So sagte ein Vater lachend: „Ja natürlich werden wir das irgendwie hinkriegen. Dem Ingenieur ist nichts zu schwör!" Hat man den Eindruck, daß eine solche Haltung davon ablenkt, sich mit dem zu befassen, was ansteht, sollte man dies respektvoll kommentieren: „Wissen Sie, ich finde es enorm, wie Sie in dieser Situation so die Fassung bewahren können und sogar die Kraft finden, Ihre Familie aufzuheitern." Am besten begegnet man Leugnung mit ruhigem und geduldigem Beantworten von Sachfragen. Dabei kann es durchaus vorkommen, daß diese bereits am Tag zuvor beantwortet worden waren oder daß dieselben Fragen mehreren Personen gestellt werden.

## Verhandeln

Verhandeln kann in vielerlei Gestalt auftreten: „Also, ich bin wirklich willens, mich an Ihre Vorschläge zu halten, aber eine Soße ohne Mehl werde ich keinesfalls kochen!" oder: „Ich sehe ja ein, daß es wichtig ist, den Blutzucker öfter mal zu messen, aber wenn wir jetzt nur eine halbe Stunde im Park spazierengehen, nehme ich das Gerät nicht mit!" In einer Situation, in der das Schicksal der Familie seine Macht demonstriert hat, dient Verhandeln dazu, wenigstens ein kleines Stück Kontrolle wiederzuerlangen. In solchen Fällen bewährt es sich, nachzugeben und nicht in Konkurrenz zum Standpunkt der Familie zu treten – vorausgesetzt, ein solches Nachgeben ist medizinisch vertretbar. Es geht dabei nicht um die Inhalte, sondern um das Gefühl, die Situation beeinflussen zu können. Wenn das Team versucht, seinen Standpunkt durchzusetzen, würde es den Widerstand vermutlich nur vergrößern.

## Aggression

Familien oder einzelne Eltern, die verstärkt auf diese Weise reagieren, sind eine besondere Herausforderung für das Stations- und das Behandlungsteam. Verzweiflung und Hilflosigkeit drücken sich in Vorwürfen und in mehr oder weni-

ger unterschwelliger Feindseligkeit gegenüber denjenigen aus, die doch eigentlich helfen wollen. Dieses Problem ist – wenn überhaupt – nur dann zu lösen, wenn es gelingt, gemeinsam das eigentliche Ziel dieser Aggression aufzudecken: „Sie haben alles getan und vieles auf sich genommen, um ihre Kinder gesund aufwachsen zu lassen. Und jetzt sind sie wütend, weil das Schicksal sie so ungerecht behandelt!" Wichtig ist auch die Versicherung an die Eltern, 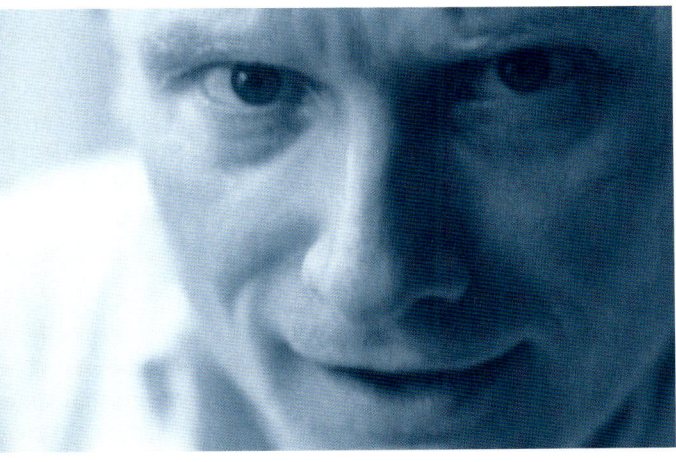 daß ein gewisses Maß solcher Aggressionen verständlich und situationsangemessen ist, ja daß es sogar wichtig ist und zur Verarbeitung der Erkrankung dazugehört.

Aggressives Verhalten seitens der Kinder in der Zeit des stationären Aufenthalts nach einer Diabetesmanifestation ist eher selten. Zum einen spüren sie wohl, daß die Eltern jetzt selbst eine kritische Zeit erleben und wollen ihnen nicht noch mehr zur Last fallen, als dies durch den Klinikaufenthalt ohnehin der Fall ist. Zum anderen sind sie mit all dem Neuen, was sie in der Klinik erleben, meist sehr beschäftigt und stehen dem mit einer gewissen Neugier gegenüber. Erst später, etwa nach einem halben Jahr, scheint Kindern bewußt zu werden, daß aus dem Spiel Ernst geworden ist und daß die Alltagseinschränkungen bleibender Natur sind. Dann kommt es oft zu einer Phase der Auflehnung gegen die Therapie.

*Aggressive Reaktionen als Ausdruck von Verzweiflung und Hilflosigkeit*

## Trauer und Depression

Trauer ist eine häufige und nachvollziehbare Reaktion auf die Diagnose einer chronischen Erkrankung. Der Abschied von bisherigen Lebensgewohnheiten und von Zukunftsvisionen, die mit dem eigenen Kind verbunden werden, macht traurig. Eine solche Traurigkeit läßt sich durch ruhige Präsenz und einfühlsames Zuhören gut begleiten. Gibt man ihr auf diese Weise genügend Raum, tritt sie auch bald wieder in den Hintergrund. Davon abzugrenzen ist eine längere depressive Reaktion, die Mütter und Väter davon abhält, sich den anstehenden Aufgaben zu stellen. Sie erfordert psychotherapeutische Interventionen, wie sie auch sonst bei depressiven Reaktionen zur Anwendung kommen (→ *Depression*).

### Psychologische Sonderaufgaben

Manchmal gibt es besondere, umschriebene psychologische Aufgaben im Rahmen der Diabetesmanifestation. So kann es in Einzelfällen, etwa beim Verdacht auf eine kognitive Lern- oder Teilleistungsstörung, sinnvoll sein, eine testpsychologische Leistungsuntersuchung vorzunehmen. Für die Schulung ist es z. B. wichtig zu wissen, welches Zahlenverständnis ein Kind hat und inwieweit es mathematische Relationen erfassen kann.

*Ausgeprägte Spritzenphobien sind sehr selten*

Erstaunlich selten finden sich bei Eltern oder Kindern ausgeprägte Spritzenphobien, die besondere psychologische Interventionen, etwa eine Desensibilisierung, erfordern. Etwas zynisch formuliert scheint es so zu sein, daß man sich als Eltern oder Patient bei dieser Erkrankung keine Phobie leisten kann. Aus medizinischen Gründen ist es wichtig, darauf zu bestehen, daß sowohl Vater als auch Mutter das Spritzen beherrschen und es im Beisein des Klinikpersonals durchgeführt haben, bevor das Kind nach Hause entlassen wird. Auf diese Weise läßt sich eine mögliche Spritzenphobie, die sich etwa hinter Terminproblemen des Vaters verstecken kann, leicht identifizieren.

Ein besondere Aufgabe kann auch die Unterstützung der Eltern bei der Diagnosemitteilung an die Kinder darstellen. Es steht in der Pädiatrie inzwischen außer Frage, daß auch Kinder und Jugendliche über ihre Diagnosen und Prognosen aufgeklärt werden sollten. Dies geschieht selbstverständlich unter Berücksichtigung der Möglichkeiten von Kindern und Jugendlichen, entsprechende Sachverhalte zu erfassen. Dazu ist ein allgemeines Wissen über altersspezifische Konzepte vom Körper und von Gesundheit und Krankheit hilfreich. Hierzu findet sich ein Überblick z. B. bei Bischoff und Zenz (1989) und speziell zum Thema Kinder bei Lohaus (1990).

*Eltern bei der Aufklärung ihrer Kinder unterstützen*

In Fällen, in denen das ärztliche Aufklärungsgespräch ohne Kinder stattfand, ist gelegentlich zu beobachten, daß es den Eltern nicht gelingt, die Diagnose in angemessener Weise an ihre Kinder weiterzugeben. Oft liegt dies daran, daß die Eltern selbst Mühe haben, das Geschehen psychisch zu verarbeiten. Andererseits hat ihr Zögern aber manchmal auch verständliche und im Prinzip positive Gründe: Sie wollen die Kinder nicht verängstigen und ihnen die Diagnose „schonend beibringen". In diesen Fällen bedarf es einer besonders einfühlsamen Begleitung. Im Vordergrund sollte die Anerkennung der genannten positiven Motive stehen. Dann kann – auch unter Verweis auf die Erfahrung mit solchen Prozessen – die Notwendigkeit der Aufklärung begründet werden. Die meisten Eltern realisieren nicht, daß bei mangelnder Offenheit die Gefahr eines Vertrauensverlusts seitens der Kinder besteht. Um sie von der Notwendigkeit einer baldigen und vollständigen Aufklärung zu überzeugen, kann bereits die Bitte genügen, sich vorzustellen, das Kind würde später fragen: „Warum hast Du mir das nicht früher gesagt?" oder: „Warum hast Du mir so lange Hoffnung gemacht, daß ich wieder gesund werde?" Es kann auch angeboten werden, daß ein Mitglied des Diabetesteams ein solches Aufklärungsgespräch moderiert oder auch selbst führt, in letzterem Fall aber unbedingt im Beisein der Eltern.

*Kinder über Diabetes informieren*

## Psychologische Begleitung: Das Abschlußgespräch

Die Intensität der psychologischen Begleitung während des stationären Aufenthalts bei einer Diabetesmanifestation kann bei entsprechenden personellen Ressourcen weitgehend nach dem individuellen Bedarf der Familien erfolgen. Zu empfehlen ist aber auf jeden Fall ein psychologisches Abschlußgespräch, in dem die Zeit in der Klinik noch einmal in der Rückschau betrachtet wird. Man kann dabei mit der ganzen Familie beginnen und daran ein Gespräch nur mit den Eltern anschließen lassen. Auch bei diesem Gespräch gilt weitgehend der Grundsatz, die Familie dort abzuholen, wo sie steht. Dagegen ist ein Versuch einer vorbeugenden Erziehungsberatung ohne entsprechenden ausdrücklichen Wunsch der Eltern wenig hilfreich.

### Tab. 2  Themen des Abschlußgesprächs

Hilfreiche Eröffnungsfragen:

- „Fühlen Sie sich denn jetzt gerüstet für die Zeit daheim?"
- „Was, glauben Sie, werden Sie gut hinkriegen?"
- „Was, glauben Sie, könnte schwierig werden?"

Themen, die Familien beschäftigen:

- erste Reaktion auf die Erkrankung (Gedanken, Gefühle)
- Schuld: Warum gerade wir?
- praktische Fragen, z. B. Ernährungsumstellung für alle Familienmitglieder?
- Umgang mit Schule, Kindergarten usw.
- Umgang mit Geschwisterkindern
- Regeln und Grenzen
- Verantwortungsabgabe
- Pubertät und Ablösung
- Folgeerkrankungen
- Einbeziehen des Vaters

### Schlußbemerkung

Die medizinisch gute Behandelbarkeit des Diabetes kann dazu verleiten, bei der Arbeit mit den betroffenen Familien Optimismus zu verbreiten, etwa: „Man kann den Diabetes medizinisch gut behandeln, das werden Sie schon schaffen."

Natürlich ist es wichtig, Familien in dieser Weise auch zu stützen und ihnen Hoffnung zu vermitteln. Aber wer diesen Bereich aus beruflicher oder privater Erfahrung näher kennt, weiß, daß die Bewältigung des Alltags, der sich hinter Insulintabellen und Ernährungsplänen versteckt, sehr schwierig ist. Deshalb dürfte es angebrachter sein, diese Schwierigkeiten auch anzusprechen: „Man

*Diabetesbe-
handlung ist
wie lebens-
langes Jon-
glieren mit
mindestens
drei Bällen*
kann den Diabetes medizinisch gut behandeln, aber die Umsetzung der Therapie im Alltag kann sehr schwer sein." Eine sehr gute Metapher für das Leben mit Diabetes, die in der Arbeit mit Familien eingesetzt werden kann, hat Reinhold Haller (1994) formuliert: Diabetes im Alltag ist wie lebenslanges Jonglieren mit 3 Bällen: Insulin, Ernährung und Bewegung. Vielleicht sind es sogar vier Bälle, wenn man die psychische Verfassung noch dazunimmt. Wie man jongliert, ist theoretisch relativ einfach zu erklären, aber die Praxis ist eine Kunst. Und wenn mal ein Ball herunterfällt, liegt das nicht an einer persönlichen Schwäche eines Menschen, sondern weil lebenslanges Jonglieren in der Tat sehr schwierig ist.

## *Auf einen Blick*

→ Die Diagnose Diabetes ist eine Herausforderung für die gesamte Familie. Sie erfordert eine Neuorganisation des Familiensystems mit seinen Rollen und Zuständigkeiten.

→ Die „typische Familie mit einem Kind mit Diabetes" gibt es nicht, dafür die gesamte Bandbreite von Familiensystemen. Ein individuelles familienorientiertes Betreuungskonzept ist daher sinnvoll.

→ Psychologische Begleitung ist initial besonders hilfreich, weil in dieser Phase wichtige Weichen für den lebenslangen Umgang mit der Erkrankung (Coping) gestellt werden.

→ Die Krankheitsverarbeitung folgt keinem starren Ablauf, sondern ist ein dynamischer Prozeß mit Vor- und Rückschritten. Leugnung, Verhandeln, Aggression, Trauer und Depression sind häufige Reaktionen. Eine psychologische Intervention ist zu erwägen, wenn Familien über längere Zeit in diesen Reaktionen verharren.

→ Weitere psychologische Aufgaben können sein: Unterstützung der Eltern bei der Aufklärung der Kinder über Diagnose und Chronizität; psychologische Diagnostik, z.B. Lernschwäche oder Zahlenverständnis; selten die Behandlung einer Spritzenphobie; Vermittlung psychotherapeutischer und psychosozialer Hilfen für hochgradig belastete Familien, z.B. Eheberatung.

Bischoff C, Zenz H (Hrsg) (1989) Patientenkonzepte von Körper und Krankheit. Huber, Bern

Dumont RH, Jacobson AM, Cole C, Hauser ST, Wolfsdorf JI, Willett JB, Milley JE, Wertlieb D (1995) Psychosocial predictors of acute complications of diabetes in youth. Diabetic Medicine 12: 612-618

Jacobson AM, Hauser ST, Lavori P, Willett JB, Cole C, Wolfsdorf JI, Dumont RH, Wertlieb D (1994) Family environment and glycemic control: a four-year prospective study of children and adolescents with insulin-dependent diabetes mellitus. Psychosomatic Medicine 56: 401-409

Haller R (1994) Pädagogische und psychologische Aspekte der Schulung von Kindern und Jugendlichen mit Diabetes mellitus. Diabetes Dialog (Lilly): 4, 20-23

Hürter A, Otten A (1991) Familien mit diabetischen Kindern und Jugendlichen: Psychische und soziale Probleme und der Wunsch nach psychologischer Hilfe im Vergleich mit anderen chronischen Erkrankungen. In: Roth R, Borkenstein M (Hrsg) Psychosoziale Aspekte in der Betreuung von Kindern und Jugendlichen mit Diabetes. Karger, Basel, 150-159

Kast V (1987) Der schöpferische Sprung. Vom therapeutischen Umgang mit Krisen. Walter, Olten

Kübler-Ross E (1980) Interviews mit Sterbenden. Droemer Knaur, München

Lavigne JV, Faier-Routman J (1992) Psychological adjustment to pediatric physical disorders: a meta-analytic review. Journal of Pediatric Psychology 17: 133-157

Lazarus RS (1966) Psychological stress and the coping process. McGraw-Hill, New York

Lohaus A (1990) Gesundheit und Krankheit aus der Sicht von Kindern. Hogrefe, Göttingen

Muthny FA (Hrsg) (1990) Krankheitsverarbeitung: Hintergrundtheorien, klinische Erfassung und empirische Ergebnisse. Springer, Heidelberg

Noeker M, Petermann F (2000) Interventionsverfahren bei chronisch kranken Kindern und deren Familien. In: Petermann F (Hrsg) Lehrbuch der Klinischen Kinderpsychologie und -psychotherapie. Hogrefe, Göttingen

Literatur

# Kinder mit Diabetes: die ganze Familie ist betroffen

*Roswith Roth, Graz*

*E*ine erfolgreiche Behandlung des Diabetes ist immer eine Herausforderung, ganz besonders, wenn die Betroffenen noch Kinder sind, denn dies bedeutet, daß sich der gesamte Familienverband den Notwendigkeiten der Therapie anzupassen hat. Wesentliche Faktoren stellen das Manifestationsalter des Kindes und sein kognitiver Entwicklungsstand für das Verständnis der Erkrankung, ihrer Chronizität, dem Erlernen der Therapie, der Übernahme einzelner Behandlungsschritte und den gravierenden Lebensveränderungen und Auswirkungen auf die weitere Entwicklung dar. Basierend auf vielen empirischen Studien, Ambulanz- und Betreuungserfahrung, tragen vor allem die Mütter die Hauptlast der täglichen Diabetestherapie ihrer Kinder. Sie sind die Vermittlerinnen zwischen ärztlichem Team und ihrem Kind, sie entscheiden, wenn die Kinder noch klein sind, über die Art der Therapie. Die Einbeziehung von anderen Familienmitgliedern ist unterschiedlich, betroffen sind alle von der chronischen Krankheit, auch die Väter und Geschwister. Der folgende Beitrag stellt psychologische Besonderheiten des Diabetes in verschiedenen Altersstufen dar. Daran anschließend werden Ansätze zu psychologischer Beratung und Therapie vorgestellt.

## Zunahme der Neuerkrankungen – vor allem bei Kindern

*Ca. 2.500 Neuerkrankungen jährlich in Deutschland*

Nach neueren Schätzungen ist in den westlichen Industrieländern etwa jedes zehnte bis zwanzigste Kind chronisch krank. Davon sind etwa 20.000 Kinder und Jugendliche zwischen 0 und 20 Jahren in der Bundesrepublik an Diabetes erkrankt, etwa 12.000 davon sind Kinder im Alter von 0 bis 15 Jahren (geschätzte Prävalenz 0,082%). Jährlich kommen etwa 2.500 Neuerkrankungen dazu (geschätzte Inzidenz bei Kindern von 0 bis 14 Jahren 12,9 / 100.000 / Jahr). Während der Diabetes bei Kleinkindern sehr selten ist, nimmt die Erkrankungshäufigkeit im Laufe der folgenden Lebensjahre kontinuierlich zu, bis sie um das 12. Lebensjahr einen Gipfel erreicht. Generell ist beobachtbar, daß das Auftreten von Neuerkrankungen im Kindes- und Jugendalter häufiger wird (Neu et al. 2001).

## Die Manifestation: eine Krise für Kind und Eltern

Die Eltern sind, meist aus heiterem Himmel, mit der Tatsache konfrontiert, daß ihr Kind Diabetes hat. Sie sind emotional erschüttert, die Konsequenzen über-

steigen meist ihre Vorstellungsmöglichkeiten und mobilisieren zugleich alle seelischen Widerstandskräfte. Denn anders als Kinderkrankheiten oder eine Man-
deloperation ist eine chronische Krankheit kein mehr oder weniger unangeneh-
mes Zwischenspiel, das man bald wieder vergißt. Sie greift tief in die Familie *Alltag und*
ein und läßt keinen von den Sorgen und Belastungen aus, die sie mit sich bringt. *Zusammenle-*
Sie erfordert vom Kind wie von den Eltern und Geschwistern, sich langfristig *ben in der*
auf einen veränderten Alltag einzurichten, die Krankheit nach und nach anzu- *Familie än-*
nehmen und mit ihr leben zu lernen (Anderson & Bracket 2000). *dern sich*
*grundlegend*

Am Anfang dieser schwierigen Anpassungsprozesse steht ein Moment, der
von den Eltern zugleich erwartet und gefürchtet wird: die Diagnose. Zu erfahren, daß das eigene Kind an einer chronischen Erkrankung leidet, zerstört viele
bis dahin selbstverständliche Erwartungen und Wünsche an das Kind und seine
Zukunft. Der Schock durch die Diagnose wird von vielen Eltern als ein Gefühl
der Lähmung und Erstarrung beschrieben, der oft
nur kurze Zeit, manchmal Tage und Wochen andau-
ert. Diesem Schock folgen oft unterschiedlich starke Gefühle, wie Zorn und Wut gegen das medizinische Team, das eigene Kind, gegen andere Familien, die ein gesundes Kind haben, gegen den Partner oder die Partnerin und gegen sich selbst, ver-

- Warum gerade mein Kind?
- Was habe ich falsch gemacht?
- Wer von uns beiden ist schuld an
  der Erkrankung?

mischt mit Ursachen- und Schuldzuschreibungen, die nicht selten irrationalen
Charakter haben (Anderson & Rubin 1996; Anderson & Bracket 2000). Aber es
kommt auch das Bedauern hinzu, ihren Kindern durch die Therapie täglich
Schmerzen zufügen zu müssen und damit ihre Schutzfunktion nur teilweise erfüllen zu können. Viele Eltern berichten, daß die Diagnose eine Belastung für
ihre Ehe oder Partnerschaft darstellt, Kommunikationsschwierigkeiten und depressive Verstimmung auslöst.

Um den beängstigenden Gefühlen von Hilflosigkeit zu entgehen und die
Kontrolle über den eigenen Körper möglichst nicht aufzugeben, wehren sich
manche Kinder erbittert gegen jede pflegerische Hilfe. Andere Kinder lassen
sich in den Zustand von Passivität und Hilflosigkeit
fallen und erscheinen als brave Patienten. Je nach
kognitivem Entwicklungsstand prägen fehlendes
oder unklares Wissen um ihren Zustand bzw. die
Behandlung und Angst ihr Erleben. Auch Kinder
fühlen Enttäuschung und Zorn gegenüber dem eigenen Körper und auch gegenüber den eigenen Eltern,
die es nicht vor der Krankheit und den unangeneh-

- Warum gerade ich?
- Warum haben mich meine Eltern
  nicht davor bewahrt?
- Was habe ich falsch gemacht?
- Wofür werde ich bestraft?

men und schmerzhaften Erfahrungen bewahren konnten. Sie neigen dazu, bis in
die Pubertät die Erkrankung und die Behandlung als Strafe für falsches Verhalten zu sehen.

Obwohl der Diabetes fast alle Lebensbereiche in der Familie berührt, weisen
Studien, die Kinder mit Diabetes und ohne Diabetes mit standardisierten Meß-
instrumenten vergleichen, immer wieder darauf hin, daß Kinder mit Diabetes
üblicherweise keine deviante Gruppe sind und nicht mehr psychiatrische Auf-

*Kinder mit Diabetes sind im allgemeinen keine psychiatrisch auffällige Gruppe*

fälligkeiten als die gesunde Normgruppe zeigen. Besonders belastende Situationen wie die Manifestation, lange Krankenhausaufenthalte, Spritzphobien oder Hypoglykämieangst können aber zu behandlungsbedürftigen Störungen führen. Auch besonders belastete Untergruppen von Kindern mit Diabetes, wie Kinder mit schweren Hypoglykämien, Ketoazidosen, Familienkrisen etc., erleben Risikofaktoren, welche die Entstehung von psychiatrischen Auffälligkeiten begünstigen. Am ehesten wird eine etwas erhöhte Neigung zu Depressionen und generalisierten Angststörungen gefunden, vor allem im ersten Jahr nach der Diagnose. Dabei stellen depressive Verstimmungen der Mutter wesentliche Risikofaktoren für spätere Depressionen beim Kind dar (Kovacs et al. 1997).

## Vorbereitung auf die Dauerbehandlung: die erste Schulung

In der Pädiatrie steht die individuelle Schulung von Eltern und Kindern im Vordergrund, die während des stationären Aufenthalts der Kinder nach der Diagnose stattfindet. Sie beginnt mit dem Initialgespräch unmittelbar nach der Aufnahme des Kindes in die Klinik und der Mitteilung der Diagnose. Auch wenn die Eltern nach ein bis zwei Tagen wieder gefaßter wirken, ist zu beachten, daß neue Inhalte unter emotionaler Belastung schlecht erinnert werden (Anderson & Rubin 1996).

*Materialien zur Elternschulung*

Bewährt hat sich, die wesentlichen Basisinformationen schriftlich zu geben. Ein für Kinder von 6 bis 12 Jahren entwickeltes Schulungsprogramm von Hürter et al. (1998) enthält auch einen Leitfaden für die Schulung und eine Elternbroschüre. Eine detaillierte medizinische und psychologische Schulung zu wesentlichen Fragen, die sich Eltern bei der Behandlung und Betreuung stellen, bieten die Ratgeber von Hürter & Lange (2001) und Brackenridge & Rubin (1996).

## Folgeschulungen

Die Langzeitbehandlung von Kindern und Jugendlichen sollte weitgehend ambulant durchgeführt und stationäre Aufnahmen auf ein Mindestmaß reduziert werden. Je nach Erfahrung und Selbständigkeit der Kinder und ihrer Eltern erfolgen ambulante Vorstellungen alle 4 bis 6 Wochen. Jeder dieser Ambulanztermine ist auch als Schulungswiederholung zu sehen, welche das Wissen und die Fertigkeiten in bezug auf die Therapie auffrischt, verbessert und die Motivation der Kinder und Eltern in bezug auf die Behandlungskooperation erhöht bzw. aufrechterhält. Zur Sicherstellung dieser kontinuierlichen Schulung dienen neben den Ambulanzbesuchen auch ambulante Schulungsangebote in Gruppen, Eltern-Kind-Wochenend- und Ferienschulungen für Kinder.

*Folgeschulungen vertiefen die Behandlungsfertigkeiten und erhöhen die Behandlungsmotivation*

Während Kleinkinder noch nicht strukturiert über ihre Erkrankung geschult werden können, ist es ihnen doch möglich, einzelne konkrete Abläufe und Fertigkeiten zu erlernen, z. B. bei der Insulininjektion oder beim Blutzuckermessen helfen. Schulkinder können bereits an spielerisch gestalteten Kursen teilnehmen, während systematische Schulungen erst für Jugendliche sinnvoll sind. Die Schulungen für Eltern und Kinder sollten sich möglichst eng an den praktischen

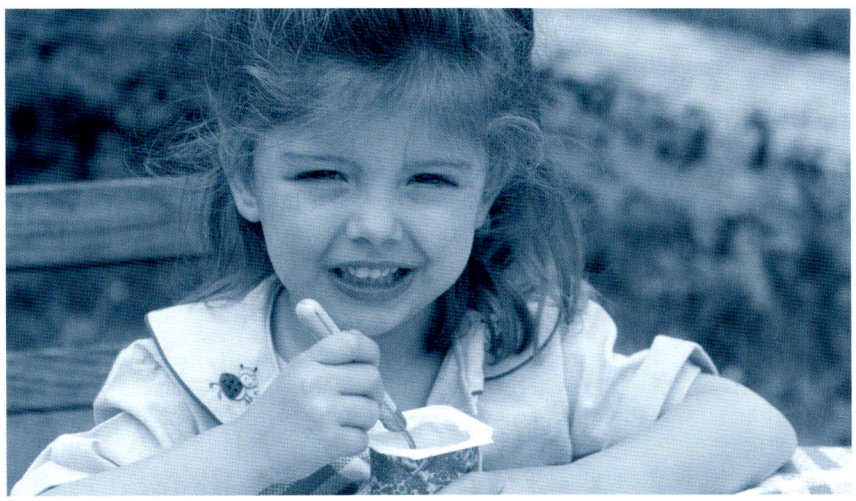

*Therapieziel:
normale
Entwicklung*

Problemen der Diabetesbehandlung orientieren und diese in konkrete Übungen umsetzen. Das tägliche Diabetesmanagement mit Insulininjektionen, Selbstkontrollen, diabetesgerechter Ernährung, Anpassung der Therapie an ungewöhnliche Situationen und der Sorge um akute Komplikationen stellt große Anforderungen an die Eltern. Strukturierte Schulungsangebote für Eltern und spielerisches Lernen für Kinder wirken wie eine intermittierende Verstärkung der Durchführung des Diabetesmanagements und erhöhen damit die Therapiekooperation.

*Eltern müssen umfassend geschult sein*

Je jünger das Kind mit Diabetes ist, um so weniger kann es sich selbst an der Behandlung beteiligen und um so mehr ist es von der kompetenten und engagierten Betreuung durch seine Familie abhängig. Etwa bis zum 12. Lebensjahr ihrer Kinder müssen Eltern umfassend geschult sein, weil sie die Hauptverantwortlichen für das Diabetesmanagement sind. Eine zu frühe Übergabe in die alleinige Verantwortung der Kinder führt zu einer Überforderung der Heranwachsenden und ist meist mit einer schlechten Stoffwechselführung assoziiert (Hürter & Lange 2001; Anderson & Rubin 1996).

Die Stärkung der Behandlungsmotivation geht mit erhöhter Behandlungskooperation einher. In den letzten Jahrzehnten hat sich der Begriff der Compliance vom starren Befolgen medizinischer Anweisungen (passive Rolle) hin zu einer aktiven Therapiemitarbeit und -kooperation gewandelt. Mit dem „Empowerment-Ansatz" in der Diabetesschulung wird angestrebt, Menschen mit Diabetes in die Lage zu versetzen, selbst rationale Entscheidungen über die Gestaltung ihrer Diabetestherapie im Alltag und damit über ihren Lebensstil zu treffen. Bei jüngeren Kindern treffen die Eltern diese Entscheidungen. Neuere Untersuchungen zeigen, daß die mütterliche Fähigkeit zur Wahrung der Interessen des Kindes mit Diabetes (sense of empowerment) als eigene Ressource mit der Therapiekooperation von Jugendlichen im Zusammenhang steht (Florian & Elad 1998).

*Empowerment bei Müttern/Eltern*

# Entwicklung, Belastung und Bewältigung

Die Belastungen, die Kinder und Jugendliche durch eine chronische Erkrankung erleben, können nicht unabhängig von den altersbezogenen Aktivitäten und Anforderungen betrachtet werden. Im Lauf ihrer Entwicklung werden an Kinder und Jugendliche zahlreiche Anforderungen und Aufgaben gestellt, die es zu bewältigen gilt. Mit zunehmendem Alter wandeln sich diese Aufgaben. Die Passung zwischen den jeweiligen Entwicklungsaufgaben und den krankheitsspezifischen Anforderungen ist wichtig, um das Belastungspotential abschätzen zu können (Hürter & Lange 2001).

*Entwicklungsaufgaben*

Zur Beschreibung dieser Aufgaben werden meist die Entwicklungsaufgaben von Havighurst (1953) herangezogen. Sie stellen eine Verallgemeinerung und in einem bestimmten Umfang auch eine Vorhersage von Entwicklungsverläufen dar. Das Konzept orientiert sich an der amerikanischen Mittelstandsgesellschaft, es bleibt zu fragen, ob es auf andere Kulturen zu übertragen ist.

*Stadien kognitiver Entwicklung*

Das Verständnis für den Diabetes und die notwendige Behandlung hängt außerdem von der kognitiven Entwicklungsstufe ab, in der sich das Kind befindet und welches Körperkonzept, welche Krankheits- und Behandlungskonzepte ihm kognitiv zugänglich sind. Für die allgemeine kognitive Entwicklung wird in Anlehnung an Piaget (Oerter & Montada 1995; Lohaus 1990) eine Abfolge von vier qualitativ unterschiedlichen, aufeinander aufbauenden Entwicklungsschritten angenommen. Unterschieden werden das sensumotorische (0-2 Jahre), das präoperationale (2-6 Jahre), das konkret-operationale (7-11 Jahre) und das formal-operatorische (ab 12 Jahre) Entwicklungsstadium.

## Säuglinge und Kleinkinder (ca. 0–2 Jahre)

In den ersten zwei Lebensjahren zählt die Etablierung einer starken gegenseitigen und vertrauensvollen Beziehung zwischen dem Kind und seiner primären Bezugsperson zu den zentralen Entwicklungsaufgaben. Das Wohlbefinden des Kindes hängt von der vorhersehbaren Präsenz einer erwachsenen Person ab, die seine physischen Bedürfnisse befriedigt, eine stabile Umwelt garantiert und sozial interaktiv mit ihm in Beziehung tritt.

Typ-1-Diabetes tritt bei Säuglingen und Kleinkindern sehr selten auf. Die Symptome können sich von denen unterscheiden, die üblicherweise bei Kindern beobachtbar sind. Es kann daher zu Fehldiagnosen kommen, die dazu führen, daß Säuglinge und Kleinkinder häufiger als ältere Kinder bei der Manifestation des Diabetes mit einer Ketoazidose ins Krankenhaus eingeliefert werden. Eine derart dramatische Manifestation hinterläßt Spuren bei Eltern und Kindern. Die komplizierte Behandlung von Säuglingen mit Diabetes hat auch zur Folge, daß sie häufig sehr lange in der Kinderklinik behandelt werden müssen (Hürter 1997), bevor gut geschulte Eltern in der Lage sind, sie selbständig zu Hause zu betreuen.

Zur Erklärung psychosozialer Auswirkungen von häufigeren und längeren Klinikaufenthalten im Kleinkindalter wird häufig auf das Konzept des psychischen Hospitalismus zurückgegriffen. Eine Trennung von der Mutter und Reizarmut oder fehlende Möglichkeiten der Interaktion mit der Umgebung können danach zu einem Verhalten beim Kind führen, das vorerst in Protestieren, dann in Verzweiflung und in der anschließenden Lösung der sozialen Bindung zur Mutter besteht. Auch wenn heute Krankenhausaufenthalte so kurz wie möglich gestaltet und die Mutter oder eine wichtige Bezugsperson mit dem Kind stationär aufgenommen werden kann, zeigt sich, auch in Verbindung mit der invasiven häuslichen Therapie (Blutzuckermessung und Insulininjektion), eine verringerte Verbundenheit der Mütter zum Kind mit Diabetes (Hatton et al. 1995).

*Therapieschritte beeinflussen die Beziehung zwischen Mutter und Kind*

Eine der großen Sorgen der Eltern von Kleinkindern mit Diabetes betrifft das Auftreten von schweren Hypoglykämien, einerseits wegen der akuten Gefährdung der Kinder, andererseits wegen möglicher langfristiger neurologischer Folgen. Obwohl die Risiken durch schwere Hypoglykämien kontrovers diskutiert werden, scheinen Personen, die vor ihrem 5. Lebensjahr an Diabetes erkrankt sind und schweren Hypoglykämien im Kleinkindalter ausgesetzt waren, ein größeres Risiko für neurologische und neuropsychologische Defizite aufzuweisen (Ryan 1999). Daher wird bei Kleinkindern empfohlen, etwas höhere Blutglukosewerte zu akzeptieren als bei älteren Kindern.

## Entwicklungsaufgaben in der frühen Kindheit (0–2 Jahre)

- soziale Verbundenheit
- Objektpermanenz
- sensumotorische Intelligenz
- motorische Funktionen

Besonders schwierig ist es für Eltern der Kinder, die sich sprachlich noch nicht mitteilen können, Hypoglykämien frühzeitig zu erkennen. Hinweise sind kalter Schweiß, blasses Aussehen, ungewöhnliche Müdigkeit oder plötzlicher Stimmungswandel des Kindes. Viele Eltern fürchten vor allem nächtliche Hypoglykämien und kontrollieren das Befinden ihres Kindes auch in dieser Zeit. Die intensive besorgte Überwachung stellt für Eltern und Kind eine außerordentliche physische und psychische Belastung dar.

*Hypoglykämien erfordern ständige Wachsamkeit*

Bezüglich des kognitiven Verständnisses und des Erlebens der Krankheit in der sensumotorischen (vorsprachlichen) Phase ist die Forschung auf Verhaltensbeobachtungen angewiesen. Es sind nur wenige systematische Beobachtungen dazu verfügbar, wie Kinder sich verhalten, wenn sie im Säuglingsalter an Diabetes erkranken bzw. wie Eltern diese Situation erleben (Roth & Borkenstein 1991; Anderson & Bracket 2000; Hatton et al. 1995). Das Kleinkind erleidet seinen Diabetes als eine unbegreifliche Beeinträchtigung seiner körperlichen Integrität durch Spritzen und Blutentnahmen, seiner Willensbildung durch fixierte Spritz- und Essenszeiten und seiner Entfaltung durch ständige Aufsicht und Kontrolle seines Bewegungsdrangs. Nicht selten kommt es reaktiv zu heftigen Trotzphasen, die seine Betreuerinnen an den Rand der Verzweiflung bringen. Zusätzlich tauchen eine Fülle neuer Bezugspersonen auf: das Team in der Klinik. Alle ermuntern, ermahnen, reden und fordern. Die Eltern, meist die Mütter, müssen den Alltag mit einem rebellierenden Kleinkind und einer Fülle von

*Heftige Trotzphasen*

*Verständnis*
*und Hilfe in*
*Selbsthilfe-*
*gruppen*

schwierigen Entscheidungen meistern. Manchen Eltern fehlt das Verständnis für das chronisch kranke Kind und seine Bedürfnisse, andere stellen es unter eine Glasglocke und wieder andere flüchten sich in Mißtrauen gegenüber dem ärztlichen Team oder in Ärger über das Kind.

„Patenfamilien", Selbsthilfegruppen und Internetseiten, die wie eine Selbsthilfegruppe die konkrete Erfahrung von ak-

- abhängige Kleinkinder
- heftige Trotzphasen
- geforderte Mütter/Eltern

tiven Eltern enthalten, können hilfreich bei der Bewältigung der vielfältigen Situationen und Entscheidungen wirken. Generell sollte aber gerade in diesen Fällen ein multiprofessionelles Betreuungskonzept sicherstellen, daß die Probleme bewältigt werden, ehe sie zu Quellen langfristiger negativer Nachwirkungen für das Diabetesmanagement werden (Borkenstein et al. 1997; Anderson & Brakket 2000).

## Kleinkindalter

*Mitleid und*
*Schuldgefühle*

Etwas häufiger als im Säuglingsalter tritt der Typ-1-Diabetes während des Kleinkind- und Vorschulalters auf. Die Stoffwechselführung dieser Kinder ist meist sehr schwierig, oft schwieriger als in der Pubertät (Hürter 1997). Die Eltern sind verzweifelt, weil das Blutglukoseverhalten häufig nicht ihren Berechnungen entspricht. Kleinkinder leiden oft unter den schmerzhaften Maßnahmen der Stoffwechselkontrollen und Insulininjektionen. Sie widersetzen sich, toben, schreien und rufen damit bei ihren Eltern nicht nur Mitleid, sondern auch Schuldgefühle hervor.

In dieser Entwicklungsperiode haben Kinder zwei wesentliche Entwicklungsaufgaben zu bewältigen (Havighurst 1953; Oerter & Montada 1995). Sie müssen sich von ihrer primären Bezugsperson lösen und sich als eigene Person begreifen, Autonomie entwickeln und klarere Grenzen zwischen sich und den Eltern erreichen. Ein weiterer wichtiger Entwicklungsschritt besteht in der Erkundung und Kontrolle der Umwelt und dem Vertrauen in die eigenen Fähigkeiten, auf diese Umwelt einschließlich der dazu zählenden Personen einwirken zu können. Diese Autonomiebestrebungen können bei Eltern überbehütende oder kontrollierende Maßnahmen auslösen, auf die das Kind mit der Verweigerung des Essens, der Injektion oder Blutzuckermessung reagiert. Die Diabetesbehandlung kann so zu einem kontinuierlichen, nervenaufreibenden Kräftemessen beim Blutzuckermessen, beim Spritzen und beim Essen werden. Kinder lernen auf diese Weise, ihre Eltern über den Diabetes zu manipulieren. Ein Kompromiß der Eltern, dem Kind Grenzen zu setzen und es trotzdem in seiner Autonomie zu bestätigen, wäre, das Kind zwischen zwei Injektionsstellen oder mehreren Fingern für die Blutzuckermessung wählen zu

**Entwicklungsaufgaben**
**in der Kindheit (2 – 4 Jahre)**

- Selbstkontrolle
  (vor allem motorisch)
- Sprachentwicklung
- Phantasie und Spiel
- Verfeinerung
  motorischer Funktionen

lassen. Außerdem hat es sich in einzelnen Fällen bewährt, erst nach dem Essen Insulin zu injizieren. So kann vermieden werden, daß jede Mahlzeit mit dem Kind verhandelt werden muß.

## Schulübergang und frühes Schulalter

In der Vorschul- bzw. Kindergartenzeit wird die Welt außerhalb der häuslichen Umgebung zur Erprobung der neu errungenen Autonomie genutzt. Das Kind entwickelt und festigt seine Geschlechtsidentität und erwirbt neue kognitive Fähigkeiten. Das Kind muß lernen, nicht nur den Erwartungen der Eltern zu entsprechen, sondern auch die Erwartungen anderer Erwachsener zu erfüllen. Es werden erste Beziehungen zu Gleichaltrigen und Erwachsenen außerhalb der Familie geknüpft. Für Vorschulkinder mit Diabetes bedeutet dies auch die Wahrnehmung, daß sie in manchen Lebensbereichen „anders" sind als andere Gleichaltrige.

**Entwicklungsaufgaben im frühen Schulalter (5–7 Jahre)**

- Geschlechtsrollenidentifikation
- einfache moralische Unterscheidungen treffen
- konkrete Operationen
- Spiel in Gruppen

Kognitiv stehen in der präoperationalen Phase (2–6 Jahre) nur unmittelbar erkennbare Symptome und Krankheitserfahrungen im Mittelpunkt, nicht direkt erkennbare Krankheitsmerkmale spielen eine untergeordnete Rolle. Da kaum Relationen zwischen einzelnen Aspekten hergestellt werden können, kommt es auch zu falschen Vorstellungen von Ursache-Wirkungs-Zusammenhängen durch das zufällige unmittelbare Aufeinanderfolgen von Ereignissen. Hierzu gehört insbesondere die Annahme, daß die Erkrankung, ein Klinikaufenthalt und auch die schmerzhafte Behandlung Bestrafungen für eigenes Fehlverhalten und Regelverletzungen sind. Wird die Erkrankung unmittelbar als Bestrafung aufgefaßt, kann dies zu Schuldgefühlen beim Kind und einer ablehnenden Haltung gegenüber der Diabetestherapie führen.

*Krankheit als Strafe*

Medizinische Prozeduren sind auf dieser Stufe vor allem durch äußerlich wahrnehmbare Merkmale wie Geruch, Geschmack, Geräusche etc. gekennzeichnet. Dabei besteht eine Tendenz zu mystischen Interpretationen, indem Prozeduren bestimmte Absichten unterstellt werden. Ein wichtiger Aspekt, der dieses Entwicklungsstadium kennzeichnet, ist der Egozentrismus des Denkens und die Unfähigkeit, sich in die andere Person hineinzuversetzen. Da gleichzeitig die Tendenz besteht, sich am unmittelbar Wahrnehmbaren zu orientieren, werden Schmerzzustände oder andere unangenehme Zustände mit den Personen in Zusammenhang gebracht, die sie hervorrufen. Aus diesem Grund werden Personen oder Dingen häufig Attribute wie „böse" oder „gemein" zugeschrieben.

- „gemeine" Spritze
- „böse" Mutter
- „böser" Doktor
- „böses" Kind

In der frühen Kindheit resultieren negative Gefühle und schlechte Anpassung an die Krankheit eher aus zu geringer Zuwendung der Eltern oder anderer wichtiger Bezugspersonen als aus dem Bewußtsein, an Diabetes zu leiden. Mütter von 2- bis 6-jährigen Kindern mit Diabetes geben im Vergleich zur Normstichprobe der Child Behavior Checklist ein stärker ausgeprägtes internalisierendes Verhalten ihrer Kinder (depressives Verhalten, Angst, Schlafprobleme, somatische Beschwerden und sozialen Rückzug) an. Diese Angaben bewegen sich aber noch im subklinischen Bereich. In diesem Zusammenhang muß auf die weitaus größere Belastung der Mütter von Kindern mit Diabetes und chronisch kranken Kindern allgemein hingewiesen werden. Fast alle Belastungen werden dabei dem Diabetes zugeschrieben (Anderson & Bracket 2000).

## Mittleres Schulalter (7 – 12 Jahre)

*Soziale Kompetenz und Interaktion*

Mit dem Schuleintritt stellt die Bewältigung des Übergangs vom privaten in den öffentlichen Raum eine wesentliche Entwicklungsaufgabe dar. Enge Freundschaften zu schließen, meist mit Kindern desselben Geschlechts, Anerkennung in der Gleichaltrigengruppe zu erringen, neue intellektuelle Fähigkeiten und Fertigkeiten aufzubauen, sich in Sport und Spiel mit anderen Kindern zu vergleichen, bilden wichtige Anforderungen. Der Entwicklung des Selbstkonzepts und der sozialen Interaktion und Kompetenz wird als Indikator einer „normalen" Entwicklung besondere Aufmerksamkeit geschenkt. Die meisten Kinder mit Diabetes im mittleren Schulalter zeigen keine psychosozialen Probleme. Wenn Probleme auftreten, dann in der Interaktion mit Gleichaltrigen und im Selbstwertgefühl. Hier sind vor allem Kinder mit unzureichender Stoffwechseleinstellung, d. h. mit häufigen Krankenhausaufenthalten wegen akuter Ketoazidosen, betroffen. Die Interaktion mit anderen Kindern und der Vergleich mit ihnen ist vom Diabetes überschattet. Kinder mit Diabetes berichten, daß sie vermeiden, in der Schule von ihrem Diabetes zu erzählen, weil sie befürchten, nicht akzeptiert zu werden. Andere werden verspottet und erleben den Diabetes als soziales Stigma. Als besonders belastend werden dabei die Notwendigkeit der Injektion und die Ernährung angeführt, die sie vor allem von den anderen Kindern unterscheiden. Andererseits werden in der Schule manchmal die Vorteile der Erkrankung in Anspruch genommen und bei Klassenarbeiten und Prüfungen ausgespielt. Ähnlich wie die Eltern neigen die Kinder mit Diabetes dazu, ihre chronische Krankheit für alle Probleme verantwortlich zu machen und nicht zwischen den für alle Kinder auftretenden Problemen und den krankheitsspezifischen Erschwernissen zu unterscheiden (Roth & Borkenstein 1991).

*Therapieziel: soziale Integration*

Als wichtiges Ziel in der Schulzeit steht die Teilnahme des Kindes an möglichst allen Schulaktivitäten mit nur den notwendigsten Restriktionen. So können sich Selbstbewußtsein und soziale Fertigkeiten entwickeln. Kinder mit Diabetes sollen dabei ihr „Anders-Sein" nicht als „krank" oder „unnormal" erleben (Anderson & Bracket 2000).

Das Diabetesmanagement in der Zeit zwischen dem 6. und 12. Lebensjahr bereitet den Eltern deutlich weniger Probleme als in der Kleinkind- und Vorschulzeit. Viele Schulkinder akzeptieren ihren Diabetes und lernen vor allem im operationalen Bereich geschickt mit ihm umzugehen. Sie überlassen die Therapieverantwortung ohne große Widerstände ihren Eltern. Wenn nicht durch starke Blutzuckerschwankungen oder durch Vermeidungsverhalten der Schulbesuch unregelmäßig wird, steht einer unauffälligen Entwicklung nichts im Wege.

Im Alltag der Kinder können Hypoglykämien zu typischen Problemen führen. Wegen der starken Überlappung von autonomen Angst- und Hypoglykämiesymptomen fällt es ihnen besonders in der Schule bei Prüfungssituationen schwer, beide Zustände zu unterscheiden. Oft können oder wollen sie die Höhe ihres Blutzuckers auch nicht durch eine Messung überprüfen (Roth et al. 1995). Diese Validierung ist aber wichtig, zumal nach einer Hypoglykämie noch Gedächtnis- und Aufmerksamkeitsbeeinträchtigungen über einige Stunden weiterbestehen können (Anderson & Bracket 2000). Andererseits sollte so auch verhindert werden, daß Kinder auf jede Belastungssituation mit Nahrungsaufnahme reagieren und erhebliche Blutzuckeranstiege riskieren.

*Angst- und Hypoglykämiesymptome sind schwer zu unterscheiden*

**Entwicklungsaufgaben im mittleren Schulalter**

- soziale Kooperation
- Selbstbewußtsein (fleißig, tüchtig)
- Erwerb der Kulturtechniken (Lesen, Schreiben etc.)
- Spielen und Arbeiten im Team

Im konkret-operatorischen Stadium (etwa 7 bis 11 Jahre) bleibt das Denken noch an konkrete Erfahrungen gebunden. Da aber Erfahrungselemente auch im Zusammenhang gesehen werden, gewinnt das Denken erheblich an Flexibilität. Kinder können in diesem Stadium mehr als nur einen Aspekt eines Sachverhaltes sehen und auch zeitliche Abfolgen erkennen. Sie können verstehen, daß derzeitige Zustände aus früheren resultieren bzw. unter Umständen auch rückgängig gemacht werden können, d. h. reversibles Denken ist möglich.

In dieser Phase wird die Erkrankung als Resultat einer (einheitlichen) externen Ursache gesehen, wobei am häufigsten die Annahme auftritt, daß Krankheitserreger (Bakterien, Viren) die Ursache sind. Es wird eine Verbindung von den externen Krankheitsursachen zu den internen Krankheitswirkungen hergestellt. Es ist auch die Trennung der eigenen Perspektive und der von anderen Personen möglich. Elementare Prinzipien der Logik werden entwickelt, die zur Lösung konkret-gegenwärtiger Probleme einsetzbar sind. Die Kinder verstehen, daß die Handlungen des medizinischen Personals oder der Eltern dem Zweck dienen, daß sie gesund bleiben oder wieder gesund werden. Dabei können sie nun zwischen Person und Prozedur trennen. In dieser Phase wächst das Interesse, Teilschritte der Behandlung selbst durchzuführen.

*Konkret-operatorisches Denken*

Auch wenn Mißverständnisse in dieser Phase noch nicht auszuschließen sind, entsteht ein Verständnis des Ziels und der Funktion medizinischer Prozeduren. Kinder können verstehen, daß mehrere Teilschritte bei der Behandlung notwendig sind, einzelne Schritte können sie auch schon selbst durchführen, z. B. Insulin spritzen. Schwierigkeiten bereitet dagegen das sukzessive, hypothetische Durchdenken verschiedener Behandlungswege, etwa die Berechnung der Insulindosis.

*Verständnis der Erkrankung und Mitarbeit bei der Therapie*

Selbst wenn Kinder schon sehr selbständig wirken und Eltern gerne die Verantwortung für die Therapie an sie abgeben würden, zeigt sich, daß eine zu frühe Übernahme des gesamten Diabetesmanagements die Kinder überfordert und zu

*Verständnis der Therapie*

einer schlechteren Stoffwechseleinstellung führt. Erst in der formal-operatorischen Entwicklungsphase sind Kinder fähig, das komplexe Wechselspiel zwischen Insulinzufuhr, Ernährung und Bewegung zu begreifen und umzusetzen (→ *Jugendliche*).

## Die Familie als System und die Familienmitglieder

Betrachtet man die gesamte Familie als System, so wird eine Wechselwirkung zwischen der Familie und der Bewältigung der Krankheit angenommen. Grundlage ist ein Familienkonzept, das die Familie als organische Einheit und dynamisches System sieht. Es ist sowohl von innen als von außen beeinflußbar. Dieses offene System entwickelt eigene Regeln und Bewältigungsmechanismen, welche die Beziehungen der Familienmitglieder untereinander bestimmen und ihre Interaktionen steuern. Charakteristisch für ein derartiges System ist, daß die Veränderung eines Teils (Mitglieds), z.B. durch eine Erkrankung, das gesamte System verändert. Mit der Familiengründung ergeben sich für Eltern Entwicklungsaufgaben, die sich je nach Alter der Kinder verändern (Petermann 2000).

Diese Familienentwicklungsaufgaben werden bei chronisch erkrankten Kindern durch neue Anforderungen erweitert, da der Krankheitsverlauf möglicherweise nicht stabil und die tägliche Behandlung gerade bei kleinen Kindern sehr anspruchsvoll ist. Zusätzliche Belastungen können sich ergeben aus: dem Mehraufwand durch die besondere Pflege des Kindes; Geschwisterrivalitäten; Sorgen um das kranke Kind; Fragen nach Schuld oder Verursachung der Erkrankung; finanzielle Mehraufwendungen; spezielle familiäre Arrangements, um eine Betreuung zu gewährleisten.

### Tab.1 Entwicklungsaufgaben von Familien mit jungen Kindern

- Anpassung des Ehe-Systems, um Raum für ein Kind bzw. Kinder zu schaffen
- Koordinierung der Kindererziehung, des Umgangs mit Geld und der Haushaltsführung
- Neuorientierung der Beziehung mit der erweiterten Familie, um Eltern und Großeltern mit einzubeziehen

#### mit Jugendlichen

- Veränderung der Eltern-Kind-Beziehungen, um Jugendlichen zu ermöglichen, sich innerhalb und außerhalb des Familiensystems zu bewegen
- Neue Fokussierung auf die ehelichen und beruflichen Themen der mittleren Lebensspanne
- Hinwendung auf die gemeinsame Pflege und Sorge für die ältere Generation

### Die Mütter

Eine zentrale Bedeutung in Krankheits- und Pflegesituationen kommt noch immer der Mutter zu, da sie dem traditionellen Rollenverständnis folgend emotionale und integrative Funktionen in der Familie zu erfüllen hat. Aufgrund ihrer Rollensituation ist sie in die praktische Versorgung des Kindes mit Diabetes und in die Durchführung der Diabetestherapie so stark involviert, daß sie ihre eigene Lebensplanung und Interessen im Hinblick auf das Wohl ihres Kindes oft in den Hintergrund stellt, während es vom Ermessen des Vaters abhängt, inwieweit er neben seiner Berufsarbeit gewillt ist, Betreuungsaufgaben für das Kind mit Diabetes oder häusliche Aufgaben zu übernehmen (Busse-Widmann et al. 2001). Neben einer physischen und psychischen Mehrbelastung bzw. Überlastung der Mütter resultiert daraus häufig, daß sie langfristig durch größere Kompetenz im Umgang mit den Problemen in der Familie die aktive und bestimmende Rolle übernehmen (Roth & Borkenstein1991; Roth et al. 1995).

**Erziehungsstile der Mütter**

- zurückweisend, indifferent
- übermäßig permissiv, nachsichtig
- überbehütend, überängstlich
- perfektionistisch, überkontrollierend
- konsistent und flexibel

In einigen klassischen Studien über meist mütterliche Einstellungen zur Behandlung des Diabetes mellitus wurden im wesentlichen vier bzw. fünf mütterliche Erziehungsstile gefunden, die mit der psychologischen Anpassung und teilweise auch der metabolischen Kontrolle des Kindes zusammenhängen. Mütterliche Gleichgültigkeit und Zurückweisung stellt dabei die ungünstigste Konstellation für ein Kind mit Diabetes dar. Eine schlechte Stoffwechseleinstellung und Persönlichkeitsprobleme von depressiver Charakteristik sind bei diesen Kindern besonders häufig. Auch die Kinder von überbehütenden und besonders permissiven Müttern zeigen oft unbefriedigende Stoffwechselwerte und zusätzlich Anpassungsprobleme. Perfektionistische und überkontrollierende Mütter erreichen häufig gute Stoffwechseleinstellungen. Damit verbunden ist jedoch häufiger eine problematische, vor allem aggressive und rebellische Persönlichkeitsstruktur des Kindes. Bei Kindern mit guter bis befriedigender Stoffwechselkontrolle und unauffälligen Persönlichkeitseigenschaften zeigen die meisten Mütter einen konsistenten und flexiblen Zugang zum Diabetes und zu seiner Therapie.

*Engagement und Überforderung der Mütter*

Der Erziehungsstil der Mütter kann als Ursache, aber auch als Resultat der psychologischen Problematik und der labilen Stoffwechselsituation der Kinder und des Familienkontextes gesehen werden. Diese und ähnliche Ergebnisse sollten immer auch unter dem Aspekt der Überlastung der Mütter, der mangelnden Unterstützung durch andere Familienmitglieder und durch das öffentliche Gesundheitssystem betrachtet werden.

## Das Erleben der Mütter

Mütter von Kindern mit Diabetes berichten, daß sie mehr Streß erleben als Mütter von gesunden Kindern. Die Mütter bekommen auch weniger Unterstützung von ihren Partnern bei der Betreuung der chronisch kranken Kinder, und sie erleben sich selbst als weniger gesund (Roth & Borkenstein 1991; Anderson & Rubin 1996; Busse-Widmann et al. 2001). Mütter nehmen individuelle und fa-

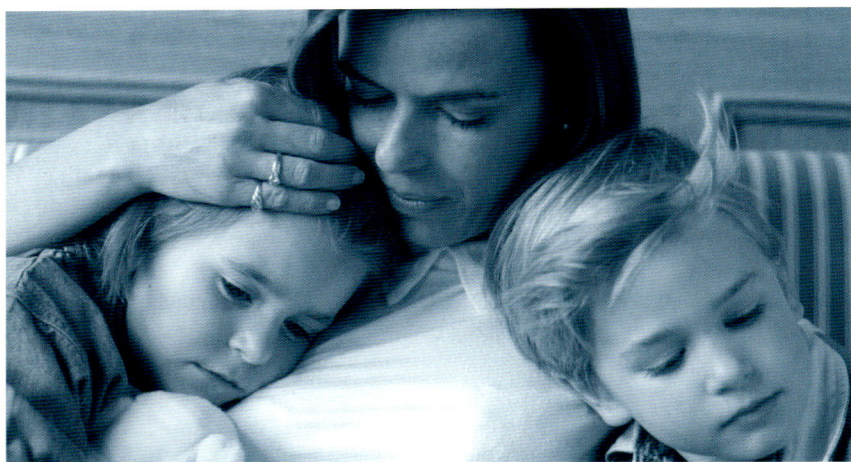

*Mütter erleben
sehr viel Streß*

miliäre Einschränkungen wie den Verzicht auf eigene Berufstätigkeit und Sozialkontakte auf sich, obwohl auch bei chronisch kranken und nicht nur gesunden Kindern mütterliche Beschäftigung mit geringerer Depressivität im Vergleich zu Müttern ohne berufliches Engagement einhergeht. Die Diabetesbehandlung erfordert eine restriktive zeitliche Strukturierung des Tagesablaufes, die wenig Spontaneität zuläßt. Dies führt unter Umständen zu einer überkontrollierenden und überängstlichen Haltung gegenüber dem Kind mit Diabetes.

Weiter belasten Sorgen um das aktuelle Befinden des Kindes und um seine Zukunft. Hier werden vor allem Angst vor Hypoglykämien, die Selbständigkeitsentwicklung der Heranwachsenden, eingeschränkte Berufsaussichten, Schwierigkeiten, einen Partner/eine Partnerin zu finden und vor allem Folgeerkrankungen genannt.

*Mutter als
Puffer zwischen Arzt/
Ärztin und
Kind*

Die Beziehung zum Arzt oder zur Ärztin birgt ein weiteres Konfliktpotential: Die Mutter hat quasi eine Vermittlerinnen- oder Pufferfunktion zwischen den Anforderungen des Arztes und den Bedürfnissen des Kindes. Der Ärztin gegenüber soll sie Abweichungen des Kindes von den Therapieempfehlungen vertreten, die sie entweder gutheißt oder auch nicht. Erschwerend wirkt, wenn die Therapieziele zwischen Eltern und behandelnden Ärzten nicht immer eindeutig abgesprochen sind und deshalb differieren.

*Irrationale
Schuldgefühle*

Eine weitere Dauerbelastung, die sich nicht nur auf die Zeit nach der Manifestation des Diabetes bezieht, ist die Frage nach der Ursache der Krankheit, die zu selbstquälerischen Gedanken wegen der möglichen Vererbung oder potentiellen Fehlverhaltens führen kann. Dabei formulieren Eltern oft irrationale Vorstellungen über das eigene Verschulden an der Erkrankung ihres Kindes.

### Bewältigungsverhalten der Mütter

Es lassen sich drei übergreifende Stile unterscheiden, mit denen Mütter versuchen, ihre Situation zu bewältigen. Jeder der Bewältigungsstile hat typische Vor-

und auch Nachteile (Roth & Borkenstein 1991): Eine erste Form des Coping ist eine rationale eigenverantwortliche Planung, in der Mütter ihren Lebensstil der veränderten Situation anpassen und die volle Verantwortung für das Diabetesmanagement übernehmen. Der innerfamiliäre Tagesablauf ist detailliert organisiert, ein präzises Krisenmanagement ist vorbereitet, Probleme werden meist selbständig ohne Hilfe anderer Personen gemeistert. Risiken bestehen bei diesem Verhaltensstil darin, daß er zu Überforderung und Mangel an Sozialkontakten der Mütter führen kann. Familiäre Konflikte durch Gefühle von Vernachlässigung bei Geschwistern und dem Partner können entstehen. Die isolativen Tendenzen können die Fixierung der Mutter auf das kranke Kind verstärken, das möglicherweise mit erhöhter Unselbständigkeit auf seine bevorzugte Betreuung reagiert.

*Rationale eigenverantwortliche Planung*

Eine zweite Bewältigungsform bezieht die Unterstützung von außen konstruktiv ein. Die Mütter versuchen, Belastungen dadurch zu reduzieren, daß sie die Hilfe anderer Personen (Partner, Familienangehörige, Freunde, Fachkräfte) suchen und Aufgaben delegieren. Dies dient nicht nur ihrer eigenen psychischen Entlastung, sondern auch der Vorbeugung von familiären Konflikten. Obwohl optimal, sind diese Unterstützungen oft nur mit großem Aufwand einzufordern, da gewisse Verantwortungen der Mutter aus einem traditionellen Rollenverständnis heraus zugewiesen werden. So beklagen Mütter die zu geringe Unterstützung von ihrem Partner. Generell bekommen Mütter von gesunden Kindern auch mehr Unterstützung in ihrem sozialen Netzwerk als Mütter von Kindern mit Diabetes (Anderson & Rubin 1996).

*Konstruktive Einbeziehung von Außenkontakten und Delegation*

Eine dritte Bewältigungsform wird vor allem durch eine Fokussierung der Aufmerksamkeit weg von der Krankheit und durch kognitive Umdeutung hin auf Vermeidung von negativ empfundenen Erlebnisinhalten erreicht. Dies mag zwar zur Bewältigung des Schocks bei der Manifestation geeignet sein, kann aber langfristig zu einer Fehleinschätzung bei der Betreuung des Kindes und zu einer unzureichenden Qualität der Stoffwechseleinstellung führen.

*Kognitive Umdeutung negativer Inhalte*

## Die Väter

Die Väter von Kindern mit Diabetes werden in der Forschung nur selten betrachtet. Schilderungen von Vätern selbst, wie sie die Erkrankung des Kindes erleben oder ihren Lebensstil davon geprägt sehen, sind kaum vorhanden, z. T. auf home-pages im Internet *(→ Anhang)*.

## Das Erleben und Verhalten der Väter

Väter von chronisch kranken Kindern reagieren stärker als ihre Partnerinnen mit Depression und Selbstzweifeln. Dabei hängt das Ausmaß der Gefühle von Hilflosigkeit davon ab, ob sie etwas konkret für ihr Kind tun können. Väter ziehen sich sehr oft unter Hinweis auf ihre Rolle als Familienernährer aus der Verantwortung der praktischen Versorgung zurück und entziehen sich damit selbst einer Möglichkeit zur positiveren Bewältigung der Situation. Väter äußern weit-

*Aufmerksamkeitsfokussierung weg von der Krankheit*

aus weniger Emotionen bei der Manifestation der Erkrankung, sie sehen sich auch eher als „Tröster" ihrer Partnerinnen und zeigen auch im weiteren Verlauf der Krankheit kaum emotionale Betroffenheit.

Väter werden in der Interaktion mit dem Kind nach der Diagnose als eher abwertend oder indifferent beschrieben. Sie erleben aber auch im Vergleich zu Vätern von gesunden Kindern und zu ihren Partnerinnen wenig soziale Außenunterstützung. In intakten Familien klagen ihre Partnerinnen über zu wenig Hilfe bei der Betreuung ihrer Kinder mit Diabetes, die Kinder selbst erleben aber das Verhalten der Väter bedeutsamer als das der Mütter. Die Wichtigkeit

des Vaters und eine Forderung nach einem größeren Engagement in der Betreuung des Kindes mit Diabetes wird heute betont. Entsprechend sollten initiale Diabetesschulungen beiden Eltern angeboten und die Teilnahme des Vaters ausdrücklich erwünscht und durch entsprechende Terminplanung ermöglicht werden (Hürter & Lange 2001).

### Die Geschwister

Geschwister von chronisch kranken Kindern werden „Schattenkinder" genannt, denn auf ihr Leben fällt, obwohl sie selbst gesund sind, der Schatten der Krankheit. Bis heute liegen nur wenige Forschungsberichte vor, in welcher Weise die Geschwister von Kindern mit Diabetes belastet sind. Die Situation der Geschwister ist von der Schwere der Krankheit, dem Ausmaß der Störung des gesamten Familiensystems, dem Alter, dem Geschlecht und der Position in der Geschwisterreihe abhängig. Geschwister sind damit nicht generell eine Risikogruppe. Der „sex-by-birth-order"-Effekt zeigt, daß vor allem ältere Schwestern und jüngere Brüder von behinderten Kindern größere psychosoziale Probleme entwickeln. Ältere Schwestern werden vor allem mit Pflege- und Betreuungsaufgaben belastet, jüngere Brüder leiden eher unter reduzierter elterlicher Aufmerksamkeit und Zuwendung.

Die Sonderstellung des Kindes mit Diabetes, verbunden mit vermehrter elterlicher Beachtung, führt bei Geschwistern häufig zu Eifersucht und Rivalität. Gesunde Geschwister fühlen sich vernachlässigt und erleben, daß sie die Aufmerksamkeit ihrer Eltern an das kranke Kind verlieren. Das Zeigen von negativen Gefühlen wie Eifersucht wird von den Eltern zum Schutz des kranken Kindes in der Regel sanktioniert und ruft somit Schuldgefühle der gesunden Geschwister hervor. Aufgrund der zeitlichen und emotionalen Beanspruchung der Eltern wird von den Geschwistern ein hohes

**Tab. 2  Mögliche Belastungen von Geschwisterkindern**

- geringere Aufmerksamkeit und Zuwendung der Eltern
- Angst um das Geschwisterkind
- Angst um das eigene Wohlergehen
- Neid und Aggression infolge des im Mittelpunkt stehenden Geschwisters
- Verzicht auf altersbezogene Aktivitäten aus Rücksicht oder wegen „Gleichbehandlung" der Geschwister
- Eingebundensein in die Versorgung und Fürsorge für das kranke Geschwister

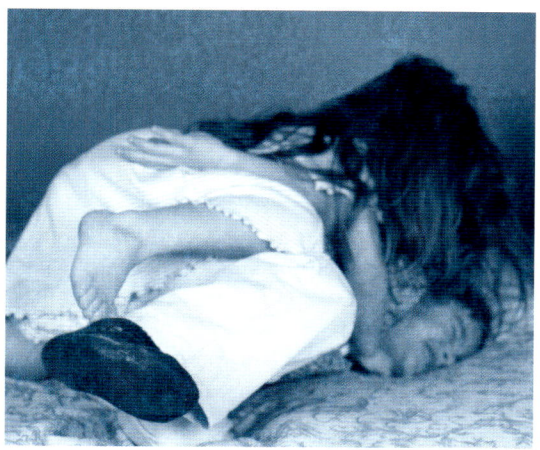

Maß an Selbständigkeit und Verantwortung gefordert. Teilweise übernehmen sie Assistenzfunktionen, um die Eltern zu entlasten. Durch eine rigide Lebensführung vor allem im Bereich der Ernährung können die gesunden Geschwister in Mitleidenschaft gezogen werden. Wenn zusätzlich wegen erblicher Vorbelastung Ängste bestehen, daß weitere Geschwister an Diabe-

*Ältere Schwestern und jüngere Brüder sind stärker belastet*

tes erkranken, kann das zu einem veränderten Erziehungsverhalten führen. Je nach kognitivem Entwicklungsstand erleben Geschwister die Erkrankung eines Familienmitgliedes auch als Gefährdung der eigenen Gesundheit, etwa als Angst, auch bestraft zu werden oder sich anzustecken.

## Psychosoziale Beratung und Betreuung von Familien

Es gibt eine Reihe von Situationen, die das Kind mit Diabetes und seine Familie mehr oder weniger krisenhaft erleben und in denen eine psychosoziale Betreuung, spezifische Schulung und/oder Familienberatung oder -therapie zur Verfügung stehen sollten (Borkenstein et al. 1997; Anderson & Rubin 1996; Anderson & Bracket 2000). Dazu zählen neben den normativen entwicklungsbedingten Übergängen wie der Eintritt in den Kindergarten (etwa 3. Lebensjahr), der Schuleintritt (etwa 6. Lebensjahr), Schulwechsel und die Vorpubertät (ca. 9. bis 10. Lebensjahr) und die Pubertät (13. bis 15. Lebensjahr) auch krankheitsspezifische Gegebenheiten. Ähnlich wie die Entwicklungsaufgaben der Kinder und die allgemeinen Entwicklungsaufgaben der Familie kann man für jedes Stadium, in dem sich ein Kind mit Diabetes befindet, vordringliche Behandlungs- und Bewältigungsaufgaben der Familie und psychologische Betreuungsaufgaben des Diabetesteams formulieren.

*Psychosoziale Betreuung entwicklungsbegleitend*

### Initiales Krisenmanagement

Neben der Initialschulung sollte für Eltern und Kinder bei der Diagnosemitteilung ein Krisenmanagement zur Verfügung stehen. Eine Reihe von Studien zeigen einerseits die Anfälligkeit der Eltern, vor allem der Mütter, depressiv zu reagieren und eine Angststörung zu entwickeln. Sie zeigen aber auch, daß die Verarbeitung der Diagnose und die Anpassung an die Krankheit den weiteren Verlauf des Diabetesmanagements und die Qualität der Stoffwechseleinstellung entscheidend beeinflussen (→ *Manifestation bei Kindern*).

### Beratung zur Selbständigkeit

*Einschätzung altersgemäßer Selbständigkeit*

Eltern von sehr jungen Kindern übernehmen die gesamte Verantwortung für das häusliche Diabetesmanagement. Wenn das Kind heranwächst, führen die Eltern mit ihm gemeinsam die therapeutischen Schritte durch, um dann allmählich Verantwortung für einzelne Aspekte der Therapie zu übergeben. Die Vermittlung der allmählichen und altersgemäßen Übergabe der Therapieverantwortung ist eine wichtige Aufgabe für das psychologische Team. Sie sollte geplant und systematisch mit den Eltern besprochen werden. Unklare Verantwortlichkeiten innerhalb der Familie für die Diabetesbehandlung erhöhen die Wahrscheinlichkeit einer unbefriedigenden Stoffwechsellage. Eine zu frühe Übergabe von Verantwortlichkeiten, für die das Kind noch nicht die kognitive und soziale Reife besitzt, gefährdet die Stoffwechselführung. Für jüngere Kinder sind ein konsequentes elterliches Handeln und eindeutig festgelegte Abläufe bei der Diabetesbehandlung hilfreich, um sich mit der Erkrankung zurechtzufinden und sie zu akzeptieren. Unsicheren Eltern kann hier durch individuelle Erziehungsberatung geholfen werden, die richtige Balance zwischen notwendiger Kontrolle ihres Kindes und seiner Selbständigkeit zu finden.

### Hilfe bei Hypoglykämieangst

*Hypoglykämien vermeiden und übertriebene Ängste abbauen*

Wegen der noch nicht oder noch unzureichend ausgebildeten Fähigkeit von Kleinkindern, sich verbal mitzuteilen, wenn sie eine Unterzuckerung mit ihren unangenehmen Begleiterscheinungen erleben, entwickeln Eltern und Kinder oft ausgeprägte Hypoglykämieängste, die in übertrieben häufigen Blutzuckermessungen oder anderen Einschränkungen für die gesamte Familie münden können. Ob Kinder, die vor ihrem fünften Lebensjahr erkranken und die zu wiederholten schweren Hypoglykämien neigen, ein erhöhtes Risiko für spätere neurologische oder intellektuelle Defizite entwickeln, ist noch nicht geklärt. Veränderungen im EEG normalisieren sich bald auch nach einer schweren Hypoglykämie. Psychologische Beratung durch das Diabetesteam hat hier die Aufgabe, Eltern über Risiken schwerer Hypoglykämien verständnisvoll und sachlich zu informieren, irrationale Ängste abzubauen und durch eine fundierte Diabetesschulung ein Gefühl der Kompetenz und Sicherheit aufzubauen. Dazu zählen das Wissen über Hypoglykämieanzeichen in verschiedenen Altersgruppen, über die richtige Behandlung leichter und schwerer Hypoglykämien, die Vermeidung von Hypoglykämien durch eine angemessene Basalinsulingabe vor allem nachts und die Insulindosierung vor, während und insbesondere nach körperlicher Belastung. Nach einer schweren Hypoglykämie kann ein Gespräch über das Erleben der Eltern, ihre Ängste und zukünftige Maßnahmen zur Vermeidung weiterer schwerer Hypoglykämien hilfreich sein und einer belastenden Angststörung vorbeugen (→ *Ängste vor Unterzuckerungen*).

## Individuelle Therapieziele festlegen

Ergebnisse der Blutzuckermessung können für Eltern und Kinder zu ständigen Bewertungssituationen werden. Normale Blutzuckerwerte gelten eventuell als selbstverständlich, während zu hohe oder zu niedrige Werte zu negativ bestimmenden Themen im Familienalltag werden. Wenn Meßergebnisse einmal zu einem Problemthema geworden sind, ist es unwahrscheinlich, daß daraus noch positive Schlüsse für die Therapie gezogen werden. Eltern sollten ihrem Kind statt dessen immer wieder zeigen, wie es die Aufzeichnungen in seinem Protokollheft nutzen kann. Dem Kind sollte dabei vermittelt werden, daß es unabhängig von der Höhe seines Blutglukosespiegels geschätzt und geliebt wird. In psychologischen Beratungen kann mit Eltern überlegt werden, wie sich ihre Bewertungen und Reaktionen auf das Verhalten des Kindes auswirken. Hat es z.B. Angst, einen hohen Wert zu notieren, weigert es sich in bestimmten Situationen, seinen Blutzucker zu messen, mogelt es beim Aufschreiben oder steigt und fällt sein Selbstbewußtsein mit jeder Messung? Gespräche über eigene Gefühle, Ansprüche und Sorgen können Eltern helfen, gelassener auf unerwartete Meßergebnisse zu reagieren. Zum Schutz vor Selbstabwertung und dem Gefühl der erlernten Hilflosigkeit sollte auch deutlich werden, daß die Höhe des $HbA_{1c}$ keinesfalls nur durch das Engagement der Eltern und Kinder bestimmt wird. Der Meßwert ist keine „Schulnote" für die Anstrengung bei der täglichen Therapie.

*Realistische Bewertung der Stoffwechselwerte unterstützen*

### Tab. 3  Risikokonstellation der Familie

- zerrüttete Familien, Ein-Eltern-Familien
- psychische Erkrankung eines Elternteils
- mangelnde Krankheitsakzeptanz der Eltern
- niedriger sozioökonomischer Status der Familie
- emotional belastendes Familienklima
- geringe familiäre Integration und Unterstützung
- ungünstiger Erziehungsstil

### Risikokonstellation des Kindes

- geistige Behinderung
- erhebliche Schul- und Lernprobleme
- massive Ängste (generalisierte, diabetesspezifische)
- erhebliche Verhaltensauffälligkeiten
- Selbstbild-, Selbstkonzeptprobleme
- geringe soziale Kompetenz
- klinische und subklinische psychische Störungen (z.B. Eßstörungen, Depression)
- erhebliche Autonomiekonflikte

## Soziale Kompetenz unterstützen

Selbstwertgefühl und soziale Anpassung der Eltern und Kinder sind wichtige Aspekte der Bewältigung des Diabetesmanagements und Voraussetzung für eine unproblematische Entwicklung. Eltern sind oft besorgt darüber, ob ihre Kinder im Kindergarten, in der Schule, in der Nachbarschaft akzeptiert werden. Ältere Kinder machen sich Gedanken über ihr „Anders-Sein". Es können auch Sorgen

*Selbstbewuß-
ter Umgang
mit Diabetes*

um die Entwicklung der Geschwister oder über die Akzeptanz der gesamten Familie im nachbarschaftlichen Umfeld bestehen, die sich durch eine psychosoziale Intervention auflösen lassen. In Elternschulungen wird dazu besprochen, wie der Diabetes selbstbewußt gegenüber Erziehern im Kindergarten, Lehrern oder Trainern dargestellt werden kann. Der Umgang mit Großeltern, die den Enkeln oft mit großem Mitleid begegnen, sich aber scheuen, die Eltern bei der Therapie zu entlasten, ist Thema in Elterngruppen. Für Kinder und Jugendliche sollte das Training sozialer Kompetenz in der Darstellung des Diabetes integraler Bestandteil jeder Schulung sein.

### Familienberatung und Psychotherapie

Neben der Diabetesschulung in all ihren Formen und der psychosozialen Beratung zur Erhöhung der Selbstbehandlungsfertigkeiten und der Therapiekooperation kann in besonders kritischen Situationen der Bedarf nach Psychotherapie und Familienberatung bestehen (Petermann 2000; Anderson & Rubin 1996). Tabelle 3 auf der vorhergehenden Seite stellt Risikokonstellationen in der Familie bzw. der Kinder mit Diabetes dar, die individueller sozialer Hilfen oder einer

## *Auf einen Blick*

- ➡ Kinder mit Diabetes sind im allgemeinen keine psychiatrisch auffällige Gruppe.

- ➡ Eine umfassende Schulung für Mutter und Vater ist unverzichtbar. Psychologische und pädagogische Themen, z. B. Entwicklungsaufgaben, Krankheitsverständnis, Belastungen und Kompetenzen in verschiedenen Altersstufen, sind dabei integraler Bestandteil.

- ➡ Erklärungen und Schulungen für Kinder müssen sich am kognitiven Entwicklungsstand, ihren Entwicklungsaufgaben und den alterstypischen Vorstellungen über Krankheit und Therapie orientieren.

- ➡ Themen psychologischer Beratung für Eltern sind: soziale Integration der Kinder, Förderung sozialer Kompetenz, altersgemäße Selbständigkeit, Ängste vor Hypoglykämien und Folgeerkrankungen, Stellenwert der Therapie im Familienleben, Unterstützung der Familienmitglieder untereinander, Schutz vor Überforderung (speziell der Mutter), Belastungen der Geschwister.

- ➡ Kinder, die durch zusätzliche soziale oder psychische Risiken belastet sind, bedürfen einer frühzeitigen Unterstützung durch ein multiprofessionelles pädiatrisches Diabetesteam. Dazu zählen Informationen über psychotherapeutische Angebote für Kinder und Eltern und Unterstützung bei der Wahrnehmung sozialer Hilfen für hoch belastete Familien.

psychotherapeutischen Unterstützung bedürfen. Für einen Teil der Risiken gibt es psychotherapeutische Angebote guter Qualität, die entweder die grundlegende allgemeine Problematik bearbeiten oder auch diabetesspezifisch ausgerichtet sind *(→ Anhang)*. Bei anderen Konstellationen können in Zusammenarbeit mit dem Sozialdienst der Klinik Möglichkeiten sozialer Hilfen für Familien bis hin zu außerfamiliärer Betreuung des Kindes erörtert werden.

Wesentlich ist hier, daß diese Risikokonstellationen frühzeitig erkannt und im Rahmen der ambulanten Langzeitbetreuung kontinuierlich berücksichtigt werden. Dazu ist es unumgänglich, nicht nur den Diabetes zu betrachten, sondern das Kind und seine Familie in den Mittelpunkt des therapeutischen Handelns zu stellen. Ein multidisziplinäres pädiatrisches Diabetesteam, wie es z.B. von der Arbeitsgemeinschaft für Pädiatrische Diabetologie gefordert wird, ist insbesondere für diese mehrfach belasteten Kinder von zentraler Bedeutung.

*Zusätzliche Entwicklungs- risiken*

*Literatur*

Anderson BJ, Bracket J (2000) Diabetes during childhood. In: Snoek FJ, Skinner TC (eds) Psychology and diabetes care. John Wiley & Sons Ltd, Chichester

Anderson BJ, Rubin RR (Hrsg) (1996) Practical psychology for diabetes clinicians. American Diabetes Association, Alexandria

Borkenstein M, Burger W, Holl RW. Lang E, Nietzschmann, U (1997). Ambulante und stationäre Durchführung von Behandlungs- und Schulungsmaßnahmen für Kinder und Jugendliche mit Diabetes sowie deren Eltern. Diabetologie Informationen 19: 216-218

Brackenridge BP, Rubin RR (1996) Sweet Kids. How to balance diabetes control & good nutrition with family peace. American Diabetes Association, Alexandria

Busse-Widmann P, Lange K, Noelle V, Raile K, Schmidt J, Schwarz HP (2001) Änderung der Berufstätigkeit der Eltern nach Manifestation des Diabetes mellitus beim Kind. Diabetes und Stoffwechsel 10: Suppl.1, 120

Florian V, Elad D (1998) The impact of mother's sense of empowerment on the metabolic control of their children with juvenile diabetes. Journal of Pediatric Psychology 23: 239-247

Hatton DL, Canam C, Thorne S, Hughes AM (1995) Parent's perception of caring for an infant or toddler with diabetes. Journal of Advanced Nursing 22: 569-577

Havighurst RJ (1953). Human development and education. Longhmans, Green & Co, New York

Hürter A (1999) Drei-Phasen-Modell der familiären Krankheitsbewältigung. In: Herpertz S, Paust R (Hrsg) Psychosoziale Aspekte in Diagnostik und Therapie des Diabetes mellitus. Pabst, Lengerich, 166-189

Hürter P (1997) Diabetes bei Kindern und Jugendlichen. 5. vollständig überarbeitete und aktualisierte Auflage. Springer, Heidelberg

Hürter P, Lange K (2001) Kinder und Jugendliche mit Diabetes. Medizinischer und psychologischer Ratgeber für Eltern. Springer, Berlin

Hürter P, Jastram H-U, Regling B, Toeller M, Lange K, Weber B, Burger W, Haller R (1998) Diabetes-Schulungsprogramm für Kinder (2. erweiterte Auflage). Kirchheim, Mainz

Kovacs M, Goldston D, Obrosky DS, Bonar LK (1997) Psychiatric disorders in youths with IDDM: Rates and risk factors. Diabetes Care 20: 36-44

Lohaus A (1990) Gesundheit und Krankheit aus der Sicht von Kindern. Hogrefe, Göttingen

Neu A, Ehehalt S, Willasch A, Kehrer M, Hub R, Ranke MB (2001) Rising incidence of type 1 diabetes in Germany: 12-year trend analysis in children 0-14 years of age. Diabetes Care 24: 785-786

Oerter R, Montada L (Hrsg) (1995) Entwicklungspsychologie. 3. Auflage. Verlags Union, Weinheim

Petermann F (Hrsg) (2000) Lehrbuch der klinischen Kinderpsychologie und -psychotherapie, Hogrefe, Göttingen

Roth R, Borkenstein M (Hrsg) (1991) Psychosoziale Aspekte in der Betreuung von Kindern und Jugendlichen mit Diabetes. Karger, Basel

Roth R, Limbert K, Borkenstein M (1995) Das Erleben von Hypoglykämien im Alltag von Kindern und Jugendlichen mit Diabetes und deren Eltern. Zeitschrift für Medizinische Psychologie 4: 127-135

Ryan CM (1999) Memory and metabolic control in children. Diabetes Care 22: 1239-1241

# Jugendliche mit Diabetes: Verantwortung übernehmen

Karin Lange, Hannover

*M*it dem Eintritt in die Pubertät ist für alle Jungen und Mädchen sowohl ein eindrucksvoller körperlicher als auch seelischer Wandel verbunden. Für Jugendliche mit Diabetes ergeben sich daraus neue schwierige Aufgaben im Umgang mit ihrer Stoffwechselstörung. Hormonell bedingte Schwankungen des Blutglukosespiegels erschweren die Therapie. Gleichzeitig wollen Jugendliche die Verantwortung für ihre Behandlung von ihren Eltern übernehmen, und sie müssen die Erkrankung und deren mögliche Folgen mit dem eigenen Lebensentwurf verbinden. Der folgende Beitrag stellt die Wechselwirkungen körperlicher und seelischer Aspekte des Diabetes im Jugendalter dar. Daran schließen sich Anregungen für die Schulung, die individuelle Beratung und Begleitung in diesem Lebensabschnitt an.

## Wie viele Jugendliche haben wie lange Diabetes?

Schätzungen gehen davon aus, daß derzeit in Deutschland etwa 10.000 Jugendliche im Alter zwischen 12 und 19 Jahren mit Diabetes leben. Absolut betrachtet ist Diabetes in diesem Lebensabschnitt also selten, obwohl er die häufigste endokrinologische Erkrankung im Kindes- und Jugendalter darstellt. Grundsätzlich kann Typ-1-Diabetes in jedem Alter auftreten, eher selten in den ersten Lebensjahren, ein Häufigkeitsgipfel wird in der frühen Pubertät erreicht. Etwa 30% der Patienten erkranken erst im Alter zwischen 12 und 16 Jahren (Hürter 1997).

Entsprechend gibt es unter den Jugendlichen eine kleine Gruppe mit relativ langer Diabetesdauer. Diese Jungen und Mädchen können sich nicht mehr bewußt an ein Leben ohne Diabetes erinnern. Meist war ihre Kindheit durch die Sorge ihrer Eltern um eine möglichst gute Diabetestherapie geprägt. Sie selbst sind kontinuierlich in die Behandlung ihres Diabetes hineingewachsen. Andere Jugendliche haben die Diagnose ihres Diabetes im Schulalter als deutlichen Einschnitt in das bisher gewohnte Leben erfahren. Durch eine altersgemäße Initialschulung haben sie die Grundlagen ihrer Erkrankung und Therapie kennengelernt. Viele dieser Kinder haben ihre Eltern, die aber letztendlich bis ins Jugendalter hinein die Verantwortung für die Behandlung tragen, von Anfang an nach Kräften unterstützt. Schließlich gibt es die Jugendlichen, die erst während oder

*Der „typische Jugendliche mit Diabetes" ist eine Fiktion*

nach der Pubertät mit ihrem Diabetes konfrontiert wurden. Sie hatten bereits begonnen, sich aus der Bindung an ihre Eltern zu lösen. Von Anfang an haben sie sich für ihre Diabetestherapie verantwortlich gefühlt. Damit umfaßt die Gruppe der Jugendlichen zum einen Patienten mit einer Diabetesdauer von über 15 Jahren, für die im ungünstigen Fall erste Folgeerkrankungen bereits Realität sein können, zum anderen Patienten, deren Diabetes sich in der Remissionsphase nahezu problemlos steuern läßt. Somit gibt es trotz gleicher Grunderkrankung zwischen den Jugendlichen mit Diabetes und ihrer Lebenssituation deutlich mehr Unterschiede als Gemeinsamkeiten.

*Unterschiede in der Diabetesdauer*

## Sind Jugendliche mit Diabetes „normal"?

Angesichts der vielfältigen Lebenswege und Erfahrungen der Jugendlichen verwundert es nicht, daß die Suche nach charakteristischen Einflüssen des Diabetes auf ihre körperliche, intellektuelle, seelische Entwicklung in der Regel erfolglos war.

### Körperliche Entwicklung

Pubertätsentwicklung und Längenwachstum unterscheiden sich heute bei Mädchen und Jungen mit guter Diabeteseinstellung nicht bedeutsam von der stoffwechselgesunder Gleichaltriger. Sie sind körperlich ebenso leistungsfähig und belastbar wie andere. Dagegen wurde noch in den 60er und 70er Jahren festgestellt, daß das Längenwachstum von Kindern und Jugendlichen mit Diabetes geringer war und auch die Pubertät verzögert eintrat. Wenn heute solche Entwicklungsdefizite in Einzelfällen festgestellt werden, stehen sie in enger Beziehung zu einer sehr frühen Diabetesmanifestation und zu einer langfristig unbefriedigenden Stoffwechseleinstellung (Hürter 1997).

*Normale körperliche Entwicklung und Leistungsfähigkeit*

### Intellektuelle Entwicklung

Seit den 30er Jahren wird diskutiert, ob es durch den Diabetes zu einer Einschränkung der kognitiven Leistungsfähigkeit bei Kindern und Jugendlichen kommt. Zusammenfassend läßt sich heute aus einer Vielzahl neuropsychologischer Untersuchungen schließen, daß es keine systematischen Unterschiede zwischen Jugendlichen mit Diabetes und stoffwechselgesunden Gleichaltrigen gibt (Ryan 1999). Dieses Bild spiegelt sich auch in Untersuchungen zum Schulbesuch und zum Schulerfolg von Jugendlichen mit Diabetes wider. Sie sind ebenso erfolgreich wie gesunde Gleichaltrige (z.B. Blanz 1995). Dem widersprechende Daten aus der Vergangenheit müssen vor dem Hintergrund der damals üblichen konventionellen Insulintherapie mit vielen akuten Komplikationen und langen stationären Aufenthalten gesehen werden. Wenn überhaupt, werden heute neuropsychologische Defizite nur bei einer sehr kleinen Untergruppe

*Risiken durch schwere Hypoglykämien in den ersten Lebensjahren*

diskutiert, den wenigen Jugendlichen mit einer Diabetesmanifestation vor dem 5. Lebensjahr. Bei einzelnen von ihnen wurden im Zusammenhang mit häufigen schweren Hypoglykämien im Kleinkindalter Beeinträchtigungen der Gedächtnisleistung und anderer kognitiver Prozesse beobachtet (Ryan 1999). Systematische repräsentative Längsschnittdaten liegen hierzu jedoch noch nicht vor.

### Entwicklung der Persönlichkeit

Untersuchungen zu einer spezifischen „diabetischen Persönlichkeit" sind heute nur noch von historischem Interesse. Vor dem Hintergrund der psychoanalyti-

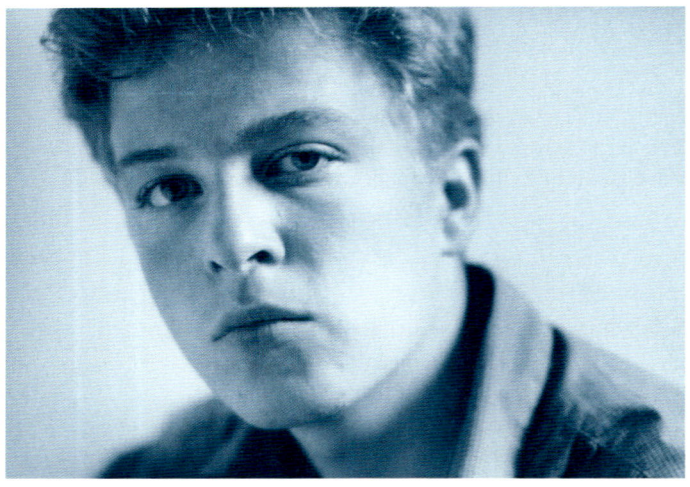

schen Theorie wurde bis in die 80er Jahre nach charakteristischen Eigenschaften von Menschen mit Diabetes gesucht. In diesem Zusammenhang wurden u. a. ein schwächeres Selbstkonzept, schlechte soziale Anpassung, vermehrte Angst, neurotische Störungen und depressive Syndrome bei Jugendlichen diskutiert. Diese Thesen konnten jedoch nicht durch empirische Daten belegt werden. In einem methodenkritischen Review kommen Dunn und Turtle (1981) zu dem Resümee, daß es keine Evidenz für eine „diabetische Persönlichkeit" gibt, und sie bezeichnen bereits die Frage nach einer solchen Struktur als nicht beantwortbar und unproduktiv.

*Jugendliche mit langer Diabetesdauer kennen nur ein Leben mit regelmäßigen Insulininjektionen und Selbstkontrollen*

Ein anderer Forschungszweig konzentriert sich auf die Frage, ob Diabetes und die damit verbundenen Belastungen zu typischen psychischen Störungen bei Jugendlichen führen. Einige Autoren berichten von einer erhöhten Rate von Autonomiekonflikten, Ängsten, Depression, negativem Selbstbild, Eßstörungen und schweren psychiatrischen Erkrankungen, andere können keine erhöhte Rate psychischer Störungen feststellen. Die Heterogenität der Daten ist zum einen durch methodischer Mängel, z.B. fehlende Kontrollgruppen, nicht repräsentative Stichproben, fragliche Reliabilität und Validität der Meßinstrumente, begründet. Zum anderen müssen insbesondere ältere Daten vor dem Hintergrund der ausgesprochen restriktiven und inflexiblen konventionellen Insulintherapie jener Zeit betrachtet werden. Rubin und Peyrot (1992) kommen in ihrem Review zu dem Schluß, daß typische Einflüsse des Diabetes auf die Persönlichkeitsentwicklung und psychische Gesundheit von Jugendlichen nicht nachweisbar sind. Angesichts der vielen möglichen Variablen stellen diese Autoren den Sinn entsprechender Forschungsansätze prinzipiell in Frage.

*„Die diabetische Persönlichkeit ist nur von historischem Interesse"*

### Wie häufig sind psychische Störungen?

Bis heute läßt sich die Frage nach der Rate und der Ausprägung psychischer Störungen bei Jugendlichen mit Diabetes nicht abschließend beantworten. Kurzfristige Belastungsreaktionen infolge akuter Krisen, z.B. Diabetesmanifestation, Erlebnis einer schweren Hypoglykämie, Diagnose erster Folgeerkrankungen, Partnerschaftsprobleme wegen des Diabetes, müßten dazu von klinisch relevanten psychischen Störungen unterschieden werden. Weiterhin ist zu berücksichtigen, in welchem Alter und unter welchen individuellen psychosozialen Bedingungen ein Jugendlicher an Diabetes erkrankt ist, welche Insulintherapie seit der Manifestation durchgeführt wird und in welcher Qualität die ambulante Langzeitbetreuung seitdem stattgefunden hat.

*Stereotype Einflüsse sind nicht nachweisbar*

Die bisher vorliegenden Daten deuten darauf hin, daß ausgeprägte psychiatrische Störungen, z.B. Anorexia nervosa, Depressionen, Angststörungen, die einer umgehenden Behandlung bedürfen, bei Jugendlichen mit Diabetes nicht häufiger auftreten als allgemein zu erwarten (z.B. Blanz 1995, Herpertz et al. 1999). Dagegen stimmen die meisten Autoren darin überein, daß bei Jugendlichen mit Diabetes ein etwa 2–3fach erhöhtes Risiko für psychische Belastungsreaktionen oder Störungen vorliegt (Delamater et al. 2001). Das Erscheinungsbild ist vor allem gekennzeichnet durch Angstsyndrome (u. a. Hypoglykämieangst), Depressivität und subklinische Eßstörungen oft in Verbindung mit Überforderung und Insuffizienzgefühlen. Führt man sich die außergewöhnlichen Anforderungen vor Augen, die eine Diabetestherapie tagtäglich an Jugendliche stellt, ist dieses Ergebnis nicht überraschend. Es ist eher bemerkenswert, daß die Mehrheit der Jugendlichen mit Diabetes die zusätzlichen Belastungen gut verarbeiten kann und sich unter „außergewöhnlichen Bedingungen" normal entwickelt.

Wenn aber zum Diabetes eine zweite schwere Erkrankung aus dem psychiatrischen Bereich hinzukommt (z.B. Anorexia nervosa), stellt diese Komorbidität eine vitale Bedrohung dar. Die sehr kleine Gruppe betroffener Jugendlicher bedarf umgehend einer abgestimmten diabetologischen und psychotherapeutischen Behandlung *(→ Eßstörungen)*.

*Vitale Bedrohung durch psychiatrische Zweiterkrankung*

## Somatische Besonderheiten des Diabetes bei Jugendlichen

Im Alter zwischen etwa 12 und 16 Jahren, d. h. während der Pubertät, ist die Stoffwechselregulation bei vielen Jugendlichen schwierig. Die Blutglukosewerte schwanken stärker als zuvor, der mittlere $HbA_{1c}$-Wert steigt an (Abb. 1, S. 116). Das gilt jedoch nicht regelhaft für alle Jugendlichen. Betrachtet man die individuellen Jahresmittelwerte der 12- bis 18jährigen, dann gibt es weiterhin etwa 20 bis 30% Jugendliche, die trotzdem eine gute Stoffwechseleinstellung erreichen. Durch die vermehrte Ausschüttung von Sexualhormonen und Wachs-

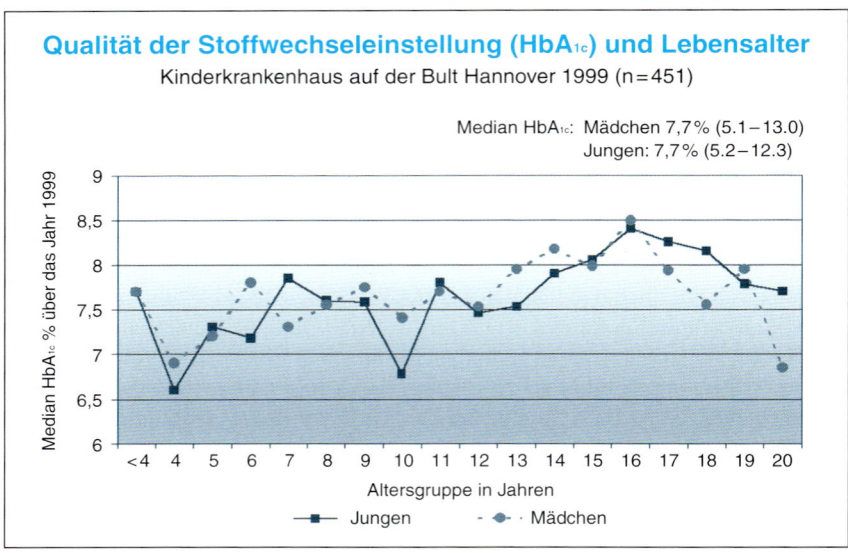

**Qualität der Stoffwechseleinstellung (HbA₁c) und Lebensalter**

Kinderkrankenhaus auf der Bult Hannover 1999 (n=451)

Median HbA₁c: Mädchen 7,7% (5.1–13.0)
Jungen: 7,7% (5.2–12.3)

Altersgruppe in Jahren

Median HbA₁c % über das Jahr 1999

■ Jungen    ● Mädchen

*Abb. 1    Die zwei Kurven zeigen die mittleren HbA₁c-Werte, die Mädchen und Jungen (n= 451) verschiedener Altersstufen in der Ambulanz am Kinderkrankenhaus auf der Bult im Jahr 1999 erreichten. Mit dem Eintritt in die Pubertät kommt es zu einem Anstieg des mittleren HbA₁c-Werts. Da die Pubertät bei Mädchen im Durchschnitt 1 bis 1 1/2 Jahre eher als bei Jungen einsetzt, steigt bei ihnen auch das mittlere HbA₁c früher an.*

tumshormon während der Pubertät wird die Insulinempfindlichkeit von Fett- und Muskelgewebe deutlich vermindert. Der tägliche Insulinbedarf beträgt deshalb bei Jugendlichen oft mehr als eine Einheit pro kg Körpergewicht. Die Aus-schüttung von Wachstumshormon in den frühen Nachtstunden ist die Ursache für gehäuft auftreten-de Morgenhyperglykämien (Dawn-Phänomen). Da das Hormon nicht regelmäßig ausgeschüttet wird, ist seine Wirkung nicht im voraus berechenbar. Pha-senweise kommt es daher zu kaum beherrschbaren Schwankungen des Blutglukosespiegels. Nach dem 16. Lebensjahr stabilisiert sich die Stoffwechselsi-tuation wieder. Bis zum 20. Lebensjahr erreichen Jugendliche den Tagesbedarf eines Erwachsenen, der zwischen 0,6 und 0,7 Einheiten Insulin pro kg Körpergewicht liegt. Die Stoffwechseleinstellung wird deutlich besser.

**Somatische Aspekte
des Diabetes bei Jugendlichen**

■ erhöhter Insulinbedarf durch Insu-linresistenz

■ nicht regelmäßig auftretendes Dawn-Phänomen

■ erhöhter Energiebedarf in der Wachstumsphase

■ verringerter Energiebedarf und Ge-wichtsprobleme vor allem bei post-pubertären Mädchen

Eine weitere Schwierigkeit ergibt sich aus dem raschen körperlichen Wachstum in der Pubertät und dem damit verbundenen hohen Energiebedarf. Vor allem sportliche Jungen in der Wachstumsphase stehen vor dem Problem, ihre Insulingabe an sehr großen Appetit und entsprechend große Mahlzeiten anzupassen. Auf der anderen Seite leiden vor allem Mädchen nach Abschluß des Längenwachstums in der späten Adoleszenz unter unerwünschter Gewichtszunahme. Versuche der Gewichtsreduktion, z.B. durch Reduktion oder Unterlassung der Insulingaben, gehen bei diesen Mädchen und jungen Frauen zu Lasten einer guten Stoffwechseleinstellung (Byrden et al. 1999). Brink (1997) bezeichnete ein Verhalten, bei dem große Mengen Nahrung ohne Gewichtszunahme verzehrt werden konnten, weil Insulin gezielt unterdosiert wurde, als „Diabulimia".

Jugendliche, die mit dem Beginn der Pubertät schrittweise die Verantwortung für ihre Therapie übernehmen, erleben, daß die Behandlung ihres Diabetes zunehmend schwieriger wird. Die Insulindosis muß ständig variiert werden, erprobte Therapieregeln aus der Kindheit sind nicht mehr gültig. Trotz sorgfältiger Therapieplanung stimmen die Ergebnisse der Blutglukosekontrollen längst nicht immer mit den Erwartungen überein. Die Anforderungen an Frustrationstoleranz und Motivation der Jugendlichen sind entsprechend hoch.

## Kerstin (23), Jura-Studentin

Als ich mich mit etwa 14 Jahren völlig selbständig um meine Diabetestherapie kümmerte, fragte meine Mutter gelegentlich nach, wie denn meine Werte seien. Auf ihre Frage „Wie kommt es denn, daß dein Blutzucker jetzt so hoch ist?" konnte ich oft nur mit „Das weiß ich doch nicht!" antworten. Und das deprimierte mich am meisten. Wenn ich wußte, daß der Blutzucker zu hoch war, weil ich vorher zuviel gegessen hatte, war das in Ordnung, ich konnte es ja beim nächsten Mal besser machen.

Waren die Blutzuckerwerte aber aus für mich unerklärlichen Gründen mehrere Tage hintereinander sehr schlecht, geriet meine Stimmung auf einen Tiefpunkt. Dann tauchten Gedanken auf wie:

- Wozu gebe ich mit überhaupt Mühe, wenn es sowieso nicht klappt?
- Ich habe ja doch keine Garantie, daß ich durch meine Bemühungen Folgeerkrankungen hinauszögern kann.
- Was interessiert mich heute, was in 5, 10 oder 15 Jahren sein wird?
- Ist doch sowieso alles egal!

Irgendwie war ich dann immer wieder froh, daß es meine Mutter mit viel Verständnis schaffte, meine Stimmung zu bessern und sie mir wieder Mut machte, weiter für eine gute Einstellung zu arbeiten.

## Die intensivierte Insulintherapie ist Therapie der Wahl

Kein Zweifel besteht heute mehr daran, daß eine gute Stoffwechseleinstellung unter den oben genannten Bedingungen nur mit einer intensivierten Insulintherapie, ggf. mit einer Insulinpumpentherapie (Boland et al.1999), erreicht werden kann. Sie ermöglicht es Jugendlichen, kontinuierlich auf die Veränderungen ihres Körpers einerseits und den Wandel ihrer Lebensumstände andererseits zu reagieren (DCCT 1994, Hürter 1997, American Diabetes Association 1999). Voraussetzung für eine erfolgreiche Therapie ist eine entsprechende Schulung der Jugendlichen, die nicht nur die theoretischen Grundlagen vermittelt und übt, sondern auch Hilfen zur praktischen Umsetzung unter Alltagsbedingungen anbietet (Lange et al. 1995, Wolfsdorf 1999).

*Insulintherapie so flexibel wie das Leben*

# Zur Lebenssituation von Jugendlichen mit Diabetes

*Normalität unter besonderen Umständen*

Trotz aller Anforderungen durch die Therapie sind Jugendliche mit Diabetes in erster Linie Mädchen und Jungen wie alle anderen in ihrem Alter, mit typischen Wünschen, Zielen und Interessen. Sie besuchen die Schule, treiben Sport, manche sogar Leistungssport und nehmen nahezu an allen Aktivitäten mit gesunden Gleichaltrigen teil. Eine Evaluationsstudie zur Kinderschulung (Lange et al. 2001) zeigt beispielsweise, daß Kinder (7 bis 12 Jahre) ein halbes Jahr nach Diabetesmanifestation weder an Selbständigkeit im Alltag eingebüßt noch ihre zuvor ausgeübten Freizeitaktivitäten aufgegeben haben. Sie sehen sich nicht als „Diabetiker" und wollen vor allem nicht als solche gesehen oder in eine besondere Rolle gedrängt werden. Im Rahmen einer Befragung brachte es eine Zwölfjährige, die im Alter von zwei Jahren an Diabetes erkrankt ist, auf den Punkt: Ihr Leben sei bisher völlig normal verlaufen, denn sie kenne kein anderes als das mit Diabetes.

## Kognitive Entwicklung in der Pubertät

Die Pubertät bedeutet nicht nur körperliche Reifung, sie zeichnet sich auch durch einen eindrucksvollen Wandel der intellektuellen Leistungen aus:

*Abstraktes Denken ist möglich*

▪ Während das Denken und Handeln bei Schulkindern noch eng an die unmittelbare Anschauung gebunden ist, löst es sich mit zunehmendem Alter von der beobachtbaren Wirklichkeit. Jugendliche können komplizierte Zusammenhänge erkennen, Experimente planen, sie in Gedanken ausführen und logische Systeme nachvollziehen. Damit können sie prinzipiell auch eine intensivierte Insulintherapie durchführen – vorausgesetzt, sie werden darüber schrittweise und praxisbezogen informiert.

*Chronizität und Folgeerkrankungen werden verstanden*

▪ Während das Erleben im Schulalter durch Gegenwart und nächste Zukunft bestimmt wird, werden Vergangenheit und Zukunft für Jugendliche verständlich und bedeutsam. Sie schmieden Zukunftspläne, machen sich Gedanken über berufliche und private Perspektiven. Jugendliche mit Diabetes verstehen, was Diabetes als chronische Erkrankung und Folgeerkrankungen für sie bedeuten können. Die Erkenntnis, daß ihr Leben unter Umständen „nicht normal" verlaufen und lebenslang durch die Sorge um den Stoffwechsel geprägt sein wird, kann Trauer, Verzweiflung oder Wut hervorrufen. Darstellungen von Folgeerkrankungen in Zeitschriften oder anderen Medien, Begegnungen mit betroffenen Erwachsenen oder unglücklich formulierte Warnungen von Fachleuten können Ängste, Verzweiflung und Depressivität verstärken.

▪ Anders als jüngere Kinder können Jugendliche gedanklich Abstand von der Realität nehmen und sich vorstellen, wie die Welt besser sein könnte. Dabei nehmen sie sensibel die Widersprüche zwischen ihrem idealen Wunschbild und der realen Welt wahr. Jugendliche mit Diabetes hinterfragen die Therapieempfehlungen ihrer Eltern und Ärzte. Sind bestimmte Verbote oder Regeln überhaupt sinnvoll? Was geschieht, wenn man sie einmal übertritt?

Stimmen die Vorhersagen der Erwachsenen mit den eigenen Meßwerten überein, oder macht der Diabetes trotz aller Berechnungen einfach das, was er will?

■ Manche Jugendliche fühlen sich von der Komplexität des Lebens überfordert. Sie versuchen, ihre Unsicherheit zu überwinden, indem sie nach einfachen Erklärungen und überschaubaren Lösungen suchen. Vor allem Jugendliche mit geringem Selbstwertgefühl können so von extremen politischen oder religiösen Ideologien angezogen werden, die scheinbar klare Perspektiven und Wertmaßstäbe anbieten. Fest gefügte Jugendgruppen mit starren Verhaltens- und Kleidungsregeln sind ebenfalls Zeichen der Suche nach Orientierung und Identität. Für Jugendliche mit Diabetes kann der Konformitätsdruck der Gleichaltrigen einerseits und die Anforderungen der Diabetestherapie andererseits zu Konflikten führen, die zu Lasten einer guten Stoffwechseleinstellung gehen.

*Konformitäts-druck und Diabetes-therapie im Konflikt*

■ Jugendliche setzen sich nicht nur mit der äußeren Welt kritisch auseinander, auch das eigene Denken, Fühlen und Handeln werden hinterfragt. „Wer bin ich eigentlich?" und „Bin ich normal?", diese zwei Fragen stehen für die seelische Unsicherheit vieler Pubertierender. Die körperliche Entwicklung wird aufmerksam beobachtet, Abweichungen von der Norm bereiten Sorgen, die Anerkennung durch die Gleichaltrigen – vor allem auch des anderen Geschlechts – ist entscheidend. Damit verbunden ist die Angst, von anderen abgelehnt oder von der Clique ausgegrenzt zu werden. Viele Jugendliche beschäftigt die Frage, ob man einen festen Freund oder eine feste Freundin hat, mehr als jedes andere Thema. Liebeskummer kann dramatische Formen annehmen und den Diabetes oder irgendwelche anderen Aufgaben völlig bedeutungslos erscheinen lassen. Entsprechend wird in vielen Studien auf das „Mißmanagement" von Jugendlichen in der Diabetestherapie hingewiesen (z. B. Weissberg-Benchell et al. 1995).

*„Wer bin ich eigentlich? Und bin ich normal?"*

■ In der Phase des Aufbruchs neigen Jugendliche dazu, die eigenen Kräfte und Fähigkeiten optimistisch zu überschätzen, um kurz danach an den realen Grenzen zu verzweifeln. Die zeitweilige seelische Zerrissenheit ist ein typisches Kennzeichen des Jugendalters, dem Eltern und Betreuer nur mit Gelassenheit und Geduld begegnen können. Stimmungen schwanken scheinbar ohne ersichtlichen Anlaß zwischen Wunsch nach Nähe und Fürsorge einerseits und Aggression mit rüder Zurückweisung liebevoll angebotener Unterstützung andererseits. Es zählt zu den wichtigsten Entwicklungszielen des Jugendalters, aus diesem Wechselbad der Gefühle mit der Zeit ein stabiles Selbstbild und einen eigenen Lebensentwurf zu entwickeln. Für Jugendliche mit Diabetes und ihre Eltern gleichermaßen stellt sich ständig die Frage nach der richtigen Balance zwischen Selbständigkeit und Unterstützung oder Kontrolle bei der Behandlung.

*Wieviel Unterstützung, wieviel Selbständigkeit?*

## Erwartungen der Gesellschaft

Jugendliche haben viele Aufgaben zu bewältigen, bis sie sich der Welt der Erwachsenen zugehörig fühlen und von ihr akzeptiert werden. In der Psychologie werden solche durch Kultur und Gesellschaft geprägten Erwartungen an eine bestimmte Lebensphase „Entwicklungsaufgaben" genannt (Havighurst 1953) (s. Tab. 1).

**Tab. 1  Entwicklungsaufgaben des Jugendalters**

- die eigene körperliche Erscheinung akzeptieren
- die Geschlechtsrolle übernehmen und dazu eine eigene Einstellung finden
- reifere Beziehungen, auch Liebesbeziehungen zu Altersgenossen aufbauen
- sich aus der engen emotionalen Bindung an die Eltern lösen und die Beziehung neu gestalten
- sozial verantwortliches Handeln anstreben und einüben
- eigene Werte entwickeln
- die berufliche Zukunft vorbereiten
- Partnerwahl und Familienleben vorbereiten

Die rechtzeitige Bewältigung dieser Aufgaben wird als eine Grundlage einer selbstbewußten und stabilen Persönlichkeit angesehen. Die aktuelle psychologische Forschung belegt, daß die meisten Jugendlichen diese Anpassungsleistungen produktiv erbringen. Pubertät ist für sie und ihre Familien damit nicht die normativ schwierige Lebenskrise, die in der Vergangenheit mit Begriffen wie „Sturm und Drang" oder „Identitätskrise" negativ belegt wurde.

## Entwicklungsaufgaben und Diabetes

In einer Phase gesteigerter Selbstaufmerksamkeit erleben manche Jugendliche bereits kleine Abweichungen als Makel. So kann das Auftreten einer chronischen Erkrankung den Aufbau eines stabilen Selbstkonzepts und eine positive Einstellung zum eigenen Körper beeinträchtigen. Einige Jugendliche mit Diabetes haben Angst vor Mitleid, Spott oder Ausgrenzung durch Gleichaltrige. Im ständigen Wettstreit um Anerkennung in der Gruppe reagieren längst nicht alle Jugendlichen verständnis- und rücksichtsvoll, wenn ein anderer eine chronische Erkrankung hat. Selbstbewußtsein und soziale Kompetenz sind erforderlich, um mit Hänseleien oder kränkenden Bemerkungen souverän umzugehen.

*Diabetes als Makel?*  Risiken für die Entwicklung eines stabilen Selbstbildes und einer positiven beruflichen und persönlichen Entwicklung bestehen vor allem auch für die Jugendlichen, die durch die Diabetestherapie überfordert sind und langfristig eine schlechte Stoffwechseleinstellung aufweisen. Wenn bei ihnen zusätzlich erste Folgeerkrankungen diagnostiziert werden, hat die ungünstige Prognose zwangsläufig Auswirkungen auf deren Zukunftssicht und Lebensplanung. Verleugnung des Risikos, Rückzug, z. B. auch aus kompetenter Betreuung, Resignation und Depression sind mögliche Folgen.

Die Lösung aus der Elternbindung kann für Jugendliche mit Diabetes erschwert sein. Einerseits sind sie, wie auch Erwachsene mit einer chronischen Erkrankung, auf die Unterstützung ihres Umfeldes angewiesen. Das zu frühe „Alleinlassen" der Jugendlichen wird als eine Ursache langfristig unbefriedigender Stoffwechselwerte beschrieben (z. B. Page Brackenridge, Rubin 1996). Auf der anderen Seite werden die ständigen Nachfragen und Hilfsangebote der Eltern als unerwünschte Kontrolle erlebt und abgelehnt. Zusätzlich erschwert wird die Situation durch „Fachleute", die Eltern von Jugendlichen mit Diabetes vorschnell als „überbehütend" bewerten, weil sich ihr Verhalten oberflächlich betrachtet von dem anderer Eltern unterscheidet. Vor dem Hintergrund unterschiedlicher Anforderungen des Alltags müssen direkte Vergleiche zur Bewältigung von Entwicklungsaufgaben zwischen stoffwechselgesunden und Jugendlichen mit Diabetes kritisch gesehen werden. Die Diagnose vermeintlicher Entwicklungsverzögerungen, z. B. bei der Ablösung von den Eltern, birgt die Gefahr vorschneller Pathologisierung und damit zusätzlicher Belastung der Familien. Ziel kann es hier nur sein, eine angemessene Form der Unterstützung zu finden, die es Jugendlichen erlaubt, sich aus der Bindung an die Eltern zu lösen, ohne ein bedeutsames gesundheitliches Risiko einzugehen. Dabei sind allgemeine normative Vorstellungen nur bedingt auf das Leben mit Diabetes zu übertragen. Jugendliche, die wegen einer chronischen Er-

*Entwicklungsverzögerung oder adäquate Anpassung?*

**Tab. 2  Belastungen durch den Diabetes im Jugendalter**

▪ Diabetes als Abweichung von der Norm:
  Angst vor Ausgrenzung
  Zweifel an Attraktivität
  Selbstwertkrisen

▪ Beeinträchtigungen beim Aufbau eines stabilen Selbstbildes:
  Mißerfolge in der Therapie
  drohende oder vorhandene Folgeerkrankungen
  Auseinandersetzung mit Chronizität
  Ressentiments beim Einstieg in das Berufsleben
  Ablehnung durch Partner und dessen Familie

▪ Erschwerte Lösung aus der Elternbindung:
  Selbständigkeit vs. Suche nach Unterstützung
  Überforderung durch die Therapie
  Diabetes als Instrument zur Lösung familiärer Konflikte

krankung eigene Prioritäten bei der Bewältigung der Entwicklungsaufgaben setzen, zeigen vielleicht gerade dadurch eine hohe Anpassungsleistung.

## Psychosoziale Einflüsse auf die Qualität der Stoffwechseleinstellung

Betrachtet man die vielen Aufgaben, die Jugendliche mit Diabetes täglich bewältigen müssen, verwundert es nicht, daß Jungen und Mädchen, die bereits aus anderen Gründen überfordert sind (Tabelle 3), eine schlechte Stoffwechseleinstellung aufweisen.

Aus diesen im Rahmen korrelativer Studien identifizierten Risikofaktoren lassen sich nur begrenzt Handlungskonzepte ableiten. Sie weisen jedoch auf die Gruppen hin, die einer besonderen Aufmerksamkeit und ggf. frühzeitiger auf die persönliche Situation zugeschnittener psychosozialer oder psychotherapeutischer Hilfe bedürfen.

# Vom behandelten Kind zum handelnden Jugendlichen

Ein Patentrezept, wie Jugendliche mit Diabetes, ihre Eltern und Betreuer diesen Lebensabschnitt meistern und auch noch mit einer guten Stoffwechseleinstellung verbinden können, gibt es nicht. Im folgenden sind einige psychologische Anregungen zusammengestellt, die sich im Rahmen der Diabetesschulung und -beratung als hilfreich erwiesen haben.

**Tab.3  Risikokonstellationen**

**Jugendliche mit...**

- schwerer Zweiterkrankung
- geistiger Behinderung
- Lern- und Schulproblemen
- Verhaltensauffälligkeiten (geringe Affekt- und Impulskontrolle, aggressiv-destruktives Handlungsrepertoire, depressiv-regressives Handlungsrepertoire)
- klinisch relevanter Eßstörung
- Suchtproblematik
- geringem Selbstvertrauen, geringer sozialer Kompetenz, negativem Selbstbild

**Familiäre Situation in Kindheit und Jugend...**

- zerrüttete Familie, Fehlen eines Elternteils
- psychische Erkrankung oder Sucht eines Elternteils
- niedriger sozioökonomischer Status der Familie
- geringe familiäre Integration und Unterstützung
- überbehütendes Erziehungsverhalten

## Schulung bei Diabetesmanifestation

Der Diabetes trifft Jugendliche und ihre Familien in der Regel völlig unvorbereitet. Die Diagnose ist eine außergewöhnliche Belastung, die mit Angst, Trauer, Verzweiflung, Enttäuschung, depressiver Verstimmung und vor allem Unsicherheit verbunden sein kann (→ *Manifestation bei Kindern*). Falsche Vorinformationen können berechtigte Sorgen verstärken und die Zukunftspläne der Jugendlichen fraglich erscheinen lassen. In einem Lebensabschnitt, der im Zeichen der Individuation und Identitätssuche steht, sollte die Initialschulung deshalb nicht nur die Technik der intensivierten Insulintherapie vermitteln. Sie sollte Jugendlichen auch helfen, die chronische Erkrankung in ihren persönlichen Lebensentwurf zu integrieren.

*Der Jugendliche steht im Mittelpunkt, die Eltern begleiten ihn*

Das Erstgespräch sollte in einfachen Worten die Diagnose und die wichtigsten Folgen für die nächste und weitere Zukunft zum Thema haben. Der Jugendliche und seine Fragen stehen dabei im Mittelpunkt. Selbstverständlich werden die Eltern einbezogen, jedoch ohne daß der Jugendliche dadurch wieder wie ein Kind behandelt, in eine passive Krankenrolle gedrängt und durch übermäßige Fürsorge entmutigt wird. Vielmehr sollte er direkt erfahren, daß die Fachleute des Diabetesteams ihm zutrauen, gut für sich und seinen Diabetes zu sorgen. Entsprechende Absprachen helfen auch den besorgten Eltern, die richtige Balance zwischen Unterstützung und Selbständigkeit ihres Kindes zu finden.

Während des ca. 14tägigen stationären Aufenthalts findet eine individuelle Initialschulung statt, bei der besonderer Wert darauf gelegt wird, die Selbständigkeit und Entscheidungsfähigkeit des Jugendlichen zu fördern. Theoretische Grundlagen des Diabetes werden durch das Prinzip des „learning by doing" vertieft, die intensivierte Insulintherapie wird an vielen Beispielen praktisch geübt und diskutiert. Dabei werden Jugendliche von Anfang an in die Entscheidungen über ihre Therapie einbezogen *(→ Empowerment)*. Die Erfahrung, selbst die richtigen Entscheidungen zu fällen, d. h. selbstwirksam zu sein, macht Mut und fördert die Eigenverantwortung. Die Auswahl der Lehrinhalte orientiert sich am Alltag von Jugendlichen, für die Diabetes kein akademisches Lehrfach ist, sondern eine lebenslange, täglich zu bewältigende Aufgabe.

*Erfahrung von Selbstwirksamkeit ermöglichen*

## Ziele der Jugendschulung

- detaillierte praktische Kenntnisse der intensivierten Insulintherapie
- Erfahrung von Selbstwirksamkeit
- soziale Kompetenz
- stabiles Selbstbild mit Diabetes
- optimistische Zukunftssicht

Vielen Jugendlichen bereitet der Diabetes mehr psychosoziale als medizinische Probleme. Sie verstehen schnell, was zu tun ist, sie können es aber unter Alltagsbedingungen nicht immer umsetzen, weil sie fürchten, nicht anerkannt oder sogar ausgeschlossen zu werden. Deshalb ist die Förderung sozialer Kompetenz, z. B. hilfreiche Reaktionen auf gedankenlose Bemerkungen, ein notwendiger Bestandteil der Jugendschulung. Dazu hat es sich bewährt, Freunde und Geschwister in die Initialschulung einzubeziehen.

Ein weiterer psychologischer Aspekt der Jugendschulung betrifft das Selbstbild der Jungen und Mädchen mit Diabetes. Sie sollen erfahren, daß sie auch mit Diabetes weiter die Dinge tun können, die ihnen bisher Freude bereitet haben und daß sie durch den Insulinmangel kein anderer Mensch – schon gar kein „Diabetiker" – geworden sind. Jugendliche mit all ihren Eigenschaften und persönlichen Interessen stehen im Mittelpunkt, sie werden nicht auf ihre Stoffwechselstörung reduziert. Hier muß kritisch gefragt werden, ob es sinnvoll ist, neu erkrankte Jugendliche in eine Schulungsgruppe erwachsener Patienten mit langer Diabetesdauer zu integrieren. Die emotionale Auseinandersetzung mit Menschen, die durch Folgeerkrankungen belastet sind, kann Jugendliche überfordern. Die relevanten Unterrichtsinhalte für beide Gruppen sind so unterschiedlich, daß viele der Informationen, die in den ersten Jahren mit Diabetes ohne Bedeutung sind (z. B. Fußpflege, Ernährung bei Nephropathie, Hypertonie), Jugendliche nur verunsichern und von wichtigen Inhalten ablenken.

*Selbstsicherheit fördern*

Zur Schulung von Jugendlichen mit Diabetes wurde ein Programm entwickelt, das individuell auf die Bedürfnisse einzelner Patienten zugeschnitten werden kann (Lange et al. 1995). Die 11 Hefte des Programms können sowohl zur Initialschulung als auch zur Folgeschulung eingesetzt werden. Ein didaktischer Leitfaden (Lange 2002) informiert über Schulungsziele, psychologische und pädagogische Hintergründe und liefert Vorschläge für einen lebensnahen Unterricht. An der Gestaltung der Unterlagen haben sich Jugendliche mit Diabetes beteiligt, die über ihr Leben, typische Sorgen und Hoffnungen authentisch in Wort und Bild berichten. Ein zusätzliches Heft speziell für Eltern gibt Anre-

*Schulungsprogramm für Jugendliche*

gungen, wie Jugendliche begleitet und auf dem Weg zum selbständig handelnden Erwachsenen mit Diabetes unterstützt werden können.

## Folgeschulungen während der Langzeitbetreuung

Bei den regelmäßigen Ambulanzbesuchen steht die personenzentrierte Beratung der Jugendlichen im Mittelpunkt. Neben der Anpassung der Insulintherapie an aktuelle Lebensumstände werden individuelle Therapieziele diskutiert, die Behandlung mit Schule und Beruf abgestimmt und psychosoziale Fragen besprochen, z.B. Schulsorgen, Teilnahme an Sportwettkämpfen, Selbständigkeit, Partnerschaft, Sorgen in der Familie, Zukunftsperspektiven. Der oft langjährige persönliche Kontakt und das Wissen um die Lebenssituation des Jugendlichen sind dabei die notwendige Basis einer vertrauensvollen Zusammenarbeit.

*Folgeschulung als Start in die Verantwortung*

Strukturierte Folgeschulungen in altershomogenen Kleingruppen, die allen Jugendlichen, auch denen mit guter Stoffwechseleinstellung, regelmäßig angeboten werden sollten, sind ebenfalls Teil der Langzeitbetreuung (Hürter, Holl 1995). Für Jugendliche, deren Eltern den Diabetes über viele Jahre verantwortlich behandelt haben, bietet sich ein „Diabetes-Training" an, das sie auf die eigenverantwortliche Therapie vorbereitet und der schrittweisen Lösung aus der Elternbindung Rechnung trägt. Die Ziele der Folgeschulung decken sich mit denen der Initialschulung. Wichtige Elemente sind dabei: 1. alltagsnahe Unternehmungen, z.B. Restaurantbesuche, langes Ausschlafen oder Sport, bei denen die Therapieschritte nicht von Fachleuten vorgegeben, sondern von den Jugendlichen selbst erarbeitet werden; 2. Erfahrungsaustausch in der Gruppe zum Verhalten in schwierigen sozialen Situationen; 3. Bewertung der eigenen Verantwortung und Lebensperspektive (z.B. Angst vor Folgeerkrankungen, Sicherheit bei waghalsigen Unternehmungen, Kinderwunsch, Zukunftspläne). Psychologische Ansätze sind dabei integraler Bestandteil jeder Unterrichtssequenz. Beispielsweise läßt sich die somatische Seite der Folgeerkrankungen relativ kurz und klar schildern. Die Beratungsleistung des Teams besteht darin, diese Inhalte so zu vermitteln, daß Jugendliche eine realistische Einschätzung der Bedrohung, aber auch ihrer persönlichen Chancen entwickeln können.

## Grenzen der Schulung

Wenig hilfreich sind Schulungen für Jugendliche, die durch klinisch relevante psychische Störungen oder psychosoziale Probleme überfordert und deshalb der Diabetestherapie nicht gewachsen sind. Statt sie wiederholt, manchmal gegen ihren Willen, stationären Schulungen zuzuweisen, sind individuelle Hilfen zu

*Schulung ersetzt keine Psychotherapie*

bedenken. Dazu zählen soziale Beratung, ambulante oder im Einzelfall auch stationäre Psychotherapie, z.B. bei Anorexia nervosa, Bulimie, Hypoglycaemia factitia oder anderem selbstschädigenden Verhalten. Bei Hinweisen auf diese schwerwiegenden Störungen sollte möglichst umgehend ein Psychiater hinzugezogen und ein auf die Doppelerkrankung zugeschnittenes Therapiekonzept überlegt werden.

Die Spanne psychosozialer Probleme von Jugendlichen mit Diabetes entspricht der Stoffwechselgesunder. Sie umfaßt Schulschwierigkeiten, Arbeitslosigkeit, Konflikte im Elternhaus, Trennung der Eltern, Verlust eines Elternteils und vieles andere mehr. In sehr seltenen Einzelfällen ist sogar eine außerfamiliäre Unterbringung (nicht wegen des Diabetes) unumgänglich. Solche psychischen Belastungen wirken sich nahezu immer ausgesprochen ungünstig auf die Qualität der Stoffwechseleinstellung der Jugendlichen aus. Eine vertrauensvolle, oft besonders engmaschige ambulante Betreuung, bei der die Gesamtsituation eines Jugendlichen im Mittelpunkt steht, kann zur psychischen Stabilisierung beitragen und zumindest helfen, die Krise schrittweise zu überwinden (z. B. Couper et al. 1999). Hier werden die Grenzen der Diabetesbetreuung und der Handlungsmöglichkeiten des Teams deutlich. Langfristige Analysen zeigen, daß ca. 5 % der Patienten einer großen pädiatrischen Diabetesambulanz eine anhaltend schlechte Stoffwechseleinstellung mit mittleren $HbA_{1c}$-Werten über 11 % aufweisen (Hürter 1997). Es handelt sich nahezu ausschließlich um Jugendliche, deren Situation durch ausgeprägte psychosoziale Probleme auch außerhalb des Diabetes gekennzeichnet ist (s. Tab. 3).

*Engmaschige ambulante Betreuung bei seelischen Krisen*

## Anregungen zur Beratung von Jugendlichen und ihren Eltern

Während der Kindheit sind die Eltern weitestgehend für die Diabetesbehandlung ihres Kindes verantwortlich. Mit dem Übergang in das Jugendalter definieren sich die Aufgaben aller Familienmitglieder neu. Ältere Kinder und Jugendliche müssen lernen, ohne die Rundumversorgung auszukommen. Eltern haben die Aufgabe, ihre Kinder darin zu unterstützen, ihren Diabetes eigenverantwortlich zu behandeln. Sie sind nicht mehr für jeden $HbA_{1c}$-Wert verantwortlich. Angesichts der großen Unterschiede im Entwicklungstempo von Jugendlichen wäre es jedoch verfehlt, den Zeitpunkt der Selbständigkeit vom kalendarischen Alter abhängig zu machen.

### Verantwortung schrittweise übergeben

Ein langsamer Übergang, der im Alter von zehn bis zwölf Jahren beginnt, ist vorteilhaft. In der Vorpubertät sind viele Kinder wißbegierig und aufnahmebereit. Wenn sie das Gefühl haben, von ihren Eltern als „Partner" ernst genommen zu werden, lernen sie mit großem Eifer, z. B. wie sie ihre Insulindosis berechnen können. Sie sind stolz, wenn ihre Eltern ihnen zutrauen, z. B. während eines Tagesausflugs mit der Klasse oder über Nacht bei einem Freund, allein für sich zu sorgen. Aber diese Kinder benötigen weiterhin den Schutz und die Fürsorge ihrer Eltern. Eine Dreizehnjährige brachte es auf den Punkt: „Es ist leicht, den Diabetes zu verstehen, aber es ist sehr schwer, die Therapie jeden Tag durchzuhalten." Selbst für fünfzehn- oder sechzehnjährige Jugendliche bleibt es wich-

*Selbständigkeit früh fördern*

tig, daß sie sich bei Bedarf auf die Unterstützung ihrer Eltern verlassen können. Die Leistung der Eltern besteht nun darin, ein Gefühl für das notwendige Maß an Hilfe zu entwickeln. Ständige Nachfragen, z. B. „Wie war Dein Wert?", trüben das Verhältnis zwischen „genervten" Jugendlichen und besorgten Eltern. Je mehr sich Jugendliche unter Druck gesetzt und kontrolliert fühlen, um so stärker versuchen sie, diesem Druck auszuweichen. Gegenseitige Absprachen können helfen, solche Spannungen abzubauen: „Jugendliche sagen auf jeden Fall Bescheid, wenn ihnen der Blutzucker ernste Probleme bereitet (z. B. unter 50 mg/dl oder über 350 mg/dl), die Eltern fragen dafür nicht bei jeder Gelegenheit nach dem Wert." Ein fester wöchentlicher Termin, bei dem in entspannter Atmosphäre über Erfolge und Sorgen bei der Diabetesbehandlung gesprochen wird, hat sich in einigen Familien bewährt.

*Gegenseitige Information statt ständiger Kontrolle*

## Die Welt der Jugendlichen respektieren

Bei aller Offenheit muß aber auch bedacht werden, daß die Lösung aus der engen emotionalen Bindung an die Eltern zu den wichtigsten Entwicklungsaufgaben des Jugendalters zählt. Viele Jugendliche haben eine eigene innere Welt, die sie nicht mit Erwachsenen teilen möchten. Eltern ebenso wie Mitglieder des Diabetesteams sollten diesen Wunsch respektieren und nicht ungebeten versuchen, in das Gefühlsleben der Jugendlichen einzudringen. Die abweisende Haltung des eigenen Kindes kann Eltern sehr kränken, vor allem, wenn sie sich über viele Jahre engagiert für ihr Kind eingesetzt haben und auch weiterhin meinen, nur das Beste zu wollen. Der Respekt der Erwachsenen gegenüber der eigenen Welt heranwachsender Kinder ist eine Grundlage für die partnerschaftliche Beziehung in der Zukunft.

*Gefühle respektieren*

## Vorschriften durch hilfreiche Fragen ersetzen

Komplizierte Zusammenhänge verstehen Jugendliche am besten dann, wenn sie sich die Prinzipien durch systematisches Beobachten selbst erarbeiten können. Geben Sie ihnen die Gelegenheit, Erfahrungen mit ihrem Diabetes zu sammeln und eigene Lösungen zu suchen (Kasten Seite 127).

## Realistische Therapieziele abstimmen

Das Idealziel der Diabetestherapie ist eine normoglykämienahe Stoffwechseleinstellung ohne schwere Hypoglykämien. Selbst mit großem Einsatz ist dies von Erwachsenen längst nicht immer zu erreichen. Die körperlichen Veränderungen in der Pubertät und der für Jugendliche typische Lebensstil mit Spontaneität und wechselnder körperlicher Belastung erschweren es noch mehr, die richtige Insulindosis vorherzusagen. Und manchmal sind auch andere Dinge wichtiger als der Diabetes. Schließlich frustriert der unberechenbare Anstieg des Blutzuckers in den frühen Morgenstunden die Jugendlichen, die sich gewissenhaft um eine gute Stoffwechseleinstellung bemühen. Wie jeder, der sich erfolg-

*„Was traust Du Dir zu?"*

los um ein unerreichbar hohes Ziel bemüht, werden auch Jugendliche mit Diabetes auf Dauer resignieren, wenn nur ein $HbA_{1c}$-Wert im normalen Bereich Anerkennung findet. Besprechen Sie ohne Vorwurf oder moralischen Druck, was sich ein Jugendlicher aktuell zutraut und welche Therapieziele unter den gegebenen Umständen für ihn erreichbar sein können. Erste Erfolge spornen an und motivieren zu weiteren Anstrengungen. Das Gefühl, ständig zu versagen, läßt dagegen jeden Menschen resignieren.

*„Was ist im Moment zu schaffen?"*

In diese Überlegungen sollten auch Eltern einbezogen werden, die sich vielleicht seit Jahren mit hohem Anspruch für den Diabetes ihres Kindes eingesetzt haben. Es fällt ihnen oft schwer, mit anzusehen, wie „nachlässig" ihr 14jähriges „Kind" zeitweise mit seinem Diabetes umgeht. Konflikte lassen sich vermeiden, wenn alle Beteiligten, Jugendliche, Familie und Diabetesteam, sich über aktuell erreichbare Therapieziele austauschen. Für Eltern kann das bedeuten, noch einmal über

### Eigene Lösungen suchen

Schlagen Sie nicht sofort die richtige Insulindosierung für eine Mahlzeit vor, sondern fragen Sie, wie man selbst die passende Insulinmenge bestimmen kann. Helfen Sie Jugendlichen Schritt für Schritt, indem Sie jeden Gedanken als Frage formulieren: „Sind in dieser Mahlzeit Kohlenhydrate enthalten? Wieviel Gramm könnten es etwa sein? Wo kann man den Kohlenhydratgehalt genauer nachlesen? Wie viele KE willst Du essen? Welches Insulin wirkt zur Mahlzeit? Wieviel Insulin brauchst Du um diese Zeit für eine KE? Wie hoch ist der Blutzucker aktuell? Um wieviel ist der Blutzucker zu hoch? Welches Insulin eignet sich zur Korrektur? Um welchen Wert senkt eine Einheit Insulin den Blutzucker um diese Tageszeit? Wieviel Normalinsulin willst Du insgesamt spritzen? Wann würdest Du den Blutzucker kontrollieren, wenn Du wissen willst, ob die Dosis richtig war?" Durch geduldiges Fragen können die richtigen Problemlösestrategien schrittweise geübt werden. Wenn diese Übungen auch noch spielerisch und mit Genuß stattfinden, z.B. ein neues Rezept für Lasagne ausprobieren, macht Lernen sogar Spaß.

die eigenen Ängste und Befürchtungen nachzudenken. Ruft jeder Blutglukosewert über 300 mg/dl bei ihnen das Bild schwerer Folgeerkrankungen hervor? Was vermitteln sie damit ihrem Kind? Gelingt es der Familie trotzdem, die schönen Seiten des Lebens zu genießen und vertrauensvoll und optimistisch in die Zukunft zu sehen?

### Erfolge und Fähigkeiten betonen

Angesichts der vielen Dinge, die jeden Tag wegen des Diabetes bedacht werden müssen, sind Fehler oder Versäumnisse unvermeidbar. Ein Jugendlicher kann dem verlockenden Angebot an Süßigkeiten nicht immer widerstehen, ein anderer vergißt eine Insulininjektion oder verzichtet manchmal darauf, weil er nicht auffallen will. Moralisch geprägte Vorwürfe und Appelle helfen hier wenig. Jeder Jugendliche weiß, wann er sich falsch verhalten hat, und meist er hat seine Gründe dafür. Ständige Hinweise auf Schwächen zermürben nur. Eher hilft es, Jugendliche danach zu fragen, wie sie es eigentlich schaffen, fast immer an die Injektionen zu denken und sie auch unter ungünstigen Bedingungen auszufüh-

*„Was ist Dein Erfolgsrezept?"*

ren. Es ist eindrucksvoll zu hören, welche kreativen Ideen Mädchen und Jungen dabei entwickeln können. Manchmal sind es Freunde, die sogar energisch an das Insulin erinnern dürfen. Manchmal sind es praktische Dinge, z.B. eine gut verschließbare Innentasche in der Lieblingsweste für alle Diabetesutensilien. Andere Jugendliche haben Techniken entwickelt, wie sie ihr Insulin in der Öffentlichkeit injizieren können, ohne daß Umstehende davon Notiz nehmen. Für die Beratung bedeutet das, vor allem auf die Kompetenzen der Jugendlichen zu setzen, ihre Stärken zu betonen und ihre Fähigkeiten zu nutzen.

## Diabetes nicht zum Mittelpunkt machen

*„Welche Stärken hast Du?"*

Während jüngere Kinder meist offen über ihren Diabetes sprechen, z.B. in der Klasse oder unter Freunden, versuchen manche Jugendliche ihn geheim zu halten. Zumindest möchten viele nicht mehr, daß allgemein darüber gesprochen wird. Die Gründe sind leicht nachvollziehbar: In einer Phase der Unsicherheit über die eigene Person fürchten Jugendliche wegen ihres Diabetes abgewertet zu werden. Gerade in diesem Lebensabschnitt ist es wichtig, „so zu sein wie die anderen und auch so behandelt zu werden." Aber auch unabhängig von diesen Befürchtungen stellt sich die Frage, welchen Wert ständige Hinweise auf den Diabetes haben. Unter Sicherheitsaspekten reicht es aus, wenn die vertrauten Freunde über den Diabetes und die richtigen Hilfen bei einer schweren Hypoglykämie informiert sind. Weitere wiederholte Hinweise auf den Diabetes verstärken nur das Gefühl, anders zu sein. Deshalb sollte der Diabetes nicht gegen den Wunsch eines Jugendlichen zum Thema im Unterricht gemacht werden. Wie soll ein Dreizehnjähriger, dem gerade die Bedrohung durch Folgeerkrankungen bewußt geworden ist, souverän über seine Erkrankung und mögliche Folgen vor seinen Klassenkameraden berichten? Insbesondere Eltern, deren Denken und Handeln oft über Jahre vom Diabetes beherrscht wurde, sollten den Wunsch ihres Kindes nach Diskretion respektieren und es bestärken, sich selbst über viele verschiedene Eigenschaften jenseits des Diabetes zu definieren. Dazu gehört auch, zu akzeptieren, daß Jugendliche meist wenig Interesse an Diabetes-Selbsthilfegruppen zeigen. Für sie sind Gruppen von Jugendlichen mit gleichen Hobbys im Bereich Sport, Freizeit, Musik oder anderem sehr viel attraktiver und altersgemäß.

## Emotionale Stabilität fördern

*Ärger über den Diabetes ist okay!*

Im Umgang mit dem Diabetes müssen immer wieder Mißerfolge und Frustrationen verkraftet werden. Jeder zu hohe Blutzuckerwert ist nicht nur eine sachliche Information, er wird mit Sorge betrachtet und ruft Versagensängste hervor. Normale Meßwerte werden mit Stolz registriert, zu hohe Werte mag man kaum im Protokollheft notieren. Keinem Jugendlichen gelingt es, seine Meßergebnisse, die ja auch das Maß eigener Anstrengungen widerspiegeln, ohne jede Gefühlsregung zu betrachten. Ärger, Zorn oder Wut sind darauf normale Reaktionen, die auch geäußert und ausgelebt werden dürfen. Jedem Jugendlichen steht es zu, sich laut über „den blöden Diabetes" zu ärgern. Es hilft Jugendlichen, wenn andere ihnen zeigen, daß ihre Gefühle verständlich sind, daß sie aber nur den Diabetes und nicht den Jugendlichen als Person betreffen. Die Jugendlichen selbst sind „okay", unabhängig davon, ob die Stoffwechseleinstellung nun gerade stabil ist oder nicht. Insbesondere Eltern sollten sich bewußt darum bemühen, daß die Zuneigung zu ihrem Kind nicht von der Höhe des Blutzuckerspiegels beeinflußt wird. Die wichtigste Quelle für die seelische Stärke von Kindern und Jugendlichen ist das Wissen, daß sie von ihren Eltern geschätzt und geliebt werden – und zwar auch dann, wenn ihnen nicht alles wie gewünscht gelingt.

*„Worauf bist Du stolz?"*

## Selbstbewußtsein stärken

Alle Eltern stehen vor der Aufgabe, ihr heranwachsendes Kind darin zu unterstützen, angemessen mit schwierigen Aufgaben umzugehen. Nur so können Jugendliche die eigenen Kräfte erproben und sich bestätigen. Jugendlichen mit Diabetes würde es nicht helfen, wenn ihnen aus falsch verstandenem Mitleid Pflichten abgenommen würden oder Fehlverhalten mit Blick auf die Krankheit entschuldigt würde. Wenn man Jugendlichen alle Schwierigkeiten aus dem Weg räumt, suchen sie sich andere, wirklich riskante Felder, die Spannung und Abenteuer versprechen.

Es gibt viele Möglichkeiten, das Selbstbewußtsein und die Durchsetzungsfähigkeit von Jugendlichen zu stärken: Sport, Musik, Kunst, soziale Aktivitäten (z. B. bei der freiwilligen Feuerwehr, sozialen Diensten, im Tierheim), als Betreuer von Kinderfreizeiten, Engagement in politischen Gruppen oder Aushilfstätigkeiten zur Aufbesserung des Taschengelds. Dabei sollte es nicht nur um Höchstleistungen gehen. Die wichtigen Leistungen bestehen darin, für ein Ziel zu kämpfen, durchzuhalten, für andere Menschen wichtig zu sein oder gemeinsam mit anderen für eine Idee einzutreten. Anerkennung und Erfolge in diesen Bereichen helfen, die seelischen Belastungen durch den Diabetes auszugleichen und im Vertrauen in die eigenen Kräfte optimistisch in die Zukunft zu sehen.

## Diabetes und allgemeine Konflikte trennen

Die ständige Beschäftigung mit der Erkrankung im Alltag kann dazu führen, daß alle möglichen Konflikte zwischen Eltern und Jugendlichen über das Thema Diabetes ausgetragen werden. Über zu spätes Heimkommen am Abend, waghalsige Unternehmungen oder Unzuverlässigkeit gibt es Streit in vielen Familien. Solche Konflikte sollten nicht durch einen Hinweis auf den Diabetes verstärkt werden. Im ungünstigen Fall wird der Diabetes sonst nach und nach für alle unerwünschten Ereignisse verantwortlich gemacht und die Krankheitsakzeptanz immer schwieriger. Es hilft allen Beteiligten, wenn sie sich im Streitfall darum bemühen, die „diabetische Brille" abzusetzen, und versuchen, allgemeine Konflikte auch als solche zu sehen und zu lösen.

*„Geht es jetzt wirklich um den Diabetes?"*

Das gilt für Eltern, aber auch für Jugendliche, die manchmal scheinbare Vorteile ihrer Erkrankung nutzen. Oft reicht schon der Hinweis auf eine Unterzuckerung aus, um unangenehme Aufgaben abzugeben oder eigene Wünsche durchzusetzen. Geschieht das in Ausnahmen, z. B. bei einer schlecht vorbereiteten Klassenarbeit, ist das sicher nicht zu fördern, aber verständlich. Auch manche gesunde Jugendliche klagen plötzlich über „unerträgliche Bauchschmerzen" oder einen „schweren Infekt", wenn eine Mathematikarbeit ansteht. Wenn der Diabetes aber häufiger als Entschuldigung oder Machtinstrument genutzt wird, sollte man wachsam sein. Eltern helfen ihren Kindern nicht, wenn sie sich vielleicht aus einem Gefühl des Mitleids heraus leiten lassen. Jedes Nachgeben verstärkt nur das unerwünschte Verhalten und verhindert sinnvolle Lösungen.

*„Diabetes ist als Ausrede selten geeignet"*

## Auf einen Blick

➡ Jugendliche mit Diabetes sind vor allem Jugendliche wie alle anderen, der typische Jugendliche mit Diabetes ist eine Fiktion.

➡ Gemeinsam ist allen Jugendlichen mit Diabetes eine zusätzliche Aufgabe: die lebenslange selbstverantwortliche Therapie ihrer Stoffwechselstörung. Dazu sollte ihnen eine jugendgemäße Schulung angeboten werden, die somatische, psychische und soziale Aspekte des Diabetes einschließt.

➡ Alle Jugendlichen müssen typische Entwicklungsaufgaben bewältigen. Dazu zählen der Aufbau einer stabilen Identität, die Lösung aus der Elternbindung und der Entwurf der persönlichen Zukunft. Jugendliche mit Diabetes müssen sich dazu mit Chronizität und Folgeerkrankungen auseinandersetzen, die Stoffwechselstörung in ihr Selbstbild aufnehmen und ein eigenes Lebensmodell entwerfen.

➡ Jugendliche dabei angemessen zu begleiten, bedeutet für Diabetesteams und Eltern:
   – die Therapieverantwortung schrittweise übergeben, aber nie den Kontakt verlieren
   – erforderliche Diabeteskenntnisse jugendgemäß aufbereiten und vermitteln
   – Therapieziele gemeinsam erarbeiten, die unter den aktuellen Lebensbedingungen realistisch sind
   – Chancen in der Diabetestherapie aufzeigen, Erfolgserlebnisse vermitteln und so eine hoffnungsvolle Sicht der Zukunft fördern
   – Jugendliche nicht auf ihren Diabetes reduzieren, sondern ihre allgemeinen Interessen fördern und ihre besonderen Fähigkeiten hervorheben
   – Vertrauen aussprechen und frühzeitig geschützte Freiräume anbieten
   – Jugendliche unabhängig vom Erfolg ihrer Diabetestherapie wertschätzen

## Psychologische Hilfen nutzen

Gelingt es Familien nicht mehr, Diabetesprobleme und allgemeine Konflikte zu trennen, sollten sie sich nicht scheuen, fachkundige psychotherapeutische Hilfe, z. B. im Rahmen einer familientherapeutischen Beratung, einzuholen. Es ist weder ein Makel noch ein Zeichen für eine psychische Erkrankung, wenn der Diabetes Jugendlichen und ihren Familien seelische Probleme bereitet. Vielmehr ist es „normal", wenn sich die Ansprüche des Alltags und die einer so aufwendigen Erkrankung nicht immer reibungsfrei verbinden lassen. Deshalb arbeiten heute in vielen Diabetesteams von Kinderkliniken Psychologen (Fachpsychologen DDG), die sich auf die Beratung von Kindern und Jugendlichen mit einer chronischen Erkrankung und ihren Eltern spezialisiert haben.

*Adressen: www. diabetes-psychologie.de*

American Diabetes Association (1999) Standards of medical care for patients with diabetes mellitus. Diabetes Care 22 (Suppl. 1), 32-41

Blanz B (1995) Psychische Störungen und Compliance beim juvenilen Diabetes mellitus. Barth, Heidelberg

Boland EA, Grey M, Oesterle A, Fredrickson L, Tamborlane WV (1999) Continuous subcutaneous insulin infusion. A new way to lower risk of severe hypoglycemia, improve metabolic control, and enhance coping in adolescents with type 1 diabetes. Diabetes Care 22: 1767-1768

Brink S (1997) So what´s the difference between teenage boys and girls, anyway? Diabetes Care 20: 1638-1639

Bryden KS, Neil A, Mayou RA, Peveler RC, Fairburn CG, Dunger DB (1999) Eating habits, body weight, and insulin misuse. Diabetes Care 22: 1956-1960

Couper JJ, Taylor J, Fotheringham MJ, Sawyer M (1999) Failure to maintain the benefits of home-based intervention in adolescents with poorly controlled type 1 diabetes. Diabetes Care 22: 1933-1937

DCCT Research Group (1994) Effect of intensive diabetes treatment on the development and progression of long-term complications in adolescents with insulin-dependent diabetes mellitus: Diabetes Control and Complications Trial. Journal of Pediatrics 125: 177-188

Delamater AM, Jacobson AM, Anderson B, Cox D, Fisher L, Lustman P, Rubin R, Wysocki T (2001) Psychosocial therapies in diabetes. Diabetes Care 24: 1286-1292

Dunn SM, Turtle JR (1981) The myth of the diabetic personality. Diabetes Care 4: 640-646

Havighurst RJ (1953) Human development and education. Longhmans, Green & Co, New York

Herpertz S, Albus Ch, Kocnar M, Köhle K, Mann K, Senf W (1999) Komorbidität von Diabetes mellitus und Eßstörungen – eine multizentrische Studie. In: Herpertz S, Paust R (Hrsg) Psychosoziale Aspekte in Diagnostik und Therapie des Diabetes mellitus. Pabst, Lengerich, 233-247

Hürter P (1997) Diabetes bei Kindern und Jugendlichen. 5. vollständig überarbeitete und akt. Auflage. Springer, Heidelberg

Hürter P, Holl R (1995) Qualitätssicherung in der pädiatrischen Diabetologie. Statement der Arbeitsgemeinschaft Pädiatrische Diabetologie. Diabetes und Stoffwechsel 4: 481-485

Lange K (2002) Jugendliche mit Diabetes: ein Schulungsprogramm. Didaktischer Leitfaden. 2. überarb. Auflage. Kirchheim, Mainz

Lange K, Burger W, Haller R, Heinze E, Holl R, Hürter P, Schmidt H, Weber B (1995) Diabetes bei Jugendlichen: ein Behandlungs- und Schulungsprogramm. Kirchheim, Mainz

Lange K, Kinderling S, Hürter P (2001) Eine multizentrische Studie zur Prozeß- und Ergebnisqualität eines strukturierten Schulungsprogramms. Diabetes und Stoffwechsel 10: 59-65

Page Brackenridge B, Rubin R (1996) Sweet kids. How to balance diabetes control & good nutrition with family peace. American Diabetes Association, Alexandria

Rubin RR, Peyrot M (1992) Psychosocial problems and interventions in diabetes. Diabetes Care 15: 1640-1652

Ryan CM (1999) Memory and metabolic control in children. Diabetes Care 22: 1239-1241

Weissberg-Benchell J, Glasgow AM, Tynan WD, Wirzt P, Turek J, Ward J (1995) Adolescent diabetes management and mismanagement. Diabetes Care 18: 77-82

Wolfsdorf JI (1999) Improving diabetes control in adolescents. Diabetes Care 22: 1767-1768

*Literatur*

# Ältere Menschen mit Diabetes: Stärken erkennen und nutzen

*Karin Lange, Hannover, Katrin Ramöller, Bad Oeynhausen und Klaus-Martin Rölver, Quakenbrück*

*Schätzungen gehen davon aus, daß in Deutschland mehr als 10% der über 65jährigen Menschen an Diabetes, überwiegend an Typ-2-Diabetes, erkrankt sind. Aufgrund der häufig bestehenden Multimorbidität (Adipositas, Hypertonie, Fettstoffwechselstörung) bedeutet Diabetes für diese Menschen ein hohes gesundheitliches Risiko mit daraus folgenden Einschränkungen der Lebensqualität. Deshalb wird den Betroffenen häufig viel abverlangt: den Lebensstil verändern, sich mehr bewegen, weniger und anders essen, eine Vielzahl von Medikamenten regelmäßig einnehmen und eventuell Insulin spritzen. Es sind oft hochbetagte Menschen, denen solche gravierenden und täglich notwendigen Verhaltensänderungen empfohlen werden. Da der Diabetes im Alter anfangs meist relativ symptomarm verläuft und gleichzeitig andere belastende Einschränkungen und Lebenskrisen im Vordergrund stehen, fällt es vielen Betroffenen schwer, die empfohlenen Therapieschritte umzusetzen. Diabetes kann deshalb bei Behandlern und auch bei den Betroffenen zu Mißerfolgen, Ärger, Frustration oder Resignation führen. Der folgende Beitrag soll wesentliche Grundlagen zum Thema „Altern" aus psychologischer und sozialer Sicht vermitteln, Grenzen, aber vor allen Dingen Kompetenzen und Möglichkeiten aufzeigen, wie ältere und hochbetagte Menschen unterstützt werden können, eine aktive und eigenständige Rolle bei ihrer Diabetesbehandlung einzunehmen.*

*Diabetes als geriatrische Erkrankung*

Ein Großteil (ca. 95%) der 4 bis 5 Millionen Menschen mit Diabetes in Deutschland hat Typ-2-Diabetes. Mit der wachsenden Zahl hochbetagter Menschen wird die Prävalenz dieses Diabetestyps weiter ansteigen. Obwohl der Typ-2-Diabetes oft bereits im mittleren Lebensalter auftritt und deshalb keine spezifisch geriatrische Erkrankung ist, stellt die Stoffwechselstörung trotzdem ein zentrales Thema in der Behandlung und Betreuung von hochbetagten Menschen dar. Schätzungen gehen davon aus, daß jenseits des 70. Lebensjahres 20 bis 25% der Deutschen an Diabetes erkrankt sind. Zudem steigt – bedingt durch die insgesamt höhere Lebenserwartung und verbesserte Behandlungsmöglichkeiten – die Zahl der Patienten, die im Alter eine Insulinbehandlung durchführen, sich mit einschränkenden Folgeerkrankungen des Diabetes und einer erheblichen Multimorbidität auseinandersetzen müssen (Berger & Trautner 2000).

## Klinische Heterogenität des Typ-2-Diabetes

Man geht heute davon aus, daß eine noch nicht näher geklärte genetische Disposition Bedingung für das Auftreten eines Typ-2-Diabetes darstellt. Enge Beziehungen werden zum metabolischen Syndrom mit arterieller Hypertonie, Insulinresistenz und spezifischen Fettstoffwechselstörungen beschrieben. Neben dem Lebensalter sind aber auch Umweltfaktoren, vor allem Übergewicht und geringe körperliche Aktivität, eng mit dem Auftreten eines Typ-2-Diabetes assoziiert. Der sogenannte westliche Lebensstil mit Überernährung und körperlicher Inaktivität wird als Ursache für die Zunahme von Typ-2-Diabetes in Europa und den USA, aber auch in Asien genannt.

*Genetische Disposition und Verhalten*

Der schleichende Beginn des Typ-2-Diabetes ohne deutlich spürbare Symptome führt noch heute dazu, daß die Erkrankung bei einigen Patienten erst erkannt und behandelt wird, wenn schon Folgekomplikationen eingetreten sind. Bei einem hohen Prozentsatz der Patienten liegt bereits bei der Diabetesdiagnose eine klinisch relevante Arteriosklerose vor. Vor allem die makroangiopathischen Komplikationen mit entsprechender kardiovaskulärer Morbidität bestimmen die Prognose dieser Patienten (UKPDS Group 1998). Menschen, die relativ jung, d.h. vor dem 60. Lebensjahr, an Typ-2-Diabetes erkranken, sind dadurch besonders gefährdet. Für sie gelten in Anbetracht ihrer Lebenserwartung dieselben Therapieziele wie für Patienten mit Typ-1-Diabetes, d.h. eine normnahe Stoffwechseleinstellung und ggf. eine Senkung der Hypertonie (UKPDS Group 2000). Dabei muß die Makroangiopathie als Folge des metabolischen Syndroms bei der Therapieplanung besonders bedacht werden.

*Hohe Risiken für jüngere Menschen mit Typ-2-Diabetes*

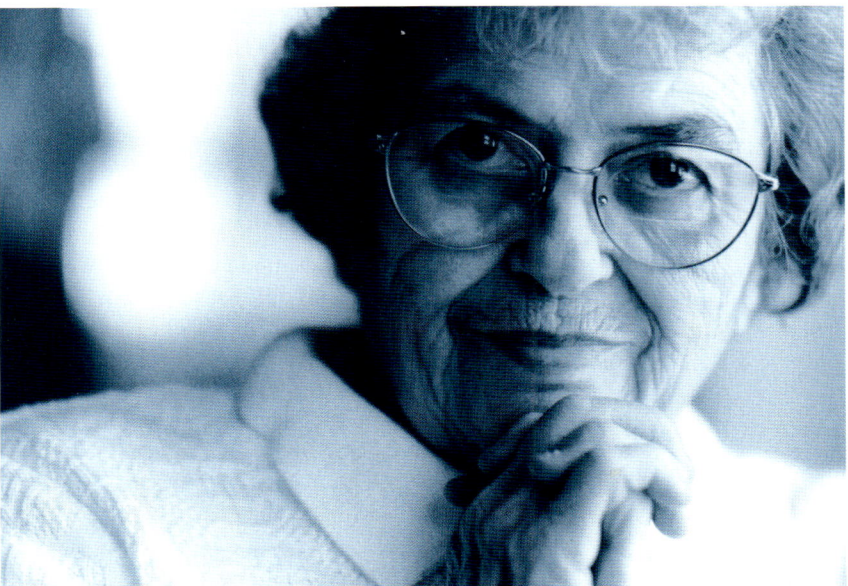

*Wichtigster Zukunftswunsch: gesund bleiben*

Bei der Diagnose ihres Typ-2-Diabetes sind ca. 65% der Patienten älter als 65 Jahre. Die Stoffwechselstörung ist dabei oft nur eine von mehreren die Lebenserwartung bestimmenden Erkrankungen oder Behinderungen. Gleichwohl sollte der Diabetes auch und gerade in diesem Alter gut behandelt werden (UKPDS Group 2000). Individuelle, mit dem Patienten auf seine Lebenssituation und Möglichkeiten abgestimmte Therapieziele und Therapieprinzipien sollten hier im Vordergrund stehen. Sie können von einer engagierten intensivierten Insulintherapie mit normoglykämienaher Stoffwechseleinstellung – wenn es der Patient für sinnvoll erachtet und wünscht – bis hin zur Vermeidung akuter Komplikationen und beeinträchtigender Symptome reichen, wenn damit die realistischen Möglichkeiten eines hochbetagten multimorbiden Menschen und seiner Angehörigen oder Betreuer erschöpft sind. Argumente, die im individuellen Fall für eine Behandlung allein durch Modifikation der Ernährung und körperliche Aktivität, durch eine Therapie mit den verschiedenen oralen Antidiabetika oder eine Insulintherapie sprechen, sind der Vielzahl von Publikationen der UKPDS Group und darauf bezogenen Kommentaren zu entnehmen. Patienten und ggf. ihre Angehörigen sollten über diese Argumente angemessen und sachlich so informiert werden, daß sie das persönliche Risiko realistisch einschätzen können.

*Individuelle Risikoeinschätzung ermöglichen*

*Individuelle Therapieziele*

Helene Neuberg war knapp 82 Jahre alt, als ihr Hausarzt zum ersten Mal postprandiale Blutglukosewerte um 170 mg/dl – einen Typ-2-Diabetes – feststellte. Sie führte ihren eigenen Haushalt, darauf war sie stolz. Sie war eine gute Köchin, die Enkel kamen regelmäßig auch wegen ihrer selbstgemachten Nudeln und dem Frankfurter Kranz. Welche „Diätempfehlung" sollte der Dame bei einem BMI von 26 gegeben werden? Die resolute, geistig wache alte Dame riet ihrem Arzt: „Junger Mann, Sie müssen sich langsam an den Gedanken gewöhnen, daß jeder Mensch einmal sterben muß." Trotzdem entschied sie sich nach einem Gespräch über ihre Ernährung, daß der viele gesunde Fruchtsaft am Abend nicht so günstig sei. Früchtetee sei besser, wenn sie deshalb nachts nicht mehr raus müsse und weiterhin gesund bleibe. Außerdem interessierte sie sich sehr dafür, welche Nahrungsmittel ihr noch gut tun und welche ihr eher schaden würden.

Mit Blick auf die geriatrische Multimorbidität und die entsprechende Lebenserwartung stellt sich für die überwiegende Mehrheit hochbetagter Patienten als wichtigstes Therapieziel die Vermeidung von akuten Komplikationen, d.h. schweren Stoffwechselentgleisungen, vor allem Ketoazidose und schwere Hypoglykämien. Hinzu kommt die Prävention des diabetischen Fußsyndroms bzw. dessen frühzeitige Diagnose und Behandlung. Ebenso bedeutsam ist die Vermeidung von diabetesbedingten Symptomen wie Harndrang, Durst, Leistungsminderung und Abgeschlagenheit durch Katabolismus. Gleichzeitig muß die Gefährdung hochbetagter Menschen durch leichte Hypoglykämien, u.U. dadurch hervorgerufene Stürze, bedacht werden. Weitere Überlegungen gelten der Lebensqualität bzw. deren Beeinträchtigung durch unnötige Diätempfehlungen, „Verbote" von liebgewordenen Gewohnheiten oder Empfehlungen zu riskanter körperlicher Aktivität.

Damit ein Behandlungskonzept für Patienten und Therapeuten erfolgreich werden kann, sollten gesundheitliche Risiken, Chancen verschiedener Behandlungsstrategien und Möglichkeiten der Umsetzung geklärt und die Entscheidung für das weitere Vorgehen gemeinsam getroffen und getragen werden. Solche Entscheidungen setzen voraus, daß jedem Patienten mit Typ-2-Diabetes unmittelbar nach Manifestation eine angemessene Beratung und Schulung als integraler Teil der Therapie angeboten wird. Damit werden frühzeitig entscheidende Weichen für die langfristige Behandlung des Diabetes und die Lebensqualität im hohen Alter gestellt.

*Schulung als unverzichtbarer Bestandteil der initialen Therapie*

## Was bedeutet „Altern"?

Das Bild von alten Menschen zeichnet sich heute durch große Heterogenität aus: Dem aktiven Frührentner auf einem Motorrad stehen von Demenz betroffene pflegebedürftige Menschen gegenüber. Weltpolitische und weltwirtschaftliche Weichenstellungen werden von hochbetagten Fachleuten verantwortet, während in anderen Gremien diskutiert wird, ob gleichaltrige Patienten mit Diabetes überhaupt noch schulbar und entscheidungsfähig sind. Die heute mit dem Begriff Alter beschriebene Lebensspanne umfaßt oft mehr als 30 Jahre und damit sehr unterschiedliche Lebensabschnitte. Eine Differenzierung, die sich nicht nur am kalendarischen Alter orientiert, ist deshalb notwendig.

Entwicklungspsychologische Studien zum Altern kommen zu dem Schluß, daß ein pauschalierendes Defizitmodell, das Altern als einen fortschreitenden und unaufhaltsamen Abbauprozeß körperlicher, geistiger und sozialer Fähigkeiten versteht, nicht haltbar ist (Mayer & Baltes 1996). Dieses negative Altersstereotyp, mit dem nachlassende Körperkraft, verringerte Intelligenz, verminderte Lern- und Konzentrationsfähigkeit und emotionale Verarmung verbunden wird, ist heute durch das sogenannte Kompetenzmodell abgelöst worden. Darin wird das kompetente Handeln im Alter als ein Zusammenspiel individueller Lebensbedingungen und Bewältigungsmöglichkeiten gedeutet, die sich aus körperlichen, biografischen und sozialen Umständen ergeben. Die Bedeutung von Abbauprozessen wird dadurch relativiert. Altern zeichnet sich danach vor allem durch eine hohe interindividuelle Varianz aus, bei der das kalendarische und das biologische Alter weit voneinander abweichen können. Dabei müssen körperliche, kognitive, emotionale und psychosoziale Aspekte des Alterns für sich und in ihrer Wechselwirkung betrachtet werden.

*Altern ist kein allseitiger Abbau*

### Körperliche Veränderungen

Körperliche Veränderungen und Abbauprozesse betreffen alle Organsysteme. Die körperliche Belastbarkeit wird durch den Status des Herz-Kreislaufsystems und der Atmungsorgane bestimmt. Einbußen in der Beweglichkeit durch orthopädische Erkrankungen und der Verlust an Knochenstabilität setzen körperlichen Belastungen und sportlichen Aktivitäten weitere Grenzen. Harninkontinenz ist unter älteren Menschen eine weitverbreitete Störung mit nicht nur me-

*Grenzen körperlicher Belastbarkeit*

dizinischen, sondern auch erheblichen psychischen und sozialen Folgeproble-
men. Etwa 30% der Menschen über 70 Jahren leiden an Inkontinenz, bei Be-
wohnern von Alten- und Pflegeheimen sind 50–70% betroffen, Frauen dabei
deutlich mehr als Männer. Ein unzureichend behandelter Diabetes kann diese
Problematik nochmals verstärken.

*Einschrän-*
*kungen der*
*Beweglichkeit*
*und der sen-*
*sorischen*
*Funktionen*

Sensorische Einbußen, d.h. verringerter Geschmacks- und Geruchssinn, ein-
geschränktes Durstgefühl, Verlust an Sehkraft und reduziertes Hörvermögen,
haben nicht nur körperliche Folgen. Das Eß- und Trinkverhalten insbesondere
bei Hochbetagten ist oft unzureichend, es kommt zu einem Flüssigkeitsmangel,
der von Betroffenen nicht ausreichend wahrgenommen wird. Einschränkungen
der sensorischen Funktionen begrenzen die Aufnahmefähigkeit allgemein und
speziell in Schulungen. Sie tragen aber auch zu Unsicherheit, Orientierungs-
schwierigkeiten, sozialem Rückzug, Isolation und depressiver Symptomatik bei.

## Kognitive Veränderungen

Für die kognitive Leistungsfähigkeit insgesamt ist keine generelle Abnahme mit
dem Alter nachweisbar, z.B. behielt ein bedeutsamer Anteil der Teilnehmer
einer umfangreichen Längsschnittstudie seine geistigen Fähigkeiten bis ins hohe
Alter hinein bei (Schaie 1996). Auch in dieser Studie zeigte sich eine hohe inter-

*Lebensalter*
*nur eine von*
*vielen Deter-*
*minanten*

individuelle Variabilität, die durch biografische Einflüsse, persönliche
Ressourcen und aktuelle Aktivitäten bestimmt war. Intellektuelle Abbauprozesse im Alter betreffen verschiedene Bereiche auf unterschiedliche Weise: Anteile
der schnellen, zeitabhängigen Leistungen, z.B. die Wahrnehmungs- und Reak-
tionsgeschwindigkeit, Orientierungsfähigkeit in neuen Situationen und die
Sprachverarbeitung, sind stärker betroffen. Anteile der Intelligenz, für die langjährig erworbene Kenntnisse wichtig sind, z.B. Altgedächtnis, episodisches Ge-
dächtnis, Erfahrungswissen und komplexe Problemlösung, bleiben auch im
hohen Alter unverändert erhalten.

Eine wichtige Rolle bei der Erhaltung kognitiver Leistungsfähigkeit kommt
den sensorischen Funktionen, dem Hör- und Sehvermögen, aber auch der Mobilität zu. Die allgemeine Stimulierung und Teilhabe an sozialen Aktivitäten,
ebenso wie der Gesundheitszustand haben einen nachweisbaren Einfluß auf
diese Prozesse. Schließlich beeinträchtigen auch depressive Störungen die kognitiven Funktionen. Somit ist das Lebensalter nur eine von vielen Determinan-

*Moderate*
*kognitive*
*Beeinträch-*
*tigungen*
*bei Typ-2-*
*Diabetes*

ten der geistigen Leistungsfähigkeit.

In den letzten Jahren wuchs die Zahl der Hinweise, daß kognitive Alternspro-
zesse bei Menschen mit Typ-2-Diabetes, nicht jedoch bei Typ-1-Diabetes,
gegenüber alters- und geschlechtsentsprechenden Kontrollgruppen beschleunigt stattfinden (Ryan & Geckle 2000). Moderate kognitive Beeinträchtigungen
betreffen sowohl die allgemeinen intellektuellen Fähigkeiten wie auch das ver-
bale Lernen und die Gedächtnisleistung. Die Effekte zeigen sich dabei erst jenseits des 60. Lebensjahres. Zur Erklärung wird die These verfolgt, daß es zu
einer wechselseitigen Verstärkung von Alternsprozessen des zentralen Nervensystems und chronischer Hyperglykämie kommt (Strachan et al. 1997). Weiter-

hin muß auch davon ausgegangen werden, daß sensorische Defizite, bedingt durch Retinopathie oder Katarakt und verringerte Mobilität durch das Fußsyndrom, zu weniger sozialen Kontakten und damit weniger geistigen Anregungen beitragen und die intellektuelle Leistungen verringern.

## Pathologisches Altern des Gehirns

Der oben beschriebene normale Alternsprozeß kognitiver Leistungsfähigkeit muß deutlich von pathologischem Hirnaltern getrennt werden, das durch irreversible Demenzformen, vor allem der Alzheimer-Demenz und der Multi-Infarkt-Demenz, gekennzeichnet ist. Die Prävalenz schwerer und mäßig schwerer Demenzerkrankungen, die zu Einschränkungen der Fähigkeit zur Selbstversorgung führen, wird in der Gruppe der 65–69jährigen im europäischen Raum auf 1–4% geschätzt. Im höheren Alter steigt die Häufigkeit an, so daß 8–15% der 80jährigen und 30% der über 90jährigen an Demenz leiden. Erste begrenzte Leistungseinbußen in frühen Stadien der Demenz sind dabei kaum von normalen Alternsprozessen zu unterscheiden. In fortgeschrittenen Krankheitsstadien sind die Betroffenen jedoch immer weniger zu einer selbständigen Lebensführung in der Lage. Die Demenzen sind mittlerweile der wichtigste Grund für Pflegebedürftigkeit und Heimaufnahme. Die höchsten Pflegestufen sind zwischen 50 und 70% durch Demenzerkrankungen begründet (Bickel 1997).

*Demenzer-*
*krankungen*

Bei Menschen mit Typ-2-Diabetes ist die Rate der Demenzerkrankungen gegenüber vergleichbaren Kontrollgruppen zwei- bis dreifach erhöht. Das gilt vor allem für die ge-

### Lernen in hohem Alter

Aus einer großen Zahl von Studien zum Lernen lassen sich fördernde und einschränkende Bedingungen für den Erwerb neuer Kenntnisse und Fertigkeiten ableiten, die besonders im hohen Alter bedeutsam werden (vgl. Hirsch et al. 1992):

Fördernde Bedingungen sind:

- die persönliche Motivation durch neue Kenntnisse, d.h. ein erwarteter alltagspraktischer Nutzen verstärkt das Lernen, Inhalte ohne ersichtliche Bedeutung werden weniger gut gelernt;
- der neue Lernstoff wird so dargeboten, daß eine direkte Verknüpfung mit eigenen Erfahrungen möglich ist;
- bewährte Denkmuster und Problemlösestrategien werden genutzt, um neue Fragestellungen zu klären;
- mehrere kurze Lernphasen mit praktischen Übungsanteilen statt langer frontaler Vorträge;
- gut lesbare übersichtliche Materialien, die sich auf das Wesentliche beschränken.

Behindernde Bedingungen sind:

- Angst vor Kritik oder Blamage, z.B. in der Lerngruppe;
- Unsicherheit über Ziele und mögliche Folgen von falschen Antworten, z.B. bei Wissenstests;
- Zeitdruck;
- Störungen und Ablenkung von außen, z.B. durch Hintergrundgeräusche, Unterbrechungen oder Telefonate;
- lange theoretische Sequenzen;
- zu komplexe Darstellungen.

fäßbedingte Multi-Infarkt-Demenz, die in engem Zusammenhang mit langfristiger Hyperglykämie und Hypertonie steht. Diskutiert wird auch eine erhöhte Prävalenz der Demenz vom Alzheimertyp. Eine genauere Klärung der Entwicklung dieser Beeinträchtigungen steht jedoch noch aus. In Anbetracht der weitreichenden Folgen für die Lebenssituation der Betroffenen und ihrer Angehörigen ergibt sich hier ein weiteres Argument für eine engagierte Therapie des Typ-2-Diabetes und seiner Begleiterkrankungen, vor allem der Hypertonie. Die fortgeschrittene Demenz setzt Verhaltensänderungen und damit auch einer eigenständigen Diabetestherapie klare Grenzen. Diabetesberatung und Schulung müssen sich in diesem Stadium an pflegende Angehörige oder Betreuer in Institutionen wenden.

*Zwei- bis dreifach erhöhtes Risiko für Multi-Infarkt-Demenz*

### Emotionale Störungen

Die Depression ist die häufigste psychische Erkrankung im hohen Lebensalter. Sie reicht von leichten Verstimmungen bis zu schwersten Erkrankungen. Daher müssen Aussagen zur Prävalenz abhängig von den gewählten Kriterien gesehen werden. Die Patienten leiden unter gedrückter Stimmung, einer Verminderung des Antriebs, die Aktivitäten sind eingeschränkt und Freude und Interesse an der Umwelt gehen verloren. Schätzungen gehen davon aus, daß bis zu 20 % der älteren Menschen von depressiven Symptomen betroffen sind, bei ca. 10 % sind diese so ausgeprägt, daß die Diagnose Depression nach ICD 10 gestellt werden kann. Dabei ist das Alter allein kein Risikofaktor. Prädisponierende Faktoren sind das Geschlecht (Frauen sind etwa doppelt so häufig wie Männer betroffen), frühere depressive Episoden, akute oder chronische Erkrankungen und Behinderungen sowie Verlusterlebnisse wie

*Depression als häufigste psychische Erkrankung im Alter*

*Verluste und Einschränkungen der Autonomie als Auslöser*

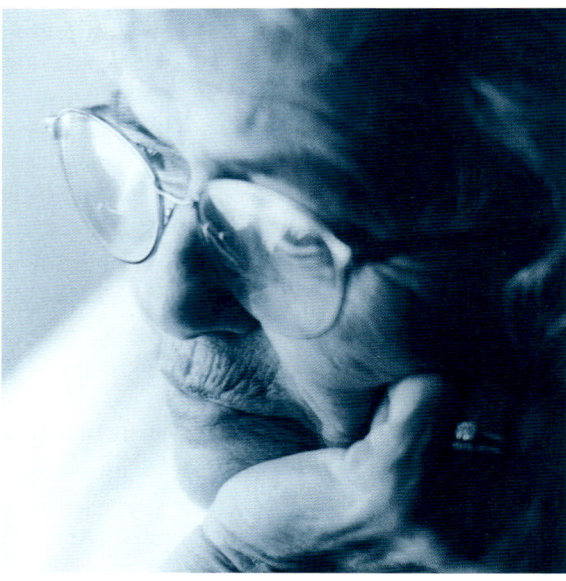

Verwitwung oder Scheidung. Vor allem Erkrankungen, die einen Verlust an Autonomie und Funktionalität darstellen, haben vermehrt depressive Episoden zur Folge. Entsprechend ist die Rate depressiver Störungen bei Menschen mit Typ-2-Diabetes mehr als doppelt so hoch wie in der Allgemeinbevölkerung (Anderson et al. 2001). Die Depression führt wiederum zu geringem Interesse an der

Selbstbehandlung und damit zu einer ungünstigen Prognose *(→ Diabetes und Depression)*.

Obwohl Verlusterlebnisse in höherem Alter eher zur Regel als zur Ausnahme zählen, sollte eine darauf folgende depressive Erkrankung ebenso diagnostiziert und behandelt werden wie in anderen Lebensabschnitten. Dabei ist an eine altersangemessene Pharmakotherapie ebenso zu denken wie an psychotherapeutische Angebote. Psychotherapie ist jenseits des 60. Lebensjahres möglich und nachweislich erfolgreich, aber längst noch nicht selbstverständlich. Verhaltensbezogene kognitive Therapien haben sich z.B. bei depressiven Störungen als hilfreich erwiesen (Hautzinger 1994). Die Therapieziele konzentrieren sich bei älteren Menschen auf die Förderung bzw. Erhaltung von Selbständigkeit und Eigenverantwortlichkeit, die Erweiterung des Handlungsspielraums und die Bearbeitung der Verlustthematik.

*Psychotherapie ist hilfreich, aber längst noch nicht selbstverständlich*

## Entwicklungsaufgaben und soziale Situation

Im Lauf des Lebens ist es nicht sinnvoll, einen Zeitpunkt des Beginns des Alters zu bestimmen. Wie in jeder Lebensphase müssen sich auch ältere und hochbetagte Menschen immer wieder an neue Rollen, Situationen und Beziehungen anpassen. Für Havighurst (1972) bestehen die zentralen Entwicklungsaufgaben im späten Erwachsenenalter (jenseits des 60. Lebensjahres) darin, die Energien auf neue Ziele zu lenken, das eigene Leben in der Rückschau zu akzeptieren, sich mit Verlust auseinanderzusetzen und eine Haltung zu Sterben und Tod zu finden.

Deutliche Einschnitte, die für viele Menschen den Übergang in einen neuen Lebensabschnitt kennzeichnen, ergeben sich, wenn das letzte Kind das Haus verläßt und die Partnerschaft, auch die Sexualität neu definiert werden. Viele Frauen stehen vor der Entscheidung, die eigene Berufstätigkeit oder soziale Aktivitäten zu intensivieren oder sich nach der Familienphase auf andere Weise neue Lebensinhalte zu erschließen.

*„Leeres Nest"*

Der Übergang von der Berufstätigkeit in den (vorzeitigen) Ruhestand stellt eine weitere Zäsur dar, die oft mit einem Verlust an sozialen Kontakten und persönlicher Bedeutsamkeit verbunden ist. Das Selbstkonzept und die Lebenszufriedenheit lassen sich nicht mehr am beruflichen Erfolg festmachen, es müssen neue Ziele und Werte entwickelt werden. Der Alltag beider Partner muß neu strukturiert und aufeinander abgestimmt werden.

*Neue Ziele nach dem Beruf*

Die Diagnose einer chronischen Erkrankung kann in diesem Lebensabschnitt zum Symbol des körperlichen Abbaus werden und das Gefühl des Verlusts und die latent vorhandene Angst vor Gebrechlichkeit und Hilfsbedürftigkeit verstärken.

Ein zentraler Einschnitt ist der Verlust des Partners oder der Partnerin. Mehrheitlich müssen sich dabei Frauen mit dem Tod ihres Mannes, der Trauer und damit verbundenen Sinnkrisen auseinandersetzen. Depressive Episoden, Gefühle der Nutzlosigkeit und häufig auch Selbstaufgabe können die Folge sein. Die soziale Situation in Deutschland ist entsprechend dadurch gekennzeichnet, daß

*Tod des*
*Partners*

51% der Frauen im Alter zwischen 70 und 75 Jahren und 68% der Frauen über 75 Jahren in Einpersonenhaushalten leben. Die Lebensqualität in diesem Abschnitt ist bei vielen Menschen von der familiären und sozialen Einbindung und der Möglichkeit, den eigenen Alltag selbstbestimmt zu gestalten, geprägt. Die Sorge, anderen zur Last zu fallen, Ängste vor Pflegebedürftigkeit und Verlust an persönlicher Autonomie werden von Hochbetagten häufig genannt.

## Möglichkeiten und Grenzen erkennen

*Fundierte*
*Anamnese als*
*Grundlage*
*langfristiger*
*Begleitung*

Am Beginn der Behandlung von betagten Menschen mit Diabetes sollte eine zuverlässige und valide Anamnese stehen. Diese betrifft nicht nur die Krankengeschichte des Patienten, sondern auch dessen kognitive, emotionale und soziale Situation sowie mögliche Einschränkungen in der Alltagskompetenz. Außerdem sollten Betroffene hinreichend Gelegenheit erhalten, ihre Interessen, Überzeugungen, Werte, Emotionen und Einstellungen zum Diabetes und seiner Therapie darzulegen. Das Gesamtbild dieser Informationen stellt die Grundlage für gemeinsam formulierte Therapieziele und umsetzbare Behandlungskonzepte dar.

### Liegen körperliche Einschränkungen vor?

Aus der Einschätzung der Alltagskompetenz (Baltes & Wilms 1995) mit ihren basalen (Körperpflege, Ernährung, Einkaufen) und erweiterten Anteilen (Freizeit- und soziale Aktivitäten) läßt sich ableiten, ob und welche Veränderungen des Lebensstils oder zusätzliche Therapieelemente für den Patienten denkbar und möglich sind. Entsprechende psychologische Fragebögen und Interviewleitfäden zur Selbst- bzw. Fremdbeurteilung (Activities of Daily Living; ADL-Skalen) sind in Förstl (1997) zusammengestellt. Zur Erfassung von Funktionseinschränkungen, die für eine unzureichende Selbstversorgungsfähigkeit älterer

*Alltags-*
*kompetenz,*
*Sehen, Hören,*
*Beweglichkeit*

Menschen verantwortlich sein können, finden sich im „Geriatrischen Basis-Assessment" geeignete Testverfahren und Handlungsanleitungen (Bach et al. 1997). Sie sollten durch diabetesspezifische Elemente, z. B. Kompetenz zur Fußpflege, zur selbständigen diabetesgerechten Nahrungsauswahl, ergänzt werden.

Die Insulintherapie setzt technische Fertigkeiten voraus, die durch andere Erkrankungen und Behinderungen eingeschränkt sein können, z. B. die Beweglichkeit der Hände und Finger durch Arthritis, Tremor oder periphere Neuropathie.

Eine wichtige Rolle kommt auch den sensorischen Funktionen, dem Seh- und Hörvermögen, zu. Es sollte konkret erprobt werden, ob die Sehfähigkeit eine Dosierung des Insulins zuläßt bzw. welche Injektionshilfen, Hilfsmittel oder Handreichungen, z. B. Wechsel der Insulinpatronen beim Pen oder Einmal-Pens, erforderlich sind. Die Abklärung der Hörfähigkeit ist notwendig, um Mißverständnissen in der Beratung oder unzureichender Schulung vorzubeugen, ggf. schließt sich deshalb eine Gruppenschulung aus. Begleit- und Folgeerkrankungen, z. B. periphere vaskuläre Erkrankungen, kardiologische Erkrankungen, periphere Neuropathie oder orthopädische Einschränkungen, müssen vor der Empfehlung zu mehr körperlicher Aktivität bedacht werden.

### Liegen kognitive Einschränkungen oder affektive Störungen vor?

Zur psychometrischen Objektivierung kognitiver und affektiver Störungen bei alten Menschen liegen spezifische Skalen und Testverfahren vor. Sie dienen der Abklärung dementieller Syndrome, der Differentialdiagnose, aber auch der Erfassung verbleibender Funktionen. Gebräuchliche Verfahren zur Erfassung kognitiver Störungen sind der Mini-Mental-Status-Test (MMST), der Syndromkurztest (SKT) und die Alzheimers's Disease Assessment Scale (ADAS) (s. Förstl 1997). Mit unterschiedlichem Schwerpunkt erfassen sie die Bereiche Orientierung, Merkfähigkeit, Aufmerksamkeit und Sprachverständnis sowie Gedächtnisleistungen. Sie können bei begründetem Verdacht individuell zur Orientierung eingesetzt werden, die weitere Diagnostik sollte jedoch gerontopsychiatrischen Fachleuten vorbehalten sein.

*Skalen und Testverfahren*

Durch zusätzliche körperliche Erkrankungen unterscheidet sich die Symptomatik bei der Altersdepression von der in jüngerem Alter. Deshalb sollten hier spezifische Skalen bevorzugt werden, z. B. die Geriatric Depression Screening Scale (GDSS) (alle Skalen in Förstl 1997). Da Depressionen im Alter häufig nicht erkannt und behandelt werden und so zu einer unzureichenden Diabetestherapie beitragen, sollten bei entsprechenden Hinweisen psychiatrische/psychologische Therapeuten hinzugezogen werden *(→ Depression und Diabetes)*.

Spezifische seelische Belastungen und subjektive Einschränkungen durch den Diabetes lassen sich mit den im Kapitel Lebensqualität vorgestellten Fragebögen und Interview-Leitfäden auch bei älteren Menschen genauer erfassen und in die Therapiekonzeption einbeziehen.

## Reaktionen auf die Diagnose Typ-2-Diabetes

Die Manifestation eines Typ-2-Diabetes verläuft, anders als beim Typ-1-Diabetes, oft nahezu unbemerkt. Viele Betroffene erklären sich die ersten Symptome wie Abgeschlagenheit, Müdigkeit, Konzentrationsmangel, Infektanfälligkeit oder Harndrang als alterstypische Phänomene, gegen die sie nichts ausrichten können. Ihre negative Vorstellung vom Altern läßt sie passiv bleiben und keine Veränderung anstreben. Die Blutglukosewerte steigen weiter an, das Befinden und auch der Antrieb werden zunehmend schlechter – „das Alter macht sich bemerkbar". Häufig wird die Diagnose deshalb erst sehr viel später im Rahmen einer Routinekontrolle gestellt.

*Diabetessymptome und Alter*

*Diabetes wird im Alter anders erlebt*

Für viele alte multimorbide Menschen stehen die initial diskreten Anzeichen des Diabetes gegenüber ihren anderen bedrohlich erlebten und schmerzhaften Erkrankungen weit im Hintergrund. Sie machen sich deshalb weniger Sorgen als Jüngere und sehen keinen akuten Handlungsbedarf. Erhöhte Blutglukosewerte sind für sie eine abstrakte Größe ohne unmittelbare Beschwerden. Da auch viele andere Gleichaltrige von erhöhten Blutglukosewerten berichten, interpretieren sie den Diabetes als ein durch das Alter erklärbares natürliches Lebensereignis (Funnell & Merritt 1996).

*Negatives Image des Diabetes*

Etwas anders ist die Situation der Menschen, die jung an Typ-2-Diabetes erkranken. In einer Phase, in der sich viele um den Erhalt des Arbeitsplatzes im Konkurrenzkampf mit jüngeren Kollegen sorgen oder die eigene Rolle nach der Familienphase suchen, ist chronische Krankheit ein Symbol des herannahenden Alters, dem man sich noch nicht stellen will. Einige Betroffene leugnen deshalb spürbare Symptome und zögern notwendige Arztbesuche hinaus. Das negative Image des Diabetes als „typische Alterskrankheit" kann dieses Verhalten verstärken.

*Persönliche Erfahrungen und Einschätzungen*

Persönliche Erfahrungen mit dem Typ-2-Diabetes, z.B. bei Angehörigen, haben großen Einfluß auf die Einschätzung des individuellen Risikos. Das folgende Beispiel zeigt, wie verschiedene subjektive Einschätzungen das Handeln bestimmen können: Die 58jährige Frau pflegt ihre hochbetagte Mutter, nachdem dieser als Folge des Diabetes ein Fuß amputiert werden mußte. Als nun auch bei ihr ein Typ-2-Diabetes diagnostiziert wird, ist sie sehr getroffen. In einer solchen Situation sind verschiedene Reaktionen denkbar: Vielleicht ist sie so erschüttert, daß sie die Erkrankung zunächst nicht wahr haben will und sich nur auf die Pflege der kranken Mutter konzentriert. Oder sie sieht die Erkrankung als Teil des Familienschicksals, dem sie sich nicht entgegenstellen kann. Sie resigniert und entwickelt depressive Symptome. Sie könnte das Schicksal der Mutter aber auch zum Anlaß nehmen, um ihren eigenen Diabetes engagiert und zielstrebig zu behandeln.

## Subjektive Bewertungen des Diabetes und der Therapie

Die subjektive Einschätzung des persönlichen Risikos durch die Erkrankung bestimmt das Ausmaß des Engagements. Die Mehrheit der älteren Patienten macht die „Schwere" ihrer Erkrankung nicht an der Qualität der Stoffwechseleinstellung und zusätzlichen Risiken fest, sondern am Therapieprinzip. Patienten mit Insulintherapie schätzten ihr gesundheitliches Risiko deutlich höher ein als diejenigen ohne Insulinbehandlung, obwohl letztere eine deutlich schlechtere Stoffwechseleinstellung und damit auch schlechtere Prognose aufwiesen (Funnell & Merritt 1996).

*„Schwere der Erkrankung" und Therapieprinzip*

Die initialen Therapieempfehlungen bei Typ-2-Diabetes sind seit Jahren unverändert Ernährungsumstellung und vermehrte körperliche Aktivität. Das Eßverhalten und die tägliche Bewegung sind gewohnte, oft liebgewordene Alltagshandlungen, die nicht mehr der bewußten Kontrolle unterliegen. Sie sind Teil des sozialen Lebens. Bei Hochbetagten tragen die Mahlzeiten in hohem Maße zur Strukturierung des Tagesablaufs bei. Grundlegende Veränderungen dieser Gewohnheiten bedeuten in jedem Fall Mühe, oft Einschränkungen und Verzicht, der aktuell mit einem Verlust an Lebensqualität verbunden wird. Die positiven Konsequenzen der Therapie sind eher abstrakt: Sie bestehen in der Vermeidung von Folgeerkrankungen in der Zukunft. Unmittelbare positive Verstärkungen fehlen.

*Großer Therapie-aufwand für geringen un-mittelbaren Erfolg*

Viele Patienten bewerten die Therapieempfehlungen zwar als richtig und bedeutsam, sie stufen sie jedoch als sehr belastend ein. Geschulte Patienten berichten in Studien von einer höheren Belastung durch die Erkrankung als nicht geschulte Patienten. Dies kann darauf hindeuten, daß ein Wissen um die richtige Therapie, gepaart mit der Schwierigkeit, den komplexen Anforderungen gerecht zu werden, die Belastung verstärken kann. Andererseits konnte die UKPD-Studie keine Unterschiede hinsichtlich Lebensqualität, abhängig von den verschiedenen Therapiekonzepten bei Typ-2-Diabetes, feststellen, sehr wohl aber negative Auswirkungen von Folgeerkrankungen (UKPDS Group 1999).

## Beratungs- und Schulungskonzepte für ältere Menschen

Um alte Menschen erfolgreich darin zu unterstützen, ihren Diabetes gut zu behandeln, sollten ihre Therapeuten:

- Typ-2-Diabetes als eine schwere und beeinträchtigende Erkrankung sehen, die von Diagnose an eine engagierte Therapie erfordert;
- wissen, daß auch Menschen jenseits des 65. Lebensjahres fähig sind, klare, ihre Zukunft betreffende Entscheidungen zu fällen;
- in der Lage sein, die Möglichkeiten betagter Menschen zu erkennen und kreativ zu nutzen, auf der anderen Seite Grenzen und Schwierigkeiten kennen und akzeptieren können;
- wissen, daß gerade alte Menschen ein großes Interesse daran haben, selbständig zu leben und gesund zu bleiben.

*Einstellungen zu Diabetes und Alter*

### Diagnose und Initialbehandlung

Mit der Diagnose des Diabetes werden entscheidende Weichen für den langfristigen Umgang mit der Erkrankung gestellt. Das erste Gespräch hat das Ziel, dem Patienten eine realistische Einschätzung seines Risikos zu ermöglichen. Es sollte sich an den Erfahrungen und dem Wissen des Patienten orientieren und überzogenen Ängsten auf der einen Seite, aber auch dem negativen Altersstereotyp auf der anderen Seite entgegenwirken. Außerdem sollten konkrete Möglichkeiten der Behandlung vorgestellt und die kurzfristige Teilnahme an einer Schulung oder individuellen Beratung besprochen werden. Lange Wartezeiten

*Zeitnahe Beratung und Schulung*

vermitteln den Eindruck, die Schulung und die therapeutischen Maßnahmen seien nicht so wichtig.

*Diabetesmodelle angelehnt an persönliche Erfahrungen*

Die ersten Therapieschritte sollten mit dem Patienten gemeinsam geklärt und mit der persönlichen Lebenssituation und den individuellen Motiven abgestimmt werden. Offene Fragen (s. Kasten) helfen, individuelle Lösungen zu erarbeiten. Das Prinzip der minimalen Intervention bei maximal zu erwartendem Effekt sollte insbesondere bei alten Menschen die therapeutischen Entscheidungen leiten.

Diabetesmodelle, die an die Erfahrungswelt der Patienten anknüpfen (Herr Hartmann, Kasten Seite 145), helfen, das diffuse Gefühl der Bedrohung aufzulösen und individuelle pragmatische Lösungen zu entwickeln.

## Offene Fragen zu Beginn

- Was ist Ihnen in Ihrem Leben im Moment sehr wichtig? Was wünschen Sie sich für die nächsten Jahre?

- Fürchten Sie, daß der Diabetes jetzt darauf einen Einfluß haben könnte?

- Was wissen Sie bisher über die Diabetesbehandlung?

- Haben Sie eine Idee, wie es bei Ihnen zu den hohen Blutzuckerwerten kommt?

- Haben Sie schon einmal versucht, Ihren Blutzucker zu senken?

- Was war erfolgreich, wo haben Sie keinen Erfolg gesehen?

- Was würden Sie gerne probieren? Wo wünschen Sie sich Unterstützung?

Je konkreter und klarer die Therapieschritte formuliert werden, um so größer ist die Chance, daß sie auch umgesetzt werden. „Mehr Bewegung" ist nicht faßbar, dafür der Vorsatz, mindestens jeden zweiten Tag mit der Nachbarin für eine Stunde spazieren zu gehen. Körperliche Aktivität ist meist attraktiver, wenn sie mit sozialen Kontakten verbunden ist, z.B. Radtouren mit Freunden, den Enkeln das Schwimmen beibringen, feste Trainingszeiten mit Bekannten im Fitneß- bzw. Rehazentrum, Teilnahme an einem Tanzkreis oder zweimal in der Woche auf den Golfplatz gehen.

Das allgemeine Ziel, sich gesünder zu ernähren oder Gewicht abzunehmen, läßt sich leicht formulieren, aber schwer in die Tat umsetzen (→ *Gewichtsreduktion*). Wenn betagte Patienten dieses Ziel verfolgen wol-

*Konkrete Verhaltensziele formulieren*

len, sollte mit ihnen ihre bisherige Ernährung analysiert werden. Günstige Verhaltensweisen werden betont und Anregungen gegeben, wie ungünstige Verhaltensweisen ersetzt werden können, z.B. statt fetter Streichwurst als Auflage besser mageren Bratenaufschnitt auswählen. Je älter und eingeschränkter ein Mensch ist, um so weniger kann er von globalen Prinzipien, z.B. dem Prinzip einer vollwertigen Ernährung, profitieren. Hilfreicher ist für ihn, genau zu wissen, welche der persönlich bevorzugten Nahrungsmittel genossen werden kön-

*Individuelle Ernährungsberatung, bezogen auf Gewohnheiten und Vorlieben*

nen, z.B. der Rosenkohl oder die Steckrüben, und welche nur in geringen Mengen vertretbar sind, z.B. die fetten Würste in den Eintopfgerichten. Komplexe Systeme, z.B. die Berechnung der Energiemenge unter gleichzeitiger Berücksichtigung des Kohlenhydratgehalts, verunsichern die meisten nur. Das sichere Gefühl, richtig zu handeln, motiviert dagegen und trägt zur Lebensqualität bei. Besonders gelingt es dann, wenn geschätzte Gewohnheiten, z.B. das Glas Rotwein am Abend, mit „gutem Gewissen" genossen werden können.

Hochbetagte Menschen, besonders wenn sie in Institutionen leben, leiden dagegen eher an Untergewicht und Flüssigkeitsmangel. Bei einer Insulintherapie können sie wegen ausgelassenem Essen leicht unterzuckern. Hier kommt es mehr darauf an, beim regelmäßigen Essen und Trinken behilflich zu sein.

## Diabetesschulung für hochbetagte Menschen

Die Möglichkeit, zu lernen, ist nahezu lebenslang gegeben. Kognitive Einschränkungen und seelische Störungen können das Lernen sicherlich erschweren. Viele Schwierigkeiten lassen sich aber durch altersangemessene Schulungskonzepte und Angebote auffangen. Für jüngere Patienten mit Typ-2-Diabetes liegen verschiedene evaluierte Schulungs- und Behandlungskonzepte vor, z. B. auch zur Verhaltensmodifikation und Gewichtsreduktion (→ *Gewichtsreduktion*). Spezielle Schulungen zur Insulinbehandlung für ältere Patienten (ca. 70 Jahre und älter, z. T.

### Einstellungen und individuelle Ziele

Herr Hartmann (72 Jahre) weiß, daß sein Typ-2-Diabetes unbefriedigend behandelt ist. Er möchte es aber nicht wahrhaben und sucht seinen Arzt deshalb kaum auf. Das häufige Wasserlassen erklärt er sich als Prostataproblem, über das auch andere Kegelbrüder berichten. Insulin möchte er auf keinen Fall, er verbindet damit Gebrechlichkeit, „Endstadium" und erhebliche Einschränkungen im Alltag. Nach seiner langen Tätigkeit als selbständiger Wirtschaftsprüfer möchte Herr Hartmann nun das Alter mit seiner Frau aktiv genießen. Sie freuen sich auf eine lange Mittelmeer-Kreuzfahrt. Herr Hartmann ist überzeugt, daß diese Fahrt mit Insulin nicht möglich ist. Das Gespräch mit dem Diabetologen, das auf Drängen von Frau Hartmann stattfindet, konzentriert sich auf die Befürchtungen und Erwartungen der Eheleute. Dabei erfährt Herr Hartmann, daß seine Müdigkeit und das Wasserlassen keine Zeichen seines Alters allgemein, sondern seiner schlechten Stoffwechseleinstellung sind. Vor allem überzeugt den Wirtschaftsprüfer der Gedanke, daß sein Diabetes kein „Endstadium" ist, sondern ein „Bilanz-Problem": Das körpereigene Insulin reicht nicht mehr aus, die Bilanz ist negativ. Zum Ausgleich muß Insulin von außen „bilanziert" zugeführt werden. Nachdem Herr Hartmann seine emotionale Blockade überwinden konnte, erarbeitet er sich ohne Schwierigkeit die Prinzipien, nach denen Insulin dosiert wird. Er entscheidet sich für eine intensivierte Insulintherapie, die ihm viele Freiheitsgrade beim Essen – z. B. beim Kapitänsdinner – eröffnet. In der folgenden Diabetesschulung stellt das Ehepaar Hartmann der Beraterin viele präzise Fragen zur Blutglukosewirksamkeit von feinen komplizierten Gerichten. „Die Bilanzen müssen schließlich auch an Bord stimmen!"

auch für Patienten in geriatrischen Rehabilitationskliniken) konnten ihre Effektivität in mehreren Studien belegen (z. B. Raml et al. 2000; Zeyfang et al. 2001). Die Erfolge hinsichtlich Stoffwechseleinstellung und selbständiger Insulinbehandlung unterschieden sich nicht bedeutsam von denen, die in Schulungen mit jüngeren Teilnehmern erzielt werden konnten.

*Schulungsprogramme*

Erfolgreiche Schulungskonzepte für ältere und hochbetagte Menschen orientieren sich an den folgenden Grundgedanken:

- Erwachsene Menschen lernen am besten, wenn sie auch wie Erwachsene – und nicht autoritär wie Schulkinder in alter Zeit – behandelt werden. Eine Lernatmosphäre, die von gegenseitigem Respekt, Wertschätzung, Offenheit und Unterstützung geprägt ist, hilft den Teilnehmern, sich zu öffnen und ihre Kompetenzen, Bedürfnisse aber auch Sorgen und Ängste anzusprechen.

■ Schulungsgruppen sollten nicht mehr als 4 bis 6 Teilnehmer umfassen und geschlossen sein. So ist ein persönlicher Austausch von Erfahrungen und Bewertungen möglich.

*Strikte Trennung nach Therapie-prinzipien*

■ Es erfolgt eine strikte Trennung nach Therapieprinzipien (Ernährungsumstellung, orale Antidiabetika oder Insulintherapie), um Widersprüchen und Mißverständnissen vorzubeugen. So kann verhindert werden, daß sich schlanke Menschen mit einer Insulintherapie weiter um eine Gewichtabnahme bemühen und andererseits Übergewichtige ohne medikamentöse Behandlung Ängste wegen möglicher Hypoglykämien entwickeln.

■ Die Auswahl der Inhalte beschränkt sich auf wenige wesentliche theoretische Grundlagen und konzentriert sich auf konkrete handlungsrelevante Themen. Weniger ist hier meist mehr. Der Bezug zum persönlichen Alltag und zur Lebenserfahrung jedes Teilnehmers wird wiederholt hergestellt. Beispielsweise wird auf eine differenzierte Berechnung der Nahrung zugunsten einer einfachen, am Alltag orientierten Bewertung und Auswahl verzichtet.

■ Praktische Elemente, z.B. Insulininjektion, Blutglukoseselbstkontrolle oder Fußpflege, werden konkret mit den eigenen Hilfsmitteln der Patienten geübt, ggf. werden praktikable Alternativen gesucht. Ein Ziel sollte hier sein, den Patienten eine größtmögliche Selbständigkeit und Unabhängigkeit im Alltag zu erhalten.

■ Zur Wissensvertiefung werden zentrale Elemente wiederholt gemeinsam zusammengetragen. Die Teilnehmer können so die eigenen Erfolge erleben.

■ Besonderer Wert wird auf die Betonung der Selbstwirksamkeit der Patienten gelegt, d.h. jeder Erfolg wird auf selbständige Handlungen der Patienten bezogen. Erfolge werden dabei nicht nur mit Stoffwechselwerten verknüpft, sondern vor allem mit persönlichem Wohlbefinden und Autonomie.

■ Die einzelnen Unterrichtssequenzen werden so konzipiert, daß Zeitdruck auf jeden Fall vermieden wird, d.h. es wird auch Zeit für den persönlichen Austausch eingeplant.

■ Der begrenzten Konzentrationsfähigkeit wird durch kurze Unterrichtseinheiten (eine Stunde) und Medienwechsel Rechnung getragen. Schulungen finden nicht in üblichen Ruhephasen statt, z.B. nach dem Mittagessen. Bei stationä-

## Kriterien altersgerechter Schulungsmaterialien

■ Ausreichend große Schrift, auf Folien z.B. mindestens Arial 20 Pt.

■ Starke Kontraste, d. h. Schwarz auf Weiß, sind günstiger als farbige Schriften, die sich in der Helligkeit nur wenig voneinander abheben

■ Verzicht auf dekorative, aber ablenkende Elemente

■ Klarer logischer Aufbau der schriftlichen Materialien

■ Ein zentraler Inhalt je Einheit (Folie, Tischvorlage)

■ Fachbegriffe werden möglichst vermieden oder – wenn nötig – anschaulich erklärt

■ Wenige relevante Hilfsmittel statt einer verwirrenden Vielfalt von Pens oder Meßgeräten

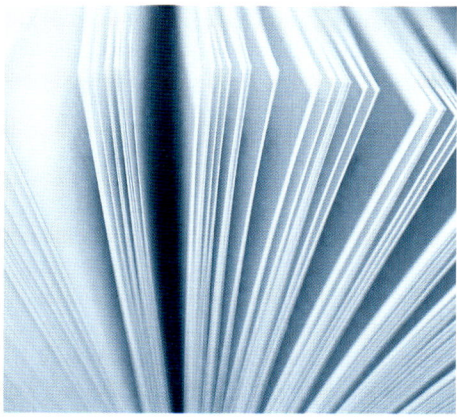

ren Schulungen werden maximal drei Unterrichtsstunden am Tag durchgeführt. Angebote zur allgemeinen Aktivierung, Pausenspiele und Bewegungsübungen unterstützen die Aufnahmefähigkeit.

*Aufnahmefähigkeit bedenken*

▪ Der Gruppenunterricht wird durch ausführliche individuelle Beratungen zum persönlichen Therapiekonzept ergänzt. Hier werden z. B. Besonderheiten der Insulintherapie geklärt, die in der Gruppe leicht zu Mißverständnissen führen können.

▪ Die Auswahl und Gestaltung der Unterrichtsmaterialien berücksichtigt mögliche sensorische Einschränkungen (Kasten Seite 146).

## Einzelberatung oder Gruppenschulung?

Die Schulung in kleinen geschlossenen Gruppen bietet einige Vorteile: Die Patienten haben die Möglichkeit des persönlichen Austauschs, sie können am Modell anderer lernen, sie können ihre Bewertungen zum Diabetes im Gespräch mit anderen revidieren, und sie finden soziale Unterstützung und Anerkennung.

Es gibt aber auch Fragestellungen und persönliche Umstände, die für eine individuelle Beratung sprechen:

▪ Die Klärung der persönlichen Therapieziele, abhängig von der aktuellen Lebenssituation, sollte selbstverständlich vor der Schulung mit dem behandelnden Arzt stattfinden. Sie ist die Grundlage für die Wahl des richtigen Schulungsangebots.

▪ Unsichere, auch sehbehinderte oder feinmotorisch eingeschränkte Menschen benötigen viel Zeit und individuelle Unterstützung, um die Injektionstechnik sicher zu erlernen. Die Unruhe in der Gruppe überfordert sie schnell und nimmt ihnen das Zutrauen in die verbliebenen eigenen Fähigkeiten.

▪ Wenn verschiedene Injektionshilfen und Meßgeräte in einer Gruppe gleichzeitig in Gebrauch sind, kann die Vielfalt der Produkte verwirren und Fehler provozieren. Hier ist es sinnvoll, mit jedem Patienten einzeln den Umgang mit seinen persönlichen Hilfsmitteln zu üben.

*Insulindosierung individuell schriftlich festhalten*

▪ Vergleichbar ist die Situation, wenn es um die Variation der Insulindosis geht. Auch hier sind individuelle, möglichst schriftlich fixierte Anpassungsregeln erforderlich, die vom Patienten und dem Therapeuten gemeinsam erarbeitet wurden.

▪ Schließlich sollte angesichts anderer körperlicher und psychischer Erkrankungen geklärt werden, ob im Einzelfall die Teilnahme an einer Schulungsgruppe überhaupt möglich und für die Gruppe insgesamt hilfreich ist. Erhebliche Hörprobleme, fortgeschrittene Demenz – auch bei noch aufrechterhaltener Fassade – oder schwerwiegende andere Erkrankungen mit komplexer Medikation sind dafür Beispiele. Das gilt auch für akute depressive Phasen, in der ein Patient nicht dem Geschehen in der Gruppe folgen kann und persönliche Ansprache benötigt.

### Grenzen der Selbständigkeit

*Veränderungen bedenken*

Fertigkeiten und Anforderungen, die zu Beginn der Diabetesbehandlung kein Problem darstellten, können im weiteren Verlauf von Begleit- und Folgeerkrankungen unter Umständen nicht mehr zu bewältigen sein. Gerade bei langfristigen Kontakten in der ambulanten Begleitung sollten sich Behandler deshalb regelmäßig vergewissern, daß ein Patient seiner Diabetestherapie immer noch sicher gerecht werden kann. Konkrete Nachfragen zu einzelnen Schritten der Behandlung, zu Schwierigkeiten oder Wünschen können Hinweise liefern, welche Unterstützung oder Therapiemodifikation hilfreich sein könnten.

## Auf einen Blick

➡ Die Situation von älteren Menschen mit Diabetes ist ausgesprochen heterogen. Oft liegen mehrere Erkrankungen gleichzeitig vor. Individuelle, mit der aktuellen Lebenssituation abgestimmte Therapieziele und Therapieprinzipien sind deshalb erforderlich. Entsprechende Entscheidungen sollten mit dem Patienten als Experten für sein Leben gemeinsam gefällt werden.

➡ Das Defizitmodell des Alterns – im Sinne eines regelhaften Abbauprozesses – gilt heute als überholt. Trotzdem kommt es zu alterstypischen Veränderungen der Informationsverarbeitung. Sie sollten bei der Beratung und Schulung von älteren und betagten Menschen berücksichtigt werden.

➡ Neben dem normalen Alternsprozeß gewinnen pathologische Formen der Hirnalterung an Bedeutung, vor allem Demenzerkrankungen. Sie treten bei Typ-2-Diabetes zwei- bis dreimal häufiger auf als allgemein.

➡ Schulungsangebote, die sich an den psychischen Besonderheiten des Krankheitserlebens und des Lernens im Alter orientieren, konnten zeigen, daß auch betagte Menschen bereit und in der Lage sind, aktiv zu ihrer Stoffwechseleinstellung beizutragen.

➡ Schulungsinhalte sollten möglichst konkret und bezogen auf die Bedürfnisse und die täglichen Abläufe im Leben der Patienten mit Diabetes vermittelt werden. Lebenserfahrung und Problemlösefähigkeiten der Patienten können dabei kreativ genutzt werden.

Viele betagte Menschen werden durch Angehörige oder Freunde unterstützt. Ihnen sollte mit Einverständnis des Betroffenen unkompliziert ermöglicht werden, an individuellen Beratungen oder auch Schulungen teilzunehmen. Patienten, die über kein solches soziales Unterstützungssystem verfügen, können von ambulanten Diensten betreut werden und weiterhin in ihrer gewohnten Umgebung leben. Pflegedienste, die möglichst in engem Kontakt mit dem behandelnden Arzt stehen, können Insulininjektionen und regelmäßige Stoffwechselkontrollen durchführen und ggf. Wunden versorgen. Menü-Bringdienste gewährleisten ein regelmäßiges Mittagessen. Trotz aller dieser Hilfen muß aber auch - soweit möglich - mit dem Patienten und ggf. seinen Angehörigen überlegt werden, wie eine umfassendere Betreuung in Zukunft gestaltet werden kann.

*Angehörige frühzeitig einbeziehen*

*Literatur*

Anderson RJ, Freeland KE, Clouse RE, Lustman PJ (2001) The prevalence of comorbid depression in adults with diabetes. Diabetes Care 24: 1069-1078

Bach M, Hofmann W, Nikolaus T (1997) Geriatrisches Basisassessment. Handlungsanleitung für die Praxis. 2. akt. Aufl. Urban und Vogel, München

Baltes MM, Wilms HU (1995) Alltagskompetenz im Alter. In: Oerter R, Montada L (Hrsg) Entwicklungspsychologie. Psychologie Verlags Union, Weinheim, 1127-1136

Berger M, Trautner C (2000) Epidemiologie des Diabetes mellitus. In: Berger M (Hrsg) Diabetes mellitus. Urban & Fischer, München, Jena, 15-29

Bickel H (1997) Epidemiologie psychischer Erkrankungen im Alter. In: Förstl H (Hrsg) Lehrbuch der Gerontopsychiatrie. Enke, Stuttgart, 1-15

Förstl H (Hrsg) (1997) Lehrbuch der Gerontopsychiatrie. Enke, Stuttgart

Funnell MM, Merritt JH (1996) Diabetes mellitus in the older adult. In: Haire-Joshu D (ed) Management of diabetes mellitus. Perspectives of care across the life span. 2nd ed. Mosby, St. Louis, 755-833

Hautzinger M (1994) Behandlungskonzepte der Verhaltenstherapie und Verhaltensmedizin. In: Radebold H, Hirsch RD (Hrsg) Altern und Psychotherapie. Huber, Bern, 63-72

Havighurst RJ (1972) Developmental tasks and education. 2nd ed. McKay, New York

Hirsch A, Jäckle R, Studtfeld R (1992) Lernen im Alter: Konzept und Entwicklung einer stationären Schulung für ältere insulinspritzende Typ-II-Diabetiker und Diabetikerinnen. Verhaltenstherapie und psychosoziale Praxis 24: 185-193

Mayer KU, Baltes PB (1996) Die Berliner Altersstudie. Akademie Verlag, Berlin

Raml A, Grafinger P, Schmekal B, Föchterle J, Biesenbach G (2000) Effizienz einer fünftägigen stationären Diabetikergruppenschulung bei älteren insulinpflichtigen Typ-2-Diabetikern im Alter über 75 Jahre. Diabetes und Stoffwechsel 9: 213-218

Ryan CM, Geckle M (2000) Why is learning and memory dysfunction in Type 2 diabetes limited to older adults? Diabetes Metabolism Research Review 16: 308-315

Schaie KW (1996) Intellectual development in adulthood: the Seattle longitudinal study. Cambridge University Press, Cambridge

Strachan MW, Deary IJ, Ewing FM, Frier BM (1997) Is type II diabetes associated with an increased risk of cognitive dysfunction? Diabetes Care 20: 438-445

UKPDS Group (1998) Risk factors for coronary artery disease in non-insulin dependent diabetes. British Medical Journal 316: 823-828

UKPDS Group (1999) Quality of life in type 2 diabetic patients is affected by complications but not by intensive policies to improve blood glucose or blood pressure control (UKPDS 37). Diabetes Care 22: 1125-1136

UKPDS Group (2000) Association of glycemia with macrovascular and microvascular complications of type 2 diabetes (UKPDS 35): prospective observational study. British Medical Journal 321: 405-412

Zeyfang A, Feucht I, Fetzer G, Bausenhardt C, Ahl V (2001) Eine strukturierte geriatrische Diabetiker-Schulung (SGS) ist sinnvoll. Diabetes und Stoffwechsel 10: 203-207

# Diabetesakzeptanz: zwischen Eigenverantwortung und Abhängigkeit

*Gabriele E. Dlugosch, Landau, Dietlinde Nord-Rüdiger, Lindenfels, Sabine Tost, Landau*

*D*ie Diagnose Diabetes mellitus bringt für die Betroffenen eine Fülle an Veränderungen und Herausforderungen mit sich. Konkret bedeutet dies für einen Menschen mit Diabetes, daß er: mehrmals am Tag seinen Blutzucker kontrolliert, jede Mahlzeit auf den Kohlenhydratgehalt hin analysiert und sich die entsprechende Menge Insulin spritzt, den Versuch unternimmt, sich mehr zu bewegen, das Rauchen aufzugeben, Gewicht zu reduzieren, daß er regelmäßige Kontrolluntersuchungen durchführen läßt, seine Hilfsmittel wie Meßgerät, Teststreifen, Pen etc. überall mitnimmt, sich für Einladungen zum Essen Erklärungen bereitlegt, mit Unterzuckerungen korrekt umgeht oder vor jeder Autofahrt den Blutzucker mißt. Dies sind nur einige Beispiele, die sich auf die Verhaltensebene beziehen. Über psychische, soziale und physische Belastungen, die mit dem Diabetes einhergehen können, wird an anderen Stellen des Buchs berichtet. Von der Bewältigung jeder dieser Aufgaben hängt der weitere Krankheitsverlauf ab. Wie können Sie als behandelnde bzw. betreuende Person Menschen mit Diabetes in diesem Prozeß unterstützen und dazu beitragen, daß sie mit dem Diabetes konstruktiv umgehen?

## Was versteht man unter Diabetesakzeptanz?

Im Zentrum der Betrachtung der Diabetesakzeptanz stehen drei Krankheitsmerkmale: Zunächst müssen die Patienten verstehen lernen, daß eine medizinische Heilung des Diabetes nicht möglich ist. Hirsch (1992) vertritt deshalb die Ansicht, daß Diabetes nicht als Erkrankung, sondern eher als Behinderung zu verstehen sei: „Bei Krankheit besteht meist die Vorstellung, sie sei heilbar: Diabetes wäre damit eine besonders schwere, weil chronische Krankheit. Für eine Behinderung ist dagegen typisch, daß ein Defizit bestehen bleibt, das bestenfalls mit Hilfsmitteln (zum Beispiel einer Prothese) kompensiert werden kann. In diesem Sinne ist Diabetes eine Behinderung mit Insulin als chemischer Prothe-

*Diabetes als Behinderung*

se". Ein weiterer zentraler Aspekt der Krankheit liegt in der Erkenntnis der konstanten Behandlungsbedürftigkeit, ohne daß der Patient sich unbedingt als krank erlebt. Schließlich stellt die Art der Behandlung hohe Anforderungen an die Betroffenen, da sie zu weiten Teilen eine Selbstbehandlung bedeutet. Dem Patienten kommt somit die aktivste Rolle in der Trias Arzt-Patient-Krankheit zu.

Diese Besonderheiten des Diabetes machen deutlich, daß an die Patienten Anforderungen gestellt werden, die als Eingriffe in Grundbedürfnisse wie Freiheit, Spontaneität, körperliche Unversehrtheit und Kontrolle erlebt werden. Wie eine Person mit diesen Einschränkungen umgeht, hängt von einer Reihe von Faktoren ab und kann individuell sehr unterschiedlich sein. Eine psychologische Analyse der persönlichen Situation des Betroffenen ist sinnvoll und hilfreich, um die Reaktionen eines Patienten zu verstehen und mit ihm gemeinsam Wege zu suchen, das Leben mit Diabetes positiv zu gestalten.

*Selbst-management*

Neuere Ansätze der Patientenschulung bzw. -beratung (vgl. z. B. Anderson et al. 1991, Kanfer et al. 2000) betonen in diesem Zusammenhang die Notwendigkeit des Empowerment bzw. Selbstmanagement. „Der Selbstmanagement-Ansatz zielt neben der Bestimmung von Therapiezielen auf die Befähigung von Menschen, möglichst eigenständig mit ihren krankheitsspezifischen Anforderungen und Problemen zurecht zu kommen. Dies stellt das eigentliche Ziel der Diabetes-Therapie dar." (Vogel & Kulzer 1997; → *Empowerment*).

Die Diabetesforschung hat zunehmend die Bedeutung psychosozialer Faktoren herausgestellt (vgl. z. B. Hürter 1997; Roth & Borkenstein 1991; Seiffge-Krenke 1994). Wir gehen zusätzlich davon aus, daß der Akzeptanz einer Erkrankung oder Behinderung den Umgang mit krankheitsbedingten Alltagsproblemen prägt.

Um die nebenstehende abstrakte Definition plastischer werden zu lassen, wird zunächst ein Modell vorgestellt, das die Einflüsse auf die Diabetesakzeptanz veranschaulichen soll. Danach werden die wichtigsten Merkmale der Diabetesakzeptanz thesenartig postuliert, es werden

> Akzeptanz bedeutet, daß ein Mensch die körperlichen und psychischen Belastungen des Diabetes sowie dessen psychosoziale Auswirkungen in das eigene Leben integriert und in dem sich stetig wandelnden Prozeß der Auseinandersetzung mit der Erkrankung, der seine Gefühle, Einstellungen und Handlungen betrifft, seine Ressourcen aktiviert und positive Problemlösungen findet.

Möglichkeiten der Unterstützung des Akzeptanzprozesses durch die Behandelnden sowie weitere Ressourcen zur Unterstützung des Akzeptanzprozesses vorgestellt.

## Welche Faktoren beeinflussen die Diabetesakzeptanz?

Abbildung 1 gibt einen Überblick über die verschiedenen Merkmale der Person und Merkmale der Umwelt, die Einfluß auf die Akzeptanz des Diabetes nehmen können. Hierbei ist zu beachten, daß es sich meist nicht um eine einseitige Einflußrichtung handelt, sondern daß von komplexen Wechselwirkungen auszugehen ist. So wirkt das Ausmaß der Akzeptanz wiederum zurück auf die Person

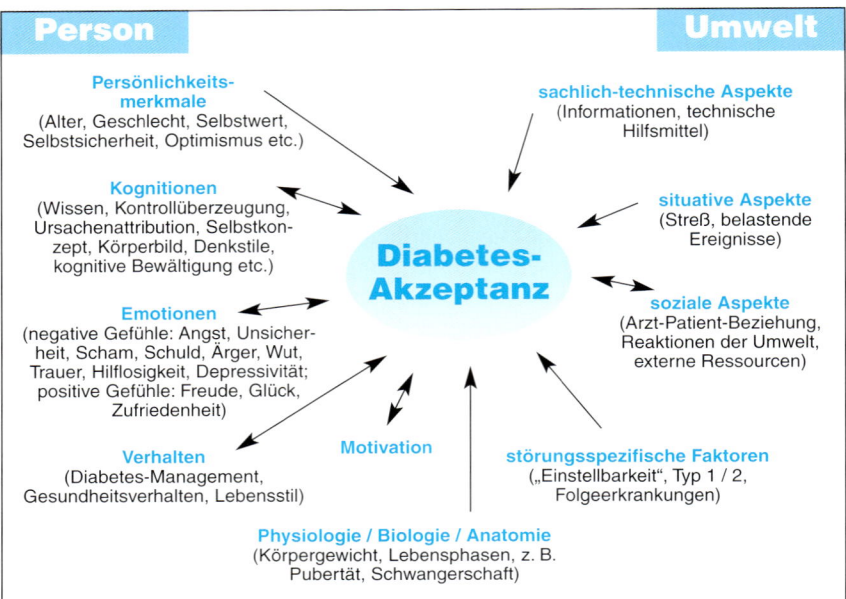

*Abb. 1 Einfluß-faktoren der Dia-betesakzeptanz*

selbst und ihre Umwelt. In der Konsequenz sind sowohl der Diabetes als auch seine Akzeptanz durch eine große Individualität geprägt – es gibt nicht „den Diabetes", „den Diabetiker" oder „den Akzeptanzprozeß". Dies ist sowohl bei der Diagnostik als auch bei der Therapie zu berücksichtigen.

*Der Akzep-tanzprozeß verläuft indi-viduell*

Die vielschichtigen wechselseitigen Einflüsse verschiedener Faktoren seien an einem Beispiel verdeutlicht. Eine Person, für die Diabetes das Selbst- bzw. Körperbild in Frage stellt, wird die Behinderung im Freundeskreis eher ver-heimlichen und so in diabetesbezogenen Problemsituationen von anderen keine Unterstützung erhalten können. Andererseits können Reaktionen wie Mitleid oder Überfürsorglichkeit von Verwandten und Bekannten beim Patienten Ge-fühle der Hilflosigkeit, Ärger oder Wut auslösen. Gelingt es der Person dem-gegenüber, ein Gefühl der Selbstsicherheit im Umgang mit dem Diabetes zu ent-wickeln, ist der Aufbau einer positiven und akzeptierenden Haltung für Familie und Freunde wie auch für betreuende und behandelnde Personen einfacher.

## Zentrale Merkmale der Diabetesakzeptanz und Hinweise zur Förderung des Akzeptanzprozesses

Die folgenden Ausführungen gelten in erster Linie für erwachsene Patienten, die grundsätzlich in der Lage sind, eigenverantwortlich zu handeln. Je jünger der Patient ist, desto mehr sind seine Eltern bzw. Betreuungspersonen gefordert. Sie sind verantwortlich für die notwendigen medizinischen Maßnahmen. Außerdem sind sie zuständig für die psychosoziale Betreuung und somit stark in den Be-wältigungs- und Akzeptanzprozeß eingebunden. Vor diesem Hintergrund lassen sich die zentralen Aspekte der Diabetesakzeptanz charakterisieren (nebenstehender Kasten).

> Den Diabetes zu akzeptieren bedeutet für einen Menschen, Verantwortung zu übernehmen und selbständig Entscheidungen zu treffen.

Im Sinne der Philosophie des Empowerment bzw. Selbstmanagement gilt es, dem Patienten die Verantwortung für den Umgang mit Diabetes zu übertragen und es ihm zu ermöglichen, eigenständig Entscheidungen zu treffen – auch wenn diese Entscheidungen nicht immer den ärztlichen Empfehlungen entsprechen. Die Funktion der Behandelnden sollte es sein, Handlungsalternativen anzubieten, Empfehlungen auszusprechen und die möglichen Konsequenzen deutlich zu machen (z. B. Risiken durch Folgeerkrankungen oder Hypoglykämien). Für die Umsetzung ist aber der Patient zuständig, je nachdem, wieviel er von seinen entwicklungsbedingten Voraussetzungen her übernehmen kann. Das bedeutet für die Behandelnden, Verantwortung abzugeben und Vertrauen aufzubauen.

*Verantwortung teilen*

Befolgt der Patient beispielsweise die ärztlichen Empfehlungen nicht oder nicht genügend, so ist dies zunächst einmal von ärztlicher Seite her zu akzeptieren. Allerdings gilt es in einem zweiten Schritt, gemeinsam mit dem Patienten die Gründe oder Störfaktoren zu analysieren und gemeinsam Lösungsmöglichkeiten zu suchen. „Non-Compliance" ist also weder als ein arglistiger Täuschungsversuch noch als Mißachtung der Behandler zu verstehen, sondern als ein Signal dafür, gemeinsam nach Lösungen für eine momentan unbefriedigende Situation zu suchen.

## Die Akzeptanz des Diabetes ist ein biopsychosoziales Phänomen

Da die Behinderung Diabetes alle Aspekte der Person sowie ihrer Umwelt betrifft, d. h. nicht nur medizinische oder technische Probleme, sondern vor allem auch psychosoziale umfaßt, ist auch die Diabetesakzeptanz als ganzheitlicher, biopsychosozialer Prozeß zu verstehen. Das bedeutet für den Betreuenden vor allem eine bewußte Herangehensweise und eine genaue Analyse, wenn Probleme auftreten. Die Ursachen hierfür sind oft nicht auf mangelndes Wissen oder fehlende Kompetenzen zurückzuführen, sondern sind Indikatoren für psychosoziale Einflüsse oder Belastungen. Diese Faktoren gilt es, im Gespräch mit dem Patienten zu entdecken und gemeinsam mit ihm nach Lösungen zu suchen.

Neben Veränderungen im täglichen Anforderungsprofil können noch weitere Belastungen hinzukommen. So können die Angst vor Hypoglykämien oder Folgeerkrankungen, die Sorge um den Arbeitsplatz, das Erleben der Erkrankung als Bestrafung oder auch Belastungen, die ursprünglich nicht mit der Diabeteserkrankung zusammenhängen, wie zum Beispiel eine schwierige familiäre Situation, den Akzeptanzprozeß erschweren, wenn nicht gar zeitweilig verhindern. Die im Einzelfall bedeutsamen Belastungsfaktoren lassen sich nur im persönlichen Gespräch identifizieren. Hält man sich die Belastungspotentiale vor

*Diabetes betrifft den ganzen Menschen*

Augen, ist leicht nachvollziehbar, weshalb eine multiprofessionelle Betreuung (Hürter 1997) bzw. interdisziplinäre Zusammenarbeit im Sinne einer Ergänzung zwischen medizinischer und psychosozialer Versorgung wichtig ist.

*Die Akzeptanz des Diabetes steht in direktem Zusammenhang mit einer positiven Einstellung und einem aktiven, lösungsorientierten Weg.*

Negative Einstellungen, die zu Abwehr, Verdrängung, Verleugnung oder zum Katastrophisieren führen, können zu Passivität, Resignation, Depression oder Verzweiflung werden und die Akzeptanz beeinträchtigen. Positive Einstellungen dagegen unterstützen die Auseinandersetzung mit Diabetes und leiten den Prozeß der Akzeptanz ein. Von entscheidendem Einfluß kann hier die Einstellung der Mitglieder des Behandlungsteams sein: Bedeutet in deren Augen die Diagnose Diabetes eine Katastrophe oder ein lebenslanges Experiment, ständige Askese oder dosierter Genuß?

*Eigene Haltung überdenken*

Die Behandelnden vermitteln den Patienten Grundhaltungen – direkt oder indirekt – und können dadurch eine bahnende und prägende Wirkung auf Akzeptanzprozesse ausüben. Ein bewußter und reflektierter Umgang der Betreuenden mit der eigenen Haltung ist daher wichtig.

Eine positive Grundhaltung der Betroffenen zum Diabetes kann sowohl Voraussetzung als auch Konsequenz der Diabetesakzeptanz sein. Sie ermöglicht einen aktiven Umgang mit Diabetes: die Ausführung der täglichen Routinen, die bewußte Auseinandersetzung und Konfrontation mit Diabetes sowie die aktive Inanspruchnahme medizinischer Vorsorgeuntersuchungen.

Dem Patienten sollte die Möglichkeit gegeben werden, die individuell erlebten und/oder erwarteten psychosozialen Auswirkungen konkret zu benennen und zu bewerten. Auf dieser Basis können dann die persönlichen kurz-, mittel- und langfristigen Ziele konkretisiert werden. Die Zielklärung fördert die Akzeptanz, indem übertriebene Befürchtungen abgebaut, reale Chancen gesehen und positive Problemlösungen entwickelt werden können. Sie fördert die Therapiemotivation und ist für eine kooperative Arzt-Patient-Beziehung unverzichtbar.

*Ziele gemeinsam entwickeln*

Die Zielklärung ist eine gemeinsame Aufgabe von Patient und Behandler. Um dem Patienten zu seiner individuellen Zieldefinition zu verhelfen, sind offene Fragen geeignet (siehe Kasten).

Auf diese Weise lernt der Patient, seine internen und externen Ressourcen wahrzunehmen und zu nutzen. Oft bedarf es der nachdrücklichen Aufforderung, externe Hilfsmöglichkeiten außerhalb des Arztkontaktes in Anspruch zu nehmen (Schulung, Beratung / Psychotherapie, Selbsthilfegruppen, Literatur).

- Womit sind Sie zufrieden – womit sind Sie unzufrieden?
- Was möchten Sie an Ihrer Situation verändern – was können Sie verändern?
- Welche Veränderungen fallen Ihnen schwer, welche nicht – und warum?
- Was kann Ihnen helfen, Veränderungen umzusetzen?
- Wo finden Sie Unterstützung oder Rückhalt von anderen?

## Die Akzeptanz des Diabetes bedarf eines offenen Umgangs

Eine chronische Behinderung wie Diabetes kann in der Regel nur dann akzeptiert werden, wenn sie kein Geheimnis darstellt, sondern wenn sowohl der Person selbst als auch ihrer näheren Umwelt ein offener Umgang mit dem Diabetes möglich ist. Zunächst wird es erforderlich sein, die Realität des Diabetes ohne eigene Schuldgefühle und insbesondere ohne Scham gegenüber sich selbst oder anderen Personen anzuerkennen. Auch hier ist jedoch die wechselseitige Interaktion zu berücksichtigen: Mit zunehmender Diabetesakzeptanz wird es auch leichter, sich selbst und anderen gegenüber offener zu werden.

*Wer erfährt von der Erkrankung?*

Das bedeutet allerdings keine schonungslose Offenheit: Die Behandelnden sollten mit dem Patienten gemeinsam klären, welche Personen sinnvollerweise informiert werden (enge Bezugspersonen, Lehrer, Arbeitgeber etc.) und wie dies zu tun ist. Manchmal hilft bei Schwierigkeiten eine schrittweise Offenheit im Sinne eines „Antestens", um den Patienten vor vermeidbaren unangenehmen Erfahrungen oder negativen Konsequenzen zu schützen.

## Präventiver Zugang

Den Betroffenen sollte zum Zeitpunkt der Diagnose ausreichend Zeit und Raum für eine konstruktive Auseinandersetzung mit der Erkrankung und den damit verknüpften Konsequenzen gegeben werden. Wieviel Zeit und Raum eine Person benötigt, kann individuell sehr unterschiedlich sein. Neben der Unterstützung durch den Arzt sollte dazu geraten werden, sehr bald nach der Diagnose Schulungsangebote zu nutzen. Weiterhin sollte präventiv auf häufig auftretende „Denkfehler" eingegangen werden (z. B. „Je weniger ich spritze, desto besser"; „Wenn mein Blutzuckerspiegel zu hoch ist, merke ich das schon"; „Ich kann nie wieder ... essen" o. ä.). Solche hinderlichen Gedanken sollten diskutiert werden, bevor sie sich nachhaltig negativ auf Einstellungen, Gefühle und Verhaltensweisen auswirken (Hirsch 1992).

*Genügend Zeit und Raum für die Auseinandersetzung mit der Diagnose geben*

## Beziehung zum Patienten

Wird die Beziehung zwischen Behandler und Patient von beiden Seiten positiv erlebt, wird dem Patienten die Akzeptanz der Diagnose leichter fallen. Auch hier ist die individuelle Betrachtung bedeutsam: Die Bedürfnisse der Patienten können sehr unterschiedlich sein – von der reinen Sachinformation bis hin zu psychotherapeutischen Gesprächen. Es gilt, sensibel auf diese Bedürfnisse zu reagieren. Amir, Rabin, Galatzer und Laron (1991) fassen ihre Ergebnisse zum Einfluß der Interaktion zwischen dem medizinischen Team und dem Diabetes-Patienten auf die Compliance[1] folgendermaßen zusammen:

---

[1] Die neueren Ansätze nehmen vom Begriff der „Compliance" Abstand, da dieser Begriff einem veralteten Bild der Arzt-Patient-Beziehung entspricht, dennoch enthält dieses Zitat wertvolle – auch heute noch gültige – Hinweise.

„Zusammenfassend soll betont werden, daß am wichtigsten der Aufbau einer auf Gegenseitigkeit beruhenden Beziehung ist, die eine offene und ehrliche Zweiweginteraktion ermöglicht. Mangelnde Compliance sollte weniger als Machtkampf zwischen Berater und Patient gesehen werden als ein miteinander geteiltes und ausgehandeltes Bemühen. Es muß damit gerechnet werden, daß einige Patienten trotz unserer größten Anstrengungen weiterhin keine Compliance zeigen. Auf gegenseitigem Respekt beruhende Beziehungen ermöglichen es solchen Patienten, ihre Freiheit und das Recht auf Selbstbestimmung zu bewahren, indem man anerkennt, daß Gesundheit nur eines von mehreren wertvollen menschlichen Zielen darstellt."

Neumeyer (1991) weist in diesem Zusammenhang darauf hin, daß Ärzte, Patienten und auch Bezugspersonen lernen müssen, mit „Unsicherheiten" umzugehen, die in einem „lückenhaften" Wissen über kausale Zusammenhänge bzw. Wechselwirkungen zwischen folgenden Variablen bestehen:

*Unsicherhei-ten offen benennen*

1. zwischen Ernährung und aktuellen Stoffwechselergebnissen;
2. zwischen der Qualität der Stoffwechseleinstellung sowie dem Zeitpunkt, der Art und dem Ausmaß des Auftretens von Folgeerkrankungen und
3. in Zusammenhängen zwischen psychischen und physiologischen Faktoren.

Er schlägt vor, diese Unsicherheit nicht zu verschweigen oder zu verdrängen, sondern sie offen zu benennen. „Ein Dialog, in dem auch Unsicherheiten angesprochen werden können, läßt genug Raum für Hoffnung und Vertrauen. Mehr noch: Er kann bewirken, daß sich den Beteiligten eine neue Perspektive für ihre Rolle und ihre Verantwortlichkeiten eröffnet".

## Diagnosestellung

Neben der generellen Beziehung zwischen Berater und Patient ist vor allem die Art und Weise entscheidend, wie dem Patienten die Diagnose Diabetes mitgeteilt wird. Damit werden Weichen für den Bewältigungs- und Akzeptanzprozeß gestellt. Je nachdem, wie der Berater selbst die Diagnose erlebt und vermittelt, wird es für den Patienten eine „unangenehme Nachricht" oder ein „Todesurteil" sein. Dem Berater muß bewußt sein, daß die Diagnose für den Patienten einen Lebenseinschnitt im Sinne einer Krise bedeutet und mit einer Reihe von Belastungen verbunden ist. Neben der fachgerechten Vermittlung wichtiger Informationen müssen vor allem auch die Möglichkeiten des Umgangs mit den Belastungen besprochen werden.

*Entschei-dend: Wie sag' ich's dem Patienten?*

## Informationen

Nicht nur die Diagnose selbst, sondern alle Informationen, die der Patient erhält, wirken sich auf den Akzeptanzprozeß aus. Wissen allein genügt nicht, ist aber eine Voraussetzung dafür, daß die notwendigen Maßnahmen entsprechend umgesetzt werden können. Wissen stellt die Basis für eigene Handlungsmöglichkeiten dar. Informationen können dazu beitragen, gängige Vorurteile, Stereotype, Unklarheiten oder Mißverständnisse gegenüber dem Diabetes abzubauen und Ängste zu relativieren (Hirsch 1992). Schulungsmaßnahmen schaffen in der Regel günstige Rahmenbedingungen für den Erwerb von Wissen und Erfahrung. Dabei ist es notwendig, die Informationen alters- bzw. persongerecht zu vermitteln und dabei das Denken und Verstehen, die Vorstellungen über Körper und Krankheit sowie die Persönlichkeitsentwicklung einzubeziehen (Hürter 1997). *Schulung so bald wie möglich*

## Lebenslanger Prozeß

Das Akzeptieren des Diabetes ist ein Prozeß, der die meisten Patienten ihr Leben lang begleitet und nie völlig abgeschlossen ist. Analog zum Phasenmodell der emotionalen Bewältigung von schweren Belastungen als Trauerprozeß (Kübler-Ross 1969) wurde auch für die Bewältigung des Diabetes angenommen, daß auf die Diagnose oft eine Schock- und Abwehrreaktion folgt, die mit Negieren, Verharmlosen oder Regression verbunden ist. Es können starke negative Gefühlszustände wie Wut, Angst oder Schuld folgen, später kann sich die Person evtl. allmählich auf die Situation einlassen und über verlorene Möglichkeiten trauern. Danach kann sich eine Phase des Akzeptierens und der Neuorientierung anschließen. *„Trauer-reaktionen"*

Kritiker einer Übertragung dieses Modells verweisen darauf, daß im Unterschied zu dem Modell von Kübler-Ross der Prozeß der Diabetesakzeptanz durch folgende Besonderheiten charakterisiert ist:

- Die Abfolge der Phasen ist individuell verschieden: So ist es durchaus möglich, daß auf die Diagnose Diabetes zunächst mit Akzeptanz reagiert wird, die nach einiger Zeit durch auftretende Probleme gestört wird.
- Es wird nicht automatisch die Phase der Akzeptanz erreicht, sondern es kann auch zu Stagnationen auf Zwischenstufen kommen.
- Das einmalige Erreichen der Akzeptanzphase garantiert keine langfristige Stabilität. Häufig wird der Prozeß der Akzeptanz immer wieder neu durchlaufen.

## Die Akzeptanz im Lebenslauf

Der Typ-1-Diabetes trifft häufig bereits Kinder oder Jugendliche in einem sehr frühen Lebensabschnitt. Ihre zukünftige Lebensgestaltung wird durch Diabetes entscheidend mitgeprägt. Akzeptanz bedeutet hier das Anerkennen einer chronischen Behinderung, die nicht reversibel ist und den Betroffenen sein Leben lang begleiten wird. Zu beachten sind dabei die spezifischen Belastungen, aber auch die Ressourcen, die in verschiedenen Entwicklungsstufen anzutreffen sind (→ *Kinder und Familie,* → *Jugendliche).* Diese Prozesse erklären so unterschiedliche Phänomene wie das Schwindeln bei der Dokumentation der Blutglukosewerte oder eine erhöhte Risikobereitschaft. Roth und Borkenstein (1991) empfehlen, die „normalen Entwicklungsschritte ohne unmittelbaren zeit- *Normale Entwicklungs-probleme*

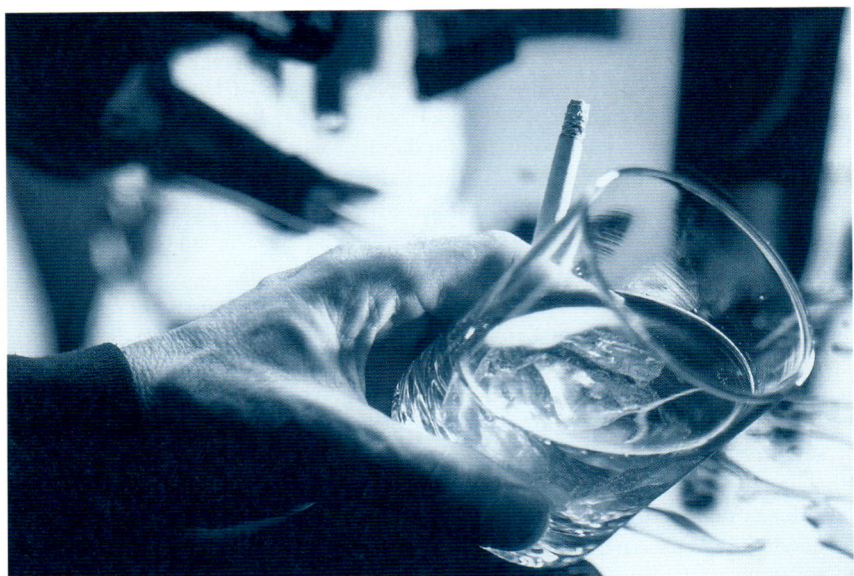

*Jetzt noch liebe
Gewohnheiten
aufgeben?*

*Unterschiede
zwischen
Typ-1- und
Typ-2-
Diabetes*

lichen und inhaltlichen Bezug zur Stoffwechselführung, möglicherweise sogar unter Akzeptanz von temporären 'Verschlechterungen' der Compliance (zu fördern), mit dem Ziel, langfristig eine selbständige und eigenverantwortliche Befolgung der Therapievorschriften zu erreichen ... Ähnlich soll das In-Frage-Stellen von Autoritäten, ein wichtiger Schritt zur Selbständigkeit in der Adoleszenz, erlaubt und gefördert werden, wieder in Gegenüberstellung zur Akzeptanz der Autorität des medizinischen Betreuungspersonals".

Beim Typ-2-Diabetes geht es demgegenüber eher um die Akzeptanz der Notwendigkeit, Verhaltensweisen bzw. den gewohnten Lebensstil im fortgeschrittenen Alter zu verändern. Hinderlich ist hierbei die Stabilität langjähriger Gewohnheiten, die gegenüber Veränderungen sehr resistent sind. Erschwerend kommt hinzu, daß Verhaltensweisen, die zu gesundheitlichen Risiken führen, häufig mit spezifischen, positiv erlebten Funktionen verknüpft sind. Als Beispiele seien die Regulation negativer Befindlichkeiten durch übermäßiges Essen als Streßbewältigung, die Steigerung des Wohlbefindens durch den Genuß beim Verzehr „ungesunder" Nahrungsmittel oder Getränke oder bestimmte Rollenanforderungen oder kulturell eingebundene Normen, z.B. Alkoholkonsum bei einer Feier, genannt (Dlugosch 1994; Krieger, Dlugosch & Jäger 1998). Zusätzlich ist bei älteren Menschen Diabetes oft nicht die einzige Erkrankung. Andere gesundheitliche – oft kurzfristig als belastender erlebte – Beeinträchtigungen stehen für sie im Vordergrund.

*Schuldgefühle
und Akzep-
tanz sind
schwer
miteinander
vereinbar*

Im Vergleich zum Typ-1-Diabetes kommt beim Typ-2-Diabetes der Schuldaspekt viel stärker hinzu, da der Krankheitsverlauf oft durch eine Gewichtsreduktion bzw. durch Veränderungen im Gesundheitsverhalten positiv beeinflußt werden kann. Diese Tatsache kann motivierend sein, wenn Patienten unterstützt werden und die eventuell vorhandenen Barrieren zur Verhaltensänderung überwunden werden können. Hinderlich ist, wenn Menschen bereits mehrfach erfolglos versucht haben, ihr Gewicht zu reduzieren und ein – eventuell von den Behandelnden noch verstärktes – Schuldgefühl sie daran hindert, sich weiter mit Diabetes auseinanderzusetzen *(→ Gewichtsreduktion)*.

## Ergänzende Maßnahmen zur Unterstützung der Diabetesakzeptanz

Neben der ärztlichen Unterstützung gibt es eine Reihe von Angeboten und Maßnahmen zur Förderung der Diabetesakzeptanz. Dazu zählen Schulungsveranstaltungen, Diabetes-Literatur, Selbsthilfegruppen und auch der Erfahrungsaustausch im Internet.

Schulungen spielen seit über zwei Jahrzehnten eine wichtige Rolle in der Diabetes-Therapie. Sie werden heute als unverzichtbare Bestandteile und Voraussetzung für eine erfolgreiche Selbstbehandlung gesehen (Vogel & Kulzer 1997). Schulungen ermöglichen ein erfahrungsorientiertes Lernen in der Gruppe und bieten zudem geeignete Rahmenbedingungen für das Erleben emotionaler Entlastung durch den Austausch in einer Gruppe Betroffener. *Entlastung durch Austausch*

Die traditionellen Schulungskonzepte sind in der Regel eher auf die Vermittlung von Wissen ausgerichtet, und es mangelt an Freiräumen für die Auseinandersetzung mit den psychosozialen Belastungen durch die Erkrankung. Heute wird jedoch im Rahmen stationärer Schulungen in der Regel auch eine psychologische Beratung oder psychotherapeutische Hilfe zur Unterstützung der Diabetesakzeptanz angeboten. Insbesondere für Kinder und Jugendliche gibt es seit langem solche Angebote (Haller 1991; Imhof, Kulzer, Cebulla, Bossdrof & Bergis 1991; Hürter & Lange 2001 *→ Schulungsstandards*).

Für Menschen mit Typ-2-Diabetes weisen Vogel und Kulzer (1997) auf die defizitäre Behandlung der psychosozialen Aspekte in entsprechenden Schulungskonzepten hin. Da oft die Notwendigkeit der Veränderung grundlegender Verhaltensweisen und Einstellungen bestehe und das Lernen besonders handlungsorientiert und lebensnah sein müsse, reiche eine reine Wissensvermittlung speziell für diese Gruppe nicht aus. Sie benötigt in besonderer Weise Hilfen und Unterstützung bei der Modifikation der Lebensgewohnheiten. Zudem könne man nicht unbedingt von einem Patienten ausgehen, dem die Tragweite der Erkrankung bewußt sei und der motiviert sei, sein Verhalten zu verändern, da er Folgeschäden vermeiden wolle. So haben Vogel und Kulzer zufolge „...viele Patienten mit Typ-2-Diabetes kein ausgeprägtes Krankheitsbewußtsein. Sie nehmen den vermeintlichen 'milden Alterszucker' nicht als ernsthafte Erkrankung wahr. In der Diabetesschulung muß daher vielfach den Patienten zunächst ein angemessenes Krankheitsverständnis vermittelt werden, das sie erst in die Lage versetzt, Lebensweisen zu verändern". *Schulung – aber richtig!*

Es existiert eine große Anzahl von Diabetes-Literatur in Form von Ratgebern, Zeitschriften, Tabellen und Büchern mit verschiedenen Schwerpunkten. Auch das Internet bietet inzwischen eine Fülle von Möglichkeiten, sich zu informieren und sich mit anderen Betroffenen oder Experten auszutauschen.

*Unter-stützende Angebote*

Zahlreiche Angebote verschiedener Organisationen und Institutionen kümmern sich um die Belange von Menschen mit Diabetes und leisten damit auch einen Beitrag zur Diabetesakzeptanz. Nur beispielhaft soll in diesem Zusammenhang auf die Diabetiker-Verbände, die überregionalen und regionalen Selbsthilfegruppen, Krankenkassen und Unternehmen der pharmazeutischen Industrie hingewiesen werden *(→ Anhang)*.

## Auf einen Blick

→ Der Patient ist für seine Therapie selbst verantwortlich und wird vom Diabetesteam beraten. Für die Umsetzung ärztlicher Angebote und Empfehlungen ist er selbst zuständig.

→ Therapieziele sind gemeinsam mit dem Patienten zu entwickeln und mit seinen Bedürfnissen abzustimmen.

→ Patienten entscheiden selbst darüber, wer in welchem Ausmaß über Diabetes informiert wird.

→ Die Diabetesakzeptanz wird gefördert durch ein Vertrauensverhältnis zwischen Berater und Patient, in dem jeder seine Erfahrungen mitteilen und Fragen stellen kann. Eine positive Einstellung des Beraters hilft dem Patienten, Diabetes zu akzeptieren.

→ Bei der Diagnostik und Therapie des Diabetes sind auch psychosoziale Einflüsse auf den individuellen Akzeptanzprozeß zu beachten. Psychosoziale Belastungen können die Akzeptanz beeinträchtigen und müssen erfragt und bearbeitet werden. Patienten sollten von Anfang an die Möglichkeit haben, sich mit den psychosozialen Konsequenzen des Diabetes auseinanderzusetzen.

Anderson RM, Funnell MM, Barr PA, Dedrick RF, Davis, WK (1991) Learning to empower patients. Results of a professional education for diabetes educators. Diabetes Care 14: 584-590

Amir S, Rabin C, Galatzer A, Laron Z (1991) Interaktionen zwischen medizinischem Team und Patienten bei Diabetikern und ihre Compliance. In: Roth R, Borkenstein M (Hrsg) Psychosoziale Aspekte in der Betreuung von Kindern und Jugendlichen mit Diabetes. Karger, Basel, 127-137

Dlugosch GE (1994) Veränderungen des Gesundheitsverhaltens während einer Kur. Eine Längsschnittstudie zur Reliabilitäts- und Validitätsprüfung des Fragebogens zur Erfassung des Gesundheitsverhaltens (FEG) (Psychologie Band 1). Empirische Pädagogik, Landau

Haller R (1991) Umsetzung und Anwendung eines Schulungsprogramms für 6–12-jährige Kinder. In: Roth R, Borkenstein M (Hrsg) Psychosoziale Aspekte in der Betreuung von Kindern und Jugendlichen mit Diabetes. Karger, Basel, 18-26

Hirsch A (1992) Mit Diabetes leben lernen. pal, Mannheim

Hürter P (1997) Diabetes bei Kindern und Jugendlichen. Springer, Berlin

Imhof P, Kulzer B, Cebulla U, Bossdorf D, Bergis K (1991) Evaluation eines psychologisch fundierten Therapieprogramms für Kinder mit Diabetes mellitus. In: Roth R, Borkenstein M (Hrsg) Psychosoziale Aspekte in der Betreuung von Kindern und Jugendlichen mit Diabetes. Karger, Basel, 177-183

Kanfer FH, Reinecker H, Schmelzer D (2000). Selbstmanagement-Therapie. 3., überarbeitete Auflage. Springer, Berlin

Krieger W, Dlugosch GE, Jäger RS (1998) Die „Gesundheitswoche" – Ein Beispiel für die Entwicklung, Durchführung und Evaluation von Gesundheitsförderungsmaßnahmen. In: Röhrle B, Sommer G (Hrsg) Prävention und Gesundheitsförderung. dgvt und CDS-Psychologie Verlag, Tübingen/Münster

Kübler-Ross E (1969) On death and dying. Macmillan, New York

Hürter P, Lange K (2001) Kinder und Jugendliche mit Diabetes. Springer, Berlin

Neumeyer T (1991) Typ-1-Diabetes bei Kindern: Das Verhalten von Eltern und Ärzten im Kontext „Unsicherheit". In: Roth R, Borkenstein M (Hrsg) Psychosoziale Aspekte in der Betreuung von Kindern und Jugendlichen mit Diabetes. Karger, Basel, 123-126

Roth R, Borkenstein M (1991) Klinisch-psychologische Forschungsaspekte zum Diabetes mellitus bei Kindern und Jugendlichen. In: Roth R, Borkenstein M (Hrsg): Psychosoziale Aspekte in der Betreuung von Kindern und Jugendlichen mit Diabetes. Karger, Basel, 1-9

Seiffge-Krenke I (1994) Gesundheitspsychologie des Jugendalters. Hogrefe, Göttingen

Vogel H, Kulzer B (1997) Patientenschulung bei Diabetes mellitus: Konzepte und empirische Befunde. In: Petermann F (Hrsg) Patientenschulung und Patientenberatung: Ein Lehrbuch. Hogrefe, Göttingen, 233-262

*Literatur*

# Burn-out bei Diabetes: wenn die Kraft schwindet

*Axel Hirsch, Hamburg*

*Sogar die ständig nötigen Entscheidungen könnte man aushalten, wenn wenigstens die Ergebnisse vorhersagbar wären. Wenige andere Dinge machen solches Burn-out wie die schreckliche Frustration, wenn man genau den Anweisungen gefolgt ist und alles genau richtig gemacht hat und wenn man dann trotzdem nicht den Diabetes unter Kontrolle bekommt. Dann scheint es zwecklos, weiterzumachen. Stell Dir vor, wie entmutigend es ist, bei etwas zu versagen, das Du wirklich willst. Dann stell Dir vor, wie es ist, Diabetes zu haben und bei etwas zu versagen, was Du eigentlich überhaupt nie im Leben tun wolltest.*

*(Hoover 1988, Übers. d. Verf.)*

Burn-out – ein neues Modewort? Etwas, das man nicht auch auf Deutsch sagen könnte? Warum nicht „Ausbrennen"? Die Übernahme bereits existierender Fachbegriffe aus anderen Sprachen erspart manchmal doppelte Definitionsarbeit und vermeidet sprachliches Durcheinander. Es ist kein Zufall, daß dieser Begriff aus den USA zu uns kommt. Man ist dort oft empfänglicher für das Leiden von Menschen, auch der Diabetes wird dort traditionell viel mehr als Belastung gesehen als in Deutschland. Bei uns hat Diabetes mehr zu tun mit „Sich-Zusammenreißen" und Selbstdisziplin. Vertreter medizinischer Berufe dachten lange Zeit, die Betroffenen könnten ein gesundes, gutes und zufriedenes Leben führen, wenn sie nur die paar Diabetesregeln beachteten. Da gäbe es doch wirklich Schlimmeres.

*Überforderung durch ständige Disziplin*

Der Begriff des Burn-out hat geholfen, das alltägliche Leiden der Betroffenen auch bei uns mehr zu sehen. Auch wenn man die Belastungen des Diabetes nicht fortwährend im Auge hat, sind sie doch ständig da und schränken die Lebensmöglichkeiten mehr oder weniger ein. Es bestehen Gefahren für Menschen mit Diabetes, sich dabei zu überfordern mit Leistungsansprüchen an sich selbst, mit der Unterdrückung unangenehmer Gefühle, mit freiwilligen Verzichtsleistungen, mit Durchhalteparolen. Man muß auch lernen, freundlich mit sich umzugehen und sich Hilfe zu holen, wenn es allein schwierig wird und wenn man nicht ausbrennen will. Auch dabei können Diabetesteams helfen. Ebenso sollte der professionelle Helfer lernen, sich mit realistischen Ansprüchen an sich selbst vor Burn-out zu schützen.

# Das Konzept des Burn-out

Burn-out wird seit den 70er Jahren als ein seelischer Prozeß oder Zustand beschrieben, der vor allem in helfenden Berufen anzutreffen ist. Schaufeli und
Enzmann (1998) definieren Burn-out nach einer ausführlichen Diskussion bisheriger Ansätze wie folgt (eigene Übersetzung):

> Burn-out ist ein anhaltender, negativer, arbeitsbezogener Geisteszustand in *Definition*
> „normalen" Individuen, der vor allem durch Erschöpfung charakterisiert ist,
> die begleitet wird von Verzweiflung, einem Gefühl verringerter Wirksam-
> keit, verringerter Motivation und der Entwicklung dysfunktionaler Einstel-
> lungen und Verhaltensweisen bei der Arbeit. Dieser seelische Zustand ent-
> wickelt sich allmählich und kann vom Betroffenen lange Zeit verkannt wer-
> den. Er entsteht aus einem Auseinanderklaffen von Absichten und Wirklich-
> keit in der Arbeit. Oft erhält sich Burn-out selbst aufgrund inadäquater Be-
> wältigungsstrategien, die mit dem Syndrom verknüpft sind.

Die körperlichen und seelischen Veränderungen bei Burn-out zeigt Tabelle 1.
Diese Definition hebt ausschließlich auf einen vor allem geistig-seelischen Zustand in Verbindung mit Arbeitsbelastungen ab. Er ist durch viele empirische
Untersuchungen belegt. In bezug auf die Belastung durch chronische Krankheiten gibt es bisher keine empirischen Arbeiten, die Bewältigungsprozesse gezielt
auf dem Hintergrund des Burn-out-Konzepts untersucht haben. Die Brauchbar-
keit des Konzepts für diesen Kontext ist zunächst theoretisch begründet. Es gibt *Burn-out bei*
jedoch auch praktische klinische Erfahrungen bei Menschen mit Diabetes, Er- *Diabetes ist*
hebungen über die Häufigkeit und Schwere empfundener Belastungen bei Dia- *theoretisch*
betes sowie empirische Beschreibungen von Bewältigungsprozessen bei ande- *und klinisch*
ren schweren Erkrankungen und invasiven Therapien, die als Burn-out-Prozes- *begründet*
se interpretiert werden können. Ob diese Prozesse mit den für das Arbeitsleben
beschriebenen vergleichbar sind, wird die weitere Forschung zu Bewältigungsprozessen bei chronischen Krankheiten zeigen.

Florin (1985) beschreibt allgemein Bewältigungsprozesse (Coping-Prozesse)
bei chronischen Krankheiten. Sie geht davon aus, daß eine gelingende Bewältigung in der Regel durch ein Gleichgewicht von Annäherungs- und Vermeidungsverhalten in bezug auf die Erkrankung und Selbsttherapie gekennzeichnet
ist („Weder generalisierte Vermeidungshaltungen noch ein generalisiertes Kontrollbedürfnis sind der Gesundheit zuträglich"). Eine Abwehr gegenüber der Erkrankung kann phasenweise auftreten und den Betroffenen davor schützen, von
Angst und Hilflosigkeit überwältigt zu werden. Dies bedeutet auch, daß Betroffene, die keine Möglichkeiten der Abwehr realisieren können, ihre negativen
Gefühle gegenüber der Erkrankung nicht zum Ausdruck bringen können. Wenn
sie sich keine emotionale Unterstützung von anderen Menschen holen können,
haben sie ein höheres Risiko, psychisch wie körperlich schwerer zu erkranken.

## Tab. 1  Veränderungen bei Burn-out

| | |
|---|---|
| affektive Symptome | pessimistisch, weinerlich, niedergeschlagen; gefühlsmäßige Erschöpfung; Ängste und Anspannung; reizbar, übersensibel oder distanziert in sozialen Kontakten; Wutausbrüche, Unzufriedenheit |
| kognitive Symptome | hilflos und kraftlos, geringer Selbstwert, Konzentrationsschwäche, Starrheit, Entscheidungsschwierigkeiten; Tagträumerei; Einsamkeit; geringe Frustrationstoleranz; verringertes Mitgefühl für andere Menschen, Zynismus |
| körperliche Symptome | chronische Erschöpfung, körperliche Schwäche, körperliche Symptome (Unruhe, Schmerzen, Hyperventilation, Blutdruckerhöhung); psychosomatische Symptome (gastrointestinal, Infektionsanfälligkeit); Zunahme von Verletzungen |
| Verhaltensänderungen | Hyperaktivität vs. Aufschieben von Handlungen; Mißbrauch von Drogen und Betäubungsmitteln; Flucht ins Abenteuer vs. Rückzug und Wehklagen; sozialer Rückzug; Aggressivität; Nicht-abschalten-Können von der Arbeit; Neid auf andere; geringe Arbeitsleistung |
| motivationale Symptome | Verlust von Idealismus und Interessen, Enttäuschtheit, Resignation, Rückzug, mangelnder Einsatz |

nach Schaufeli und Enzmann 1998, Kap. 2

*Coping-Prozesse*

Florin sieht hier vor allem die Möglichkeit depressiver Reaktionsformen. Depressive Reaktionen überschneiden sich mit Burn-out-Symptomen, vor allem im Aspekt der emotionalen Erschöpfung. Burn-out gilt aber als weniger generalisiert auf das Privatleben als die Depression, und es enthält kognitive Anteile, die bei Depressionen selten vorkommen (zynische Einstellungen gegenüber anderen Menschen).

Burisch (1989) als führender deutscher Autor zum Burn-out charakterisiert die Ausgangsbedingungen für Burn-out in Helferberufen so (Abbildung 1): Grundlagen sind

a) auf der Seite der Persönlichkeit ein intensiver Wunsch des Betroffenen, anderen zu helfen,

b) auf der Seite der Situation ein sozialer/beruflicher Kontext, in dem durch äußere Einschränkungen ein Erfolg des Wunschs zu helfen immer schwerer zu realisieren ist.

Das Problem des Burn-out entsteht wesentlich erst dadurch, daß der Betroffene die Situation nicht verläßt bzw. aufgrund eigener Einstellungen (z.B. andere nicht im Stich zu lassen) nicht mehr verlassen kann. Versucht er nun, unter stetigem oder sogar wachsendem Energieaufwand die Situation zu bewältigen, ohne sie zu verändern, besteht ein hohes Risiko für Burn-out. Mit fortschreitender Entwicklung verliert der Betroffene immer mehr die Möglichkeit der Selbstwahrnehmung und Selbstreflexion, er „klebt" in seinem Konflikt und manövriert sich in eine wachsende Handlungsunfähigkeit.

*Grundkonflikt im Burn-out-Modell*

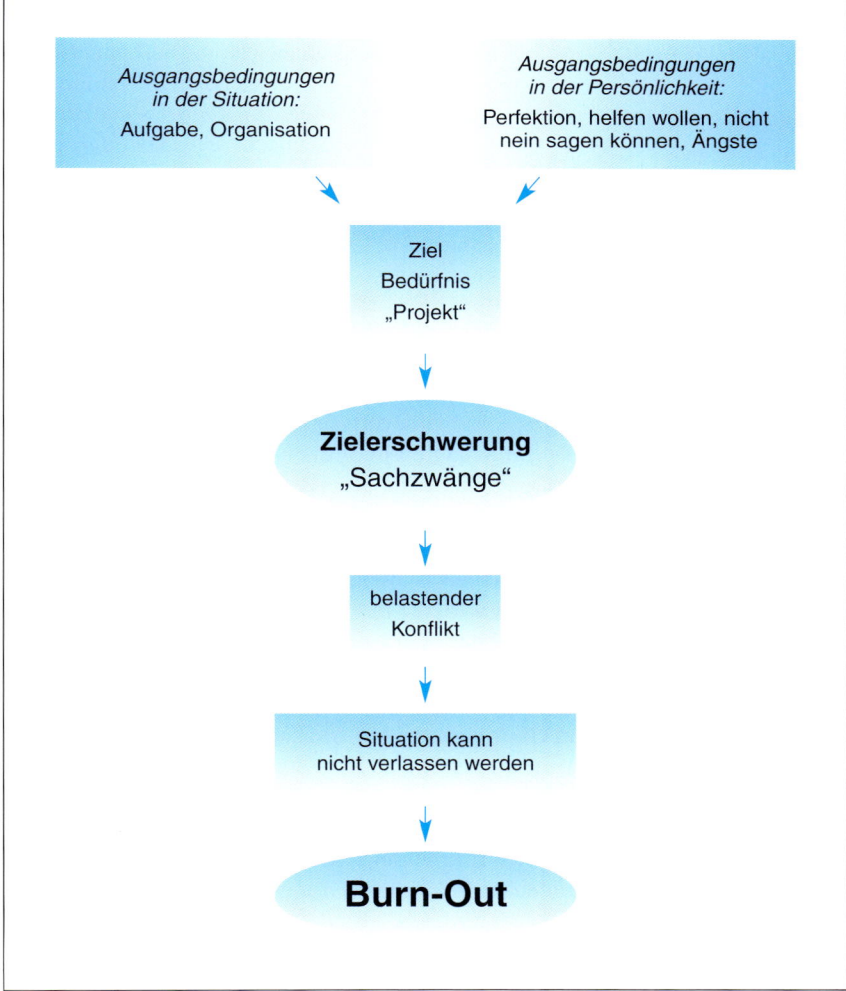

*Abb. 1 Prozeßmodell des Burn-out von Burisch (1989)*

# Burn-out bei Diabetes

Betrachtet man Burischs Überlegungen zu den Ursachen von Burn-out und die Liste der Symptome nach Tabelle 1, so lassen sich für beide Aspekte Analogien zum Leben mit einer chronischen Krankheit erkennen (Kasten).

### Bedingungen für Diabetes-Burn-out

a) Viele Betroffene zeigen hohes Engagement bei der Selbsttherapie und versuchen, dies auch bei Belastungen aufrechtzuerhalten. Therapieziele werden u. U. perfektionistisch verfolgt, das Leben tritt in den Hintergrund und eigene Lebensbedürfnisse werden zurückgestellt. Mit wachsenden Mißerfolgen werden die Therapieanstrengungen verstärkt.

b) Die langfristige gewissenhafte Durchführung der Diabetesselbsttherapie ist eine starke Belastung. Nimmt man hinzu, daß der Betroffene andere Belastungen außerhalb des Diabetes haben kann, daß er seine Therapieziele selten durchgängig erreichen kann und daß sich daher trotz eines großen Einsatzes Folgeerkrankungen entwickeln können, so wird die Analogie zu einer mißerfolgsbelasteten Arbeitssituation deutlich.

Auch für die Liste der Symptome finden sich unschwer klinische Eindrücke bei Betroffenen, die den genannten Burn-out-Symptomen entsprechen: das gefühlsmäßige Ausgebranntsein in der Therapie, die quasi mechanisch aufrechterhalten wird, Reizbarkeit und zunehmende depressive Verstimmungen; Selbstzweifel, je die gewünschten Therapieziele erreichen zu können, sowie Konzentrationsschwächen; chronische körperliche Erschöpfung; hektisches Herumprobieren in der Selbsttherapie vs. Aufschieben notwendiger Therapieveränderungen (z.B. durch erneute Schulung), Interesseverlust und sozialer Rückzug (vgl. Hirsch 1999). Auch für den von Schaufeli und Enzmann (1998) beschriebenen Zynismus, beim Diabetes oft gegenüber der Krankheit und der Behandlungssituation, bei gleichzeitig rigide beibehaltener Selbsttherapie, finden sich klinische Beispiele. So schreibt ein Betroffener in einer Selbsthilfezeitung: ‚Ich pflege bisweilen zu sagen: „Mein Diabetes ist mein bester Freund, denn er läßt mich nie im Stich!" Der geneigte Leser wird die in diesem Satz enthaltene Ironie verspüren. Nun bin ich der Meinung, daß sich Unabänderliches am besten mit dem Mittel der Ironie, hier der Selbstironie, ertragen läßt...' (Ist es Ironie oder Zynismus? A.H.)

*Grundkonflikt des Burn-out bei Diabetes*

Es wurde bisher nicht untersucht, wann und wie häufig es zu solchen Prozessen bei Menschen mit Diabetes kommt. Das Konzept des Burn-out ist nicht so präzise, daß man klar entscheiden könnte, wann ein Burn-out-Prozeß vorliegt und wann nicht. Insgesamt erscheint das Burn-out-Konzept für ein Verständnis des Lebens mit einer chronischen Erkrankung jedoch ein wichtiges Erklärungsmodell für Bewältigungsprobleme. Ich möchte zeigen, daß sich daraus hilfreiche therapeutische Konsequenzen ergeben können, die sich von üblichen Zielvorstellungen der Beratung und Therapie chronisch kranker Menschen unterscheiden.

*Symptome*

Wie sollen wir uns den Menschen mit Diabetes, der an Burn-out-Symptomen leidet, vorstellen? Polonsky (1996) beschreibt Burn-out bei Diabetes als einen schwerwiegenden Zustand, in dem der Betroffene weitgehend das Interesse an seiner Selbsttherapie verliert, wodurch er seine diabetesbezogenen Ziele immer weniger erreicht: Es erhöhen sich die $HbA_{1c}$-Werte und damit die Risiken für diabetesbedingte Folgeerkrankungen. Eventuell kommt es häufiger zu Ketoazidosen, ebenso wie zu schweren Unterzuckerungen. Polonsky beschreibt seine Beispielfälle für Burn-out als Menschen, die aufgrund ihrer therapeutischen Mißerfolge hoffnungslos, reizbar und aggressiv geworden sind, so daß sie sich in einem Zustand chronischer emotionaler Erschöpfung befinden. Sie finden die Therapieanstrengungen zu belastend und frustrierend und die Ergebnisse zu unvorhersehbar, um die Therapie lohnend erscheinen zu lassen. Sie fühlen sich überwältigt vom Diabetes, sind sehr besorgt wegen der schlechten Selbsttherapie, aber gleichzeitig unfähig zu einer Änderung.

*Burn-out als völlige Resignation*

Polonsky nimmt an, daß die meisten Betroffenen mit einem Burn-out-Syndrom sich immer schlechter selbst behandeln und weniger Routineuntersuchungen vornehmen lassen, so daß die Häufigkeit des Problems gar nicht zu erfassen ist. Diese pessimistische Sichtweise einer quasi untherapierten Gruppe von Betroffenen als Modellfälle für Burn-out bei Diabetes ist vermutlich geprägt durch die problematische medizinische Versorgungssituation in den USA und durch das weitgehende Fehlen einer strukturierten Diabetesschulung. Wir würden hier eher von Menschen mit untherapiertem Diabetes als von Burn-out sprechen.

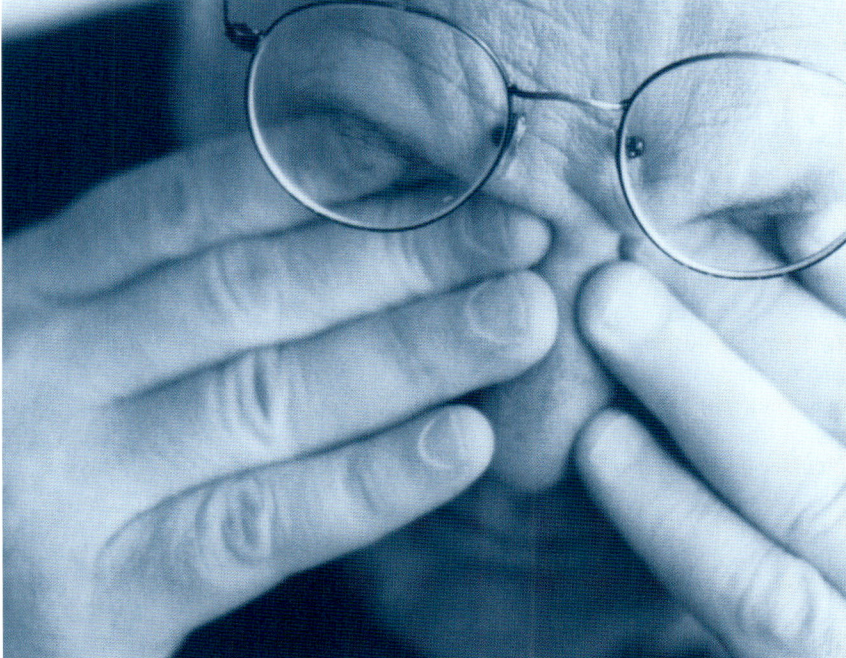

*„Es reicht mir! Ich strenge mich an und der Blutzucker macht, was er will!"*

Hilfreicher zum Erkennen und zur Therapie einer spezifischen Problemgruppe von Betroffenen mit Burn-out in europäischen Ländern mit qualitativ hoher Diabetesversorgung erscheint es mir, bei Menschen mit Diabetes „Burn-out-Prozesse im engeren Sinn" zu betrachten.

## Burn-out bei Diabetes im engeren Sinn

Im Sinne von Burisch (1989) würde Burn-out bei Diabetes als ein Prozeß erscheinen, der durch ein intensives Bemühen des Betroffenen um die Therapie bei gleichzeitig ständigen und evtl. zunehmenden therapeutischen Mißerfolgen und zunehmender Therapieanstrengung entsteht. Es kommt zu den genannten psychischen Symptomen, jedoch zunächst nicht zu einer Veränderung der Selbsttherapie, evtl. sogar zu deren Intensivierung. Für Burn-out im engeren Sinne käme es darauf an, frühzeitig Symptome der Selbstüberforderung wahrzunehmen, um in den Burn-out-Prozeß eingreifen zu können. Dazu würde es ausreichen, klinisch eine Zunahme der in Tabelle 1 genannten Symptome zu sehen, ohne daß sich medizinische Parameter der Diabetestherapie verändert haben.

Annette, 43 Jahre alt, 12 Jahre Typ-1-Diabetes, besucht als Gemeindeschwester eines ambulanten Dienstes hilfebedürftige alte Menschen mit dem Auto. Durch den Konkurrenzdruck auf diesem Markt ist die Arbeitssituation immer belastender geworden, die Zeit wird immer knapper. Annette macht eine gewissenhafte Basis-Bolus-Therapie, sie hat viele Unterzuckerungen, die sie schlecht bemerkt. Sie versucht, Probleme dadurch zu vermeiden, daß sie 8mal täglich ihren Blutzucker testet. Aber sie kann nicht vor jeder Autofahrt testen. Wenn sie von ihrer Situation erzählt, wirkt sie ratlos und sieht keine Veränderungsmöglichkeit. Der Wunsch des Ehemannes, daß sie noch mehr testet, erscheint ihr keine Lösung. Sie ist erschöpft und kommt an den Wochenenden nicht richtig zur Ruhe. Unklare körperliche Symptome (Verdauungsprobleme) haben zugenommen. Sie kommt in die Schulungsstation zur Einstellung auf eine Insulinpumpe und hofft, daß diese das Problem für sie löst.

*Burn-out als zunehmender Konflikt zwischen Therapieanspruch und Realität*

Der Betroffene zeigt Erschöpfungssymptome, weil die Diskrepanz zwischen Therapieanstrengungen und Therapieerfolg zunimmt: depressive Stimmung, Kraftlosigkeit, Reizbarkeit, Zeichen der körperlichen Erschöpfung, Verhaltensänderungen und Interessenverlust. In bezug auf den Diabetes wird er evtl. zynisch oder aggressiv. Er agiert nur noch und verrennt sich immer weiter in den Widerspruch zwischen dem hohen Therapieanspruch und den Therapieanstrengungen mit ihren realen, begrenzten Erfolgen. Er befindet sich in einem Teufelskreis, aus dem er nicht mehr herausfindet. Möglicherweise kommt es nur zu einem Anstieg körperlicher Beschwerden, ähnlich wie bei den oft nicht diagnostizierten depressiven Prozessen (Somatisierung). Therapeutisch wäre es dann evtl. sehr problematisch, nur Erleichterungen in der Therapie oder eine Erholungspause vorzuschlagen und die körperlichen Reaktionen somatisch zu behandeln. Dies würde dem Betroffenen nicht helfen, selbst aktiv in seine Therapiesituation einzugreifen. Denn er müßte sie am besten selbst so verändern, daß er seine Ziele mit weniger Anstrengung bewältigen kann. Ein Beispielfall ist die Situation von Annette (Kasten S. 168)

Man kann hier Zeichen von Burn-out sehen: die Abnahme emotionaler Reaktionen, die Entscheidungsunfähigkeit, die Ratlosigkeit, die Hoffnung auf ein Wunder. Es fragt sich, ob hier ein diabetologisch motiviertes „Mehr desselben" zur Lösung führen kann. Annette erlebt zunehmend Enttäuschungen durch therapeutische Mißerfolge, und sie versucht trotzdem weiterhin, ihre Therapie aufrechtzuerhalten. Sie ist in diesem Prozeß gefangen und sieht keinen Ausweg. Sie behält unrealistische Therapieziele bei und gibt innerlich auf, ohne dazu stehen zu können. Eine andere Möglichkeit wäre es daher, mit Annette ihre therapeutischen Ziele im Leben mit dem Diabetes zu diskutieren mit der Chance, daß sie sich realistischere Ziele setzt, die sie nicht dauernd überfordern und erschöpfen.

*Intensivierung der Diabetestherapie kann problematisch sein*

## Wie läßt sich Burn-out erkennen?

Burisch entwickelte ein Burn-out-Inventar („Hamburger Burnout Inventar HBI"), aus dem sich durch Selbstdiagnose gute Hinweise auf eigene Anzeichen von Burn-out entwickeln lassen. Dies bezieht sich nicht spezifisch auf eventuelle Burn-out-Prozesse in der Diabetestherapie. Wenn es bei Diabetes tatsächlich Burn-out-Prozesse gibt, so könnten diese so generalisieren, daß sie evtl. auch mit diesem unspezifischen Inventar erfaßt werden könnten. Allgemein hat sich für Fragebögen zur Diagnostik von Problemen bei Menschen mit Diabetes jedoch die Überzeugung durchgesetzt, es sei besser, die Probleme diabetesspezifisch zu erfassen (z.B. Kontrollüberzeugungen bei Diabetes, diabetesspezifische Lebensqualität, Depressions- und Eßstörungs-Inventare ohne diabetesvorbelastete Items). Dies führt zur leichteren Auffindung diabetesspezifischer psychischer Veränderungen und zu valideren Ergebnissen auch bei diabetesunspezifischen seelischen Aspekten *(→ Lebensqualität)*. Für eine Burn-out-Diagnostik bei Menschen mit Diabetes müßte daher ein diabetes-

*Messung per Fragebogen?*

### Kennzeichen von Burn-out-Prozessen bei Diabetes

Der/die Betroffene

- hat das Gefühl, daß der Diabetes das Leben kontrolliert.
- fühlt sich überfordert mit Zielen und Handlungen der Selbsttherapie und glaubt, daß er/sie beim Diabetes versagt.
- hat starke negative Gefühle gegenüber dem Diabetes.
- fühlt sich allein mit dem Diabetes und glaubt, daß ihn/sie niemand versteht.
- berichtet über eine langfristig schlechte Selbsttherapie und schlechte Stoffwechsellage (kurze Episoden sehr guter Kontrolle können auftreten).
- geht nur selten zum Arzt, hat keine kontinuierliche Betreuung.
- äußert eine starke Ambivalenz in bezug auf eine Verbesserung der Therapie (glaubt, daß gute Selbsttherapie sich nicht lohnt, aber fühlt sich schuldig oder angstvoll aufgrund der bisherigen schlechten Selbsttherapie).

spezifisches Burn-out-Inventar entwickelt werden. Man wird aber auch dann nicht umhin kommen, Burn-out-Prozesse ähnlich wie andere Störungen klinisch im Gespräch zu erfassen, von wo aus man gezielter zu therapeutischen Veränderungen kommen kann.

Polonsky (1996) weist auf einige Kennzeichen zur Diagnose von Burn-out hin, die für eine klinische Diagnose bei Menschen mit Diabetes hilfreich sein können (Kasten S. 169)

### Burn-out im engeren Sinne

- Verlust von Lebensfreude, Interessen, genußvollen Tätigkeiten
- Gefühl von Kraftlosigkeit und emotionaler Erschöpfung
- Diabetes „überstrahlt" das Leben
- Bitterkeit oder Zynismus gegenüber der Situation als Betroffener
- sich in der Freizeit nicht mehr entspannen und erholen können
- Häufung depressiver Stimmungen und Reizbarkeit
- Rückzug aus sozialen Aktivitäten
- immer neue Versuche, trotz fehlender Erfolgserwartung die Therapie zu verändern oder Therapieresignation

Kurzfristig und besonders zu Beginn des Diabetes sind all diese Reaktionen keine Alarmzeichen. Problematisch können sie sein, wenn sie über Jahre anhalten oder sich nach einer Zeit guter Selbsttherapie entwickeln und stabilisieren. Für die Diagnose von Burn-out-Prozessen im engeren Sinn, die aus der zunehmenden Diskrepanz zwischen Therapieanstrengungen und Therapieerfolgen entstehen, gibt es andere bzw. zusätzliche Kriterien (Kasten).

Eine wichtige Frage in der Diagnostik ist die Frage der individuellen Bedingungen des Burn-out-Prozesses, des zeitlichen Verlaufs, der Bedeutung neuer Belastungen im Leben des Betroffenen (Folgeerkrankungen, erschwerte Diabetestherapie, Zusatzerkrankungen). Ist der Betroffene mit seinem Diabetes nie gut zurechtgekommen (Burn-out im Sinne von Polonsky) oder ist es von einem zunächst guten Ausgangspunkt zu einem langfristigen Prozeß der Erschöpfung durch die Therapie gekommen (Burn-out im engeren Sinn)? Welche Ressourcen hat der Betroffene innerhalb der Diabetes-Selbsttherapie oder in der Bewältigung anderer Lebensbelastungen?

## Möglichkeiten der Hilfe und Therapie

Zunächst muß in der Betrachtung der Burn-out-Prozesse eine gemeinsame Sichtweise zwischen Berater und Betroffenem entstehen, um eine Diagnostik überhaupt zu ermöglichen. Der Berater ist hier vor allem „Klärungshelfer", der sich in den Betroffenen einfühlt und ihm hilft, seine emotionalen Veränderungen und seine möglicherweise zunehmende Resignation in der Diabetestherapie selbst zu verstehen. Dies ist vor allem deswegen wichtig, weil der Betroffene im Burn-out-Prozeß seine Situation immer weniger selbst kritisch reflektieren kann. Die Einstellungen des Betroffenen, die den Burn-out-Prozeß ermöglicht und begünstigt haben, sind dieselben wie die, die ihn nun daran hindern, zu sich

*Klärungs-*
*hilfe*

selbst auf Distanz zu gehen. Der Betroffene braucht Verständnis, aber oft auch Anleitung zur Selbstreflexion und zu schrittweisen Verhaltensänderungen.

Verschiedene Autoren (Schaufeli und Enzmann 1998, Burisch 1989) machen Vorschläge, welche Formen von Beratung und Therapie Menschen helfen können, die ausgebrannt sind. Das diesen Hilfen zugrundeliegende Menschenbild entspricht dem des Empowerment-Ansatzes (→ Empowerment). Den Betroffenen wird Unterstützung angeboten, um die eigene Entwicklung zu verstehen und mit Hilfe eigener Ressourcen einen Weg aus der Krise zu finden. Die Beratung und ggf. Therapie wird unterschiedliche Wege gehen, je nachdem, ob der Betroffene 1) praktisch fast nie Erfolgserlebnisse mit seiner Therapie hatte oder ob er 2) bei hohem Therapieanspruch immer stärker die Diskrepanz zwischen Wunsch und Wirklichkeit erlebt. In beiden Fällen kann eine Veränderung sehr schwierig sein, da ihre Ursachen in der Person häufig weit in die Vergangenheit zurückreichen.

*Grundsätze von Beratung und Therapie*

Bei langfristigen Mißerfolgen eines Betroffenen (1) wird es vor allem darum gehen, in kleinen Schritten Erfolge zu planen, um die Mißerfolgsmotivation zumindest partiell in eine Erfolgsmotivation zu überführen. Eine zu große Schrittweite dürfte dabei ähnlich wie in der Behandlung depressiver Störungen kontraproduktiv sein. Das größte Problem ist in diesem Fall, ob der Betroffene überhaupt Hilfe sucht bzw. ob er bereit ist und die Kraft hat, irgendwelche Veränderungen auszuprobieren. Eine enge Begleitung wird in den meisten Fällen grundlegend sein, wobei zu Beginn eine massive Lern- und Unterstützungsphase im Rahmen einer personzentrierten stationären Schulung anzuraten wäre.

*Erfolge durch kleine Schritte*

Bei Erschöpfungsprozessen durch die Zunahme äußerer Belastungen und/oder das schmerzliche Erkennen der Diskrepanz zwischen Therapiewünschen und -wirklichkeit (2) steht eine Einstellungsänderung gegenüber der Diabetestherapie, evtl. auch zum Leben insgesamt im Vordergrund. Sie kann helfen, Belastungen und therapeutische Dilemmata weniger negativ zu sehen und zu Therapie- oder Verhaltensänderungen zu kommen, die das Leben mit dem Diabetes leichter machen. Das Gespräch über die negativen Gefühle gegenüber dem Diabetes und der Therapie kann zum Modell für einen neuen Umgang mit den Belastungen werden, auch wenn der Betroffene sie zunächst nur im Diabetesteam oder beim Psychologen ansprechen kann. Polonsky (1999) gibt viele Beispiele für zu ehrgeizige Ziele (starre Diät, Ansprüche an normale Blutzuckerwerte) in der Therapie, die geradezu notwendig zu innerem Widerstand führen müssen. Als Erleichterungen betont er die Möglichkeit, sich weniger starre Regeln zu setzen und Belastungen und Gefahren realistischer zu sehen. Der Betroffene kann lernen, über seine Ansprüche an sein Leben und an seine Diabetestherapie und deren stimulierende wie auch lähmende Funktion zu reflektieren und sich evtl. neue Ziele zu setzen.

In beiden Fällen dürften empowerment-orientierte Fragen (→ Empowerment, S. 19) hilfreich sein. Sie erlauben es, die persönlichen Belastungen zu erfassen, Gefühle zum Ausdruck zu bringen und zu reflektieren sowie erste Veränderungsschritte zu planen, die die gefühlsmäßigen Belastungen verringern. Besonders wichtig für das Problem des Burn-out wäre die Infragestellung über-

*Über Gefühle sprechen*

höhter, unrealistischer Ansprüche an sich selbst (Warum wünschen Sie das? Was glauben Sie, damit erreichen zu können?) und an die Umwelt (Warum glauben Sie, ist das so? Sehen Sie Möglichkeiten, diesen Zustand zu verändern? Was können Sie tun, auch wenn es sich nicht ändert?), ebenso wie eine realistische Betrachtung der Gefahren des Diabetes und deren Konsequenzen für das Leben.

*Überhöhte Ansprüche an sich selbst*

Klinische Erfahrungen zeigen, daß die Betroffenen ihre Risiken oft massiv überschätzen, so daß sachlich richtige Informationen aus neuen Studien über Risiken oft schon Veränderungen für die Betroffenen bringen.

Schaufeli und Enzmann (1998) unterscheiden für die Therapie bei Burn-out Schwerpunkte der Intervention (Individuum, Schnittstelle zwischen Individuum und Organisation sowie die Organisation selbst) und Zeitpunkte der Intervention (Identifikation/Diagnose, primäre und sekundäre Prävention, Behandlung und Rehabilitation). Dieses Schema aus der Arbeitswelt läßt sich nicht mit allen Zellen auf Burn-out bei Diabetes übertragen. In Tabelle 2 habe ich dieses Schema mit diabetesbezogenen Inhalten verknüpft.

Zur Sekundärprävention und zur Therapie (von Bewältigungsproblemen allgemein und bei chronischen Erkrankungen) nennen Silver und Wortman (1980)

## Tab. 2 Überblick über Burn-out-Interventionen bei Diabetes

| Zeitpunkt der Intervention | Individuum | Diabetes-Selbsttherapie |
|---|---|---|
| Diagnose | Selbstbeobachtung Selbsttest (sofern valider Test existiert) | Erhebung von psychischen Belastungen/ Lebensqualität in der ambulanten und stationären Behandlung Anamnese des Verlaufs der Diabetestherapie und der individuellen Einstellungen und Bewertungen gegenüber dem Diabetes und der Therapie |
| Primär- prävention | Streßbewältigungstraining Förderung eines gesunden Lebensstils soziale Kompetenz | Personzentrierte Schulung Training von Fertigkeiten Realistische Einschätzung von Therapiemöglichkeiten Kompromiß zwischen Diabetestherapie und Lebenszielen |
| Sekundär- prävention | Kognitiv-behaviorale Techniken Entspannung | kontinuierliche ambulante Betreuung Selbsthilfegruppen individuelle Beratung Kompetenz, die Therapie im Sinne eigener Ziele zu verändern |
| Therapie | Psychotherapie | selbständige belastungs- mindernde Veränderungen im Leben und in der Diabetestherapie |

verschiedene psychologische Möglichkeiten, deren Bedeutsamkeit empirisch belegt ist (Kasten).

- Unterstützung im sozialen Nahbereich
- Schaffung von Möglichkeiten für den Ausdruck von Gefühlen
- Möglichkeiten, der Belastung einen Sinn zu geben (Gesprächsgruppen)
- Schaffung von positiven Bewältigungserfahrungen

Auch Florin (1985) sieht im Ausdruck negativer Gefühle eine wichtige vorbeugende Maßnahme, um die Belastung durch eine chronische Erkrankung zu senken. Es soll Betroffenen ermöglicht werden, sich „bald aktiv den durch die Krankheit entstandenen Belastungen zu stellen, bald... bestimmte Problemaspekte beiseite zu schieben und sie zeitweilig zu ignorie-

*Auch die Abwehr unterstützen*

ren." Florin nennt als weitere Vorbeugungsmöglichkeiten Informationen über mögliche zukünftige Belastungen durch die Erkrankung und Möglichkeiten der Selbsthilfe, falls diese eintreten. So erweist es sich umgekehrt zur herrschenden ärztlichen Praxis wahrscheinlich als sinnvoll, Menschen mit einem Typ-2-Diabetes bereits am Anfang auf die Möglichkeit der späteren Insulintherapie zu verweisen und dafür vorab Handlungsmöglichkeiten zu besprechen. Als hilfreich bewertet Florin Versuche, mit der Erkrankung seinen Tagesrhythmus aufrechtzuerhalten und mit anderen Menschen in Beziehung zu bleiben/zu treten. Sie tritt dafür ein, chronisch kranken Menschen die Bedeutung von Abwehrmaßnahmen zu verdeutlichen und ihnen Wege zu zeigen, wie sie zeitweilig von den Krankheitsbelastungen innerlich Abstand nehmen können.

Polonsky (1996) empfiehlt, einige Bereiche des individuellen Umgangs mit dem Diabetes zu bearbeiten, um Burn-out zu verringern und die Selbsttherapie zu fördern. Diese Vorschläge gehen in Richtung einer Intensivierung der Therapie. Im Patientenbuch (1999) sieht Polonsky auch die hier vertretene Gefahr des Burn-out durch ein Zuviel an Therapie, was andere Akzente für eine hilfreiche Beratung setzt.

Menschen erlernen in ihrem Leben unterschiedliche Kompetenzen zur Bewältigung von Belastungen, abhängig von der familiären und ge-

**Orientierungspunkte in der Beratung bei Burn-out**

- offenes Gespräch über die Diabetestherapie und die damit verbundenen Gefühle der Hoffnung, Angst, Verzweiflung und Resignation
- Vereinbarung einer Zusammenarbeit über mehrere Termine
- Klärung der individuellen Ziele für das Leben mit dem Diabetes und Prüfung der Realisierbarkeit; Relativierung unrealistischer, perfektionistischer Ziele
- Erarbeitung von Prioritäten und einer bewußten Entscheidung für Risiken und Kompromisse
- Handlungsplan mit realistischen Zielen in kleinen Schritten
- Stärkung der Betroffenen, vom Behandlungsteam therapeutische Erleichterungen zu verlangen (bessere Hilfsmittel und Vereinfachungen des Therapieschemas)
- Stärkung der Fähigkeiten der Betroffenen, eine Einmischung von anderen und irritierende Appelle zurückzuweisen und sie um hilfreiche Unterstützung zu bitten

sellschaftlichen Unterstützung. Sie treten mit unterschiedlichen Selbsthilfekompetenzen in die Diabetestherapie ein. Ihre Therapie wird um so schwieriger, je größer und älter die Defizite in den Selbsthilfemöglichkeiten sind. Die Defizite sind generell größer bei Angehörigen der sozialen Unterschicht.

*Soziale Unterstützung: immer hilfreich?*

Silver und Wortmann (1980) weisen darauf hin, daß die soziale Unterstützung von Menschen bei chronischen Belastungen trotz allgemein positiver Auswirkungen nicht immer hilfreich ist. Wenn sie unrealistische Hoffnungen nährt, eine offene Kommunikation über negative Gefühle erschwert und Einstellungen und Haltungen zur Selbsthilfe behindert, kann soziale Unterstützung kontraproduktiv sein. Dies gilt um so mehr im Hinblick auf Burn-out. Hier wäre – wiederum analog zur Depressionsbehandlung – weder ein Bagatellisieren der Belastungen noch eine massive Entlastung des Betroffenen sinnvoll, weil sie seine Selbsthilfemöglichkeiten unterminiert.

## Burn-out bei Menschen mit Typ-2-Diabetes

Die psychischen Vorgänge bei den Betroffenen sind bei beiden Diabetestypen unterschiedlich. Gibt es Unterschiede in bezug auf Burn-out? Man kann annehmen, daß sich die Prozesse unterscheiden: Einerseits finden Manifestation und Bewältigung beim Typ-2-Diabetes im höheren Lebensalter statt, und die durchschnittliche verbleibende Lebensperspektive ist kürzer. Im höheren Alter findet oft eine Angleichung der Ansprüche an die Realität statt, die zu einer Zunahme von Zufriedenheit führt. Andererseits führt der Typ-2-Diabetes zu einem deutlichen Verlust von Lebensqualität und akzentuiert wahrscheinlich depressive Entwicklungen.

*Mißerfolge und Mißtrauen fördern Burn-out*

Allgegenwärtig sind Klagen, daß sich Menschen mit Typ-2-Diabetes nicht an therapeutische Empfehlungen halten. Diese Menschen gefährden ihre körperliche Gesundheit, sie schützen sich aber damit gleichzeitig vor psychischer Überforderung und auch vor Burn-out-Prozessen. Anders ist es bei den Menschen, die aufgrund von Ängsten in bezug auf die Gesundheit sehr bereitwillig ärztliche Empfehlungen umsetzen. Hier kommt es u. U. jedoch zu Burn-out-Verläufen. Die Betroffenen strengen sich für die Therapie an, erfahren aber aufgrund der höheren Belastungsrate mit Begleiterkrankungen viel eher Mißerfolge. Das Arzt-Patienten-Verhältnis ist hier noch weit mehr geprägt durch Mißtrauen auf beiden Seiten, so daß zusätzlich die Gefahr besteht, daß die therapeutischen Bemühungen der Betroffenen nicht ausreichend gewürdigt werden. Auch das Ansprechen negativer Gefühle gegenüber dem Diabetes und der Therapie ist aus historischen Gründen der Arzt-Patienten-Kommunikation weniger wahrscheinlich als beim Typ-1-Diabetes.

*Erhöhte Gefahren beim Typ 2?*

So ergeben sich für „Burn-out im engeren Sinne" für beide Diabetesformen Übereinstimmungen. Wahrscheinlich ist es für Menschen mit Typ-2-Diabetes noch wichtiger, ihre Gefühle zu artikulieren (wobei sie oft Hilfe benötigen), innerlich von den Krankheitsbelastungen Abstand nehmen zu können und eigene Entscheidungen für ihr Leben mit dem Diabetes zu treffen (vgl. die Therapieempfehlungen von Silver und Wortman sowie Florin, s.o.). Sonst besteht die Gefahr, daß sie „brav" und bei Unterdrückung negativer Gefühle den Therapieempfehlungen folgen, wichtige Therapieziele nicht erreichen und evtl. dabei Kritik vom Behandlungsteam erfahren: ein idealer Nährboden für Burn-out.

## Burn-out im Diabetesteam

Hanson (1996) beschreibt Burn-out-Prozesse im Diabetesteam. Nach dem ursprünglichen Konzept des Burn-out findet dies vor allem in Arbeitsprozessen statt, und die Arbeit mit Menschen scheint hierfür besonders prädestiniert. Weil die Patienten Hilfe benötigen, ist es für Mitarbeiter oft schwer, die Situation zu verlassen oder aktiv zu verändern. Wir haben dem Thema hier keinen eigenen Artikel gewidmet, weil wir viele Analogien zwischen dem Burn-out der Betroffenen und der Menschen sehen, die beruflich mit den Betroffenen arbeiten. Außerdem gibt es eine wachsende Zahl von Hilfsangeboten durch Bücher (z.B. Burisch 1989) und Seminare. Hier sollen kurz noch einmal die wesentlichen Aspekte des beruflichen Burn-out in ihrer Bedeutung für Diabetesteams genannt werden.

**Bedingungen für Burn-out im Diabetesteam**

- Persönlichkeit und Möglichkeiten der Klienten/ Patienten
- knappe Ressourcen an Personal, Zeit und Material
- dysfunktionale, nicht hilfreiche Teamstrukturen
- fehlende Möglichkeiten der Mitbestimmung und Interessenvertretung
- fehlende Möglichkeiten der Kommunikation

**Vermeidung von Burn-out im Team**

- rechtzeitiges Bemerken von Gefahren und Konflikten
- realistische persönliche Zielsetzungen
- Überprüfung der eigenen Lebensziele
- Wahrung der eigenen Grenzen
- Selbstbehauptung im Beruf und gegenüber Patienten, ohne jemanden unnötig anzugreifen
- Gelassenheit durch Verringerung eines zu starken Engagements
- Veränderungen in Organisation und Aufgaben
- Trennung von Beruf und Freizeit, Einsatz für humane Arbeitsbedingungen

Menschen, die für sich einen helfenden Beruf wählen, haben oft eine hohe Moral und hohe Ansprüche an ihr eigenes professionelles und menschliches Handeln. Gleichzeitig können sie an viele äußere Grenzen stoßen, die die Erreichung der persönlichen Ziele erschweren (Kasten).

Eine gute Kommunikation ist zur Vorbeugung von Burn-out-Prozessen und zu ihrer Verringerung zentral. Daher ist die Teamsupervision, die vor allem die Kommunikation unter den Mitarbeitern verbessern kann, oft die entscheidende Hilfe. Gelingt es ihnen nicht, Konflikte zwischen

*Angehörige*
*medizinischer*
*Berufe sind*
*gefährdet*

hohen Ansprüchen an sich selbst und realen Möglichkeiten zu reflektieren und Handlungsalternativen zu finden, die den Konflikt verringern, so besteht im Bereich medizinischer und psychologischer Berufe ein besonders hohes Potential für Burn-out. Die Mitarbeiter von Diabetesteams sollten für solche Prozesse sensibel sein und für Möglichkeiten der Fortbildung und Teamkommunikation eintreten, die gemeinschaftliche Lösungen ermöglichen.

Jeder einzelne Mitarbeiter kann einen eigenen Anteil dazu leisten, nicht in die Sackgasse des beruflichen Burn-out zu laufen (Wege zur Vermeidung von Burn-out zeigt der Kasten auf Seite 175).

## Auf einen Blick

➡ Menschen mit Diabetes sollte bald nach der Diagnose deutlich gemacht werden, daß die Bewältigung kein geradliniger Prozeß ist, sondern daß es im normalen Verlauf des Lebens mit der Erkrankung immer wieder zu Krisen kommen kann. Negative Gefühle im Leben mit dem Diabetes sollen als normal akzeptiert werden; ihr Ausdruck sollte gefördert werden.

➡ Berater sollten auf seelische Signale achten, die auf Burn-out-Prozesse hinweisen: emotionale Erschöpfung, Hoffnungslosigkeit, therapeutischer Zynismus, Verlust von Lebensfreude, sozialer Rückzug. Klären Sie mit dem Betroffenen, ob der Burn-out-Prozeß durch zu hochgesteckte Ziele und Katastrophenerwartungen bei Nichterreichen der Ziele gekennzeichnet ist. Nehmen Sie Abwehrprozesse des Betroffenen positiv auf. Zeigen Sie Möglichkeiten der Erholung von der Daueranspannung durch Ablenkungs- und Abwehrprozesse. Ist der Betroffene wegen langfristigen Ausbleibens von Erfolgen sehr resigniert, planen Sie mit ihm kleine Schritte in der Therapie, die für ihn ein Erfolg wären.

➡ In schweren Fällen von Burn-out ist neben einer ambulanten Psychotherapie auch an einen stationären Aufenthalt in einer psychosomatischen Klinik zu denken. Problematisch ist dabei allerdings, daß die meisten dieser Kliniken zu wenig von Diabetestherapie verstehen und Möglichkeiten einer medizinisch verantwortbaren Erleichterung der Therapie nicht sehen.

➡ Zum Erhalt der Arbeitskraft und der Arbeitsfreude sollten Menschen, die beruflich mit Betroffenen arbeiten, ihre Situation regelmäßig einzeln und gemeinsam reflektieren. Supervision ist hilfreich. Lösungen können sowohl in einer Reduzierung der angestrebten Ziele, in der Verbesserung der Arbeitssituation wie der Reduktion von Arbeitsanforderungen liegen.

Anderson BJ, Rubin RR (Eds) (1996) Practical psychology for diabetes clinicians. How to deal with key behavioral issues faced by patients and health care teams. American Diabetes Association, Alexandria

Burisch M (1989) Das Burn-out-Syndrom. Theorie der inneren Erschöpfung. Springer, Berlin

Florin I (1985) Bewältigungsverhalten und Krankheit. In: Basler HD, Florin I (Hrsg) Klinische Psychologie und körperliche Krankheit. Kohlhammer, Stuttgart, 126-145

Hanson CL (1996) Understanding and treating provider burnout. In: Anderson BJ, Rubin RR (Eds) Practical psychology for diabetes clinicians. How to deal with key behavioral issues faced by patients and health care teams. American Diabetes Association, Alexandria, 173-182

Hirsch A (1999) Diabetes ist meine Sache. Hilfen zum Umgang mit Angst, Wut und Traurigkeit. Kirchheim, Mainz

Polonsky WH (1996) Understanding and treating patients with diabetes burn-out. In: Anderson BJ, Rubin RR (Eds) Practical psychology for diabetes clinicians. How to deal with key behavioral issues faced by patients and health care teams. American Diabetes Association, Alexandria, 183-192

Polonsky WH (1999) Diabetes Burn-out. American Diabetes Association, Alexandria

Schaufeli W, Enzmann D (1998) The burn-out companion to study and practice. Taylor & Francis, London

Silver RL, Wortman CB (1980) Coping with undesirable life events. In: Garber J, Seligman MEP (Eds) Human helplessness. Theory and applications. Academic Press, New York, 279-375

*Literatur*

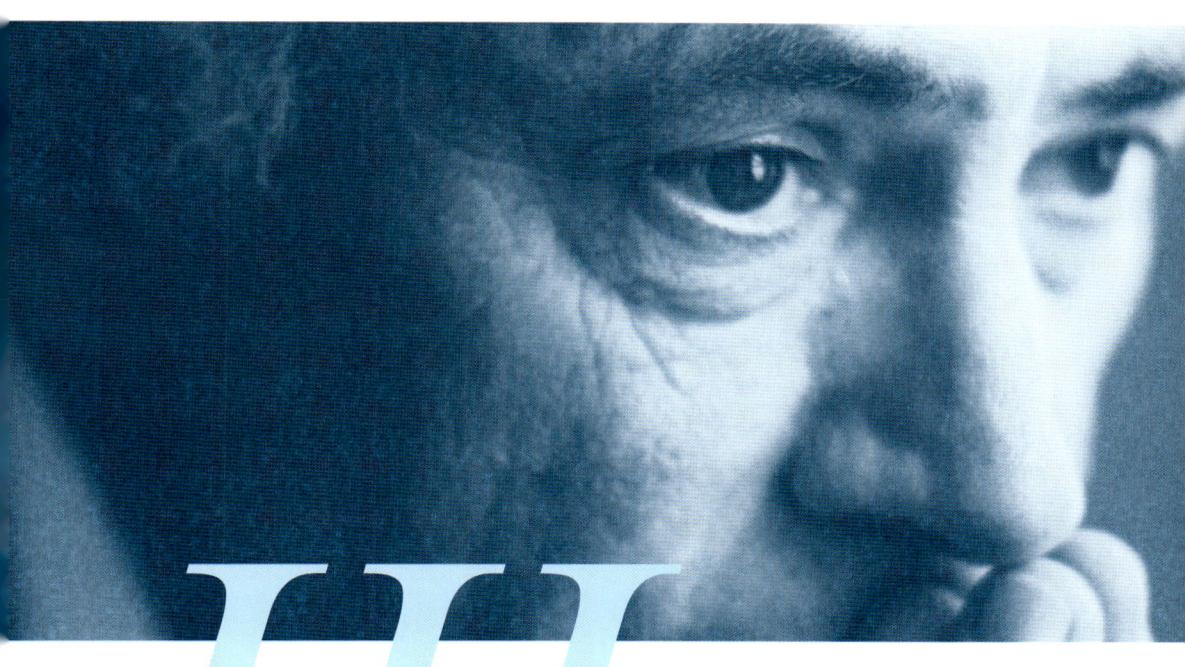

# III

## Psychologisch fundierte Behandlungs- und Beratungskonzepte bei Diabetesproblemen

# Gewichtsreduktion bei Menschen mit Typ-2-Diabetes: Chancen und Grenzen erkennen

*Karl Eugen Graf, Bad Mergentheim*

*D*ie Kontrolle des eigenen Körpergewichts ist ein Thema, mit dem viele Menschen täglich zu tun und d. h. für die meisten: zu kämpfen haben. Das gegenwärtig in der westlichen Welt propagierte und breit akzeptierte Schönheitsideal eines schlanken Körpers setzt viele unter einen hohen Nachahmungsdruck. Anderen gefallen, sich selbst gefallen – daran hängen nicht zuletzt das Selbstwertgefühl und der soziale Erfolg. Dicksein wird nicht nur mit körperlicher, sondern auch mit geistiger Trägheit assoziiert. Das Handicap Körperfülle muß mit einem Plus an Leistung kompensiert werden.

In diesem Kontext steht auch der übergewichtige Mensch, der an Typ-2-Diabetes leidet. Diskriminierung und soziale Ausgrenzung sind ihm nur zu bekannt. Oft kann er eine leidvolle Geschichte von seinem Kampf mit dem Gewicht erzählen. Zum öffentlich propagierten Schlankheitsideal kommt für ihn noch das medizinisch indizierte Zielgewicht hinzu, das ihm sein Arzt bei jedem Besuch vor Augen hält. – Eigentlich eine Doppelmotivation, mit der es eher gelingen müßte, das Ziel zu erreichen. Wenn da nicht auch das erhöhte Risiko wäre, vor diesem doppelten Druck einfach davonzulaufen... Das Kunststück heißt: aus diesen von außen herangetragenen Forderungen eigene, persönliche Ziele zu entwickeln. Nur dann bestehen Chancen auf eine erfolgreiche Beeinflussung des Körpergewichts. Verhaltenstherapie kann hierzu wesentliche Hilfestellungen anbieten.

## Gewichtsmaße: Wann spricht man von Übergewicht und Adipositas?

### Brocas Normalgewicht und der Taille/Hüft-Quotient

*Definitionen*

Broca schlug im 19. Jahrhundert eine einfache Formel zur Bestimmung des Normalgewichts vor: Das zulässige Gewicht in kg sei so groß wie die Körpergröße in cm, reduziert um 100. Ein Gewicht innerhalb des Grenzbereichs von ±10 % um dieses Normalgewicht erschien als medizinisch unbedenklich, außerhalb als zunehmendes Gesundheitsrisiko.

Nach heutigen Erkenntnissen bestimmt aber nicht nur das Ausmaß des Übergewichts das Gesundheitsrisiko, sondern auch das Fettverteilungsmuster. Es wird im sog. Taille/Hüft-Quotienten des Körperumfangs erfaßt. Gesundheitlich unschädlich ist die Birnenform, deren Kriterium <1,0 (Männer) bzw. <0,85 (Frauen) ist. Gefährlich sind Überschreitungen dieser Grenzwerte (Apfelform). Liegen sie vor, genügen schon wenige Kilogramm Übergewicht, um das Risiko für alle Aspekte des metabolischen Syndroms deutlich zu steigern. Die Apfelform ist auch mit einem besonders hohen kardiovaskulären Risiko verbunden.

*Bedeutung der Fettverteilung*

## Quetelets Index BMI

International hat sich der Body Mass Index (BMI) durchgesetzt. BMI = (Körpergewicht in kg) / (Körpergröße in m)². Es werden verschiedene BMI-Klassen unterschieden, die die Auswirkungen des Körpergewichts auf die Lebenserwartung berücksichtigen (Tabelle 1).

$$BMI = \frac{(\text{Körpergewicht in kg})}{(\text{Körpergröße in m})^2}$$

*BMI als internationaler Standard*

# Epidemiologie des Übergewichts

Epidemiologisch zeigt sich in den westlichen Ländern eine erhebliche Zunahme des Übergewichts: 40% der Bevölkerung haben einen BMI zwischen 25 und 30, 16% zwischen 30 und 40 und 1% einen BMI über 40. Annähernd jeder zweite Deutsche ist übergewichtig, jeder fünfte adipös. Die Normalgewichtigen sind zu einer Minderheit geworden. Dahinter steht eine massiv voranschreitende Entwicklung, vor 15 Jahren war die Zahl der Übergewichtigen erst etwa halb so groß wie heute.

*Jeder Zweite ist übergewichtig*

Einer der Gründe für diese Entwicklungstendenz ist in der ausgeprägten Altersabhängigkeit der Adipositas zu suchen, die mit der zunehmenden Überalterung unserer Gesellschaft eine immer wichtigere Rolle spielt. Während 5% der 20jährigen adipös sind, sind es bei den über 60jährigen viermal soviel, also über 20%. Der Gipfel der Fettleibigkeit liegt zwischen 55 und 64 Jahren, danach nimmt das Körpergewicht wieder ab.

Die Ursache einer systematischen Gewichtszunahme ab dem 35. Lebensjahr liegt hauptsächlich im Abbau der quergestreiften Muskulatur und deren Ersetzung durch Fett. So verliert aufgrund altersbedingter metabolischer Änderungen und des Bewegungsrückgangs eine Frau zwischen ihrem

**Tab. 1 WHO-Klassifizierung des BMI**

| BMI-Klasse | BMI-Bereich [kg/m²] |
| --- | --- |
| Untergewicht | <18,5 |
| Normalgewicht | 18,5–24,9 |
| Übergewicht | 25,0–29,9 |
| Adipositas Grad 1 | 30,0–34,9 |
| Adipositas Grad 2 | 35,0–39,9 |
| Morbide Adipositas Grad 3 | ≥ 40,0 |

25. und 70. Lebensjahr durchschnittlich 5 kg, ein Mann 10 kg an Muskelgewebe. Da Muskelzellen mehr Energie verbrauchen als Fett, reduziert sich der Energiebedarf. Alle 10 Jahre nach dem 25. Lebensjahr geht der Ruheumsatz um ca. 5 % zurück. Dem wird in der Ernährung meist nicht ausreichend Rechnung getragen. Die Folge: In jedem Lebensjahrzehnt steigt das Körpergewicht durchschnittlich um 4 kg an.

## Indikationen und Behandlungsleitlinien für eine Adipositastherapie

Die Richtlinien der Deutschen Adipositas-Gesellschaft (DAG) sehen folgende Indikationen für eine Therapie der Adipositas vor:

- BMI > 30 kg/m² oder
- BMI 25 bis 29,9 plus
  - übergewichtsbedingte Gesundheitsstörungen (wie Hypertonie und Diabetes) und/oder

*Wann Gewicht senken?*

  - abdominales Fettverteilungsmuster (Apfelform) und/oder
  - Erkrankungen, die durch das Übergewicht verschlimmert werden und/oder
  - erheblicher psychosozialer Leidensdruck.

Diese Richtlinien tragen auch dem sehr engen Zusammenhang zwischen Übergewicht und der Inzidenz des Typ-2-Diabetes Rechnung. Während das Diabetesrisiko schon ab einem BMI von 22 ansteigt und im Bereich zwischen 23,0 und 24,9 bereits das 4- bis 5fache erreicht, gibt es ab einem Wert von ca. 28 kg/m² einen exponentiellen Anstieg. So ist jemand, der einen BMI von mehr als 40 kg/m² hat, 60 mal häufiger vom Diabetes betroffen als jemand, der einen BMI < 22 kg/m² hat. Adipositas gilt als der einflußreichste Auslöser für den Typ-2-Diabetes.

Die evidenzbasierten Leitlinien zur Behandlung der Adipositas (Lauterbach et al. 1999) formulieren als Standard einen multidisziplinären Ansatz mit a) moderat hypokalorischer Ernährung, b) Verhaltensmodifikation (zur Sicherung des langfristigen Erfolgs) und c) verstärkter körperlicher Aktivität. Bei unzureichendem Erfolg dieser Maßnahmen und zusätzlichen Erkrankungen oder besonders starkem Übergewicht können d) unterstützende Medikamente (Orlistat bzw. Sibutramin für maximal 12 bis 24 Monate) verabreicht werden. Schließlich ist bei morbider Adipositas auch e) eine chirurgische Behandlung (Magenverkleinerung z. B. durch gastric banding) zu erwägen.

## Wozu sein Gewicht senken?

Übergewicht kann eine Vielzahl diabetologischer wie nicht-diabetologischer Gesundheitsstörungen sowie psychische Probleme auslösen oder verstärken. In

Abhängigkeit von Ausmaß und Dauer des Übergewichts verkürzen diese Faktoren die Lebenserwartung. Nahezu alle adipositasbedingten Gesundheitsstörungen können aber durch Gewichtsreduktion gebessert oder beseitigt werden.

Besteht noch kein Diabetes, kann durch eine Gewichtsreduktion seine Entwicklung vermieden oder zumindest hinausgeschoben werden. So reduzierten Frauen der Nurses' Health Study (Colditz et al. 1995), die innerhalb von 10 Jahren mindestens 5 kg abnahmen, ihr Risiko, an Diabetes zu erkranken, um mehr als 50%. Wichtig ist eine möglichst frühe Intervention. Besonders profitieren kann auch die Risikogruppe der Personen mit gestörter Glukosetoleranz, aus

**Zehn kg Gewichtssenkung bedeuten (SIGN, 1996):**

- mehr als 20% weniger Todesfälle insgesamt
- mehr als 30% weniger Diabetes-assoziierte Todesfälle
- mehr als 40% weniger Todesfälle aufgrund von Adipositas-assoziiertem Krebs
- 10 mmHg weniger beim systolischen Blutdruck
- 20 mmHg weniger beim diastolischen Blutdruck
- 50% niedrigere Nüchternglukosewerte
- 10% niedrigeres Gesamtcholesterin
- 15% niedrigeres LDL-Cholesterin
- 8% höhere HDL-Werte
- 30% niedrigere Triglyzeridspiegel

der sich ohne Intervention in einem Drittel der Fälle ein Typ-2-Diabetes entwickelt. Ähnliches gilt für Personen mit genetisch erhöhtem Diabetesrisiko.

Gewichtsreduktion ist beim bereits manifest gewordenen Typ-2-Diabetes ein pathogenetisch orientiertes Therapiekonzept. Die Verbesserung der diabetischen Stoffwechsellage geht auf eine Senkung der erhöhten Glukoseproduktion der Leber und des erhöhten Insulinspiegels sowie auf eine Erhöhung der insulinstimulierten Glukoseaufnahme der Körperzellen zurück. Dadurch sinkt bzw. entfällt der Bedarf an oralen Antidiabetika. Wie die UKPDS (Turner et al. 1996) zeigen konnte, läßt bei einer deutlichen Gewichtsreduktion der Effekt einer ausschließlichen Ernährungsbehandlung auch über 9 Jahre hinweg in geeigneten Fällen nicht nach. Daraus wurde geschätzt, daß ca. 80% aller übergewichtigen Typ-2-Diabetiker ab Diagnosestellung mittelfristig ohne Medikamente – also nur mit Ernährungsumstellung und Gewichtsreduktion – erfolgreich behandelt werden könnten. In dieser ersten Krankheitsphase geht das HbA$_{1c}$ mit dem Gewicht zurück. *Gewichtsreduktion senkt Medikamentenbedarf*

Daß Menschen mit Typ-2-Diabetes nicht in allen Krankheitsphasen gleichermaßen profitieren, zeigt eine bimodale Verteilung von Respondern und Non-Respondern. Bei Respondern führt bereits die Abnahme von 2–4,5 kg Gewicht zu einer deutlichen Verbesserung des Blutzuckers, bei Non-Respondern – vermutlich aufgrund einer Erschöpfung der Bauchspeicheldrüse – nicht. Schließlich erwächst dem Gewichtsmanagement beim Einsatz von Sulfonylharnstoffen und Insulin eine neue Aufgabe. Laut der UKPDS kommt es als Nebenwirkung zu einem Gewichtsanstieg von ca. 4,5 kg bzw. 6,8 kg in 10 Jahren. Unter diesen Bedingungen läßt sich eine Gewichtsreduktion kaum noch erfolgreich anstreben. Nun heißt das Ziel, den Gewichtsanstieg soweit wie möglich zu bremsen.

# Die beiden Ansatzpunkte der Adipositastherapie

Im Prinzip gibt es für jede Therapie der Adipositas (nur) zwei Angriffspunkte: die Energieaufnahme (Essen und Trinken) und den Energieverbrauch (körperliche Aktivität). Das eine gilt es zu senken, das andere zu steigern. Wie dies am besten geschehen kann, wird in den beiden folgenden Abschnitten dargestellt.

## Gesündere Ernährungsgewohnheiten und gezügeltes Essen als lebenslange Aufgabe

*Adipositas als chronische Erkrankung*

In den letzten Jahren setzt sich mehr und mehr ein Verständnis der Adipositas als eine multifaktorielle chronische Erkrankung durch. Dies hat Konsequenzen für ihre Behandlung. Denn kurzfristige Maßnahmen führen – mit Ausnahme einer Magenverkleinerung – auch beim Großteil der Betroffenen nur zu kurz- bis mittelfristigen Effekten. Ziel kann es aber nicht sein, für einen befristeten Zeitraum die Ernährungsweise zu ändern und dann wieder zum alten Verhaltensmuster zurückzukehren.

Vielmehr ist eine grundsätzliche Änderung auf der Ebene der Gewohnheiten in Gestalt eines gezügelten Eßverhaltens erforderlich. Mit diesem Begriff wird ein kontrollierter Ernährungsstil mit moderat hypokalorischer Ernährung bezeichnet. Der Betroffene entwickelt sich zum „Manager" seiner Ernährung und seines Lebensstils. Er ist in dem Maße und solange erfolgreich, wie es ihm gelingt, den Bedürfnissen seines Körpers und seiner Psyche gegenüber aufmerksam zu sein. Nicht Entbehrung und Einschränkungen stehen für ihn im Vordergrund, sondern die Erkenntnis, wie er sich etwas Gutes tun kann und in welchen Verhaltensweisen für ihn Gesundheitsgefahren lauern.

*Verschiedene Diätformen*

Als Kostform eignet sich eine ausgewogene Mischkost mit mäßigem kalorischen Defizit. Dies entspricht in vielen Fällen einer Gesamtenergie von ca. 1200 bis 1500 kcal/Tag. Das Energiedefizit basiert im wesentlichen auf einer Fettreduktion. VLCD-Therapien (very low calory diets: 450–700 kcal/Tag) hingegen sollten stark adipösen Personen vorbehalten bleiben, wenn für sie aus medizinischen Gründen eine schnelle Gewichtsabnahme erforderlich ist. Der dabei rascher eintretende und stärkere Gewichtsverlust geht im Zeitraum von 1 bis 2 Jahren großteils wieder verloren, so daß in Langzeitbeobachtungen beide Kostformen vergleichbare Ergebnisse produzieren. Überdies erzeugen extrem hypokalorische Diäten eine hohe Abbrecherquote und ein verstärktes Risiko für das Auftreten des Jojo-Effekts.

Gewichtsabnahmen scheinen um so länger anzuhalten, je langsamer und je länger sie erfolgen. Eine Studie verglich zwei Gruppen von Übergewichtigen mit gleichem Broca-Index und unterschiedlicher Anamnese: Gruppe 1 war zuvor massiv übergewichtig gewesen und hatte rasch in erheblichem Umfang abgenommen, Gruppe 2 hatte ihr Gewicht in dieser Zeit nicht verändert. Personen der Gruppe 1 benötigten 18 % weniger Energie als die Gruppe 2, um ihr Gewicht zu halten. Durch eine extrem hypokalorische Ernährung kommt es zu einer deutlichen Verringerung des Energiebedarfs – der Organismus arbeitet fortan auf Sparflamme –, was eine Gewichtsstabilisierung auf dem neuen Niveau erheblich erschwert. Das Ausmaß, in dem der Körper zu einer solchen Energieeinsparung fähig ist, hängt u.a. vom Ausgangsgewicht ab. Reduzieren Personen, die nie übergewichtig waren, ihr Ausgangsgewicht um mindestens 10%, führt dies zu einer Reduktion der benötigten Gesamtenergie von $6 \pm 3$ kcal pro kg fettfreier Körpermasse. Bei Übergewichtigen liegt der Wert mit $8 \pm 5$ kcal um ein Drittel höher.

*Verringerter Energiebedarf*

## Mehr körperliche Bewegung und Sport

Nach Schätzungen sind in Deutschland zwei Drittel der Erwachsenen körperlich kaum aktiv. Dabei darf als gesichert gelten, daß ein gewohnheitsmäßiges mittleres körperliches Aktivitätsniveau zusätzlich zu seiner lebensverlängernden Wirkung auch das Diabetesrisiko erheblich zu reduzieren vermag. Körperliche Fitneß kann sogar ein übergewichtsbedingtes Diabetesrisiko (teilweise) ausgleichen. Neben diesem präventiven Effekt verringert körperliche Aktivität bei bestehendem Diabetes die Insulinresistenz und den Insulinspiegel, was sich in einer Senkung des HbA$_{1c}$ und des Nüchtern-Blutzuckers niederschlägt. Das Lipidprofil bessert sich ebenfalls deutlich.

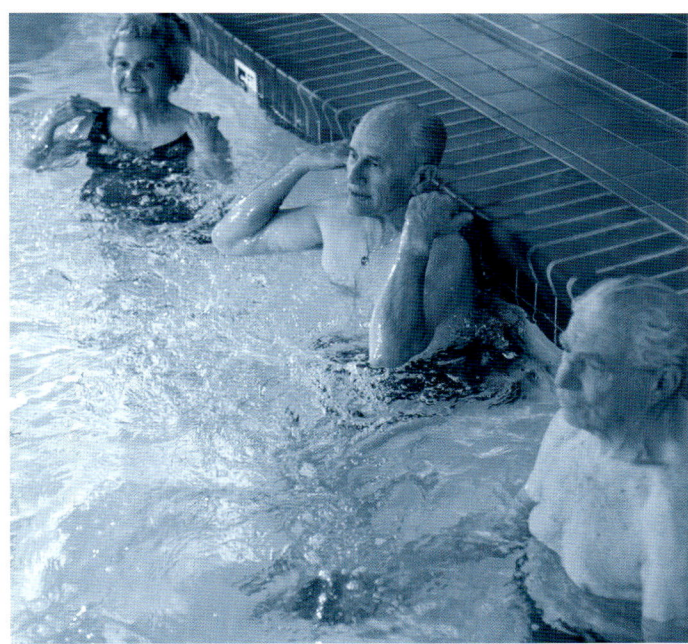

Vor Beginn eines Bewegungsprogramms ist eine medizinische Untersuchung unverzichtbar. Bei älteren Menschen können die Bewegungsmöglichkeiten sehr eingeschränkt sein. Generell ist ein gleichmäßiger, nicht zu hoher Belastungsgrad empfehlenswert, bei dem möglichst viele Muskelgruppen beteiligt sind. Geeignet sind zum Beispiel Schwimmen, Walking, Fahrradfahren, Gymnastik – zwei- bis dreimal pro Woche jeweils mindestens 30 Minuten lang. Flankierend sollte die körperliche Aktivität im Alltagsleben verstärkt werden: Treppe statt Aufzug, mehr zu Fuß oder mit dem Fahrrad.

*2 bis 3 mal pro Woche 30 Minuten Bewegung*

Bewegungssteigerung ist eine wichtige Komponente eines Gewichtsreduktionsprogramms. Sie gilt als einer der besten Prädiktoren für einen langfristigen Therapieerfolg. Körperliche Aktivität steigert unmittelbar den Energieverbrauch und wirkt mittelbar sowohl dem durch hypokalorische Ernährung bedingten

Muskelabbau als auch der Senkung des Grundumsatzes entgegen. Sie trägt überdies zur Stabilisierung des reduzierten Gewichts bei. Auf der psychologischen Seite steigert Bewegung das Wohlbefinden und die Selbstwirksamkeit; sie *Bewegung* besitzt auch — soweit Bewegung in Gruppen durchgeführt wird – eine nicht zu *baut negative* unterschätzende soziale Funktion. Schließlich hilft Bewegung, Ärger, Streß und *Gefühle ab* depressive Verstimmungen abzubauen – negative Befindlichkeiten, die andernfalls leicht wieder zu Eß-/Trinkauslösern werden können.

Die Aufgabe scheint einfach: Es ist lediglich eine negative Energiebilanz (weniger Energiezufuhr als -verbrauch) zu erzeugen. Der Mißerfolg aber ist der typische Fall. Warum, das versuchen die folgenden Abschnitte aus verschiedenen Perspektiven zu beleuchten.

## *Biologische Erschwernisse einer stabilen Gewichtsreduktion*

Genetische Aspekte spielen bei Adipositas eine kontrovers diskutierte Rolle. Die Spanne reicht von jüngeren Adoptionsstudien mit ein- und zweieiigen Zwillingen, die mit modernen mathematischen Verfahren den genetischen Anteil auf 30–35% schätzen, bis hin zu methodisch problematischen älteren Zwillingsstudien mit über 80%.

In einer großen dänischen Adoptionsstudie (Sorensen et al. 1998) fanden sich hochsignifikante, wenngleich nur schwach ausgeprägte Korrelationen des BMI zwischen 3651 adoptierten Erwachsenen und ihren biologischen Eltern (Vater: $r=0,11$; Mutter: $r=0,15$) und Geschwistern ($r=0,23$), aber kein systematischer Zusammenhang zwischen den Adoptierten und ihren Adoptiveltern. Hieraus – wie auch aus Zwillingsstudien – wird deutlich, daß die gemeinsame Nahrungsaufnahme innerhalb einer Familie kaum einen Einfluß auf die Entwicklung des BMI des Erwachsenen hat. Laut Adoptionsstudien, mit denen sich auch außerfamiliäre Umweltfaktoren abschätzen lassen, gehen über die Hälfte der interindividuellen Unterschiede im BMI auf diese Faktoren zurück. Welche dies sind, ist noch weitgehend unbekannt.

Gene haben auch einen Einfluß auf den Ort der Fetteinlagerung (Fettverteilungstyp) und auf die Mastfähigkeit, also die Fähigkeit, bei hyperkalorischer Ernährung viel oder wenig zuzunehmen. So ergab ein 100 Tage dauernder Überernährungsversuch bei zwölf eineiigen erwachsenen Zwillingen innerhalb der Paare eine signifikante Ähnlichkeit in der Gewichtszunahme angesichts einer erstaunlichen Variationsbreite von 4,3 bis 13,3 kg. Einem Übergewicht liegt nur in den wenigsten Fällen eine Hormonstörung zugrunde (Schilddrüsenunterfunktion, Nebennierenüberaktivität) (Bouchard et al. 1990).

Ca. 20% der adipösen Menschen mit Typ-2-Diabetes haben einen verminderten Energieverbrauch, d.h. einen reduzierten Ruheumsatz und/oder eine verminderte postprandiale Thermogenese. Eine Gewichtsreduktion ist bei ihnen nur unter einer erheblichen Kalorienrestriktion möglich. Ein Vergleich des Abnahmeerfolgs zwischen diesen Patienten und ihren gleichgewichtigen Partnern weist in eine ähnliche Richtung: Menschen mit Typ-2-Diabetes nehmen durch dieselbe Verhaltenstherapie nur etwas mehr als halb soviel ab wie ihre nichtdiabetischen Angehörigen. Personen, die erfolgreich über mehrere Jahre ihr reduziertes Gewicht gehalten haben, konnten dies nur, indem sie stabil bei einer Energierestriktion blieben: Frauen bei 1306 kcal/Tag, Männer bei 1685 kcal/Tag (Shick et al. 1998).

*Verminderter Energieverbrauch*

## Psychologische Erschwernisse einer stabilen Gewichtsreduktion

Jeder Mensch entwickelt im Laufe seines Lebens ein eigenes Modell der Welt. Der medizinisch-psychologische Teil davon, die sogenannten Health Beliefs (Gesundheits- und Krankheitsüberzeugungen), bestimmt sowohl die eigenen Verhaltens- wie auch die Interventionsmöglichkeiten von außen. Es ist deshalb von großer Bedeutung, diese Überzeugungen und Vorstellungen offen und unvoreingenommen zu diskutieren. Nur so kann einer negativen Self-fulfilling Prophecy entgegengewirkt werden, die auf dem Boden von hinderlichen oder falschen Überzeugungen entsteht.

■ „Meine Großmutter wurde 83 Jahre alt und war auch immer gut beieinander."

■ „Wenn etwas nicht weh tut, kann es auch nicht so schlimm sein."

■ „Ein Mann ohne Bauch ist kein Mann."

*Die Rolle der Health Beliefs*

### Probleme auf der Motivationsseite:

1. Extrinsische statt intrinsische Motivation: Ein typisches extrinsisches Motiv ist, abzunehmen, weil Angehörige oder aber der behandelnde Arzt es fordern. Das Interesse geht primär von anderen Personen aus, und der Betroffene übernimmt die vorgeschriebenen Zielsetzungen unter mehr oder weniger großem Druck. Er wird versuchen, bei seinen „Auftraggebern" den Eindruck zu erwecken, daß er sich wirklich bemühe..., leider aber ohne durchschlagenden Erfolg. Umgekehrt entspringt eine intrinsische Motivlage im Betroffenen selbst. Diese Überzeugung kann lauten: „Ich glaube, ich kann mir selbst am besten helfen, indem ich abnehme." Nur auf einer solchen Basis ist ein langfristiger Erfolg möglich.

*Für wen nehme ich eigentlich ab?*

2. Unrealistische Zielsetzungen: Bei der Zielsetzung können zwei Fehler gemacht werden: Das Zielgewicht kann zu niedrig und/oder zu kurzfristig angesetzt werden. Statt des Normalgewichts sollte als Bezug das aktuelle Gewicht genommen und dieses um 5% bis 10% verringert werden (Thomas (1995) wertet eine Reduktion um 5%, die ein Jahr gehalten wird, als Erfolg). Und statt einer befristeten und sehr kurzfristigen Perspektive („Das erledige ich in vier Wochen") tut man gut daran, sich und dem eigenen Körper für den

*5–10% vom Ausgangsgewicht als Ziel*

*Subjektive Krankheits- bewertung*

Umstellungsprozeß Zeit zu lassen. Die Aufgabe läßt sich nicht mit viel Energie und einer willensstark durchgeführten Crash-Diät lösen, sondern nur über eine langsame Ernährungsumstellung, die in neue, stabile Ernährungsgewohnheiten mündet.

3. Zu wenig oder aber zu schwer erkrankt: Am Beginn der Erkrankung wird der Typ-2-Diabetes von vielen Betroffenen als eine nur „harmlose Erkrankung" erlebt, mit der Folge, daß die erforderlichen Veränderungen der Eßgewohnheiten nicht akzeptiert werden können. Dasselbe gilt für Übergewicht, das ebenfalls nicht als eine behandlungsbedürftige Krankheit erlebt und eingestuft wird. Später, nach vielen Krankheitsjahren, entwickelt sich häufig eine Multimorbidität. Nun ist zwar die Krankheitseinsicht da, es kommen zum Diabetes aber weitere Krankheiten hinzu, so daß sich die Aufmerksamkeit und Energie auf mehrere Bereiche verteilt, was zusätzliche Motivationsprobleme aufwerfen kann.

4. Negative Aufwands-/Nutzenbilanz und das Problem der verzögerten Belohnung: Der Aufwand für eine Änderung der Ernährungsgewohnheiten wird größer erlebt als der Nutzen, im Risikoprofil einige Prozentpunkte gutzumachen. Folglich fehlt es an der Bereitschaft zu einer Verhaltensänderung. Aus lerntheoretischer Sicht besteht auch ein Problem darin, daß die „Belohnung" für die jetzt zu erbringende Verhaltensänderung (Lustverzicht) erst in ferner und unbestimmter Zukunft eintreten wird.

5. Frustrierende Erfahrungen mit der Gewichtsreduktion: Viele Übergewichtige haben bereits mehrfache Erfahrungen mit Abnahmeversuchen, die ohne durchschlagenden Erfolg blieben. Frustration und Skepsis lauern deshalb im Hintergrund jedes neuen Versuchs.

6. Depressive Gestimmtheit und Alter: Neben einer allgemeinen Zunahme der Depressivität im Alter gibt es bei Diabetes eine erhöhte Neigung zu depressiven Reaktionen *(→ Depression)*.

*Gefahr durch zusätzliche Belastungen*

7. Streß (Lebensereignisse): Emotionale Streßfaktoren wie Scheidung, familiäre Probleme, Betreuung eines Pflegefalls, Todesfall eines Angehörigen, aber auch berufliche Probleme und Überlastung können die Motivation und Energie, etwas für sich selbst und seine Gesundheit zu tun, erheblich beeinträchtigen.

### Fallstricke bei der Umsetzung von Gewichtsreduktionsversuchen:

*Rigide Pläne bergen Gefahren*

1. Rigide Kontrolle der Nahrungsaufnahme: Vorsätze, bestimmte Speisen völlig zu meiden („Nie wieder Eis!") – wie überhaupt starre Regeln – bringen die Gefahr mit sich, daß schon kleine Abweichungen vom Diätplan einen Kontrollverlust auslösen können. Das Alles-oder-Nichts-Prinzip erzeugt das Gefühl des Versagens, wann immer der rigide Ernährungsplan nicht eingehalten werden kann. Nach dem Motto „Jetzt habe ich eh' schon gesündigt, nun kommt's auch nicht mehr drauf an!" kommt es im Extremfall zu einem Eßanfall (Dammbruch-Phänomen). Starker sozialer Druck, z.B. Essen in Gesellschaft, oder auch Streß werden unter diesen Voraussetzungen zu großen Gefahrenquellen.

2. Verbot der Lieblingsspeisen: Ähnlich problematisch ist es, sich seine Lieblingsspeisen gänzlich zu versagen. So kann sich mit der Zeit ein Frustrationspotential aufbauen, das in belastenden Situationen nicht mehr beherrschbar ist. Auch kann die Attraktivität der verbotenen Speisen anwachsen, so daß es immer schwieriger wird, sie zu meiden. Viel bessere Chancen hat, wer sich hin und wieder ganz gezielt und mit gutem Gewissen Lieblingsspeisen oder -getränke erlaubt. So tauchen Assoziationen wie „Saure-Gurken-Zeit" oder Askese weniger auf.

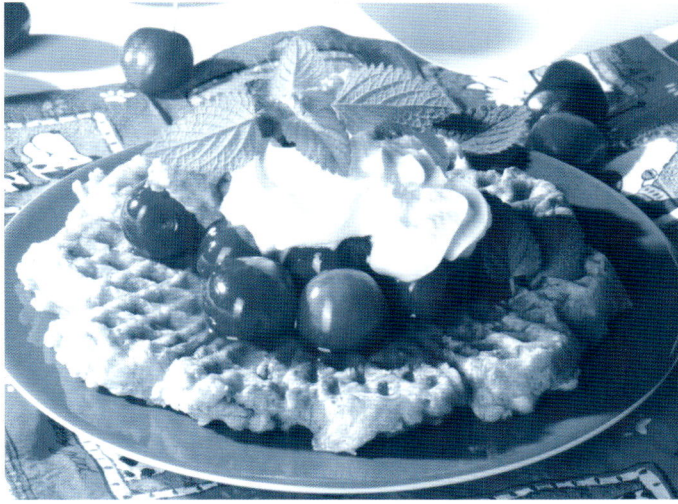

3. Fehlende regelmäßige körperliche Bewegung: Wer der Auffassung ist, Abnehmen sei ausschließlich eine Ernährungsfrage, verkennt die Tatsache, daß vor allem für den langfristigen Gewichtserfolg eine Steigerung der körperlichen Aktivität eine wichtige Komponente ist. Weitaus die meisten Menschen, denen es gelingt, ihr neues Gewicht auf Dauer zu halten, bewegen sich auch regelmäßig. Bewegung kann über ein verbessertes Körpergefühl und Erleben auch generell das Interesse an einem gesunden Lebensstil steigern.

*Genuß sollte möglich sein*

4. Widerstände statt sozialer Unterstützung durch Angehörige, Freunde und Kollegen.
5. Zu große Behandlungskomplexität: Aus der Compliance-Forschung ist bekannt, daß mit zunehmender Komplexität und Dauer einer Behandlung die Therapiebereitschaft zurückgeht. Zieht man zusätzlich die Lern- und Gedächtnisdefizite im Alter in Betracht, so haben diätetisch ausgereifte, aber häufig zu komplizierte Ernährungsregeln wenig Chancen auf eine Umsetzung im Alltag. Wichtig sind deshalb möglichst einfache Regeln, z.B. die Zählung von Fettpunkten *(→ Ältere und hochbetagte Menschen)*.

## Komorbidität

Vor jeder Durchführung einer Gewichtsreduktion ist zu prüfen, ob nicht eine klinische Eßstörung *(→ Eßstörungen)* vorliegt. Zwei Formen können bei Übergewichtigen unterschieden werden: die Binge Eating Disorder und das Nacht-Eßsydrom (siehe folgende Kästen).

*Besteht eine Eßstörung?*

Patienten mit Eßstörungen benötigen ggf. vor oder begleitend zu ihrer Teilnahme an einem Gruppenprogramm zur Gewichtsreduktion eine Psychothera-

*Liegen Alko-*
*hol-/Nikotin-*
*abusus oder*
*eine Depres-*
*sion vor?*

pie. Gleiches gilt für Alkoholabusus und ausgeprägte Depressivität. Bei Rauchern bzw. bei Personen, die ihr Rauchen aktuell einstellen wollen, ist der dadurch induzierte Gewichtsanstieg im Rahmen des Reduktionsprogramms zu berücksichtigen.

## *Verhaltenstherapeutische Gruppenprogramme zur Gewichtsreduktion*

Von allen psychologischen Therapierichtungen befaßt sich die Verhaltenstherapie am intensivsten mit dem Problem des Übergewichts und seiner Behandlung. Sie macht es sich zur Aufgabe, für die oben aufgeführten psychologischen Erschwernisse Lösungen zu suchen. Verhaltenstherapeutische Programme enthalten meist folgende Bausteine:

### Information

*Was hat*
*Übergewicht*
*mit Diabetes*
*zu tun?*

In diesem Baustein werden mit den Patienten zwei Modelle ausführlich besprochen. Im Krankheitsmodell wird diskutiert, wie Übergewicht entsteht und welchen Einfluß es auf die Entwicklung des Diabetes bzw. weiterer Krankheiten hat. Das Veränderungsmodell beantwortet die Frage: Was kann ich tun, um mein Gewicht zu verringern? Eine in ihrer Anwendung flexible diabetes- und übergewichtsorientierte Ernährungsweise sowie Aktivitätsprogramme werden vorgestellt.

Von entscheidender Bedeutung sind Verständlichkeit und Plausibilität der Modelle. Nur soweit sie individuell einleuchten, können sie einen Einfluß auf die Handlungs- und Motivationslage gewinnen. Im Rahmen ihrer Diskussion mit den Gruppenteilnehmern wird deshalb auch auf die Gesundheitsüberzeugungen des einzelnen eingegangen, auf seine persönlichen Überzeugungen über die eigene Krankheit und deren Beeinflußbarkeit. Erscheint der Verlauf der Krankheit durch das Schicksal bestimmt oder durch ärztliches Handeln (externale Kontrollüberzeugungen) oder liegt er – zumindest teilweise – auch in den eigenen Händen (internale Kontrollüberzeugung mit Selbstverantwortung und -management)?

#### Binge eating disorder (BED)

Die BED ist die häufigste Eßstörung. Sie kommt bei ca. 30% der Übergewichtigen vor, die an Gewichtsreduktionsprogrammen teilnehmen. Kennzeichen sind erhebliche Gewichtsschwankungen und Eßanfälle mit folgenden Charakteristika:

- Die Nahrung wird alleine, schneller und in größeren Mengen verzehrt als normalerweise.
- Es entsteht ein Völlegefühl mit anschließender Beeinträchtigung des Selbstwertgefühls und Schuldbewußtsein.
- Die Eßanfälle sind nicht mit regelmäßiger Anwendung von unangemessenem Kompensationsverhalten (selbstinduziertes Erbrechen, abführende Maßnahmen, Fasten, exzessiver Sport) verbunden, wie dies für eine Bulimia nervosa typisch ist.

Ziel der Information ist ein Einstellungswandel in Richtung auf die Überzeugungen: a) die eigene Erkrankung ist behandlungsbedürftig, b) die vorgeschlagene Therapie ist wirksam und praktikabel und c) sie liegt im wesentlichen in den eigenen Händen.

## Motivation

Die Motivation zu einer Gewichtsreduktion kann sehr verschieden gelagert sein. Ästhetische, medizinische, berufliche, soziale und psychologische Gründe werden geäußert. In der Regel liegen viele, sich u. U. widersprechende Motive vor.

### „Nacht-Eßsyndrom"

Aufnahme von mindestens 25% (anderen Angaben zufolge mindestens 50%) der täglichen Energiezufuhr nach dem Abendessen. Dieses Störungsbild wird erst in jüngster Zeit diskutiert und hat noch keinen Eingang in internationale Klassifikationsschemata (ICD 10, DSM IV) gefunden.

Jede Zielvorstellung ist auf der Basis physiologischen und psychologischen Wissens zu prüfen. Kann sie überhaupt Folge einer Gewichtsreduktion sein? Wird sie sich bei einer realistischen Einschätzung des erzielbaren Umfangs einer Gewichtsreduktion im erwarteten Ausmaß einstellen? Aus einer Kenntnis des medizinischen Befunds heraus können ggf. auch weitere wichtige Motive vom Therapeuten eingebracht werden. Besondere Bedeutung haben dabei alle direkt erlebbaren Aspekte wie besseres Wohlbefinden bei normnaher Stoffwechseleinstellung, weniger Atemnot bei körperlicher Anstrengung, besserer Schlaf. Um dem Risiko eines frühzeitigen Scheiterns entgegenzuwirken, geht der Therapeut in diesem Rahmen auch intensiv auf die oben geschilderten Motivationsprobleme ein.

*Sind die Ziele realistisch?*

Die Arbeit an der Motivation bliebe einseitig, wenn nicht auch die Aufwandsseite betrachtet würde. In einer Kosten-/Nutzenbilanz ist individuell abzuklären, ob der wahrgenommene Nutzen den wahrgenommenen Aufwand tatsächlich überwiegt. Bei dieser Frage wird deutlich, wie sich die gegebenen Informationen in der Sicht des einzelnen niederschlagen, welche Selektion und Wertung sie erfahren. Dabei spielen auch die meist vorhandenen Vorerfahrungen mit Gewichtsreduktionsversuchen (erfolgreiche wie frustrierende) eine sehr wichtige Rolle. Hinweise auf verdeckte Motivationsprobleme können vorliegen, wenn der Aufwand unrealistisch groß geschildert und deshalb die ganze Maßnahme abgelehnt wird. Auch das „Problem" des oft nicht vorhandenen Leidensdrucks („Der Diabetes tut ja nicht weh") beim noch nicht-insulinpflichtigen Typ-2-Diabetes findet seinen Niederschlag in einer solchen Bilanz. Hier kann ein enger Austausch mit Betroffenen, die Folgeerkrankungen haben, hilfreich sein und zu einem entscheidenden Motivationserlebnis werden.

*Kosten-/ Nutzenbilanz besprechen*

## Verhaltensbeobachtung und -analyse

Basis jeder Verhaltensänderung ist eine eingehende Verhaltensbeobachtung zur Erfassung des Ist-Zustands. Geeignet sind Eß- und Trinkprotokolle (Ernährungstagebuch) mit Angabe von Art, Menge, Zeitpunkt und Hungergefühl.

Neben dem Effekt der gezielten Wahrnehmungslenkung und Bewußtmachung führt das Protokollieren oft auch zu einer Reduktion des (spontanen) Eßverhaltens. Mit Überraschung wird entdeckt, wie viele Kalorien aufgenommen werden und wie häufig etwas zwischendurch gegessen wird.

*Esse ich gegen negative Gefühle an?*

Die Zeitangabe dient dem Erkennen zu großer Eßabstände wie auch des zeitlichen Schwerpunkts der Nahrungsaufnahme (Nacht-Eßsyndrom), die Angabe der Stärke des Hungergefühls vor dem Essen sowohl dem Erkennen eines möglichen Heißhungeressens als auch des sog. emotionalen oder Streßessens. Darunter wird jede Nahrungsaufnahme verstanden, die nicht primär durch ein Hungergefühl motiviert ist. Viele Menschen haben gelernt, in Anspannungssituationen, bei Ärger, Frustration oder auch Langeweile und Einsamkeit zu essen und damit die negative Gefühlslage vorübergehend zu verbessern. Weil die kurzfristigen Konsequenzen eines Verhaltens aber einen wesentlich stärkeren Einfluß auf das Verhalten haben als die langfristigen, können die sich meist anschließenden negativen Empfindungen und Selbstvorwürfe nur unzureichend als Bremse wirken. In einer detaillierten Verhaltensanalyse werden die essensauslösenden Situationen und Reize sowie die sich daran anschließende Verhaltenskette mit ihren zeitversetzten positiven und negativen Konsequenzen erfaßt.

Die strukturierte Selbstbeobachtung des Eßverhaltens dient anfangs diagnostischen Zwecken, aus denen wichtige Therapiehinweise gewonnen werden können, später ggf. auch der Therapieverlaufskontrolle. Bei Nichterreichen von Therapiezielen ist in der Regel ein Rückgriff auf eine ausführlichere Protokollierung hilfreich, um konkrete Ansatzpunkte für eine Verhaltensänderung zu gewinnen. Auch Bewegung und körperliche Aktivität können mit Angaben zu Zeit, Dauer und Intensität protokolliert werden.

## Verhaltensmodifikation

*Sich konkrete Ziele setzen*

Nach einer Erhebung des Ist-Zustands legt der Betroffene konkrete Verhaltenspläne für sich fest: zum Beispiel die Einführung einer Zwischenmahlzeit bei gleichzeitiger Verringerung der mittäglichen Fleischportion oder die Ersetzung eines kalorienhaltigen Getränks durch Mineralwasser. Der Therapeut achtet auf eine detaillierte Festlegung, auf die Tauglichkeit dieser Verhaltensänderung für eine Gewichtsreduktion und auf ihre Durchführbarkeit unter Alltagsbedingungen. Die Erfahrungen der Teilnehmer mit früheren Ernährungsänderungen fließen als Anregungen mit ein. Um Frustrationen zu vermeiden, empfiehlt sich statt einer Totalumstellung („Jetzt mache ich alles anders!") das Prinzip der kleinen Schritte. Ein großes Verhaltensziel wird in Teilziele untergliedert, von denen jedes seinen eigenen Zielansporn und sein eigenes Erfolgserlebnis hat.

*Woran erkenne ich einen Erfolg?*

Woran soll ein Erfolg bzw. Mißerfolg der Maßnahmen abgelesen werden? Für eine Erfolgsmessung sind Zielwerte festzulegen, die in bestimmten Zeiträumen angestrebt werden. Gewicht, Taillenumfang, Broca-Index oder BMI bieten sich an. Es kann auch ein früher getragenes Kleidungsstück sein, das man im Sommer wieder tragen möchte. An physiologischen Maßen sind es HbA$_{1c}$, Blutdruck und die Blutfette. Wichtig ist, daß der Betroffene ein eigenes, möglichst emotional verankertes Interesse hat, einen bestimmten Zielwert zu erreichen („Ich will meinen LDL-Wert unter 135 mg/dl senken, weil ich darin die beste Chance sehe, einen zweiten Herzinfarkt zu vermeiden"). Bei Bedarf müssen die erforderlichen Selbstkontrolltechniken (Blutzucker- oder Blutdruckmessen) wie auch die Anwendung eines Dokumentationssystems erlernt werden. Eine Visualisierung von Änderungsverläufen mittels Graphiken, die an geeignetem Ort aufgehängt werden (etwa im Schlafzimmer), erzeugt zusätzliche Motivation.

Um die Verhaltensänderung attraktiv zu gestalten, können Belohnungen (Selbstverstärkungen) eingesetzt werden. Es sollte etwas sein, das Freude macht, das man sich aber nicht gewohnheitsmäßig gönnt: ein Wochenendausflug, ein schon lange ersehntes Stück in einer Sammlung, ein besonderer Blumenstrauß.

*Sich gezielt selbst belohnen*

Ergaben sich aus der Verhaltensbeobachtung Hinweise auf emotionales oder Streßessen, sind ggf. zusätzliche therapeutische Schritte mit speziellem Kompetenztraining erforderlich. Mit Hilfe von Selbstsicherheits-, Entspannungs- oder Streßbewältigungstraining können eßfreie Verhaltensalternativen entwickelt werden. Der Einsatz von Stimuluskontrolltechniken (begrenzte Vorratshaltung, Tellergerichte, Essen nur am Tisch) erleichtert in vielen Fällen die Umstellung.

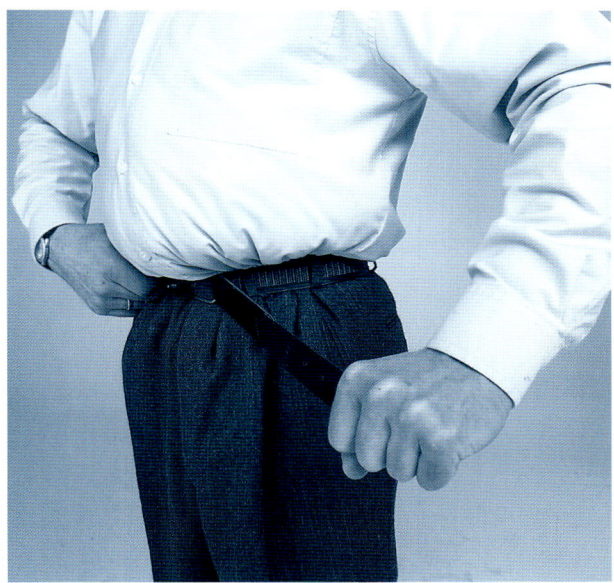

## Soziale Einflüsse

Verhalten findet immer in sozialen Kontexten statt. Die Mitwelt kann sehr unterschiedlich auf den Plan, Übergewicht abzubauen, reagieren. Die Spanne reicht von echter Förderung („Einverstanden, laß' uns zweimal die Woche schwimmen gehen") bis hin zu Sabotage („Mach' dir nichts vor, das schaffst du sowieso nicht") und Behinderung. Leider kann es auch bei positiven Absichten Probleme geben. Nicht zwangsläufig erzeugen sie die gewünschten Ergebnisse. Gerade innerhalb der Familie besteht leicht die Gefahr von übermäßiger, bevormundender „Unterstützung". Angehörigen, denen die Gewichtsreduktion wichtiger ist als dem Betroffenen, fällt es besonders schwer, sich mit Vorschlägen und Eingriffen („Du hast doch schon zwei Brötchen gegessen!") zurückzuhalten. Dies kann bis zu Kontrollkämpfen eskalieren, in denen es darum geht, wer nun eigentlich das Sagen hat. Und wenn dann das dritte Brötchen mit extra viel Butter gegessen wird, geschieht dies nicht mehr, um den Hunger zu stillen, sondern um die eigene Souveränität zu demonstrieren.

*Unrealistische Zielvorstellungen*

Um solche Verstrickungen zu lösen, ist es hilfreich, wenn der Betroffene in einem ersten Schritt für sich überlegt, ob er überhaupt eine Unterstützung möchte und wenn ja, von wem in welcher Form und in welcher Situation. Er selbst

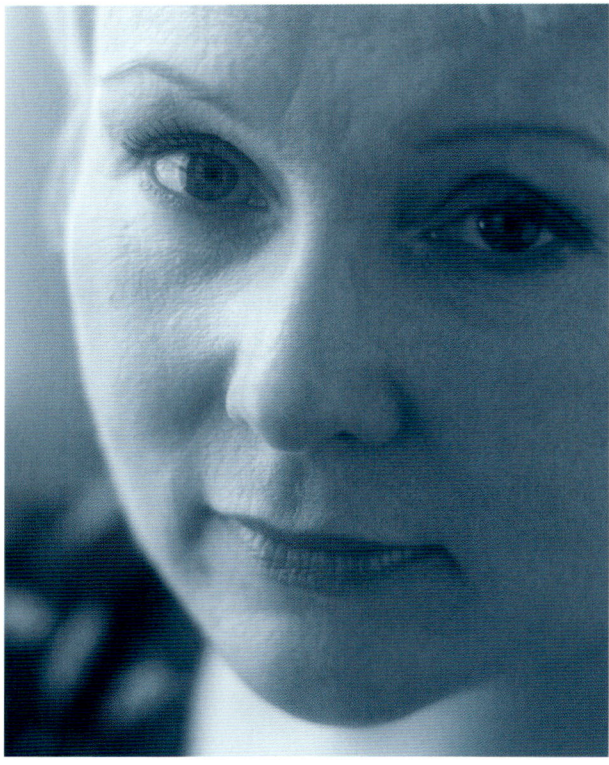

weiß am besten, wie er angesprochen, angeblickt oder motiviert werden möchte. Im zweiten Schritt wird dieser konkrete Unterstützungswunsch mit dem Angehörigen besprochen. Eine explizite Anerkennung seiner positiven Absichten kann viel zu einer Deeskalation beitragen. Ziel ist es, ihn für eine Mitarbeit im selbstbestimmten „Abnahmeprojekt" zu gewinnen. Bei größeren Kontroversen über die Ziel- oder Mittelfrage kann eine gemeinsame Lektüre zur Versachlichung und zunehmenden Angleichung des Wissensstands beitragen.

Wird hingegen die Erkrankung von der Umwelt als geringfügig und harmlos abgetan, erscheint ihr jeder Aufwand als zu groß. „Du machst viel zu viel Wind um deine Erkrankung." „Wegen dir soll ich auch noch extra kochen." Schließlich kann die Krankheit von der Mitwelt als (unlauteres) Druckmittel erlebt werden, als eine gepflegte Besonderheit, um Auf-

*Mit anderen besprechen, wie sie bei der Gewichtsabnahme helfen können*

merksamkeit und besorgte Anteilnahme zu gewinnen – alles Umgangsweisen, die wenig dazu verleiten, dem Betroffenen zu helfen.

Manche Mitmenschen werden nervös, wenn anderen zu gelingen scheint, was sie selbst nicht schaffen: sich gesundheitsbewußt zu ernähren. Ihr schlechtes Gewissen regt sich. Der andere erinnert sie mit seinem disziplinierten Essen an die eigenen Mißerfolge. In einer solchen Situation ist es tröstlich zu sehen, daß auch er einer „guten" Verführung nicht standzuhalten vermag. Solche Angriffe lassen sich nur dann abwehren, wenn mit dem Abnehmen ein in der eigenen Person verankertes Ziel verfolgt wird. „Ich darf leider nicht!" verrät Fremd-

*„Nein, ich will dies nicht!"*

bestimmung und die Sehnsucht, dieses Joch einmal abwerfen zu können. Ein klar geäußertes „Nein, ich will dies nicht!" zeigt hingegen einen eindeutigen Willen an. Bei Bedarf kann ein soziales Kompetenztraining helfen, mit mehr Entschiedenheit auf Eß- und Trinkverführungen zu reagieren, ohne den anderen zu kränken oder von einer sozialen Gruppe ausgegrenzt zu werden.

Bei familiärem Übergewicht stellt sich die Frage eines gemeinsamen Angehens dieser Krankheit. Den Vorteilen einer einfacheren Umstellungspraxis (Vermeiden von doppeltem Kochen) und wechselseitiger Unterstützung steht aber ein erhöhtes Risiko des Therapieabbruchs entgegen (Dominoeffekt). Soll ein solches Vorgehen gelingen, darf der primär Therapiewillige die Maßnahme den anderen nicht verordnen („Ihr habt es so nötig wie ich!"), sondern er kann dafür nur werben mit dem Ziel, in ihnen ein eigenes Interesse für ihre Gesundheit zu erwecken. Nur wenn sie für sich selbst Vorteile erkennen können, werden sie längerfristig mitmachen.

*Muß die gesamte Familie mitmachen?*

## Rückfallprophylaxe

Im letzten Baustein geht es um das Thema Rückfälle. Wie können sie vermieden werden bzw. wie kann man mit ihnen umgehen? „Fallstricke", die Rückfälle wahrscheinlich werden lassen, wie unrealistische Zielsetzungen, zu hohes Anspruchsniveau, rigide Verhaltensvorschriften, restriktive Diäten, die zu Hungergefühlen führen, Belastungssituationen in Beruf und Familie wurden oben vorgestellt. Häufig sind es aber gar nicht die spektakulären Ereignisse, die einen Rückfall auslösen, sondern es stellt sich nach einer – durchaus auch längeren – Zeit des Erfolgs eine gewisse Nachlässigkeit ein. Das Therapieziel verliert an subjektiver Bedeutung, auf der Basis des Erreichten glaubt man sich etwas leisten zu können, der Ehrgeiz geht verloren. Die Erfolgsmessung wird lückenhaft. Besorgnis stellt sich vor der nächsten Messung und der Konfrontation mit möglichen negativen Ergebnissen ein, ein fälliger Arztbesuch wird verschoben. Es entsteht eine Spirale von zurückgehendem Engagement, Angst vor dessen Folgen, Vermeidung, den Tatsachen in die Augen zu sehen, und schlechtem Gewissen.

*Rückfälle im vorhinein bedenken*

Um einer solchen Konstellation vorzubeugen, wird erarbeitet, welche Möglichkeiten für den einzelnen bestehen, ihre Anfänge möglichst frühzeitig zu erkennen und wieder aus ihr herauszukommen. Gibt es Bezugspersonen in der Familie, dem Freundeskreis, einer Selbsthilfegruppe oder der medizinischen Versorgung, die helfen könnten? Was kann ich selbst für mich tun? Mit der Möglichkeit „motivationaler Durststrecken" und einer Gewichtszunahme ist zu rechnen. Entscheidend für einen erfolgreichen Umgang ist die Bedeutung, die ihr der Betroffene gibt. Zeigt der Mißerfolg eine „charakterbedingte Willensschwäche" an („Ich wußte es ja immer schon, ich schaffe das einfach nicht!") oder nur, daß in letzter Zeit andere Interessen in den Vordergrund getreten sind und es jetzt wieder erforderlich wird, die Prioritäten anders zu setzen und an den früheren Erfolg anzuknüpfen?

Verhaltenstherapeutische Übergewichtsgruppen sind in der Regel geschlossene Gruppen. Sie arbeiten ganz- oder halbstrukturiert nach einem Therapiemanual. In einer emotional warmen und unterstützenden Atmosphäre werden die Teilnehmer ermuntert, ihr aktuelles Verhalten zu überdenken und für sich Ziele zu formulieren. Bei Bedarf wird ein Kompetenztraining durchgeführt. Die Therapie ist zukunftsorientiert und versucht, an den Ressourcen und Fähigkeiten der Betroffenen anzuknüpfen, so daß Selbstvertrauen und die Wahrnehmung der eigenen Kompetenz gestärkt werden. Der Patient soll zum Selbstmanagement seiner Krankheit befähigt werden.

*Verhaltenstherapeutische Gruppen*

## Welche Programme gibt es?

Im Bereich spezieller Adipositas-Programme, die auch bei Diabetes in Frage kommen, gibt es kommerzielle ambulante Angebote, die evaluiert sind und deren Gruppenleitung in der Hand eines Psychologen liegt. Das derzeit ehrgeizigste Programm heißt „Optifast"® (Fa. Novartis Nutrition). Ein multidisziplinäres Team betreut die Teilnehmer bei ihrer Entwicklung neuer Ernährungs- und Bewegungsgewohnheiten über ein Jahr. Nach drei Monaten wird die Formuladiät durch eine kalorienreduzierte Mischkost ersetzt. In Deutschland wird das Programm von ca. 40 Zentren angeboten, die Kosten von ungefähr € 2500 werden teilweise von Krankenkassen übernommen. Durch den anfänglichen Einsatz einer VLCD wird viel abgenommen (ca. 20 kg). Der Therapiezeitraum ist aber zu kurz, um den dadurch provozierten Reboundeffekt erfolgreich bekämpfen zu können.

*Verschiedene Programme*

Ein verhaltenstherapeutisches Programm, das als Ergänzung zum Einsatz eines Fettblockers (Orlistat – Xenical®) entwickelt wurde, stammt von Margraf und Pudel in Zusammenarbeit mit der Fa. Hoffmann-La Roche (Heimann et al. 1999). In acht Sitzungen werden Ernährungs- und Bewegungsverhalten schrittweise modifiziert. Das Ziel ist eine flexible, fettreduzierte („Fettkonto") und kohlenhydratliberale Ernährung mit einer Energieeinsparung von 600 kcal/Tag. Großer Wert wird auf Praktikabilität gelegt, um die Chancen einer langfristigen Verhaltensänderung zu erhöhen. Die Einnahme von Orlistat bewirkt zum einen eine Kalorienreduktion, denn rund 30% der mit der Nahrung aufgenommenen Fettmenge werden vom Körper nicht resorbiert, zum anderen stellt sie lerntheoretisch betrachtet eine massive Intervention dar, denn wer mehr als (die international empfohlenen) 60 g Fett zu sich nimmt, wird mit unangenehmen Fettstühlen konfrontiert. Die Medikationskosten (ca. € 3 pro Tag) wie auch die Teilnahmegebühren hat der Patient selbst zu tragen. Da Orlistat nicht länger als zwei Jahre eingenommen werden sollte, muß – wie sich in Evaluationsstudien gezeigt hat – am Ende mit einem Wiederanstieg des Gewichts gerechnet werden.

In vielen Rehabiltationseinrichtungen werden ebenfalls Programme zur Gewichtsreduktion angeboten. Tuschhoff (1996) entwickelte hierfür ein umfangreiches verhaltenstherapeutisches Manual mit vielen erlebnisaktivierenden Übungen, mit deren Hilfe die Ursachen ungünstigen Eßverhaltens aufgedeckt und neue Wege entwickelt werden können. Wichtiges Ziel ist die Stärkung des Selbstwertgefühls und des Vertrauens in die eigenen Fähigkeiten. Wir selbst führen im Rahmen einer Diabetes-Rehabilitationsmaßnahme seit Jahren ein intensives verhaltenstherapeutisches Gruppenprogramm zur Diabetesakzeptanz, Motivation und Gewichtsreduktion durch (Graf et al. 1998).

*Erlebnis-aktivierende Übungen*

In ambulanten Gruppenprogrammen für Menschen mit Typ-2-Diabetes kommt der Gewichtsreduktion eine Schlüsselrolle zu. Dies gilt auch für das bekannteste ambulante Diabetes-Schulungsprogramm für Menschen mit Typ-2-Diabetes ohne Insulinbehandlung, das sog. „Ziffer-15-Programm" der Düsseldorfer Arbeitsgruppe M. Berger und der Münchner Arbeitsgruppe E. Standl. Als Initialschulung führt es mit seinen vier Unterrichtseinheiten zugleich in den Diabetes und seine Behandlung ein. Die Durchführung liegt schwerpunktmäßig in den Händen von geschulten Arzthelferinnen. Die Ergebnisse sind angesichts der Kürze des Programms beachtlich. Ein therapeutisches Eingehen auf individuelle Zielvorstellungen, Werte und Gesundheitsüberzeugungen, auf Lebensumstände und soziale Unterstützung sowie eine therapeutische Arbeit an Motivation und Krankheitsakzeptanz oder emotionalem Essen ist in diesem Rahmen freilich nicht möglich. Seit 1997 eine erhebliche Vergütungserhöhung erzielt wer-

*„Ziffer-15-Programm"*

## Auf einen Blick

➡ Adipositas entwickelt sich in den Industrieländern zu einem gesundheitlich ernst zu nehmenden Problem mit hohen Folgekosten (in Deutschland ca. € 15 Milliarden pro Jahr). Neben biologischen Bedingungen liegen wesentliche Ursachen im Verhaltensbereich: die berufliche Tätigkeit in Industrieländern verlangt immer weniger körperlichen Einsatz (Bewegungsmangel), die Ernährung wird mit immer neuen Produkten verführerischer und fettreicher („Fett- und Eiweißmast"). Therapeutische Ansätze zur Abhilfe reichen von der Verhaltenstherapie über rein diätetische Maßnahmen (seriöse wie Außenseiterdiäten), jüngst verstärkt auch durch begleitende Medikamente, bis hin zu operativen Techniken.

➡ Übergewichtige lassen sich für eine Ernährungsumstellung am besten gewinnen, wenn sie erkennen können, daß Essen und Trinken als Quelle von Lebensfreude und Spaß nach wie vor für sie erhalten bleiben, wenn auch in modifizierter Form. Eine Therapie darf nicht Selbstkasteiung und Hungern bedeuten, sondern muß die Kunst vermitteln, wie man satt und mit Genuß abnehmen kann. Statt auf raschem Gewichtsverlust liegt der Akzent auf einer möglichst dauerhaften Änderung der Ernährungsgewohnheiten. Erfreulicherweise führt bereits eine Gewichtsreduktion von 2-4 kg zu einer deutlichen Gesundheitsverbesserung.

➡ Das Verständnis von Adipositas als einer chronischen Krankheit dämpft allerdings die Hoffnung auf eine einmalige Therapie: Für die Betroffenen ist es eine lebenslange Aufgabe, sich kontrolliert zu ernähren. Eine Basistherapie, möglichst durchgeführt von einem multidisziplinären Team, mit weitmaschigen Auffrischungsterminen oder einer konsequenten Überleitung in eine Selbsthilfegruppe, kann diesen Weg für viele erleichtern. Nur so lassen sich die Gesundheitsschäden des Jojo-Effekts und die frustrierenden Erfahrungen des Mißerfolgs vermeiden – bei kurzfristigen Therapien kann nur knapp ein Drittel der Teilnehmer über drei und mehr Jahre das reduzierte Gewicht stabil halten.

den konnte und auch das Schulungsprogramm für insulinpflichtige Typ-2-Diabetiker bundesweit abrechenbar ist, wird es vor allem in Diabetes-Schwerpunktpraxen angeboten.

*MEDIAS II*

Ein verhaltensmedizinisch ausgerichtetes Diabetes-Schulungsmodell, das das Konzept von Selbstmanagement bzw. Empowerment zu verwirklichen sucht, wurde von der Diabetes Akademie Bad Mergentheim entwickelt (Hermanns & Kulzer 1995) und evaluiert. MEDIAS II („Mehr Diabetes Selbstmanagement Typ II") umfaßt 12 Behandlungseinheiten plus eine Auffrischungssitzung. In einem Vergleich mit dem „Ziffer-15-Programm" konnte seine Überlegenheit nachgewiesen werden. In einigen Bundesländern besteht bereits eine Abrechnungsmöglichkeit mit gesetzlichen Krankenversicherungen. Nach einer eingehenden Schulung führen ein Arzt/eine Ärztin bzw. eine Diabetes-Beraterin oder -Assistentin (DDG) dieses Programm durch. Das Schwergewicht liegt auf der Vermittlung von Selbstmanagement-Fähigkeiten zur eigenverantwortlichen Veränderung der Ernährungs- und Bewegungsgewohnheiten. Themen wie Motivation, emotionales Essen, Verstärker bei Verhaltensänderung, soziale Unterstützung und Rückfallprophylaxe werden bearbeitet.

*Entscheidend ist die langfristige Nachbetreuung*

Jedes dieser Therapieprogramme steht und fällt in seinen langfristigen Erfolgschancen mit der Therapiedauer und der Nachbetreuung. Bereits regelmäßige telefonische Folgekontakte können das Ergebnis erheblich verbessern. Noch besser ist die Aufteilung der Therapie in eine Basistherapie und mehrere, sich über viele Jahre erstreckende Auffrischungstermine. So betreuten Björvell und Rössner (1992) adipöse Patienten über einen Zeitraum von 4 Jahren und fanden bei ihrer 10-Jahres-Nachuntersuchung im Gruppenmittel eine stabile Gewichtsreduktion.

Björvell H, Rössner S (1992) A ten year follow-up of weight change in severely obese subjects treated in a combined behavioral modification programme. International Journal of Obesity and Related Metabolic Disorders 16: 623-625

Bouchard C, Tremblay A, Despres JP, Nadeau A, Lupien PJ, Theriault G, Dussault J, Moorjani S, Pinault S, Fournier G (1990) The response to long-term overfeeding in identical twins. New England Journal of Medicine 322 (21): 1477-1482

Colditz GA, Willett WC, Rotnitzky A, Manson JE (1995) Weight gain as a risk factor for clinical diabetes mellitus in women. Annals of Internal Medicine 122: 481-486

Ellrott T, Pudel V (1998) Adipositastherapie. Aktuelle Perspektiven. 2. Aufl. Thieme, Stuttgart

Graf KE, Stadler HJ, Feitsch D (1998) PRODIIS - Evaluation einer verhaltensmedizinischen stationären Typ-2-Diabetiker-Schulung. Diabetes und Stoffwechsel, 7 (Suppl 1), 62

Heimann D, Margraf J, Pudel V (1999) Weg mit dem Fett! Der neue Weg, um satt abzunehmen. Mit allen Infos über Xenical. vgs Verlagsgesellschaft, Köln

Hermanns N, Kulzer B (1995) Verhaltensmedizinische Ansätze zur Gewichtsreduktion bei Typ-II-Diabetes. In: Petermann F (Hrsg) Diabetes mellitus. Sozial- und verhaltensmedizinische Ansätze. Hogrefe, Göttingen, 141-185

Laube H, Mehnert H (1998) Ernährungstherapie. In: Mehnert H, Standl E, Usadel KH (Hrsg) Diabetologie in Klinik und Praxis. 4. Aufl. Thieme, Stuttgart, 120-146

Lauterbach K, Westenhöfer J, Wirth A, Hauner H (1999) Adipositas Leitlinie. Evidenz-basierte Leitlinie zur Behandlung der Adipositas in Deutschland. (Expertenversion). Institut für Gesundheitsökonomie und Klinische Epidemiologie (IGKE), Köln. Universität Köln

Liebermeister H (1996) Fit oder fett? Adipositas. Fettsucht, Stoffwechselerkrankung, Übergewicht.

Schriftenreihe des Deutschen Diabetiker-Verbands e.V., Gerhards Druck und Verlagsgesellschaft, Lautertal-Beedenkirchen

Pudel V, Westenhöfer J (1998) Ernährungspsychologie. Eine Einführung. 2. Aufl. Hogrefe, Göttingen

Scottish Intercollegiate Guidelines Network (SIGN) (1996). Obesity in Scotland. Integrating prevention with weight management. A national clinical guideline recommended for use in Scotland. SIGN, Edinburgh

Shick SM, Wing RR, Klem ML, McGuire MT, Hill JO, Seagle H (1998) Persons successful at long-term weight loss and maintenance continue to consume a low-energy, low-fat diet. Journal of the American Dietetic Association 98: 408-413

Sorensen TI, Holst C, Stunkard AJ (1998) Adoption study of environmental modifications of the genetic influences on obesity. International Journal of Obesity and Related Metabolic Disorders 22 (1), 73-81

Standl E, Usadel KH, Mehnert H (1998) Grundlagen des Diabetesmanagements. In: Mehnert H, Standl E, Usadel KH (Hrsg) Diabetologie in Klinik und Praxis. 4. Aufl. Thieme, Stuttgart, 103-119

Thomas PR (1995) Weighting the options: criteria for evaluating weight-management programsNational Academic Press, Washington DC

Turner R, Cull C, Holman R. (1996) United Kingdom Prospective Diabetes Study 17. A 9-year update of a randomized, controlled trial on the effect of improved metabolic control of complications in non-insulin-dependent diabetes mellitus. Annals of Internal Medicine 124: 136-145

Tuschhoff T (1996) Mit Bauch und Kopf. Therapiemanual zur gruppentherapeutischen Behandlung der Adipositas in der stationären Rehabilitation. dgvt Verlag, Tübingen

Wechsler JG (1997) Therapie der Adipositas. Schulungsprofi Diabetes, Heft 5/1997, 50-53

*Literatur*

# Hypoglykämien: gut erkennen und behandeln – und am besten vorhersehend vermeiden

*Gabriele Fehm-Wolfsdorf, Lübeck*

*Aus der griechischen Sagenwelt ist die Geschichte vom herumirrenden Odysseus überliefert, der auf dem Heimweg vom trojanischen Krieg vielerlei Unannehmlichkeiten – um nicht zu sagen: größte Gefahren und Bedrohungen – zu überwinden hatte. Eine der Gefahren, die er, wie es bei Helden so üblich ist, natürlich alle mittels seiner Fähigkeiten zu meistern wußte, bestand in Skylla und Charybdis, einer Meerenge, in der die Gefahr des Zerschellens an den brandungsumtosten Felsen gleichermaßen auf beiden Uferseiten bestand. Nur durch sein mutiges Angehen der Gefahr, gepaart mit großer Umsicht und Handlungskompetenz, gelang es Odysseus, zwischen den Klippen von Skylla und Charybdis mit seinem Schiff den Weg zu finden.*

*Es erscheint nicht unangemessen, das Leben mit Diabetes mit einer schwierigen, alle Fähigkeiten des Menschen fordernden Schiffsreise zu vergleichen. Insbesondere an den Seefahrer Odysseus in der Situation zwischen Skylla und Charybdis mögen sich Menschen, die seit Jahrzehnten mit Typ-1-Diabetes leben, erinnert fühlen: In der modernen Diabetestherapie erleben sie das Dilemma, daß offensichtlich die Flexibilität des Lebens mit der intensivierten Insulintherapie und die verbesserte metabolische Kontrolle, die das Risiko von Folgeerkrankungen vermindert, mit einem erhöhten Risiko für (unbemerkte) Hypoglykämien „erkauft" werden muß. Auf das Dilemma zwischen dem Vermeiden von Folgeerkrankungen einerseits („Skylla") und dem Vermeiden von Hypoglykämien andererseits („Charybdis") hat P.E. Cryer schon 1994 nachdrücklich hingewiesen. Dieses Kapitel handelt davon, wie es gelingen kann, mit diesem Dilemma besser umzugehen: Wie bei Odysseus helfen Mut, Umsicht und entschlossenes Handeln dabei, bei guter Stoffwechseleinstellung Hypoglykämien rechtzeitig zu erkennen und sich angemessen zu behandeln. Und: warum sollte man nicht auch lernen können, Hypoglykämien weitgehend zu vermeiden, dadurch, daß man sie vorhersieht?*

## Hypoglykämien erkennen: ein Problem?

„Kein Problem!" sagt jeder in den ersten Jahren des Lebens mit Diabetes, denn man spürt die Anzeichen einer Unterzuckerung sehr deutlich und so stark, daß kein Zweifel daran bleibt, ob der Blutzucker zu niedrig ist – und was dann zu tun ist. Doch mit der Zeit, über Jahrzehnte des Lebens mit Diabetes, und in bestimmten Situationen, z.B. während intensiver Arbeit oder nachts, geschehen immer wieder unbemerkte Hypoglykämien. Wie können Hypoglykämien überhaupt erkannt werden, obwohl dafür kein spezifischer Sinn existiert? Diese Frage wird im folgenden Abschnitt näher betrachtet.

Übereinstimmend wird in allen internationalen Studien die Prävalenz von Hypoglykämie-Wahrnehmungsstörungen, d.h. die Unfähigkeit, eine Hypoglykämie rechtzeitig zu erkennen, mit 20 bis 27% bei Menschen mit Typ-1-Diabetes angegeben. Allerdings ist das Risiko einer Wahrnehmungsstörung (der englische Fachterminus „unawareness" ist besser, da er die Bewußtheit der Wahrnehmung beinhaltet) nicht gleichmäßig über alle Betroffenen verteilt. Ein erhöhtes Risiko für schlechte Hypoglykämie-Wahrnehmung existiert bei: Frauen, schlanken Personen, Vorliegen einer Neuropathie, langer Diabetesdauer, normnaher Einstellung, z.B. auch in der Schwangerschaft, vorangegangenen schweren Hypoglykämien, Alkoholgenuß und bei verschiedenen Medikamenten. Zur Wirkung gängiger Medikamente aus der internistischen oder psychiatrischen Praxis auf die Hypoglykämie-Wahrnehmung liegen nur vereinzelt Daten vor. Im Gegensatz zu Typ-1-Diabetes leiden insulinbehandelte Menschen mit Typ-2-Diabetes wegen unterschiedlicher neuroendokriner Gegebenheiten nur selten unter Problemen der Hypoglykämie-Wahrnehmung.

*Die Wahrnehmbarkeit von Hypoglykämien ist nicht immer gleich*

## Hypoglykämiesymptome

Eine wichtige Gruppe von Hypoglykämiesymptomen, die sogenannten autonomen Symptome, werden als Folge der gegenregulatorischen Hormonfreisetzung (Ausschüttung von z.B. Adrenalin, ACTH, Cortisol) verstanden. Der durch die Hypoglykämie entstehende Glukosemangel im Gehirn wird für die sogenannten neuroglykopenischen Symptome verantwortlich gemacht. Der nebenstehende Kasten nennt Beispiele für die jeweiligen Symptome.

Die in wissenschaftlichen Studien vorgegebenen Listen von Symptomen stellen jedoch tatsächlich nur einen kleinen Ausschnitt der möglichen wahrnehmbaren Veränderungen während einer Hypoglykämie dar. Befragt man Personen mit lang-

### Hypoglykämiesymptome

- häufige autonome Symptome: Herzklopfen; Zittern; Schweißausbrüche; Magenverstimmung; Kopfschmerzen; Blässe; schnelles Atmen; Nervosität

- häufige neuroglykopenische Symptome: langsames, unscharfes Denken; Konzentrationsschwierigkeiten; leichte Verwirrung; Probleme beim Sprechen; Schwindelgefühle, Benommenheit; schlechte Koordination; ungewöhnliche Müdigkeit oder Schläfrigkeit; Sehprobleme; Schweregefühl in Armen oder Beinen; heftige Gefühle

jähriger Hypoglykämie-Erfahrung, so erhält man weit über hundert verschiedene Symptomangaben (z.B. Mühlhauser et al. 1991). Die Symptommuster können sowohl zwischen Personen recht unterschiedlich sein („Idiosynkrasie") als auch im langfristigen Verlauf des Diabetes sich verändern (Gonder-Frederick et al. 1996). Daraus folgt die Empfehlung an Patienten, sich ganz auf das persönliche Muster an Symptomen zu konzentrieren, dieses durch angeleitete Selbstbeobachtung genau zu beschreiben und auf seine Spezifität und Zuverlässigkeit zu prüfen. Die entscheidenden Fragen an Patienten finden sich im nebenstehenden Kasten:

▪ Was genau spüren Sie bei zu niedrigem (bzw. zu hohem) Glukosespiegel? (z. B. Ich sehe verschwommen.)

▪ Ist das Symptom spezifisch für niedrige Glukose? (Prüfen, ob „verschwommenes Sehen" nicht auch bei zu hohen Blutglukosewerten erlebt wird.)

▪ Ist das Symptom zuverlässig? (Bemerke ich „verschwommenes Sehen" häufiger bei zu niedriger Glukose – ich will mich ja nicht an einer „Eintagsfliege" orientieren.)

### Hypoglykämien erkennen heißt: innere Vorgänge wahrnehmen

Beim Erkennen von Bildern, von Musikstücken, von Gewürzen, von Weinsorten, von einem Weg im Dunkeln, von bekannten Menschen helfen die Sinnesorgane: Augen, Ohren, Geschmacks- und Geruchssinn, Tastsinn. Mit diesen exterozeptiven Sinnen (d.h. den Sinnesorganen, die für von außen kommende Reize spezialisiert sind) findet die Orientierung in der Welt statt. Eine andere wichtige Aufgabe scheint die Interozeption zu haben: Körperinnere Vorgänge wie der Herzschlag, Veränderungen des Blutdrucks, Eingeweideschmerzen, eine zu hohe oder zu niedrige Blutglukose können auch ohne dafür spezialisierte Sinnesorgane wahrgenommen werden. Das Forschungsfeld der Interozeption ist noch relativ jung und beschäftigt sich mit den Fragen im Kasten rechts.

*Wahrnehmung kann sich auf äußere oder innere Reize richten*

Früher ging man davon aus, daß es Menschen gibt, die für ihre Körpersignale entweder übersensibel oder zu unsensibel sind und daraus Probleme erwachsen können („psychosomatische" Hypothese). Die neuere, experimentell orientierte Interozeptionsforschung belegt hingegen, daß die interozeptive Wahrnehmung per se Verzerrungen und Fehlern

▪ Welche Funktion haben Körpersignale für das Erleben und Verhalten des Menschen?

▪ Wie verarbeitet das Gehirn Signale aus dem Körperinneren?

▪ Wie kann man die Sensitivität für Körpersignale beschreiben/erfassen/verbessern?

▪ Welche Faktoren beeinflussen ein Wahrnehmungsurteil?

*Interozeptive Wahrnehmung*

unterliegt, da alle Wahrnehmungsvorgänge nicht isoliert von Gedanken, Gefühlen und Erinnerungen ablaufen. Grundlegende Überlegungen zur interozeptiven Wahrnehmung, die die Charakteristika der Sinneswahrnehmung berücksichtigen, wurden bereits 1982 von dem amerikanischen Psychologen James Pennebaker in seinem Buch „The Psychology of Physical Symptoms" formuliert.

Was alles beim Wahrnehmungsprozeß blitzschnell abläuft, verdeutlicht die folgende beispielhafte Situation: Sie hören ein lautes Rascheln bei einem Waldspaziergang. Das Hören des Raschelns führt zuerst zu einer sog. „Orientierungsreaktion", d.h. Sie richten Ihre Aufmerksamkeit nicht mehr auf Vogelgezwitscher oder das Gespräch mit Ihrem Begleiter, sondern auf den Ort des Ra-

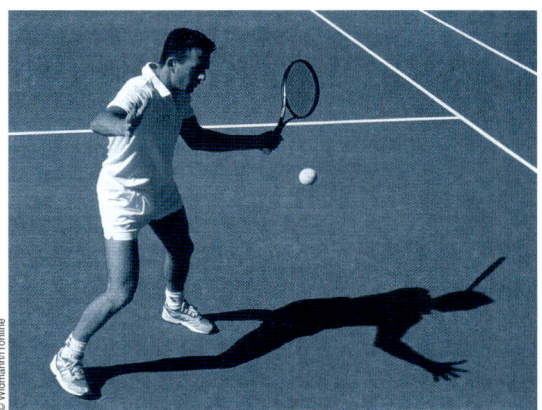

© Widmann/f:online

schelns. Ihre Aufmerksamkeit ist dabei selektiv, d.h. Sie suchen spezifisch nach der Ursache des ersten Eindrucks, z.B. indem Sie den Kopf in die Richtung, aus der das Geräusch kam, wenden (vergleichbar: Sie richten Ihre Aufmerksamkeit spezifisch auf eine Körperempfindung). Die Suche ist immer „schemageleitet": Sie werden also im Wald in Erwartung *Gedanken und Erinnerungen beeinflussen das Wahrnehmungsurteil*

einer Schlange nach etwas Länglichem Ausschau halten, in Erwartung eines Igels nach etwas Rundlichem und in Erwartung einer Hypoglykämie nach Ihnen vertrauten Veränderungen suchen. An dieser Stelle kommen Erfahrungen ins Spiel, die neue Wahrnehmung wird verglichen mit bisherigen Eindrücken („Schemata"). Das abschließende Urteil („Das ist eine Schlange, aber sie ist ungefährlich" oder „Meine Glukose scheint niedrig zu sein, ich werde messen oder besser gleich Traubenzucker nehmen") ist wiederum geprägt von Gefühlen („Empfinde ich Gefahr?"), von Gedanken und Erinnerungen („Sieht aus wie eine Ringelnatter" oder „Wieder dieses verschwommene Sehen!").

## Hypoglykämien erkennen: eine komplexe Leistung unseres Gehirns

Der Begriff „Wahrnehmungsurteil" weist darauf hin, daß der wahrnehmende Mensch eine Entscheidung trifft, ob er z.B. einen Glukoseabfall, ein Stolpern des Herzschlags, einen stechenden Schmerz in der Magengegend, ein Engegefühl in der Brust wahrnimmt. Auch bei der Wahrnehmung mit den exterozeptiven Sinnen spielen innere Vorgänge, Gedanken und Gefühle, wie z.B. Erwartungen, Einstellungen, der Kontext des Reizes, eine Rolle. Der folgende Schriftzug ist dafür ein Beispiel: *Erwartungen beeinflussen die Wahrnehmung*

Dasselbe zweideutige Zeichen – ein Mittelding zwischen H und A – kann mühelos unterschiedlich „wahrgenommen" werden. Je nach Erwartung aus dem Kontext,

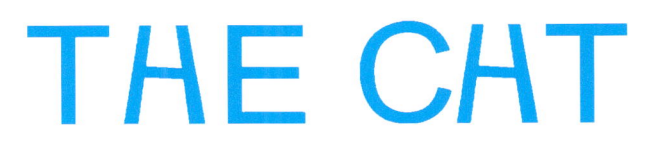

d.h. je nach der Einbindung des Zeichens in ein Wort, „sieht" der Leser etwas anderes. Das Wahrnehmungsurteil (ob das Zeichen als ein H oder ein A angesehen wird) ist von der Erwartung beeinflußt.

Erwartungen spielen auch bei der Wahrnehmung einer Hypoglykämie eine Rolle, das konnten wir an der Kieler Universität in dem folgenden Experiment belegen (Pohl et al. 1997):

In dieser Untersuchung wurden 40 junge gesunde Männer durch eine Insulininjektion in eine Hypoglykämie gebracht. Fortlaufend wurde die Blutglukose bestimmt, wiederholt Blut für Hormonbestimmungen entnommen und nach Symptomen gefragt. Autonome und neuroglykopenische Symptome wurden auf einer Skala von 0=nicht vorhanden bis 4=stark vorhanden eingestuft. Am Ende der Sitzung, als der Blutglukosespiegel wieder im Normbereich lag,

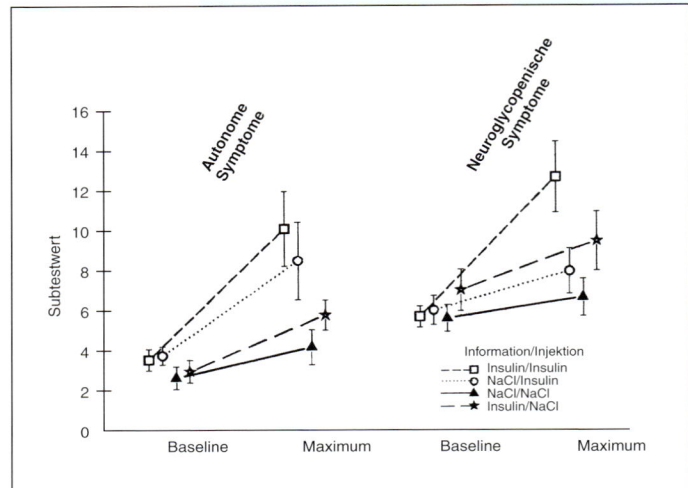

*Abb. 1*
*Wahrnehmungs-*
*experiment 1:*
*Erwartungen be-*
*einflussen die*
*Symptomwahr-*
*nehmung in einer*
*Hypoglykämie*
*(Pohl et al. 1997)*

sprachen wir ausführlich mit den Personen über die Symptome, die sie gespürt hatten.

Bei einem zweiten Versuchstermin 14 Tage später wurde den Teilnehmern mitgeteilt, daß dieses Mal nur jeder Zweite von ihnen wieder Insulin erhalten würde, die anderen ein Placebo (Kochsalzlösung). Je 20 Personen bekamen mitgeteilt, daß sie per Zufall der Insulin- bzw. Placebo-Gruppe zugeteilt worden seien. Tatsächlich jedoch stimmte jeweils nur bei 10 Personen die Injektion mit der Ankündigung überein, die übrigen Personen wurden also falsch informiert, es wurde eine falsche Erwartung erzeugt. Wie wirken sich falsche Erwartungen auf das Erkennen von Symptomen aus?

Abbildung 1 belegt, daß bei beiden fehlinformierten Gruppen die Hypoglykämiewahrnehmung verzerrt war: Die Personen, die fälschlicherweise annahmen, gar kein Insulin bekommen zu haben, unterschätzten ihre Symptome. Die Placebogruppe, die glaubte, Insulin bekommen zu haben, überschätzte ihre Symptome. Der Einfluß der Erwartung wirkte sich in dieser Studie stärker auf die neuroglykopenischen als auf die autonomen Symptome aus.

## Fehler beim Erkennen: übersehen oder falscher Alarm

Stellen Sie sich vor, Sie sitzen an einem flimmernden Bildschirm mit der Aufgabe, ein auftauchendes unbekanntes Flugobjekt (UFO) sofort durch einen Tastendruck anzuzeigen. Die psychologische Signalentdeckungstheorie (signal detection theory) schlägt folgende Einteilung vor (s. Abbildung 2):

Je nach der Kombination von tatsächlicher Gegebenheit (die Sie aber nicht kennen) und Ihrer Antwort gibt es zwei richtige und zwei fehlerhafte Reaktionen. Ein Treffer besteht darin, daß Sie das UFO richtig erkennen; richtig ist es auch, wenn Sie nicht reagieren, solange kein UFO vorhanden ist. Ein möglicher Fehler entsteht dadurch, daß Sie in dem Geflimmer meinen, ein UFO zu sehen, und „falschen Alarm" geben. Der andere Fehler, nämlich das vorhandene UFO zu übersehen, in dem Geflimmer nicht zu entdecken, entspricht dem Nicht-Entdecken eines Blutzuckerabfalls.

*Gedanken, Gefühle und Erfahrungen beeinflussen das Wahrnehmungsurteil*

Fehler und Verzerrungen passieren bei der Sinneswahrnehmung genauso häufig wie beim Wahrnehmen von interozeptiven Signalen. Insbesondere aus der Untersuchung visueller und akustischer „Täuschungen" hat die Wahrnehmungspsychologie viel darüber gelernt, warum und wie solche Fehler beim Erkennen von Reizen entstehen. In der Regel hat sich herausgestellt, daß Fehler und Verzerrungen nicht die „Schuld" der wahrnehmenden Person sind, sondern daß sie durch Eigenschaften der Wahrnehmungsorgane bedingt sind. Es ist eben nicht so, daß z. B. das Bild einer Landschaft kameragleich in unser Auge „fällt" und dann 1:1 im Gehirn festgehalten wird, sondern die Wahrnehmung ist ein interaktiver Konstruktionsprozeß. Gedanken und Gefühle, Erinnerungen und Erfahrungen gehen automatisch in das Wahrnehmungsurteil ein. Um die Wahrnehmung von inneren Vorgängen wie z. B. Körpersymptomen besser zu verstehen, können wir von diesem Wissen aus der Sinneswahrnehmung profitieren.

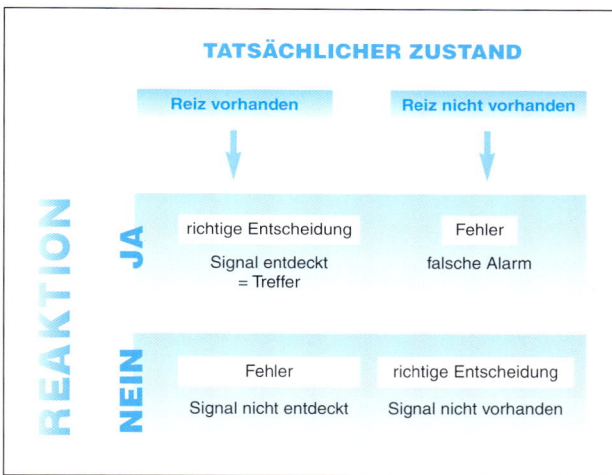

*Abb. 2 Signal-entdeckungs-Theorie*

Die Forschergruppe um Professor Daniel Cox an der University of Virginia in Charlottesville, USA, beschäftigt sich seit Jahrzehnten mit der Verbesserung der Hypoglykämiewahrnehmung. In einem Modell hat Cox (ergänzt durch weitere Schritte im Modell von Gonder-Frederick et al. 1997) empirische Beispiele dafür zusammengestellt, durch welche Gedanken, Gefühle, Einstellungen, Haltungen die Wahrnehmung von Hypoglykämien eher förderlich oder hemmend beeinflußt werden kann (Abbildung 3).

## Hypoglykämien erkennen und richtig interpretieren

Manchmal ist es schwer, entdeckte Anzeichen einer Hypoglykämie richtig zu interpretieren. Denken Sie an einen Jugendlichen mit Diabetes, der in der Disco heftig schwitzt und Herzklopfen hat. Natürlich könnten Schwitzen und Herzklopfen auch durch heftiges Tanzen und Flirten bedingt sein, aber eben auch

*Fehlinterpretationen durch alternative Erklärungen*

## BG-Symptome: Wahrnehmung und Handlungskonsequenzen

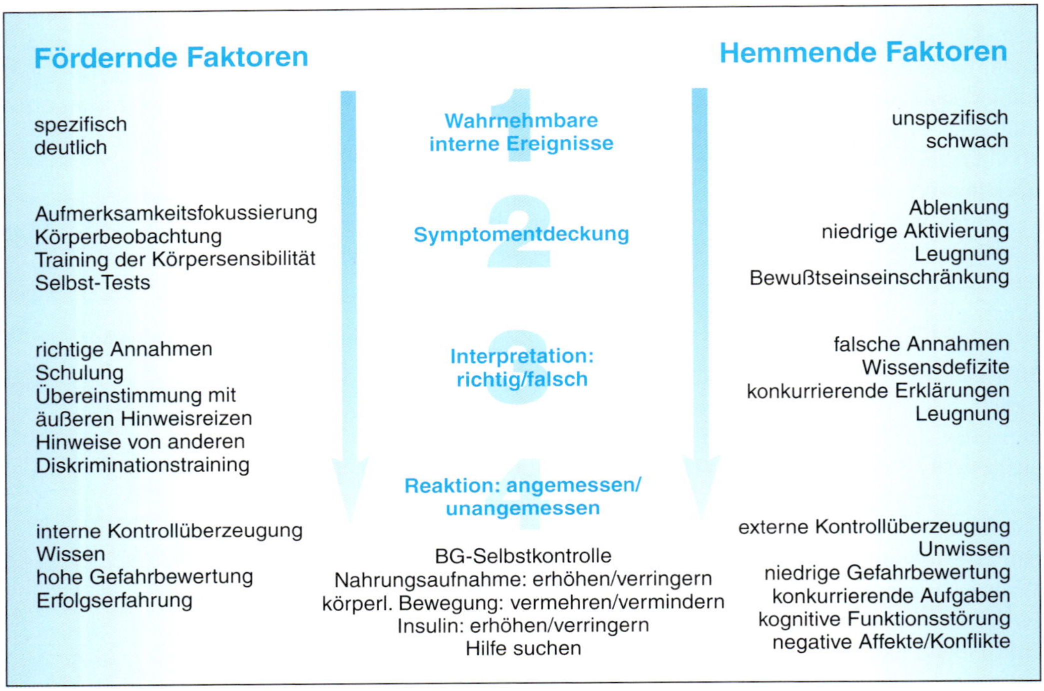

| Fördernde Faktoren | | Hemmende Faktoren |
|---|---|---|
| spezifisch<br>deutlich | **Wahrnehmbare<br>interne Ereignisse** | unspezifisch<br>schwach |
| Aufmerksamkeitsfokussierung<br>Körperbeobachtung<br>Training der Körpersensibilität<br>Selbst-Tests | **Symptomentdeckung** | Ablenkung<br>niedrige Aktivierung<br>Leugnung<br>Bewußtseinseinschränkung |
| richtige Annahmen<br>Schulung<br>Übereinstimmung mit<br>äußeren Hinweisreizen<br>Hinweise von anderen<br>Diskriminationstraining | **Interpretation:<br>richtig/falsch** | falsche Annahmen<br>Wissensdefizite<br>konkurrierende Erklärungen<br>Leugnung |
| interne Kontrollüberzeugung<br>Wissen<br>hohe Gefahrbewertung<br>Erfolgserfahrung | **Reaktion: angemessen/<br>unangemessen**<br><br>BG-Selbstkontrolle<br>Nahrungsaufnahme: erhöhen/verringern<br>körperl. Bewegung: vermehren/vermindern<br>Insulin: erhöhen/verringern<br>Hilfe suchen | externe Kontrollüberzeugung<br>Unwissen<br>niedrige Gefahrbewertung<br>konkurrierende Aufgaben<br>kognitive Funktionsstörung<br>negative Affekte/Konflikte |

*Abb. 3*
*Modell der*
*Wahrnehmung*
*von Hypo-*
*glykämien*
*(Gonder-*
*Frederick*
*et al. 1997)*

durch eine Hypoglykämie. Es gibt also eine konkurrierende Erklärung (siehe Cox-Modell Abbildung 3, Stufe 3) für die Interpretation.

Die Auswirkung einer konkurrierenden Erklärung auf die Symptomwahrnehmung haben wir wiederum in einem Experiment untersucht (s. Kasten gegenüber).

### Hypoglykämien erkennen, richtig interpretieren und sofort handeln

Die erkannte Hypoglykämie muß letztlich zur richtigen Handlung führen, nämlich ggf. die Blutglukose zu messen und sich auf jeden Fall schnell zu behandeln, z.B. Traubenzucker zu essen oder Saft zu trinken. Wir haben in unserer Wahrnehmungsstudie (s. Kasten gegenüber) den Teilnehmern ohne Begründung Kekse angeboten. In Abbildung 4 auf der rechten Seite ist die durchschnittliche Zahl gegessener Kekse in den Gruppen dargestellt. Die Menge der Kekse spiegelt sehr gut die Symptominterpretation (= Sicherheit über die Hypoglykämie auf der linken Seite der Abbildung 4) der Teilnehmer wider. Selbstverständlich ist das Kekse-Essen kein gutes Modell für die Kompensation von Hypoglykämien: Jedoch zeigt unser Ergebnis, daß das Gefühl, immer weiter essen zu müssen bei einer Unterzuckerung, weniger mit den „objektiven" Gegebenheiten, also z.B. dem tatsächlichen Blutzuckerwert, zu tun hat als mit der subjektiven Einschätzung der Person.

40 junge gesunde Probanden wurden einer insulininduzierten Hypoglykämie ausgesetzt. Bei einem zweiten Versuchstermin wurde nur die Hälfte der Teilnehmer wiederum mit Insulin behandelt, die übrigen erhielten ein Placebo. Jeweils wiederum die Hälfte der Behandlungsgruppen wurde per Zufall entweder der „Streß-Gruppe" oder einer Kontrollgruppe zugewiesen. Die Streß-Gruppe mußte vor einer Videokamera in hellem Licht eine Rede zu einem vorgegebenen Thema halten. Durch die Vorgaben an die Person („schöne Sätze, kein Stottern, keine Füllwörter etc.") wurde der Druck erhöht, um deutliche Streßreaktionen zu erzeugen. Messungen von Herzfrequenz, Blutdruck und Streßhormonen belegten, daß der Rede-Streß zu deutlichen physiologischen Veränderungen führte. Die Ausschüttung der Hormone ACTH und Cortisol addierte

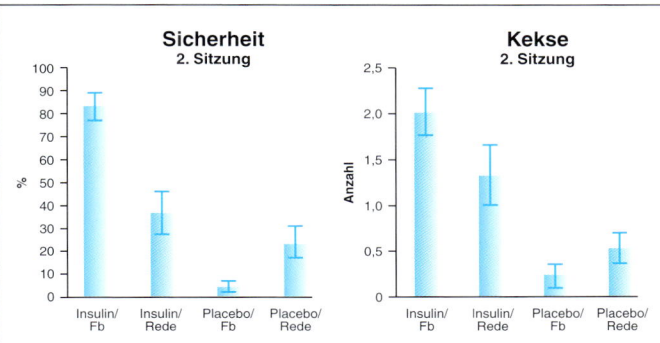

In einer Streßsituation (= Rede) unterliegen sowohl die Sicherheit, eine Hypoglykämie bemerkt zu haben, als auch die Menge verzehrter Kekse einer Verzerrung: Personen mit Hypoglykämie (= Insulin) unterschätzen diese und essen weniger Kekse als Kontrollpersonen (= Fb: Fragebogen)

sich für die Belastung durch den Stressor und die Hypoglykämie, d. h. die Gruppe, die während der Hypoglykämie die Rede halten mußte, hatte die höchsten Spiegel der gegenregulatorischen Hormone.

Die starke Gegenregulation hatte jedoch nicht zur Folge, daß auch die Symptomangaben besonders korrekt waren. Im Gegenteil: In der Abbildung 4 auf der linken Seite ist zu erkennen, daß die hypoglykämischen Personen, die gleichzeitig dem Streß ausgesetzt waren (= Balken: Insulin, Rede) deutlich weniger sicher waren, Insulin erhalten zu haben, d. h. hypoglykämisch zu sein, als die Personen, die während der Hypoglykämie nur einen Fragebogen ausfüllten (= Balken: Insulin, Fb). Mit Placebo behandelte Personen, die dem Streß ausgesetzt waren, unterlagen einer Wahrnehmungsverzerrung in die entgegengesetzte Richtung.

*Abb. 4 Wahrnehmungsexperiment 2: Eine Streßsituation während einer Hypoglykämie verschlechtert die Symptomwahrnehmung (Pohl et al. 1998)*

## Hypoglykämien vorhersehen und vermeiden: warum?

Die Forschung des letzten Jahrzehnts hat in einer Reihe von Studien eindeutig belegt, daß jede Hypoglykämie das Risiko, in den nächsten 24 Stunden eine weitere Unterzuckerung zu erleiden, drastisch erhöht. Jede weitere Hypoglykämie geht mit schwächeren Symptomen einher. Wenn jemand jeden Tag Hypoglykämien erlebt, kann es passieren, daß er die Fähigkeit zur Hypoglykämie-Wahrnehmung verliert (Peters 1998). Zudem erhöht sich das Risiko schwerer

*Verabredungen
beugen Streit
wegen Hypos vor*

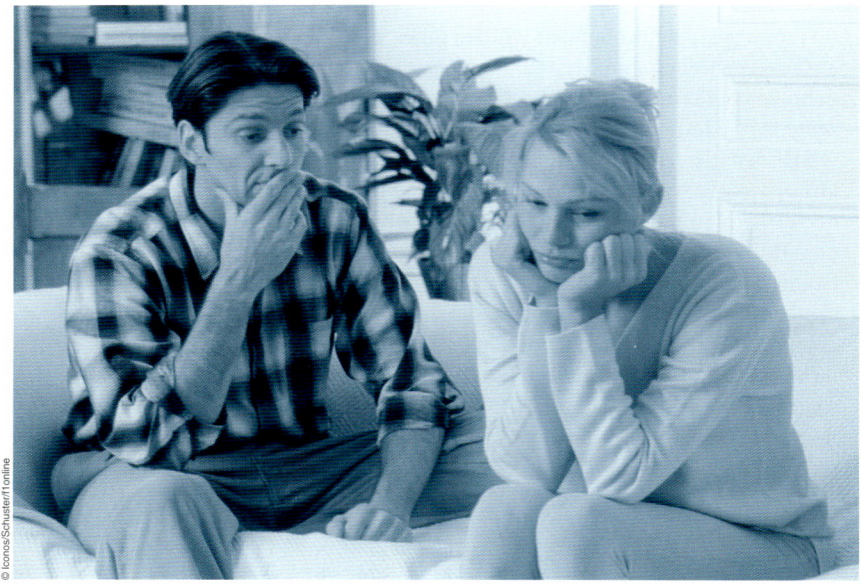

© Iconos/Schuster/f'online

Hypoglykämien (mit Benommenheit und Bewußtlosigkeit) mit der Anzahl der Episoden mit zu niedrigem Blutglukosespiegel.

Aufgrund der schwerwiegenden Folgen einer Unterzuckerung entstehen bei vielen Betroffenen und ihren Familien Gefühle der Wut, Angst oder auch Scham. Diese Gefühle wiederum können eine gute Stoffwechseleinstellung beeinträchtigen, zu Autounfällen führen, berufliche Leistungen verschlechtern und auch die Partnerbeziehung belasten. Bei starken Ängsten empfiehlt es sich immer, den Rat

*Hypoglyk-
ämien bela-
sten Partner-
schaft und
Familie*

eines Psychotherapeuten einzuholen, da es manchmal schwierig ist, eine allgemeinere Angstproblematik von einer Hypoglykämieangst im engeren Sinne abzugrenzen *(→ Ängste vor Unterzuckerungen)*. Wenn die betroffene Person fast nie Unterzuckerungen hat, jedoch berichtet, daß sie sich

*Angst-
störung?*

aus Angst vor einer Unterzuckerung im Kino/Theater immer einen Randplatz suche, könnte z.B. auch eine Panikstörung oder Agoraphie vorliegen.

- ▪ Sagt mir, daß ich unterzuckert bin und daß ich etwas essen soll.
- ▪ Versucht, mich zum Essen zu zwingen.
- ▪ Fordert mich auf, einen größeren Snack vor dem Schlafengehen zu essen.
- ▪ Läßt mich nicht Auto fahren, weil er/sie denkt, daß ich hypoglykämisch bin.
- ▪ Ruft mich an, um zu überprüfen, ob ich unterzuckert bin.
- ▪ Läßt mich bestimmte Dinge nicht tun, weil er/sie denkt, daß sie Hypoglykämien hervorrufen, z.B. Sport.

(aus: Cox et al. 2001, Blutglukosewahrnehmungstraining BGAT, Lektion 4)

Angst vor Unterzuckerungen kann auch dazu führen, daß Familienmitglieder oder Partner meinen, daß sie mehr Kontrolle ausüben sollten. Typische Reaktionen von Partnern oder anderen Familienmitgliedern werden von Patienten wie im Kasten gegenüber dargestellt beschrieben.

Das ruft wiederum beim Betroffenen Ärger und Widerstand hervor und führt dazu, daß Hilfe von anderen strikt abgelehnt wird. Nur zu oft verstricken sich die Partner in feste Rollen, die einen flexiblen Umgang mit der Problemsituation Hypoglykämie unmöglich machen. Wichtig ist, daß der Betroffene anerkennt, daß der Partner ihm helfen will und aus Sorge um ihn handelt. Andererseits muß dem Partner klar werden, daß der Versuch, Kontrolle auszuüben, automatisch Widerstand hervorruft, weil kein Mensch sich gerne von anderen Vorschriften machen läßt.

Bei Hypoglykämieproblemen sollte immer die Rolle des Partners bzw. wichtiger Bezugspersonen insgesamt mit betrachtet werden, wobei zunächst davon auszugehen ist, daß häufige Hypoglykämien für jede Partnerschaft eine Belastung darstellen, die nicht leicht zu bewältigen ist. Als Sonderfall kann die sog.

Herr P. lebte seit über 20 Jahren mit Diabetes. Er führte ein äußerst aktives Leben: Neben seiner beruflichen Tätigkeit in höherer Position eines großen Konzerns sowie der Sorge um seine Familie widmete er sich einer ganzen Reihe von Freizeitaktivitäten. In seinem kleinen Wohnort war er in mehreren Vereinen engagiert – aber passives Mitglied zu sein, war nicht sein Stil. So trieb er regelmäßig mehrere Sportarten wie Tennis und Golf, hatte aber besonderen Spaß daran, in der Altherren-Mannschaft des örtlichen Fußballclubs zu spielen.

Schlagartig änderte sich sein Leben, als er mit seinem Auto auf der Autobahn verunglückte und monatelang seine schweren Verletzungen auskurieren mußte. Durch die unfallbedingte Amnesie (=Vergessen) konnte nie genau festgestellt werden, was dem Unfall vorausging. Sicher ist nur, daß Herr P. eine unbemerkte Hypoglykämie erlitten haben muß, obwohl er sich sehr gewissenhaft behandelte.

Herr P. begann baldmöglich nach dem Unfall, seine Hypoglykämie-Wahrnehmung mit Hilfe des BGAT (siehe S. 210) zu trainieren. Er entdeckte ganz persönliche neue Anzeichen für eine Unterzuckerung, nämlich ein Trockenheitsgefühl um Mund und Nase. Ebenso wurde ihm klar, daß immer dann, wenn er sich am Computer in eine Aufgabe „verrannt" hatte, es gut für ihn war, zu messen oder gleich Kohlenhydrate zu sich zu nehmen. Inzwischen arbeitet Herr P. seit mehr als einem Jahr wieder in seinem Beruf und hat nach und nach einige seiner sportlichen Aktivitäten wieder aufgenommen. Seine Frau erinnert ihn in größeren Zeitabständen immer wieder einmal mit einem „Stichwort" daran, daß er weiterhin so gut auf sich achtet.

„Hypoglycaemia factitia" gelten, als Folge absichtsvoller Insulinüberdosierung, die auf den ersten Blick meist als Appell an die Bezugspersonen, um mehr Aufmerksamkeit zu erreichen, verstanden wird. Da es sich aber vor allem um selbstschädigendes Verhalten handelt, sollte dem Paar eine fachliche psychotherapeutische Hilfe angeboten werden.

Im Normalfall ist es Ziel einer Paarvereinbarung, sich untereinander abzusprechen, wie der Partner ggf. eingreifen solle, z.B. nur stumm ein Glas Saft reichen oder ein „Codewort" äußern („Du siehst so blaß aus"). Auf jeden Fall muß diese Vereinbarung außerhalb der kritischen Situation getroffen werden, vor

*Eine Regelung mit dem Partner verabreden*

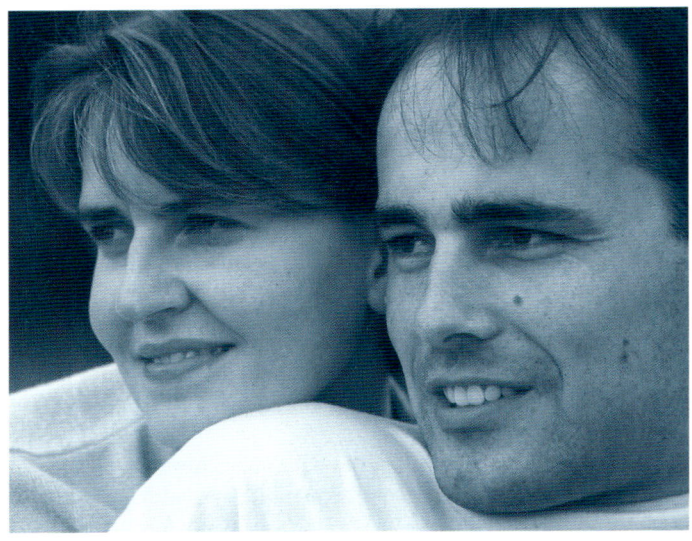

allem den Vorstellungen des Betroffenen Rechnung tragen („Ich wünsche mir, daß Du das und das tust, wenn Du glaubst, daß ich unterzuckert bin") und – das hat sich bewährt – nach einiger Zeit des Ausprobierens nochmals besprochen werden. Diese „Notfallvereinbarung" muß so beschaffen sein, daß sie rasch und sicher greift, denn im Zweifelsfall ist unter Umständen nicht viel Zeit mit Diskutieren zu verlieren.

Wenn hingegen der Betroffene seine Fähigkeit verbessert, Unterzuckerungen rechtzeitig zu erkennen und zu verhindern, hat er selbst mehr Kontrolle über drohende Hypoglykämien und vermindert deren negative Folgen. Wenn er bereits früheste Anzeichen zu niedriger Blutglukose zu erkennen lernt, versetzt er sich in die Lage, selbst Episoden von Unterzuckerung zu behandeln, bevor sie schwerwiegend werden.

*Symptom-wahrneh-mung wieder-herstellen*

Schließlich ist es gut belegt, daß längerfristiges (mindestens 3 Monate) konsequentes Vermeiden von Hypoglykämien die Gegenregulation und die Fähigkeit zur Symptomwahrnehmung wieder weitgehend herstellen kann. Der Verlust der Wahrnehmungsfähigkeit ist also zunächst ein reversibler Prozeß. Unklar ist, ob dies auch bei jahrzehntelanger Diabetesdauer zutrifft. Dazu gibt es keine Daten. Die durch die hormonelle Gegenregulation verursachten Symptome sind jedoch nur ein Teil des gesamten Symptomspektrums. Bei Verlust der Gegenregulation können und sollten Betroffene lernen, bewußt andere Symptommuster heranzuziehen, z. B. neuroglykopenische.

## Hypo- und Hyperglykämien vermeiden

Natürlich ist es neben Hypoglykämien auch wichtig, zu hohe Blutglukosewerte zu erkennen und zu behandeln. Das Vermeiden von Hypoglykämien sollte nicht durch erhöhte Blutglukosewerte erkauft werden und damit zu einer schlechteren Stoffwechseleinstellung führen. Dabei kann insbesondere bei Patienten mit langer Diabetesdauer eine personenzentrierte Schulung hilfreich sein, wie sie in diesem Band beschrieben wird. Stehen Schwierigkeiten bei der Hypoglykämie-Wahrnehmung im Vordergrund, bietet sich das von der Forschergruppe um Daniel Cox entwickelte Wahrnehmungstraining BGAT (= Blood Glucose Awareness Training) an. Es bearbeitet die Hypoglykämie-Wahrnehmung ebenso wie die Hyperglykämie-Erkennung.

## Das Blutglukose-Wahrnehmungstraining (BGAT)

Das BGAT® (deutschsprachige Version: Fehm-Wolfsdorf et al. 1997) ist ein strukturiertes intensives Trainingsprogramm in 8 Sitzungen zur Verbesserung der Hypo- und Hyperglykämie-Wahrnehmung bei Patienten mit Typ-1-Diabetes. Es baut auf den Inhalten einer umfassenden Typ-1-Schulung auf, wie sie vom Ausschuß Schulung und Weiterbildung der Deutschen Diabetes-Gesellschaft empfohlen wird. Die Lektionen des BGAT werden in 8 Doppelstunden in wöchentlichem Abstand angeboten. Das BGAT kann als Gruppenkurs (für 6 bis 8 Teilnehmer/innen) oder für Einzelpersonen durchgeführt werden. Teilnehmer im ambulanten Setting profitieren deutlich besser von dem Training als im stationären Bereich, denn der wichtigste Baustein des Trainings besteht in „Hausaufgaben", d.h. Selbstbeobachtungsaufgaben, die zwischen den Terminen möglichst häufig durchgeführt werden sollen. Überdies ist es günstiger, wenn die Rahmenbedingungen des Trainings dem normalen Alltag des Teilnehmers entsprechen – mit allen Problemfeldern, die es geben mag (berufliche Belastung, Familie, Mahlzeiten oder Sport zu unregelmäßigen Zeiten). Das Trainingsprogramm ist insbesondere auch geeignet für langjährige Diabetespatienten mit Wahrnehmungsstörungen, also mit abgeschwächter/fehlender Gegenregulation bei Hypoglykämien. Bei einem der Kurstermine werden die Partner/wichtige Bezugspersonen einbezogen.

*Die Wahrnehmungsfähigkeit läßt sich durch Training verbessern*

**Was lernen Patienten im BGAT?**

- ihre besten persönlichen Hypoglykämie-Warnzeichen eher entdecken
- Hypoglykämien vermeiden
- die richtige Behandlungsentscheidung treffen
- zuverlässige und unzuverlässige Symptome unterscheiden
- sich richtig und rechtzeitig behandeln
- wie Streß die Blutglukose beeinflußt
- wie Stimmungen und Gefühle auf die Blutglukose wirken
- das Zusammenwirken von Insulin, Nahrung und Sport beobachten
- Regeln für das Autofahren
- mit dem Partner eine Lösung für Hypoglykämien finden
- Leistungseinbußen durch Unterzuckerungen frühzeitig erkennen
- persönliche Schlußfolgerungen ziehen

Um die Übereinstimmung mit dem amerikanischen Original zu bekräftigen, wird für das deutschsprachige Blutglukose-Wahrnehmungs-Training ebenfalls die Abkürzung BGAT verwendet. Das BGAT ist das international führende Programm zur Verbesserung der Hypoglykämie-Wahrnehmung, das von der Cox-Gruppe über 15 Jahre hinweg weiterentwickelt und evaluiert wurde (z.B. Cox et al. 2001; Kinsley et al. 1999). Das Programm wurde inzwischen in mehrere Sprachen übersetzt. Das strukturierte Trainingsprogramm kann von Psychologen, Ärzten oder Diabetesberaterinnen durchgeführt werden; entsprechende Train-the-Trainer-Ausbildungen werden über die Autoren der deutsch-sprachigen Version angeboten. Die Verbreitung dieses neuen Trainingsangebotes steht im deutschsprachigen Raum erst am Anfang.

*Ziel des BGAT: Verhaltens-änderung*

Das BGAT-Handbuch für die Teilnehmer bietet viele Informationen an, um allen individuellen Belangen der Teilnehmer gerecht zu werden. Der Schwerpunkt der Arbeit liegt jedoch nicht auf Wissensvermittlung, die eine notwendige, aber keine hinreichende Vorbedingung zur Verbesserung der Hypoglykämie-Wahrnehmung ist, sondern zielt auf individuellen Lernerfolg, d. h. Verhaltensänderung, ab.

## Was bewirkt das BGAT?

In mehreren Studien wurden die positiven Auswirkungen des BGAT belegt. Das Gelernte ist über längere Zeit stabil (Cox et al. 2001). Dadurch, daß sowohl die zu niedrigen (unter 70 mg/dl) Blutglukosewerte als auch die zu hohen Werte (über 180 mg/dl) weniger werden, wird die gegenregulatorische Hormonfreisetzung in einer Hypoglykämie wieder verbessert (Kinsley et al. 1999).

*Schutz vor Hypoglyk-ämien beim Autofahren*

Insbesondere gehen in das Trainingsprogramm auch die experimentellen Untersuchungen ein, die Cox und Kollegen beim Autofahren während einer Hypoglykämie durchgeführt haben. Bei einer relativ komplexen Autofahrt am Simulator wurde die Glukose stufenweise abgesenkt (Cox et al. 2000). Schon im Bereich einer milden Hypoglykämie (75–60 mg/dl) unterliefen ca. einem Drittel der Teilnehmer deutliche Fahrfehler, deren Ausmaß sich bei sinkender Glukose verschärfte. Besonders beunruhigend war, daß die meisten Teilnehmer ihre Fahruntüchtigkeit nicht bemerkten und keine Gegenmaßnahmen ergriffen. Cox und Kollegen betonen die Unterschiedlichkeit (Idiosynkrasie) der Reaktionen auf die Glukoseabsenkung, so daß eine allgemeine Einschränkung der Fahrerlaubnis für Menschen mit Diabetes auf keinen Fall aus ihren Ergebnissen gefolgert werden dürfe. Daß ihre Befunde ein „heißes Eisen" betreffen, wird allein schon aus dem Umstand ersichtlich, daß die Herausgeber von „Diabetes Care" der Arbeit von Cox allein zwei Editorials widmen und daß in nachfolgenden Heften eine Fachdiskussion über das Thema „Hypoglykämie und Autofahren" geführt wird.

*Zerebrale Adaptation*

Eine Argumentation, die zukunftsweisend ist, stammt von dem schottischen Diabetologen Brian Frier, dessen Forschergruppe wichtige Arbeiten zu den kognitiven und Verhaltenswirkungen niedriger Blutglukose veröffentlicht hat (Frier & Fisher 1999). Die große Variabilität kognitiver Einschränkungen durch Glukosemangel im Gehirn (Neuroglykopenie) könnte dadurch bedingt sein, daß eine „zerebrale Adaptation" geschieht, nämlich das Gehirn während einer Unterzuckerung besonders viel Glukose aufnimmt, wenn die Stoffwechselkontrolle sehr strikt ist. Obwohl dieser Mechanismus einerseits akut das Gehirn schützt, wird er als maladaptiv angesehen, da er die normalen Warnzeichen einer Hypoglykämie unterdrückt und die Entwicklung einer langanhaltenden Neuroglykopenie begünstigt. Obwohl es zu dieser These erst wenig Daten gibt, sehen

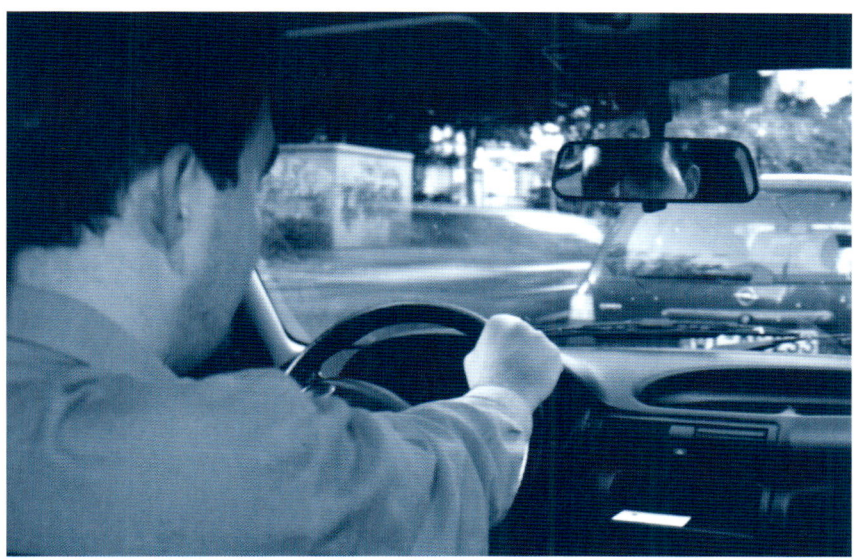

*Risiken durch
unbemerkte
Hypoglykämien*

daher die englischen Diabetologen (z.B. S. Amiel „Risks of strict glycaemic control" in Frier & Fisher 1999, S. 147-166) eine Hypoglykämie-Wahrnehmungsstörung als Kontraindikation für eine normnahe Stoffwechseleinstellung an.

Eine andere Studie zum Autofahren unter Alltagsbedingungen zeigt, daß überraschend viele hypoglykämische Personen sich trotz gemessener sehr niedriger Glukosewerte ans Steuer setzen (Clarke et al. 1999), d.h. daß sie enorme Risiken eingehen, ohne sich offenbar dessen bewußt zu sein. Wurden dagegen die Teilnehmer zusätzlich geschult, auf ihre Symptome zu achten, und sollten dann zusätzlich zu den gemessenen Werten ihren Glukosespiegel auf der Basis ihres Befindens genauer einschätzen, setzten sie sich zu einem geringeren Prozentsatz einer Autofahrt im Unterzucker aus. Das hat für die Schulung von Patienten mit Hypoglykämieproblemen die praktische Konsequenz, daß es nicht ausreicht, Autofahrregeln in bezug auf Meßwerte vorzugeben („Fahren Sie nie Auto, wenn Ihr Zucker unter ... liegt!"), sondern daß die tatsächliche Umsetzung dieser Regeln nur dann verbessert werden kann, wenn der Betroffene gelernt hat, seine (abstrakten) Meßwerte mit seinen körperlichen Anzeichen in Beziehung zu sehen.

*Risiko-
bewußtsein
fördern*

In einer eigenen Pilotstudie fanden wir, daß die gemessenen Blutglukosewerte der BGAT-Teilnehmer nach dem Training im Vergleich zum Beginn sich mehr in den erwünschten Bereich (zwischen 70 und 180 mg/dl) verschoben (Peters et al. 1999). Die Fähigkeit, den Glukosespiegel vor der Messung richtig einzuschätzen, verbesserte sich deutlich.

## *Auf einen Blick*

➥ Das Erkennen und Interpretieren von Anzeichen einer Hypoglykämie, d.h. die Hypoglykämie-Wahrnehmung, ist ein äußerst komplexer innerer Prozeß. Da Wahrnehmung immer mit unseren Gedanken und Gefühlen verknüpft ist, unterliegt sie zwangsläufig Verzerrungen und Fehlern.

➥ Im Laufe eines langen Zeitraums mit Diabetes verändern sich die Symptome, manche sind nicht mehr spürbar, z.B. Herzklopfen, dafür können andere durch Training dem Bewußtsein zugänglich gemacht werden, z.B. Verlangsamung bei einer Routinetätigkeit.

➥ Betroffene sollten dabei unterstützt werden, sich immer wieder über die eigenen Hypoglykämieanzeichen klar zu werden. Noch wichtiger ist es, zu lernen, die Entwicklung des Glukosespiegels vorherzusehen und dadurch Hypoglykämien zu vermeiden.

➥ In einem frühen Stadium sind Wahrnehmungseinschränkungen durch einen Zeitraum strikter Hypoglykämievermeidung reversibel.

➥ Das Blutglukose-Wahrnehmungstraining nach Cox (BGAT) ist ein spezielles Angebot zur Wahrnehmungsverbesserung. Spätestens wenn ein Patient eine schwere Unterzuckerung erlitten hat, besteht eine Indikation, die Hypoglykämie-Wahrnehmung durch Training zu verbessern, damit nicht erst ein Teufelskreis aus Wahrnehmungsstörung und häufigen Hypoglykämien entstehen kann.

➥ Partnerschaftskonflikte sind eine häufige Folge von Hypoglykämie-Problemen, die in der Behandlung beachtet und bearbeitet werden sollten, sie werden auch im Trainingsprogramm angesprochen.

➥ Es ist also nicht leicht, gleichzeitig die Gefahr von Folgekomplikationen durch zu hohe Blutglukose („Skylla") und die Gefahr zu häufiger Hypoglykämien („Charybdis") im Auge zu behalten. Nur durch mutiges Erkennen der Gefahren und umsichtiges Handeln kann das zu Beginn beschriebene Schiff des Lebens mit Diabetes gut gesteuert werden.

Clarke WL, Cox DJ, Gonder-Frederick LA, Kovatchev B (1999) Hypoglycemia and the decision to drive a motor vehicle by persons with diabetes. Journal of the American Medical Association 282: 750-754

Cox DJ, Gonder-Frederick LA, Polonsky W, Schlundt D, Kovatchev B, Clarke WL (2001) Blood Glucose Awareness Training (BGAT II). Diabetes Care 24: 637-642

Cox DJ, Gonder-Frederick LA, Kovatchev BP, Julian DM, Clarke W (2000) Progressive hypoglycemia's impact on driving simulation performance. Diabetes Care 23: 163-170

Cryer PE (1994) Hypoglycemia: the limiting factor in the management of IDDM. (Banting Lecture). Diabetes 43: 1378-1389

Fehm-Wolfsdorf G, Kerner W, Peters A (1997) Blutglukose Wahrnehmungs Training BGAT. Manual für Patienten mit Typ 1 Diabetes. Lübecker Institut für Verhaltensmedizin, LIVM. 2. Auflage 2001

Fehm-Wolfsdorf G, Pohl J, Kerner W (1998) Verbesserung der Hypoglykämie-Wahrnehmung bei Typ 1 Diabetes: Grundlagen und Anwendung. Schriftenreihe der Diabetes-Akademie Bad Mergentheim, Band 33: 65-78

Frier BM, Fisher BM (Eds) (1999) Hypoglycaemia in Clinical Diabetes. Wiley, London

Gonder-Frederick LA, Cox DJ, Kovatchev B, Schlundt D, Clarke W (1997) A biopsychobehavioral model of risk of severe hypoglycemia. Diabetes Care 20: 661-669

Gonder-Frederick LA, Cox D, Clarke WL (1996) Helping patients understand and recognize hypoglycemia. In: BJ Anderson, RR Rubin (Eds) Practical Psychology for Diabetes Clinicians. American Diabetes Association, Alexandria: 83-102

Kinsley BT, Weinger K, Bajaj M, Levy CJ, Simonson DC, Quigley M, Cox DJ, Jacobson AM (1999) Blood Glucose Awareness Training and epinephrine responses to hypoglycemia during intensive treatment in Type 1 Diabetes. Diabetes Care 22: 1022-1028

Mühlhauser I, Heinemann L, Fritsche E, von Lennep K, Berger M (1991) Hypoglycemic symptoms and frequency of severe hypoglycemia in patients treated with human and animal insulin preparations. Diabetes Care 14: 745-749

Peters A (1998) Das Syndrom der gestörten Hypoglykämiewahrnehmung. Internistische Praxis 38: 513-519

Peters A, Pohlmann B, Cox DJ, Kerner W, Fehm-Wolfsdorf G (1999) Das Blutglukose Wahrnehmungstraining. Diabetologie Informationen 21: 130-133

Pohl J, Frohnau G, Kerner W, Fehm-Wolfsdorf G (1997) Symptom awareness is affected by the subjects' expectations during insulin-induced hypoglycemia. Diabetes Care 20: 796-802

Pohl J, Frenzel G, Kerner W, Fehm-Wolfsdorf G (1998) Acute stress modulates symptom awareness and hormonal counterregulation during insulin-induced hypoglycemia in healthy individuals. Internation Journal of Behavioral Medicine 5: 89-105

*Literatur*

# Ängste vor Unterzuckerungen: zwischen nützlicher Vorsicht und ständiger Angst

Berthold Maier, Bad Mergentheim

*U*nterzuckerungen sind eine unvermeidbare Nebenwirkung einer normnahen Blutzuckereinstellung. Aufgrund ihres meist als unangenehm erlebten Erscheinungsbilds und der damit verbundenen Risiken sind Unterzuckerungen für viele Menschen mit Diabetes eine Ursache ständiger oder wiederkehrender Ängste. Unterzuckerungsängste sind vielfach ausschlaggebend dafür, daß normnahe Blutzuckerwerte bzw. eine entsprechende Insulintherapie nicht akzeptiert werden. Darüber hinaus führen solche Ängste insgesamt zu schlechterer Befindlichkeit und geringerer Lebensqualität, besonders dann, wenn deshalb vormals geliebte Tätigkeiten aufgegeben werden. Der folgende Beitrag gibt einen Überblick über das komplexe Erscheinungsbild von Hypoglykämie-Ängsten und stellt einen Leitfaden für das diagnostische Vorgehen vor. Abschließend werden Ansätze zur Behandlung von Hypoglykämie-Ängsten genannt und anhand eines Fallbeispiels illustriert.*

*Entwicklung einer Angststörung*

Frau Schmidt (32 Jahre, verheiratet) hat seit 15 Jahren Typ-1-Diabetes. Sie kam bisher gut damit zurecht und achtete auf eine normnahe Blutzuckereinstellung. Gelegentliche Unterzuckerungen bemerkte sie zuverlässig und konnte diese angemessen behandeln. Vor einem Jahr erlitt sie beim Einkaufen eine unvorhergesehene Unterzuckerung. Sie bemerkte plötzlich Herzrasen und Sehstörungen und befürchtete, die Kontrolle über sich zu verlieren. In der folgenden Zeit traten unterzuckerungsähnliche Anfälle öfter auf: in der U-Bahn, beim Autofahren oder im Kino. Problematisch erlebte sie vor allem Situationen, in denen sie ihren Blutzucker nicht messen konnte, sich beobachtet fühlte oder im Falle einer Unterzuckerung andere Menschen hätte gefährden können. In diesen Situationen traten immer wieder plötzlich Herzklopfen, Zittern und Schweißausbrüche auf – Anzeichen, die sie meist irrtümlicherweise für Unterzuckerungen hielt.

Vor einiger Zeit ging Frau Schmidt mit ihrem Mann ins Kino. Um sicher zu gehen, daß sich während der ausverkauften Vorstellung keine Unterzuckerung ereignet, nahm sie vorher ausreichend Traubenzucker zu sich, eine Blutzuckermessung ergab einen Wert von 193 mg/dl. Kurz nachdem sie im verdunkelten Saal Platz genommen hatte, fühlte sie plötzlich massive Unruhe und Herzklopfen. Als sie anfing zu zittern, nahm sie an, daß ihr Blutzucker rapide fallen würde. Aus Angst, die Kontrolle über sich zu verlieren, stürzte sie aus dem Saal; eine Blutzuckermessung ergab einen Wert von 180 mg/dl. Nach diesem Vorfall kontrollierte Frau Schmidt ihren Blutzucker immer häufiger. Ihr Mann konnte sie seither nicht mehr bewegen, ins Kino oder ins Theater zu gehen. Als Musikliebhaberin vermied sie sogar Konzerte, die sie sonst sehr gerne besuchte. Einkäufe überließ sie ihrem Mann. Bei kleinsten körperlichen Anzeichen begann sie, vorsichtshalber Traubenzucker zu essen, ohne den aktuellen Blutzuckerwert zu kennen. Immer häufiger sorgte sie sich wegen möglicher Folgeerkrankungen.

## Unterzuckerungen – Ursache wiederkehrender Ängste

Das Risiko von Unterzuckerungen kann eine permanente Angstquelle für Menschen mit Diabetes sein. Solche Ängste sind zunächst einmal verständlich: die meisten Menschen erleben den Zustand einer Unterzuckerung eher als unangenehm: etwa Herzklopfen zu haben, zu zittern, sich ängstlich zu fühlen, in der geistigen Leistungsfähigkeit nachzulassen oder gar die Kontrolle über sich zu verlieren und auf fremde Hilfe angewiesen zu sein. Belastend sind auch die negativen Folgen einer Unterzuckerung, z. B. sich selbst oder andere zu gefährden, sich vor anderen blamiert zu fühlen oder aufgrund von Unterzuckerungen benachteiligt zu werden. Vor diesem Hintergrund sind Unterzuckerungsängste angemessen und berechtigt.

*Unterzuckerungsängste sind gerechtfertigt*

Unterzuckerungsängste erfüllen darüber hinaus eine wichtige Warnfunktion. Sie motivieren dazu, mit höherer Aufmerksamkeit auf Hypoglykämieanzeichen zu achten und diese frühzeitig wahrzunehmen. Dadurch bleibt bei einem sinkenden Blutzucker mehr Zeit, um angemessen zu reagieren. Menschen mit Unterzuckerungsängsten sind häufig sensibilisiert für objektiv gefährliche Situationen oder Risikokonstellationen, die sie bereits im Vorfeld erkennen, gedanklich vorwegnehmen und sich darauf vorbereiten. Damit können sie rechtzeitig Vorkehrungen treffen, damit Unterzuckerungen erst gar nicht auftreten oder im Ernstfall rasch und angemessen behandelt werden können.

## Zum Begriff „Unterzuckerungsängste"

Befragt man Menschen mit Diabetes zu Unterzuckerungsängsten, so verneinen viele, Angst zu empfinden. Sie räumen aber ein, sich deshalb Sorgen zu machen oder „in Hab-Acht-Stellung" zu sein. Betroffene mit einem geringen oder mittleren Ausmaß an Unterzuckerungsängsten wenden sich häufig gegen den Begriff „Ängste" und beschreiben die damit verbundenen Gefühle mit anderen Worten.

In diesem Artikel umschreiben die Begriffe „Unterzuckerungsängste" oder „Hypoglykämie-Ängste" seelische Störungen, die das Risiko wiederkehrender

Unterzuckerungen zum gemeinsamen Gegenstand haben: als zentraler Angstinhalt, als mögliche Ursache, als bedeutsamer Auslöser sowie als Faktor der Aufrechterhaltung und Chronifizierung. Gemeint sind also problematische, dysfunktionale und daher behandlungsbedürftige Ängste vor Unterzuckerungen mit negativen Auswirkungen auf die Stoffwechseleinstellung und Krankheitsprognose, aber auch auf die Handlungsfreiheit und Lebensqualität.

*Behandlungs-*
*bedürftige*
*Ängste*

## *Wie stellen sich Hypoglykämie-Ängste dar?*

Menschen mit Diabetes beschreiben starke Unterzuckerungsängste aus verschiedenen Blickwinkeln:

### Situationsbezogene Hypoglykämie-Ängste

In Befragungen geben viele Patienten an, daß sie in spezifischen Alltagssituationen starke Ängste vor Unterzuckerungen erleben. In einer Untersuchung von Maier et al. (1998) gaben 24% der 325 befragten Personen mit Typ-1-Diabetes an, in mindestens einer wiederkehrenden Alltagssituation starke Hypoglykämie-Ängste zu erleben. Abbildung 1 nennt Situationen, in denen es häufig zu Hypoglykämie-Ängsten kommt.

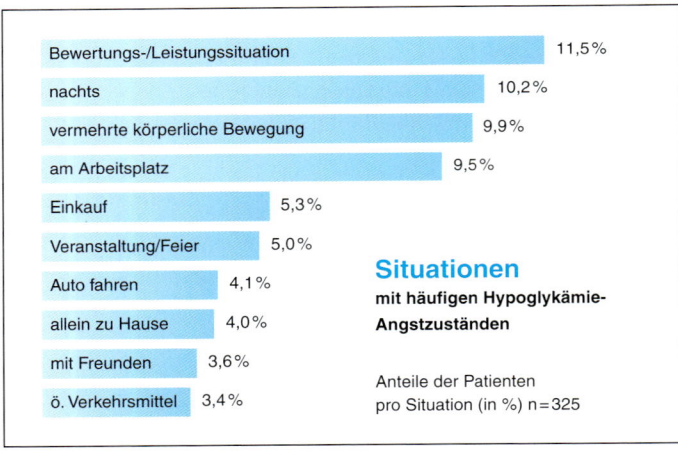

### Situationsunabhängige Hypoglykämie-Ängste

Manche Betroffenen berichten von permanenten Hypoglykämie-Ängsten, die sich nicht auf bestimmte Situationen begrenzen lassen. In der Untersuchung gaben 9% der Befragten an, im Alltag eine starke und permanente Angst vor Unterzuckerungen zu erleben *(→ Angst)*.

*Abb. 1*
*Situationen mit*
*häufigen Hypo-*
*glykämie-Angst-*
*zuständen*

### Emotionen und Befindlichkeit

Menschen mit Typ-1-Diabetes berichten, daß sie sich bei akuten Hypooglykämie-Ängsten häufig panisch, aber auch deprimiert, verzweifelt oder unglücklic fühlen (Kulzer 1996). Je häufiger sie Hypoglykämie-Ängste im Alltag erleben, desto intensiver geht diese Angst mit einem negativen Befinden einher (Maier et al. 1998). Hypoglykämie-Ängste sind somit ein möglicher Risikofaktor für die

Entstehung von Angststörungen und depressiven Erkrankungen *(→ Angst → Depression)*.

## Gedanken, Vorstellungen und Denkprozesse

Starke Hypoglykämie-Ängste zeigen sich in einer ständigen gedanklichen Beschäftigung mit dem Unterzuckerungsrisiko. Betroffene versuchen demnach, permanent abzuschätzen, wie hoch das aktuelle Unterzuckerungsrisiko ist und fokussieren ihre Aufmerksamkeit auf mögliche Symptome einer Unterzuckerung. Sie berichten auch von wiederkehrenden Gedanken an mögliche Folgen einer Unterzuckerung. Dabei werden häufig Katastrophenszenarien vorweggenommen, die zu einer weiteren Intensivierung der Ängste führen (Kulzer 1996).

*Gedankliche Fixierung auf Hypoglykämien*

   Viele Hypoglykämie-Ängstliche fürchten, bei einer Unterzuckerung sich oder andere zu verletzen oder gar zu sterben. Manche stellen sich vor, sich vor anderen Menschen zu blamieren und sich in einer Unterzuckerung hilflos, aggressiv oder enthemmt zu verhalten. Sie befürchten, ihrer Verantwortung in bestimmten Situationen nicht gerecht zu werden und von der Umgebung als krank und nicht leistungsfähig eingeschätzt zu werden - mit der Folge beruflicher oder sozialer Nachteile. Weitere Sorgen gelten dem Verlust von Autonomie und Handlungsfähigkeit und der Abhängigkeit von anderen Menschen. Bestehen bereits Folgeerkrankungen oder begleitende Erkrankungen (z. B. eine koronare Herzerkrankung), dann sind Unterzuckerungen vielfach zentraler Gegenstand der gedanklichen Beschäftigung.

*Katastrophenszenarien*

   Während einer Episode starker Hypoglykämie-Angst kommt es häufig zur Hemmung von Denk- und Entscheidungsprozessen (Kulzer

**Logische Denkfehler bei Hypoglykämie-Angst:**

- ▪ Übergeneralisierung: „Ich unterzuckere immer dann, wenn ich mir das nicht leisten kann."

- ▪ Überschätzung von Wahrscheinlichkeiten: „Alle merken es, daß etwas mit mir nicht stimmt, ich bin mir hundert Prozent sicher."

- ▪ Alles-oder-Nichts-Denken: „Jetzt ist alles aus."

1996) und zu logischen Denkfehlern (Margraf & Schneider 1990). Panikartige Angst führt dazu, daß die Betroffenen keinen klaren Gedanken mehr fassen können, wie gelähmt reagieren und dann notwendige Behandlungsmaßnahmen unterlassen.

   Hypoglykämie-Ängsten liegen häufig langjährige Einstellungen und Kontrollüberzeugungen zugrunde, z. B. die Überzeugung, daß der Blutzuckerverlauf durch das eigene Handeln nicht kontrollierbar und man Unterzuckerungen hilflos ausgeliefert ist.

*Einstellungen und Kontrollüberzeugungen*

## Verhalten

Bei starker Hypoglykämie-Angst nehmen viele Betroffene beim bloßen Verdacht auf eine Unterzuckerung unkontrolliert viele Kohlenhydrate zu sich, ohne den aktuellen Blutzuckerwert zu kennen (siehe Fallbeispiel), um „auf der sicheren Seite zu sein". Ähnlich handeln sie auch in Situationen, in denen sie eine Unterzuckerung als besonders gefährlich einschätzen.

Eine weitere verbreitete Bewältigungsstrategie ist das bewußte Herbeiführen einer hyperglykämischen Stoffwechsellage. Betroffene essen dazu viel Kohlenhydrathaltiges, reduzieren ihre Insulindosis oder akzeptieren generell nur eine sehr einfache Insulintherapie. Dieses Verhalten ist mit einer normoglykämischen Blutzuckereinstellung nicht vereinbar und erhöht das Risiko für Folgeerkrankungen des Diabetes (Kulzer 1996, Maier et al. 1998).

*Einschrän-*
*kung sozialer*
*Kontakte*

Viele Menschen mit Hypoglykämie-Ängsten vermeiden Aktivitäten, Orte oder Situationen aus Furcht vor Unterzuckerungen. Manche meiden öffentliche Plätze oder Menschenmengen, weil sie in dieser Situation eine Unterzuckerung als besonders bedrohlich einschätzen. Andere geben – häufig aufgrund einer traumatisch erlebten Unterzuckerung – früher geliebte Aktivitäten und Hobbys auf oder schränken soziale Kontakte ein, was gewöhnlich zu gravierenden Einbußen der Lebensqualität führt.

Starke Hypoglykämie-Ängste können sich auch in ausgeprägtem Sicherheitsverhalten äußern. So messen Betroffene überhäufig oft den Blutzucker (mehr als 15mal pro Tag), oder sie tragen zwei oder mehr Meßgeräte bei sich, um beim Ausfall eines Geräts ein zweites zur Hand zu haben. Manche Personen mit starken Unterzuckerungsängsten suchen bevorzugt Plätze auf, in denen im Notfall schnelle Hilfe zur Stelle wäre. Andere benötigen unbedingt die Anwesenheit von Vertrauenspersonen, um bestimmte Tätigkeiten ausführen oder Situationen aufsuchen zu können.

## Sicherheits- und Vermeidungsverhalten bei Unterzuckerungen

- unkontrollierte Aufnahme von Kohlenhydraten bei bloßem Verdacht einer Unterzuckerung oder vermeintlich gefährlichen Situationen ohne Kenntnis des aktuellen Blutzuckerwerts

- Anstreben generell erhöhter Blutzuckerwerte/ Vermeidung einer normnahen Stoffwechsellage

- Vermeidung von Situationen oder Aktivitäten, in denen das Auftreten einer Unterzuckerung als gefährlich eingeschätzt wird

- überhäufiges Blutzuckermessen

- Aufsuchen sicherer Plätze, Bemühen um Begleitung durch Vertrauenspersonen

Durch diese Verhaltensstrategien gelingt es den Betroffenen meist, kurzfristig unangenehme Angstzustände zu vermeiden oder die Intensität ihrer Angst zu reduzieren (angstmodulierende Wirkung). Erhöhte Blutzuckerwerte, das Aufsuchen vertrauter Orte oder Personen sowie überhäufige Blutzuckerselbstkontrollen wirken dabei als angstreduzierende Sicherheitssignale. Deren Unterdrückung wiederum löst starke Ängste aus.

*Ängste wer-*
*den chronisch*

Langfristig führen Sicherheits- und Vermeidungsstrategien zu einer Chronifizierung starker Hypoglykämie-Ängste. Betroffene haben damit keine Möglichkeit, den „Wahrheitsgehalt" ihrer Befürchtungen zu überprüfen und einen angemessenen Umgang mit Unterzuckerungen im Alltag zu lernen. Darüber hinaus können persönliche Vorteile (z.B. Vermeidung unangenehmer Tätigkeiten) zu einer Stabilisierung von Vermeidungsstrategien beitragen.

## Was kann Hypoglykämie-Angstzustände auslösen?

▪ Situationen mit subjektiv hohen Risiken
Betroffene beschreiben als Angstauslöser das Zusammentreffen mehrerer subjektiv ungünstiger Umstände, z.B. unvorhergesehene körperliche Bewegung in einer Leistungssituation ohne Verfügbarkeit von Traubenzucker. Weitere Angstauslöser können Situationen sein, die an eine zurückliegende traumatisch erlebte Unterzuckerung erinnern. Generell berichten Personen mit starken Hypoglykämie-Ängsten häufiger von schweren Unterzuckerungen in der Vergangenheit (Maier et al. 1998). Dies stellt eine mögliche, jedoch keine zwingende Bedingung für die Entwicklung von Hypoglykämie-Ängsten dar.

*Traumatisch erlebte schwere Hypoglykämien*

▪ Wahrnehmung möglicher Hypoglykämie-Anzeichen
Viele Betroffene berichten, daß die Wahrnehmung vermeintlicher oder tatsächlicher Hypoglykämie-Anzeichen, z.B. Schwitzen, sofort massive Angstzustände verursachen kann (Lang 1992, Kulzer 1996).

▪ Gedanken an mögliche Unterzuckerungsfolgen
Vorwegnehmende Gedanken über mögliche katastrophale Unterzuckerungsfolgen können ebenfalls Hypoglykämie-Ängste auslösen (Lang 1992, Kulzer 1996).

## Wann sollten Hypoglykämie-Ängste behandelt werden?

Welche Ängste vor Unterzuckerungen sind normal und sinnvoll? Wann sind sie übersteigert und pathologisch? Eine Abgrenzung ist schwer vorzunehmen, zumal die reale Bedrohung unterschiedlich stark sein kann. Sind bei einer Person Unterzuckerungen objektiv als gefährlich einzuschätzen, z.B. bei Folge- oder Begleiterkrankungen, können starke Angstzustände durchaus gerechtfertigt, ja sogar lebensnotwendig sein.

Die Stärke einer Angstreaktion kann somit nicht Gradmesser der Behandlungsbedürftigkeit sein. Vielmehr sind Hypoglykämie-Ängste dann klinisch relevant, wenn sich unabhängig vom tatsächlichen Unterzuckerungsrisiko starke Ängste entwickeln (Kulzer, 1996). Dies zeigt sich beispielsweise dadurch, daß allein die Wahrnehmung unspezifischer Symptome (z.B. Schwitzen oder Zittern) in der Lage ist, massive Angstzustände auszulösen – selbst wenn Minuten zuvor noch ein ausreichend hoher Wert gemessen wurde (siehe Fallbeispiel). Behandler sollten dann vor allem darauf achten, ob und inwieweit angstbedingtes Vermeidungsverhalten die Lebensqualität von Betroffenen belastet (z.B. durch das Aufgeben liebgewonnener Tätigkeiten oder die Vermeidung vermeintlich gefährlicher Orte oder Situationen). Hypoglykämie-Ängste sind weiterhin als behandlungsbedürftig anzusehen, wenn sie die Akzeptanz des Diabetes erschweren sowie Bemühungen um eine normnahe Blutzuckereinstellung beeinträchtigen.

*Nicht jede starke Hypoglykämie-angst ist behandlungsbedürftig*

Mit Hilfe der folgenden Checkliste (Tabelle 1) können behandlungsbedürftige Hypoglykämie-Ängste eingeordnet werden. Zur Veranschaulichung dienen Zitate von Betroffenen (nach Kulzer 1996).

**Tab. 1  Merkmale behandlungsbedürftiger Hypoglykämie-Ängste**

| Merkmale | Beispiele |
| --- | --- |
| Beim Auftreten von Unterzuckerungen entstehen massive Angstzustände, die wiederholt verhindern, daß der/die Betroffene rechtzeitig die Hypoglykämie angemessen behandelt. | „Beim ersten Hypo-Anzeichen bekomme ich Panik. Dann esse ich sofort solange, bis ich mir sicher bin, daß mein Blutzucker nicht mehr tief sein kann." |
| Aufgrund der Angst verfügt eine Person mit Diabetes nur über unzureichende Handlungsmöglichkeiten im Umgang mit Unterzuckerungen. | „Wenn ich unterzuckere, stopfe ich wahllos Kohlenhydrate in mich hinein, anstatt einen Traubenzucker zu nehmen." |
| Unterzuckerungen werden generell sehr bedrohlich erlebt – unabhängig vom aktuellen Risiko. | „Schon ein leichtes Zittern macht mich panisch, selbst wenn ich noch 10 Minuten vorher einen ausreichend hohen Blutzuckerwert gemessen habe." |
| Angst vor Unterzuckerungen hat unangemessenes Vermeidungs-verhalten zur Folge. | „Ich gehe abends so gerne aus, aber seit meiner letzten Unterzuckerung im Theater bleibe ich sicherheitshalber abends lieber zu Hause." |
| Der/die Betroffene versucht, Unter-zuckerungsängste durch unangemessenes Sicherheitsverhalten zu bewältigen. | „Nur bei Werten über 200 mg/dl fühl' ich mich sicher. Deshalb teste ich bis zu 15 x pro Tag. Bei niedrigeren Werten esse ich sofort etwas." |
| Angst vor Unterzuckerungen erschwert dem/der Betroffenen, den Diabetes zu akzeptieren oder die Erkrankung im Alltag angemessen zu behandeln. | „Unterzuckerungen hindern mich an einem normalen Leben. Ich hasse den Diabetes. Deshalb tu' ich oft so, als ob es ihn gar nicht gäbe oder fahre den Blutzucker absichtlich etwas höher." |
| Ängste vor Unterzuckerungen schränken den/die Betroffene(n) im Alltag und in der Lebensführung so stark ein, daß er/sie sich stark belastet fühlt. | „Alles, was mir einmal Spaß gemacht hat, habe ich aufgegeben, weil es wegen der Unterzuckerungen einfach zu gefährlich ist. Was bleibt mir noch?" |

## Diagnostik bei Hypoglykämie-Ängsten

### Hypoglykämie-Ängste: Spezifische Störung oder Merkmal anderer Störungen?

In einer Untersuchung von Cebulla et al. (1992) beschrieben Menschen mit Diabetes das Risiko von Hypoglykämien als bedeutsamste Angstquelle neben der
Angst vor Folgeerkrankungen. Hypoglykämie-Ängste treten dabei sowohl als

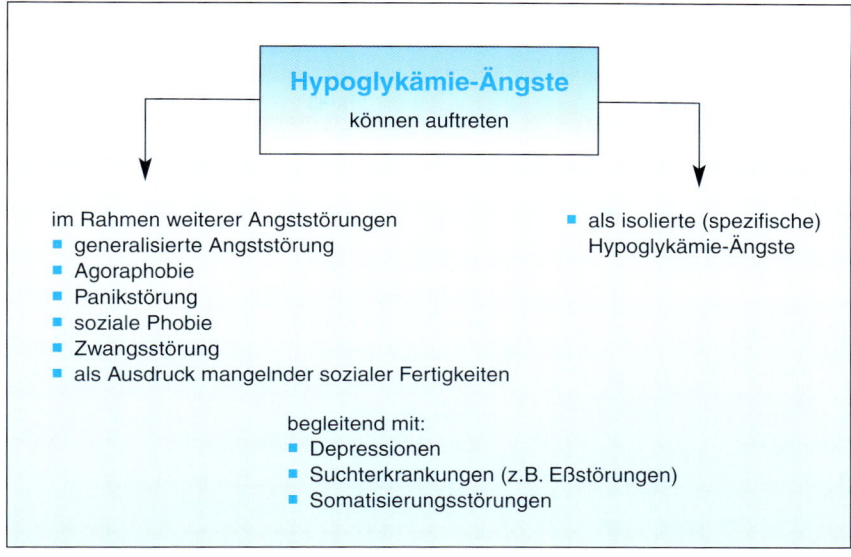

*Abb. 2*
*Hypoglykämie-*
*Ängste und*
*psychische*
*Störungen*

isoliertes Problem auf, als auch in Verbindung mit anderen psychischen Störungen.

Ängste vor Unterzuckerungen stellen häufig die Ursache für weitergehende psychische Probleme dar und begünstigen deren Aufrechterhaltung. Sie können zur Entwicklung und zum Fortbestehen einer Panikstörung (F 41.0, ICD 10) beitragen (Waadt 1992). Darüber hinaus manifestieren sich Hypoglykämie-Ängste vielfach innerhalb einer generalisierten Angststörung (F 41.1, ICD 10) oder anderer Angststörungen, z.B. einer Sozialphobie.

Hypoglykämie-Ängste sind nicht unmittelbar gleichzusetzen mit hypochondrischen oder somatoformen autonomen Funktionsstörungen (F 45.2, bzw. F45.3, ICD 10), da im Unterschied zu ihnen tatsächliche Beeinträchtigungen körperlicher Funktionen vorliegen; gleichwohl ist eine Komorbidität auch hier möglich. In der Praxis finden sich Hypoglykämie-Ängste, die von Depressionen, Eßstörungen oder anderer Suchterkrankungen begleitet werden. Entscheidend für die Therapieplanung ist hierbei eine genaue Exploration der Zusammenhänge zwischen den einzelnen Bedingungsfaktoren (Abbildung 2).

*Isolierte Stö-*
*rung oder*
*komplexes*
*Störungsbild?*

## Diagnostik und Bedingungsanalyse spezifischer Hypoglykämie-Ängste

Zur differenzierten Diagnostik von Hypoglykämie-Ängsten können die folgenden Fragen als Leitlinie dienen.

Entstehung von Hypoglykämie-Ängsten (Anamnese)
- Umstände zurückliegender Hypoglykämien
- Miterleben von Unterzuckerungen oder dramatisierte Informationen, z.B. in den Medien
- aufgetretene Folge- oder Begleiterkrankungen oder eine Schwangerschaft

*Fragen zur*
*Diagnostik*

Auslöser akuter Hypoglykämie-Ängste
- ■ Ängste ausschließlich bedingt durch hypoglykämische Stoffwechsellage
- ■ wahrgenommene oder vermeintliche Hypoglykämie-Anzeichen
- ■ angstmodulierende Umstände
- ■ vorwegnehmende katastrophisierende Gedanken zu Unterzuckerungsfolgen

Klinisches Bild akuter Hypoglykämie-Ängste
- ■ situationsbedingte oder situationsübergreifende Hypoglykämie-Ängste
- ■ Art der Gedanken, Vorstellungen, Befürchtungen
  - ■ emotionale/körperliche Empfindungen während der Angstreaktion
  - ■ Verhalten während einer Angstreaktion, z.B. „vor Schreck gelähmt"; handlungsunfähig; Behandlungsfehler; gereizt, ärgerlich, ängstlich, resignierend; Flucht

**Schema zur Exploration von Hypoglykämie-Ängsten**

Ursachen der Entstehung von Hypoglykämie-Ängsten (Anamnese)

Auslöser akuter Hypoglykämie-Ängste

Klinisches Bild akuter Hypoglykämie-Ängste

Aufrechterhaltende Bedingungen

Konsequenzen/Auswirkungen von Hypoglykämie-Ängsten

Aufrechterhaltende Bedingungen
- ■ Wissensdefizite über Ursachen und Behandlung von Unterzuckerungen
- ■ Fehlinformationen über die Gefährlichkeit von Unterzuckerungen
- ■ Schwierigkeiten im Umgang mit Therapieanforderungen, z.B. Insulindosierung oder Eßprobleme
- ■ Einstellungen und Überzeugungen, z.B. Nichtkontrollierbarkeit des Blutzuckers; Unterzuckerung als Schwäche/Makel; Unterzuckerung als „Beweis" einer fehlerhaften ärztlichen Behandlung; Behandlung in der Öffentlichkeit tabu
- ■ persönliche Vorteile, z.B. Möglichkeit der Vermeidung unangenehmer Tätigkeiten („Sekundärer Krankheitsgewinn")
- ■ Hypoglykämie-Wahrnehmungsprobleme (→ *Hypoglykämiewahrnehmung*)
- ■ Diabetes-Akzeptanzprobleme (→ *Diabetesakzeptanz*)
- ■ Schwierigkeiten bei der Unterscheidung zwischen Hypoglykämie-Symptomen und Anzeichen anderweitiger Reaktionen oder Zustände, z.B. Streß, Angst, Klimakterium
- ■ Sicherheits- und Vermeidungsverhalten
- ■ grundsätzliches Anstreben erhöhter Blutzuckerwerte
- ■ Vermeiden von vermeintlich „gefährlichen" Orten, Situationen oder Tätigkeiten
- ■ überhäufiges Testen des Blutzuckers
- ■ bevorzugtes Aufhalten an „sicheren" Orten
- ■ Bemühen um Begleitung durch Personen, die im Notfall helfen können

Konsequenzen / Auswirkungen von Hypoglykämie-Ängsten
- ■ Barriere für Bemühungen um normnahe Blutzuckerwerte

- subjektive Belastung durch Hypoglykämie-Ängste
- Beeinträchtigung der Lebensqualität
- Ursache von Diabetes-Akzeptanzproblemen
- angstbedingt empfundene Einschränkung der Handlungsfreiheit
- Verursachung oder Aufrechterhaltung von psychischen Störungen, z.B. Angststörungen, Depressivität

*Welche Folgen?*

## Messung von Hypoglykämie-Ängsten

Bisher stehen drei Meßinstrumente zur Verfügung, mit denen das klinische Bild und das Ausmaß von Hypoglykämie-Ängsten beschrieben werden können. Sie können zum Screening auf behandlungsbedürftige Unterzuckerungsängste und zur Planung von therapeutischen Interventionen eingesetzt werden.

- Hypoglycemic Fear Survey (Cox et al. 1987)
Das Kurzinventar (17 Items) mißt Sorgen und Verhaltensweisen bezogen auf Hypoglykämien bzw. deren Vermeidung im Alltag. Es liegt bisher keine deutsche Übersetzung vor.

- Hypoglykämie-Angstinventar HAI (Kulzer 1996)
Das Hypoglykämie-Angstinventar HAI (42 Items) erfragt Angstauslöser, Art der Manifestation, Angstbewältigung und -stabilisierung. Bei guten Ergebnissen bezüglich der Reliabilität und der Validität (Kulzer 1996) erlaubt das Instrument jedoch keine Aussagen zur Angstintensität.

*Fragebogen zur Messung der Ängste*

- Fragebogen zur hypoglykämiebedingten Alltagsbelastung (Maier 1997)
Das Instrument mit 72 Items erfaßt zum einen permanente Hypoglykämie-Ängste mit Sicherheits- und Vermeidungsverhalten und Hypoglykämie-Angstanfälle ohne tatsächliche Gefahr einer Unterzuckerung. Zum anderen mißt es die Ausprägungen situativer Hypoglykämie-Ängste in 10 Kategorien von Alltagssituationen, z.B. Autofahren, Bewertungs- und Leistungssituationen. Darüber hinaus erfragt das Instrument den Grad subjektiver Belastung durch Hypoglykämie-Ängste im Alltag. Der Fragebogen mit guten bis befriedigenden Ergebnissen zu Reliabilität und Validität ermöglicht eine rasche Erfassung situativer Hypoglykämie-Ängste.

# Therapie von Hypoglykämie-Ängsten

Hypoglykämie-Ängste stehen häufig im Zusammenhang mit anderen psychischen Störungen, z.B. Depressionen. Deshalb sollte vorab geklärt werden, welche der Beschwerden im Vordergrund steht. Dabei ist die zeitliche Abfolge der Beschwerdekomplexe von Bedeutung. Treten Hypoglykämie-Ängste während depressiver Episoden auf, so ist es sinnvoll, mit einer Depressionsbehandlung zu

*Im Vorder-*
*grund*
*stehende Be-*
*schwerden*
*behandeln*

beginnen und danach eine Angstbehandlung anzuschließen *(→ Depression)*. Falls im umgekehrten Fall Depressionen als Folge von Hypoglykämie-Ängsten auftreten, ist zunächst eine Angstbehandlung zu empfehlen, in deren Verlauf häufig eine Reduktion der depressiven Symptomatik gelingt.

### Ein plausibles Erklärungsmodell erstellen und vermitteln

*„Wie ist*
*es mir*
*passiert?"*

Grundlage der Behandlung ist die Vermittlung eines nachvollziehbaren und plausiblen Erklärungsmodells für das Entstehen von Hypoglykämie-Ängsten. Vielfach zeigen sich vor allem Patienten mit plötzlichen starken Hypoglykämie-Angstanfällen nach der Vermittlung eines solchen Erklärungsmodells erleichtert, da sie verstehen können, wie es zu ihrer Angstproblematik gekommen ist. Zugleich werden damit Befürchtungen abgebaut, an einer rätselhaften körperlichen oder psychischen Erkrankung zu leiden.

Das Erklärungsmodell sollte nicht belehrend vermittelt werden, sondern sollte in Form eines geleiteten Entdeckens gemeinsam entwickelt werden. Der Therapeut sollte nicht versuchen, den Patienten von seinem Modell zu überzeugen, sondern durch gezieltes Nachfragen dessen subjektive Annahmen in Erfahrung bringen und alternative Erklärungsansätze anbieten. Ein Konsens zwischen Patient und Erklärungsmodell ist Voraussetzung für die Akzeptanz abgeleiteter Therapiemaßnahmen durch den Patienten. Abbildung 3 zeigt ein solches Modell am Beispiel von Frau Schmidt.

1. Erstmalig trat beim Einkaufen (=öffentliche Situation) eine Unterzuckerung (UZ) auf – begleitet von unspezifischen Symptomen wie Herzklopfen, Zittern und Schwitzen.
2. In ähnlichen Situationen achtete Frau Schmidt aufmerksamer auf auftretende körperliche Symptome. Bei  erhöhter Aufmerksamkeit nahm sie bei normalen Blutzuckerwerten Erregungsanzeichen wahr.
3. Frau Schmidt nahm irrtümlicherweise an, daß es sich bei den Erregungsanzeichen um Symptome einer Unterzuckerung handelt.
4. Sie bewertete eine UZ in dieser Situation als gefährlich.
5. Frau Schmidt spürt ein massives Ansteigen von Angst, begleitet von physiologischen Veränderungen.
6. Frau Schmidt nimmt körperliche Angstsymptome wahr und sieht sich irrtümlicherweise in der Annahme einer Unterzuckerung bestätigt.

### Lerntheoretisches Erklärungsmodell für Frau Schmidt

*Eine psycho-*
*logische Er-*
*klärung*

Die Hypoglykämie-Angst hat bei Frau Schmidt zu typischen Verhaltensweisen geführt: Sie vermeidet Situationen, in denen eine Unterzuckerung als Bedrohung erlebt wird, z. B. Konzerte oder Theaterbesuche; sie geht nur in Begleitung ihres Ehemanns zum Einkaufen (=Sicherheitssignal); sie nimmt gewohnheitsmäßig unkontrolliert Kohlenhydrate ohne Kenntnis der tatsächlichen Blutzuckerhöhe zu sich, wenn sie körperliche Symptome spürt.

Kurzfristig erlebt Frau Schmidt auf diese Weise, daß sich akute Angstzustände vermeiden lassen, vermeintliche tatsächliche Unterzuckerungen lassen sich kontrollieren. Die langfristigen Folgen sind aber:

(1) Vermeidungs- und Sicherheitsverhalten verhindern die Möglichkeit, anders mit Unterzuckerungen in den jeweiligen Situationen umzugehen und deren Bedrohungsgehalt realistischer einzuschätzen.

(2) Verzicht, alleine einkaufen zu gehen; Verzicht auf Konzerte, Theaterbesuche etc.; eingeschränkte Bewegungsfreiheit; Isolation und weitere Ängstlichkeit.

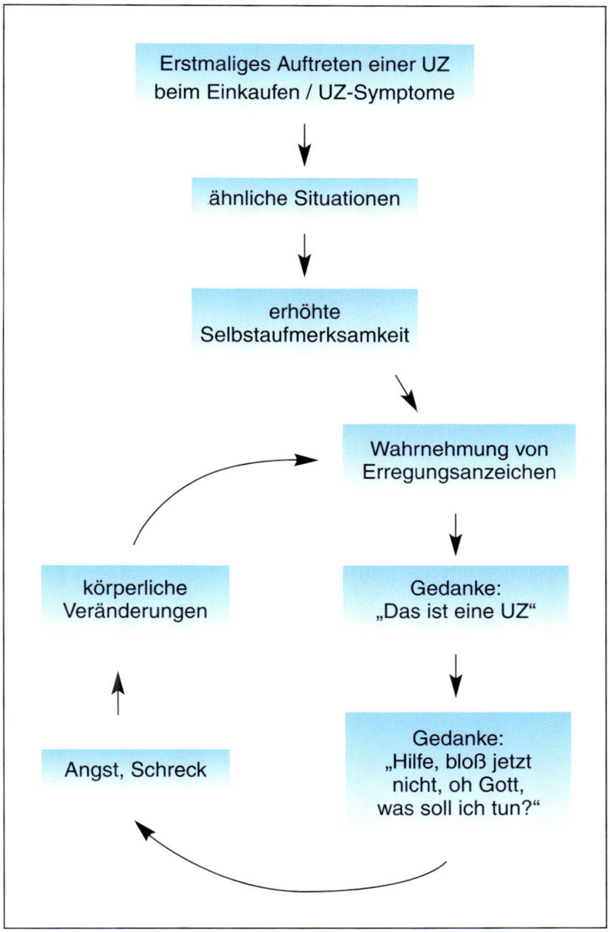

## Behandlungsansätze gemäß der diagnostischen Ergebnisse

Ansätze zur Behandlung der Hypoglykämie-Angst zielen vor allem auf die Veränderung von Bedingungen ab, die solche Ängste aufrechterhalten.

▪ Wissens- und Fertigkeitsdefizite im Umgang mit Hypoglykämien abbauen:

Patienten werden über Möglichkeiten informiert, wie sie Unterzuckerungen vermeiden und behandeln können. Im Bedarfsfall bietet es sich an, unter therapeutischer Begleitung neue Formen des Umgangs mit Unterzuckerungen in der Praxis zu erproben. Unter Umständen ist es hilfreich, Angehörige in dieses Therapiemodul mit einzubeziehen.

*Abb. 3
Modell zum Entstehen eines „Hypoglykämie-Angstanfalls" bei Frau Schmidt*

▪ Fehlinformationen zu Hypoglykämien korrigieren:

Patienten erhalten fundierte Informationen zur darüber, wie gefährlich Unterzuckerungen tatsächlich einzuschätzen sind. Der Therapeut sollte dabei über den körperlichen Status sowie über Begleiterkrankungen, z.B. alkoholbedingte Leberfunktionsstörungen, informiert und in der Lage sein, deren Bedeutung für die Gefährlichkeit von Unterzuckerungen zu beurteilen. Er sollte die Frage der Gefährlichkeit von Unterzuckerungen differenziert beantworten. Pauschale Aussagen sind vielfach nicht nur falsch, sondern lassen den Therapeuten unglaubwürdig erscheinen. Widersprüchliche Antworten von Experten tragen zur

*Fehlinformationen korrigieren*

Verunsicherung der Patienten bei. Wissensdefizite und Fehlinformationen zu Hypoglykämien sollten auch mit Angehörigen bearbeitet werden.

■ Probleme in der täglichen Diabesbehandlung beseitigen:
In diesem Modul werden Behandlungsprobleme fokussiert, die häufig zu Unterzuckerungen führen und damit Ängste aufrechterhalten. So kann z.B. eine Strategie darauf abzielen, mit einem Patienten die Dosisanpassung bei körperlicher Bewegung zu üben und Möglichkeiten der Vermeidung nachfolgender nächtlicher Unterzuckerungen zu erlernen. Viele Patienten profitieren davon, die individuelle Insulinwirkkurve in Erfahrung zu bringen und mit der Menge aufgenommener Kohlenhydrate und dem Ausmaß körperlicher Belastung in Beziehung zu setzen.

■ Hypoglykämiewahrnehmung verbessern:
*Hypoglyk-*
*ämiewahr-*
*nehmung*
*verbessern*
Ein strukturiertes Hypoglykämie-Wahrnehmungstraining ist häufig geeignet, Hypoglykämie-Ängste abzubauen. Die frühzeitige und zuverlässige Wahrnehmung von Unterzuckerungen fördert die Überzeugung, das Risiko von Unterzuckerungen besser kontrollieren zu können. In strukturierten Trainingsprogrammen, z.B. Blood Glucose Awareness Training BGAT (Gonder-Frederich et al. 2000), lernen die Teilnehmer mit Hilfe einer Schätz-Meß-Routine, zuverlässige und spezifische Unterzuckerungssymptome zu identifizieren *(→ Hypoglykämiewahrnehmung)*. Neben diesen internen Hinweisen stützen sich die Teilnehmer auch auf externe Hinweise, etwa besondere Ereignisse oder Insulinwirkspitzen, um das Risiko von Unterzuckerungen zuverlässig abschätzen und rechtzeitig Gegenmaßnahmen einleiten zu können.

■ Akzeptanz des Diabetes und seiner Behandlung verbessern:
Krankheitsspezifische Belastungen, z. B. besondere Risiken oder Nachteile am Arbeitsplatz, sind vielfach Ursache eines nachlässigen Umgangs mit dem Diabetes, z.B. „Spritzen nach Gefühl", mit vermehrten Unterzuckerungen. Soziotherapeutische Maßnahmen, z.B. Hilfen zur Sicherung des Arbeitsplatzes, können Hypoglykämie-Ängste reduzieren. In vielen Fällen ist es wichtig, zugrundeliegende Überzeugungen und Einstellungen gemeinsam mit dem Patienten zu hinterfragen und neue Sichtweisen zu erarbeiten, durch die Unterzuckerungen weniger bedrohlich erscheinen.

■ Fähigkeit zur Unterscheidung körperlicher Symptome verbessern:
*Diskrimina-*
*tionstraining*
Ziel dieses Therapiemoduls ist es, den Patienten in die Lage zu versetzen, Unterzuckerungsanzeichen von solchen zu unterscheiden, die bei anderen Aktivierungsprozessen, z.B. bei Angst, auftreten (Diskriminationstraining). Bei dieser Intervention führt der Patient ein Unterzuckerungstagebuch, in dem er auftretende verdächtige Symptome mit eigenen Worten beschreibt, dann seinen Blutzuckerwert aufgrund der aktuellen Befindlichkeit schätzt, um im letzten Schritt die Genauigkeit der Schätzung mit einer Messung zu überprüfen. Bei wiederholter Auswertung der Selbstbeobachtungen gelingt es vielfach, typische Sym-

ptom- und Befindensmuster zu identifizieren, die jeweils bei Unterzuckerungen und bei Angstzuständen auftreten.

■ Angststabilisierende Überzeugungen und Einstellungen verändern:
Schwarz-Weiß-Denken und Übergeneralisierungen sind Beispiele für Denkstile, die in systematischer Weise Wahrnehmungs- und Informationsverarbeitungsprozesse verzerren und damit Hypoglykämie-Ängste aufrechterhalten können. *Einstellungen* Kognitive Elemente aus der Verhaltenstherapie zielen darauf ab, nicht realitäts- *verändern* angemessene Kognitionen zu erkennen und deren Realitätsgehalt zu testen. Nähere Beschreibung des Vorgehens finden sich  bei Chambless (1993), Clark (1994) oder Margraf und Schneider (1996).

**Wirkungen von Expositionsbehandlungen sind:**

■ Sicherheits- und Vermeidungsverhalten abbauen:
Massive Hypoglykämie-Ängste mit Sicherheits- und Vermeidungsverhalten können mit der verhaltenstherapeutische Methode der Exposition (Reizkonfrontation) behandelt werden. Hierbei wird die Person direkt oder nur in der Vorstellung einer Situation ausgesetzt, welche sie bisher vermied oder nur unter aufwendi-

■ Gewöhnung (Habituation) an die Problemsituation: Personen registrieren dabei den Rückgang der Angstreaktion trotz des Verbleibs in der angstbesetzten Situation.

■ Veränderte Bewertung der eigenen Handlungskompetenz: Personen lernen, die tatsächlichen Gefahren realistischer einzuschätzen und ihre eigenen Fähigkeiten positiver zu beurteilen.

■ Aufbau neuer Bewältigungsstrategien: Personen lernen, angstbesetzte Situationen unter Anwendung erworbener Bewältigungsfertigkeiten zu meistern, anstatt sie passiv zu vermeiden.

gen Sicherheitsvorkehrungen aufsuchen konnte. Dabei verbleibt die Person so lange in der Situation, bis die Angst deutlich abnimmt – jegliches Vermeidungs- *Neues Verhal-* und Sicherheitsverhalten wird mit vorherigem Einverständnis der Person vom *ten üben* Therapeuten unterbunden *(→ Angst)*.

## Modulares Hypoglykämie-Angstbewältigungstraining bei Frau Schmidt

1. Baustein: Diagnostik
Die in den diagnostischen Sitzungen erfragten Informationen ermöglichen dem Therapeuten, ein funktionales Modell zur Erklärung und Veränderung von Hypoglykämie-Ängsten bei Frau Schmidt zu erstellen. Er klärt, inwieweit die Methode der Reizkonfrontation geeignet ist, die aufrechterhaltenden Bedingungen ihrer Hypoglykämie-Ängste zu verändern.

2. Baustein: Kognitive Vorbereitung und Klärung von Therapiezielen
Zusammen mit Frau Schmidt versucht der Therapeut, ein Störungs- und Veränderungsmodell zu entwickeln. Dabei integriert er subjektive Annahmen und Erfahrungen der Patientin, so daß das Modell für sie glaubwürdig ist. Der Therapeut klärt zusammen mit Frau Schmidt die folgenden Therapieziele:

- Unterscheidung blutzuckerabhängiger und -unabhängiger Erregungszustände
- Erlernen angemessener Angstbewältigungsstrategien
- Üben der angemessenen Behandlung von Unterzuckerungen
- Reduktion des unangemessenen Sicherheits- und Vermeidungsverhaltens

*Therapie-absprachen zu Beginn*

Darüber hinaus erläutert der Therapeut das weitere Vorgehen, insbesondere bei der Reizkonfrontation, und holt dazu das Einverständnis von Frau Schmidt ein.

3. Baustein: Diskriminationstraining

Frau Schmidt beobachtet in den folgenden Tagen unterzuckerungsverdächtige Zustände. In einem Unterzuckerungstagebuch dokumentiert sie ihre körperlichen Empfindungen und ordnet sie sowohl geschätzten als auch tatsächlichen Blutzuckerwerten zu. Nach einiger Zeit identifiziert Frau Schmidt typische Angstanzeichen bei mittleren bis hohen Blutzuckerwerten und erarbeitet Unterschiede zu Anzeichen tatsächlicher Unterzuckerungen.

4. Baustein: Üben eines angemessenen Umgangs mit Angstzuständen/Unterzuckerungen

*Mitarbeit des Betroffenen ist entscheidend*

Mit Hilfe des „Teufelskreismodells" (s. Abbildung 3) werden typische Angstauslöser gesammelt. Sie werden als Signale (diskriminativer Hinweisreiz) definiert, die künftig alternatives Verhalten während verspürter Angst auslösen sollen. Frau Schmidt erlernt praktische Entspannungstechniken, Methoden der Atmungskontrolle sowie Selbstanweisungen, die ihr helfen, ihr Verhalten während angstauslösender Situationen zu kontrollieren. Frau Schmidt erhält die Hausaufgabe, die neu erlernten Fertigkeiten im Alltag immer wieder zu üben. Zusam-

*Unsicherheit und Fehler am Computer könne auf eine Hypoglykämie hinweisen*

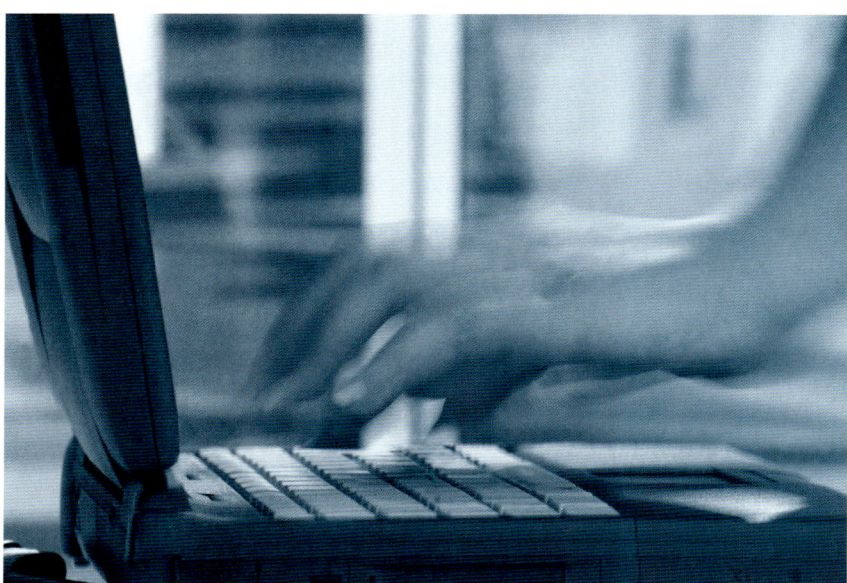

men mit Frau Schmidt wird das nachfolgende Expositionstraining vorbereitet. Hierbei werden insbesondere Regeln für die angemessene Behandlung von Unterzuckerungen festgelegt.

## 5. Baustein: Expositionstraining

Im ersten Schritt wird eine Angstsituation bei mittleren bis hohen Blutzuckerwerten aufgesucht. Unter den gefürchteten Situationen wird diejenige ausgewählt, die bei Frau Schmidt die meiste Angst auslöst: Einkauf in einem belebten Kaufhaus (massiertes Vorgehen). Bei mittleren bis hohen Blutzuckerwerten kann Frau Schmidt die erlebten Symptome sicher auf Angst zurückführen. Sie wird instruiert, die erlernten Angstbewältigungsfertigkeiten anzuwenden und in der Situation solange zu verbleiben, bis sie ein Nachlassen der Angst verspürt. Der Therapeut achtet darauf, daß Frau Schmidt währenddessen nicht unkontrolliert Kohlenhydrate zu sich nimmt oder aus dem Kaufhaus flüchtet.

Im zweiten Schritt findet eine Konfrontation mit einer Unterzuckerung im geschützten Rahmen statt. Nach Auslassen einer Zwischenmahlzeit sammelt Frau Schmidt zusammen mit dem Therapeuten etwa alle 10 Minuten mögliche *Schrittweise* Unterzuckerungsanzeichen. Gleichzeitig werden etwa alle 10 Minuten Blut- *positive Er-* zuckermessungen durchgeführt, bis Frau Schmidt erste Anzeichen einer leichten *fahrungen* Unterzuckerung verspürt. Frau Schmidt wird instruiert, bei Bedarf ihre Ent- *sammeln* spannungsfertigkeiten anzuwenden. Sie behandelt dann unter Aufsicht ihre Unterzuckerung gemäß den getroffenen Vereinbarungen. Abschließend unterscheidet sie erlebte Angst- und Unterzuckerungssymptome (Schritt 1 und Schritt 2) voneinander.

Als dritter Schritt wird eine Exposition in gefürchteter Situation bei unterzuckerungsnahen Blutzuckerwerten geplant. Ziel dieser Intervention ist der Erwerb eines angemessenen Umgangs mit dem Unterzuckerungsrisiko in einer angstbesetzten Situation. Unter Aufsicht des Therapeuten werden auftretende Symptome genau eruiert und der Unterzuckerung oder der Angst zugeordnet. Frau Schmidt versucht erneut, ihre erlernten Bewältigungsfertigkeiten anzuwenden und verbleibt solange im Kaufhaus, bis die Angst nachläßt. Treten erste Anzeichen einer Unterzuckerung auf, handelt Frau Schmidt entsprechend der zuvor vereinbarten Maßnahmen.

Der vierte und letzte Schritt ist die Selbstkontrollphase: Frau Schmidt wird aufgefordert, die Übungen eigenständig weiterzuführen und die angstauslösenden Situationen wiederholt allein aufzusuchen. Damit soll sie die Erfahrung machen, daß das Ausmaß erlebter Angst von Mal zu Mal abnimmt.

## *Auf einen Blick*

→ Menschen, die ihren Diabetes mit Insulin behandeln, haben häufig Angst vor Unterzuckerungen. Bei einigen Betroffenen führen Hypoglykämie-Ängste zu unangemessenem Sicherheits- und Vermeidungsverhalten. Diese Verhaltensstrategien können zur Aufrechterhaltung und Chronifizierung der Ängste führen.

→ Sicherheits- und Vermeidungsverhalten können Bemühungen um eine normoglykämische Blutzuckereinstellung erschweren, die Bewegungs- und Handlungsfreiheit von Betroffenen einschränken und damit zu ernsthaften Einbußen an Lebensqualität führen.

→ Hypoglykämie-Ängste können isoliert oder im Rahmen anderer psychischer Beschwerden auftreten. Sie ziehen häufig weitere psychische Störungen nach sich, z. B. Panikstörungen oder Depressivität.

→ Maßnahmen zur Behandlung von Hypoglykämie-Ängsten zielen darauf ab, auf der Grundlage eines plausiblen Erklärungsmodells angststabilisierende Bedingungen zu verändern, z. B. Korrektur von Fehlinformationen, Hypoglykämie-Wahrnehmungs- oder Diskriminationstraining.

→ Zur Veränderung von Sicherheits- und Vermeidungsverhalten eignen sich vor allem verhaltenstherapeutische Methoden der Reizkonfrontation, die jedoch nur von qualifizierten Therapeuten durchgeführt werden sollten. Angesichts des Risikos einer Chronifizierung sollten Hypoglykämie-Ängste möglichst frühzeitig fachkompetent behandelt werden.

Cebulla U, Kulzer B, Imhof P (1992) Entwicklung und empirische Prüfung eines Inventars zur Erfassung der Angst vor Hypoglykämie und deren Behandlungsvariablen bei Typ 1-Diabetikern. Praxis der Klinischen Verhaltensmedizin und Rehabilitation 5: 43-46

Chambless DL, Gillis MM (1993) Cognitive therapy of anxiety disorders. Journal of Consulting and Clinical Psychology 61: 248-260

Clark DM (1994) Cognitive therapy for panic disorder. In: Wolfe BE, Maser JD (Eds) Treatment of panic disorder: A consensus development conference. American Psychiatric Press, Washington.

Cox DJ, Irvine A, Gonder-Frederick L, Nowacek G, Butterfield J (1987) Fear of hypoglycemia: quantification, validation and utilization. Diabetes Care 10: 617-621

Gonder-Frederick L, Cox DJ, Clark W, Julian D (2000) Blood Glucose Awareness Training. In: Snoek FJ, Skinner PC (Eds) Psychology in Diabetes Care. Wiley, New York, 269-306

Kulzer B (1996) Angst vor Unterzuckerungen. In: Kohlmann CW, Kulzer B (Hrsg) Diabetes und Psychologie. Bern, Huber, 64-80

Lang J (1992) Evaluation eines diagnostischen Instruments zur Angst vor Hypoglykämie. Unveröffentlichte Diplomarbeit, Bayerische Julius-Maximilian-Universität Würzburg

Maier B, Hermanns N, Kulzer B, Bergis KH (1998) Auswirkungen situationsbezogener Hypoglykämie-Ängste auf die psychische Befindlichkeit und Lebensqualität bei Typ 1-Diabetikern. Diabetes und Stoffwechsel 7, Suppl1: 127

Maier B (1997) Angst vor Unterzuckerungen: Prävalenz, Korrelate und Einflußfaktoren. Unveröffentlichte Diplomarbeit, Bayerische Julius-Maximilian-Universität Würzburg

Margraf J, Schneider S (1990) Panik. Angstanfälle und ihre Behandlung (2. Aufl.). Springer, Berlin

Margraf J, Schneider S (1996) Paniksydrom und Agoraphobie. In: Margraf J (Hrsg) Lehrbuch der Verhaltenstherapie (Band 2). Springer, Berlin, 1-27

Waadt S, Duran G, Herschbach P, Strian F (1992) Hypoglykämie-Angst: Überlegungen zur Pathogenese und Therapie anhand einer Falldarstellung. Praxis der Klinischen Verhaltensmedizin und Rehabilitation 17: 47-55

*Literatur*

# Folgeerkrankungen: mit Ängsten und Einschränkungen leben

*Axel Hirsch, Hamburg, und Karin Lange, Hannover*

*Folgeerkrankungen stellen für Menschen mit Diabetes in jeder Phase der Stoffwechsel-störung die zentrale Bedrohung dar. Das Risiko der Entwicklung von Gefäß- und Ner-venschädigungen begründet das Therapieziel einer normnahen Stoffwechseleinstellung und entsprechend große therapeutische Anstrengungen im Alltag. Ängste und Sorgen stellen sich von Anfang an ein, wenn bei der Diagnose Diabetes auch die langfristigen Risiken ange-sprochen werden. Wie diese Bedrohung seelisch verarbeitet wird, zu welchen Einstellungen und Verhaltensweisen sie im Leben mit dem Diabetes führt, ist sehr unterschiedlich. Die Spanne reicht von ständiger ängstlicher Besorgtheit mit vielen Einschränkungen bis hin zu Resignation, Leugnung des Risikos oder Protest, den Lebensstil nicht von diesen Gefahren beeinflussen zu lassen.*

*Folgeerkrankungen schränken die Lebensmöglichkeiten ein. Entsprechend häufig sind Äng-ste, depressive Reaktionen und ein deutlicher Verlust an Lebensqualität. Wie sich dies im in-dividuellen Leben auswirkt, hängt von vielen persönlichen Bedingungen ab. Lebenserfah-rungen, die psychische Gesundheit allgemein, Bewältigungsfertigkeiten, Kontrollüberzeu-gungen, Hoffnung und Resignation, soziale Unterstützung und kompetente alltagspraktische Beratung: sie alle beeinflussen die Art und Weise, wie Betroffene sich auf Folgeerkrankun-gen einstellen und mit ihnen leben können.*

*Sowohl die seelischen Reaktionen auf mögliche zukünftige Gesundheitsprobleme wie auch der Umgang mit tatsächlichen Einschränkungen werden stark vom Lebensalter und der Le-bensphase der Betroffenen beeinflußt. Was manche Jugendliche ignorieren und junge Er-wachsene oft schockiert, kann für ältere Menschen mit Typ-2-Diabetes eine Veränderung unter vielen anderen sein.*

Aus psychologischer Sicht stellen sich zum Thema Folgeerkrankungen mehrere Fragen:

1. Wie reagieren Betroffene auf die Bedrohung durch Folgeerkrankungen in Gefühlen, Einstellungen und im Verhalten? Was sind dabei normale Reak-tionen, welche sind unverhältnismäßig? Welche Reaktionen sind hilfreich, welche haben einen ungünstigen Einfluß auf das weitere Leben mit Diabetes?

2. Welche Reaktionen gibt es, wenn Folgeerkrankungen auftreten? Auch in diesem Fall sollten die unter 1. gestellten Fragen beantwortet werden.
3. Wie kann ein Diabetesteam problematische Reaktionen bei Betroffenen erkennen?
4. Welche Formen der Unterstützung gibt es, um Betroffenen trotz Folgeerkrankungen ein zufriedenes, erfülltes Leben zu ermöglichen?
5. Welche psychologischen Ansätze gibt es, um bei der Bewältigung der Risiken zu helfen?

*Psychologische Aspekte von Folgeerkrankungen*

## Reaktionen auf die Bedrohung durch Folgeerkrankungen

Folgeerkrankungen werden von Menschen mit Diabetes und auch ihren Angehörigen als größte Belastung durch den Diabetes erlebt (z.B. Hendricks & Hendricks 1998). Deshalb sollten die damit verbundenen Ängste, aber auch effektive Möglichkeiten, ihnen zu begegnen, Thema jeder Diabetesschulung sein.

Die tatsächlichen Risiken werden häufig überschätzt, gleichzeitig wird aber auch die Risikoabsenkung durch eine intensivierte Insulintherapie überschätzt (Meltzer & Egleston 2000). Eine realistische Risikoabschätzung ist für Betroffene, aber auch für Mitglieder von Diabetesteams schwierig. Patienten mit schwerwiegenden Folgeerkrankungen prägen das Bild in vielen Fachkliniken, die Folgen des Diabetes sind Thema einer unübersehbar großen Zahl von wissenschaftlichen Publikationen. Menschen, die mit Diabetes gut und weitgehend ohne Folgeerkrankungen leben, fallen im Alltag – auch in positivem Sinn – meist weniger auf.

*Realistische Risikoeinschätzung ist schwierig*

Die normale Gefühlsreaktion auf das Risiko der Folgeerkrankungen ist Angst (→ *Angst*). Wesentliche Bedingungen für Ängste sind unklare Bedrohungen, z.B „Wann wird mir genau was passieren?", und das damit einhergehende Gefühl von Unsicherheit und Hilflosigkeit. („Was kann ich tun, um sicher zu sein?"). Angst dient allgemein dazu, die Aufmerksamkeit zu erhöhen und Menschen auf die Abwehr einer Bedrohung vorzubereiten. Diese nützliche Funktion der Angst wird von Menschen mit Diabetes immer wieder erlebt und in Gesprächen betont. Normalerweise bleibt diese Sorge bei ihnen im Hintergrund und verstärkt sich nur in bestimmten Situationen, z.B. bei schlechter Stoffwechsellage oder vor Routineuntersuchungen. Es wäre kontraproduktiv, diese gesunde Angst mit der daraus resultierenden Vorsorge psychotherapeutisch zu behandeln.

Erst wenn die Angst vor Folgeerkrankungen des Diabetes zu stark wird und Betroffene lähmt, sie nicht mehr aktiviert und evtl. in eine Depression mündet, kann eine Psychotherapie sinnvoll werden. Ebenso ist an eine psychotherapeutische Intervention zu denken, wenn die Angst zu einer ständigen Überaktivierung führt, z.B. bei zwanghaften Blutzuckermessungen, einem Rückzug aus beruflichen und gesellschaftlichen Aktivitäten oder bei Partnerschaftskonflikten. Häufiger sind von solchen Ängsten Mütter von Kindern mit Diabetes betroffen, die eine große Verantwortung spüren, alles zu tun, um bei ihrem Kind Folgeerkrankungen zu vermeiden. Viele Blutglukosemessungen, auch nachts, ängstliche Überbehütung des Kindes und depressive Reaktionen der Mütter sind dabei die Folge.

Eine andere Reaktion auf überfordernde Angst ist ihre aktive Abwehr. Sie kann sich als Ärger und Wut, Aggression oder auch Leugnung des Risikos – vor allem bei Männern – darstellen. Zusätzlich verstärkt das „schlechte Image" der Angst als Ausdruck von Schwäche und Hilflosigkeit die Abwehr und führt dazu, daß eine problematische Angst von Männern nicht immer richtig erkannt wird. Ähnliche Reaktionen zeigen auch manche Jugendliche, die sich in einer Phase, in der es um den Aufbau eines stabilen Selbstbilds geht, nicht mit Mißerfolgen in der eigenen Diabetestherapie und mit Zukunftsrisiken auseinandersetzen können oder wollen *(→ Jugendliche)*.

*Hilfreiche und kontraproduktive Angst*

Trauer um ein Stück verlorene Gesundheit ist eine ebenso angemessene und normale Gefühlsreaktion auf die Diagnose einer chronischen Erkrankung oder auf ihr Fortschreiten. In der Trauer wird ein Verlust intensiver erlebt, bis man sich bei gelungener „Trauerarbeit", nach einem Abschied von der früheren Zukunft, wieder unbeschwerter der neuen Zukunft zuwenden kann. Die Trauer wird im Laufe der Zeit schwächer und tritt nur noch in Situationen auf, in denen weitere Belastungen hinzukommen. Trauer bedeutet ein Innehalten und erlaubt so eine Konzentration auf zukünftige Ziele und den Einsatz der verbleibenden Kräfte.

Bei sehr starken Einschränkungen kann es immer wieder zu Trauer und Verzweiflung kommen, ohne daß sich Betroffene noch davon erholen und neue Kräfte sammeln können. Einige verlieren sogar völlig den Mut, mit den reduzierten Möglichkeiten, den unwiderruflichen Verlusten und der ungünstigen Prognose noch etwas zu planen. Sollen wir hier „aufmuntern" oder psychotherapeutisch eingreifen und versuchen, zu einer positiven Auseinandersetzung mit dem Leben zu ermutigen? Auch wenn wir denken: In dieser Situation möchte ich nicht sein, ich wüßte gar nicht, ob ich das bewältigen könnte? Welches Verhalten wäre aufrichtig, einfühlsam und gleichzeitig hilfreich?

*Trauer und Verzweiflung*

## Lebensalter und Folgeerkrankungen

Es liegt nahe, daß Reaktionen auf Folgeerkrankungen neben vielen individuellen Variablen auch etwas mit den Lebensbedingungen und -erfahrungen und dem Lebensalter zu tun haben. Da der Typ-1-Diabetes in der Regel im jüngeren Lebensalter, der Typ-2-Diabetes im späteren Lebensalter auftritt, gibt es eine Überschneidung von Entwicklungsaspekten und Diabetestyp.

*Zeit bedeutet für jüngere Kinder ein „beständiges Jetzt"*

Kinder sind geistig noch nicht in der Lage, sich vorwegnehmend mit der eigenen ferneren Zukunft zu beschäftigen. Bis weit ins Schulalter hinein erleben sie Zeit als ein „beständiges Jetzt". Was Folgeerkrankungen für sie persönlich bedeuten, das können sie noch nicht realistisch erfassen. Drohungen mit Folgeerkrankungen oder der persönliche Kontakt mit Menschen, die unter schwerwiegenden Folgeerkrankungen leiden, können bei ihnen große, kaum zu bewältigende Ängste hervorrufen und eine schwere Bürde sein *(→ Kinder und Fami lie).* In der Diabetesschulung für Kinder werden Folgeerkrankungen deshalb nicht erwähnt, dafür wird diesem Thema in der Diabetesschulung der Eltern viel Raum gegeben (vgl. Hürter & Lange 2001). Eltern werden über die Risiken und altersangemessenen Therapieziele informiert, es werden Hilfen zur Angstbewältigung angeboten, außerdem werden Anregungen gegeben, wie Eltern – wenn erforderlich – mit ihren Kindern ehrlich und altersgerecht über mögliche Diabetesfolgen sprechen können.

Jugendliche sind gegenüber Kindern in der Lage, Zeit im Sinne Erwachsener zu verstehen, obwohl Gedanken an die Zukunft in ihrem Alltag oft eine untergeordnete Rolle zu spielen scheinen *(→ Jugendliche).* Insofern zeigen Jugendliche von sich aus wenig Interesse am Thema Folgeerkrankungen, bei genauer Nachfrage schildern sie jedoch oft dramatische Erwartungen. Das konkrete Handeln vieler Jugendlicher scheint kaum durch Ängste vor der Zukunft gesteuert zu sein, es

### Hilfen gegen zu große Angst der Eltern vor Folgeerkrankungen

- traumatische Erfahrungen und schlimmste Befürchtungen ansprechen und ggf. klären, z. B. während der Initialbehandlung enger Kontakt mit Menschen mit Folgeerkrankungen oder Angehörige mit Folgeerkrankungen
- realistische, erreichbare Therapieziele klären
- auf kurzfristige Ziele konzentrieren, statt auf die Situation in 30 Jahren („Ihr Kind soll jetzt in die Schule kommen und gerne lernen, ob es mit 36 Jahren im Beruf erfolgreich sein wird, das läßt sich heute wirklich nicht beeinflussen. Ähnlich ist es mit der Vorhersage des Diabetes.")
- auf Chancen durch verbesserte Therapien setzen („Was hat sich in den letzten 30 Jahren in der Diabetologie getan? Warum sollte der Fortschritt jetzt stoppen?")
- Schuldgefühle und zu großes Verantwortungsgefühl hinterfragen
- Als Team einen realistischen therapeutischen Optimismus vorleben und vermitteln

sei denn, allgemein in Form einer diffusen ängstlich-depressiven Reaktion gegenüber der unbekannten Zukunft und einer Flucht in die Gegenwart. Möglicherweise kommt es bei Jugendlichen mit Diabetes häufiger zu psychischen Belastungsreaktionen, bei der die unsichere und bedrohte Zukunft eine wichtige Rolle spielt. Der Hinweis auf die persönliche Zukunft und auf eine Planung der Karriere mit Blick auf die erwartbare Realität wird erst im jungen Erwachsenenalter handlungswirksam. Angaben von Jugendlichen in Fragebögen, in denen das Thema Folgeerkrankungen auch vorkommt, sind instabiler als bei Älteren. Folgeerkrankungen sind für sie eine Bedrohung, an die sie wenig denken und für deren konkrete Bewältigung sie nicht gerüstet sind. Vergleicht man ihre subjektive Einschätzung des Risikos mit ihrem konkreten Verhalten, so zeigen sich oft Widersprüche zwischen deutlicher Angst und sorglosem Verhalten.

*Psychische Belastungsreaktionen bei Jugendlichen*

Für junge Erwachsene mit Typ-1-Diabetes werfen mögliche Folgeerkrankungen einen Schatten auf Berufsausbildung, Karriereplanung, Familiengründung und die langfristige Lebensperspektive. Die Sorge um die Zukunft hat für sie und ihr Umfeld eine zentrale Bedeutung. Hier soll nur der häufigste Fall, das

*Lebenspla-
nung junger
Erwachsener*

Leben in Partnerschaft und Familie, betrachtet werden. Für viele spielt der Gedanke, Folgeerkrankungen durch eine gute Diabetestherapie möglichst zu vermeiden, um für die Familie dasein zu können, eine große Rolle. Es besteht eine hohe Bereitschaft, sich um eine gute Diabetestherapie zu kümmern. Dies gilt besonders für Frauen mit Kinderwunsch. Diese Bereitschaft prägt das weitere Leben mit dem Diabetes oft bis ins Alter.

Die Sorge gegenüber Folgeerkrankungen geht bei einigen Erwachsenen so weit, daß sie sehr viele Unterzuckerungen akzeptieren, um keine hohen Blutzuckerwerte zu riskieren. Diese Form der Therapie verringert die Wahrnehmung für Hypoglykämien und kann zu Schwierigkeiten im Beruf, in der Partnerschaft und auch zu Risiken, z. B. im Straßenverkehr, führen. Es ist oft sehr schwierig, diese Patienten davon zu überzeugen, weniger riskante Therapieentscheidungen zu treffen, d. h. weniger Hypoglykämien und etwas höhere Blutzuckerwerte. Selbst wenn sie dazu bereit sind, fällt ihnen die Umstellung sehr schwer. Es kommt immer wieder zu Rückfällen in die alte, gefährliche Hypoglykämie-Strategie. Für eine Veränderung dieser Haltung bedarf es geduldiger, langfristiger Überzeugungsarbeit. Auf Wunsch der Betroffen kann dabei psychotherapeutische Unterstützung in Anspruch genommen werden.

## Ängste vor Folgeerkrankungen bei Jugendlichen

Mehrere Studien zeigen, daß bereits Jugendliche mit Diabetes häufig Ängste vor Folgeerkrankungen angeben. Andererseits wird von Ärzten und Psychologen immer wieder berichtet, daß manche Jugendliche durch nichts zu einer besseren Diabetestherapie zu bewegen seien. Vermutlich sprechen Jugendliche mit wachsendem Verständnis der Diabetesrisiken von Angst, diese ist aber noch nicht verhaltenswirksam, weil aktuelle Probleme und Aufgaben die ganze Aufmerksamkeit und Kapazität der Jugendlichen fordern. Drohungen mit Folgeerkrankungen werden daher heute allgemein, und besonders gegenüber Jugendlichen, problematisch gesehen: Die Gefühlsreaktionen können von völliger Abwehr bis zu Verzweiflung reichen. Die Entwicklung zum psychisch gesunden Erwachsenen mit einem stabilen Selbstbild wird durch die Bedrohung eher behindert. Eine aktive Selbsttherapie des Diabetes wird dadurch nicht gefördert.

Eine besondere Problematik ergibt sich aus den regelmäßigen Kontrolluntersuchungen, wie sie z. B. im Diabetes-Paß empfohlen werden. Durch sehr genaue Kontrollen der Retina und das Screening auf Mikroalbuminurie können frühzeitig bereits kleinste Veränderungen festgestellt werden. Manchmal kommt es zu falsch positiven Befunden, die sich bei wiederholten Kontrollen nicht bestätigen. Damit eine entsprechende erste Diagnose bei Jugendlichen und jungen Erwachsenen nicht zu Kurzschlußreaktionen führt, z. B. Abbruch von Schule oder

*Regelmäßige
Kontrollun-
tersuchungen*

Studium, ist eine sensible Begleitung in dieser Phase unverzichtbar. Die Patienten, ggf. auch die Eltern oder Partner, sollten erfahren, daß es in diesem Stadium des Diabetes viele Möglichkeiten gibt, um den weiteren Verlauf des Diabetes günstig zu beeinflussen. Konkrete Vorschläge zur Stabilisierung der Stoffwechseleinstellung, ggf. eine Behandlung des Hypertonus, oder auch Hilfen zur Aufgabe des Rauchens können besprochen werden. Auf jeden Fall sollte betont werden, daß diese ersten weder spürbaren noch einschränkenden Folgeerkrankun-

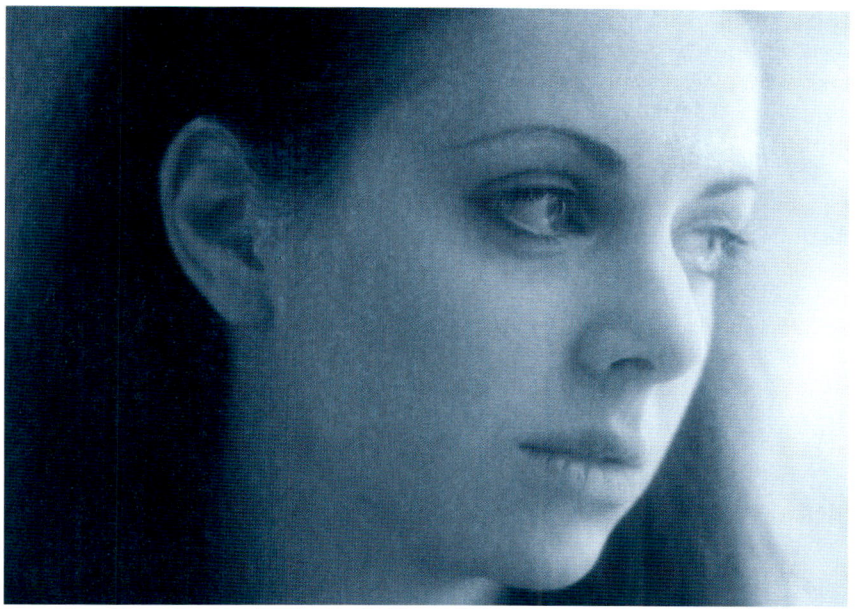

*„Wer weiß, was in zehn Jahren sein wird?"*

gen keinesfalls den Start eines „unaufhaltbaren gesundheitlichen Abstiegs" darstellen.

Menschen, die im frühen Erwachsenenalter einen Typ-2-Diabetes entwickeln, werden heute, bezogen auf die Therapie und mögliche Folgeerkrankungen, ebenso wie Menschen mit Typ-1-Diabetes behandelt und geschult. So ist auch das psychische Erleben vergleichbar, außer daß die Risiken durch Hypoglykämien in der Regel geringer sind. Tritt der Typ-2-Diabetes nach dem 40. Lebensjahr auf, so trifft er Menschen in einer Lebenssituation, in der die berufliche Situation stabiler ist, wesentliche Karriereschritte erfolgt sind und die Kinder langsam erwachsen werden. Der Diabetes bedeutet meist eine geringere Erschütterung, außer wenn berufliche Optionen dadurch unmöglich werden. In einzelnen Fällen kann aber der Diabetes auch hier eine Krise auslösen oder verschärfen, die in diesem Lebensalter, in dem es zu ersten spürbaren Altersveränderungen kommt, z.B. Altersweitsichtigkeit, Wechseljahre, Gewichtszunahme, möglich sind. Gerade bei unsicherem Arbeitsplatz sind diese Menschen besonders von langfristiger Arbeitslosigkeit betroffen, was durch das Hinzukommen des Diabetes verschärft oder verstärkt erlebt wird. In Einzelfällen werden Menschen in diesem Lebensabschnitt durch den Diabetes regelrecht „aus der Bahn geworfen" und langfristig verunsichert. Depressive Entwicklungen sind häufig. Dabei spielt der vorausgesehene gesundheitliche Niedergang durch Folgeerkrankungen oft eine bedeutende Rolle.

Bei alten Menschen steht der Typ-2-Diabetes in der Regel in einem Geflecht mehrerer Erkrankungen *(→ Ältere und hochbetagte Menschen)*. Die Folgeerkrankungen des Diabetes stehen gegenüber akuten Beeinträchtigungen oft im

*Folge-
erkrankungen
und Typ-2-
Diabetes*

Hintergrund, es kommt selten zu starken diabetesspezifischen Ängsten. Durch die Zunahme der gesundheitlichen Belastungen können jedoch vorhandene depressive Tendenzen verstärkt werden. „Was kann ich denn noch schaffen? Es wird doch nicht mehr besser. Ich werde immer abhängiger von anderen Menschen."

*Folge-*
*erkrankungen*
*im Alter*

Die veränderte Wahrnehmung liegt auch darin begründet, daß Folgeerkrankungen nicht wie beim Typ-1-Diabetes jahrelang als Bedrohung in ferner Zukunft liegen, sondern bei etwa einem Viertel der Betroffenen schon bei der Diagnose des Diabetes vorhanden sind. Die Folgeerkrankungen sind daher oft von Beginn an ein Teil des Diabeteserlebens, und sie sind kaum von anderen Altersveränderungen zu trennen.

## Reaktionen auf eingetretene Folgeerkrankungen

Treten Folgeerkrankungen auf, so können sich daraus Einschränkungen oder Verschlechterungen im körperlichen und psychischen Befinden ergeben, z.B. eine Verringerung des Aktionsradius bei verringerter Sehfähigkeit, die zu Trauer, Angst und geringer Lebensqualität führt (z.B. Lloyd & Orchard 1999; Brown et al. 2000). Wegen der Unvorhersehbarkeit des weiteren Verlaufs führen Folgeerkrankungen immer wieder zu Phasen großer Unsicherheit. Eine beginnende Retinopathie bereitet keine Sehprobleme, aber häufig erhöht sie die gesunde Angst und aktiviert die Betroffenen, notwendige Vorsorgemaßnahmen zu intensivieren und die Diabetestherapie zu verbessern.

In der Gesprächsrunde über Folgeerkrankungen berichten die Patienten in der Schulung darüber, wie stark sie durch Folgeerkrankungen geängstigt werden und was sie tun, um mit der Bedrohung leben zu können. Viele sagen, seitdem sie selbst für die Therapie alles tun, was ihnen möglich ist, habe sich die Angst verringert. Ein Teilnehmer beginnt zu weinen, während er über seine Erfahrungen spricht: Er hat nach 22 Jahren Diabetesdauer Veränderungen an der Retina, die gelasert werden mußten. Er hat dadurch keine deutlichen Behinderungen, aber er leidet sehr darunter, daß er nachts nicht mehr sicher Auto fahren kann. Als Journalist sei das für ihn besonders wichtig gewesen, und er ist traurig, daß dies nun nicht mehr geht. Andere Patienten berichten von zusätzlich belastenden Schuldgefühlen, daß sie nicht genug getan hätten, um Folgeerkrankungen vorzubeugen. Sie hatten den Eindruck, daß ihnen dies auch von anderen zwischen den Zeilen zum Vorwurf gemacht werde, obwohl sie aus eigener Sicht alles getan hätten, was ihnen möglich war.

Florin (1985) weist darauf hin, daß eine gelungene Bewältigung einer chronischen Erkrankung weder in stoischer Hinnahme noch im Kampf gegen die Belastung besteht. Vielmehr sei es normal und für die Bewältigung hilfreich, sich der Bedrohung zeitweilig zu stellen (Konzentration auf Therapiemöglichkeiten und Hilfen) und sich zu anderen Zeiten von der Bedrohung zu distanzieren, z.B. durch Ablenkung, genußvolles Leben, Aktivität. Es wäre die Aufgabe des Helfers, genau dieses Gleichgewicht zu ermöglichen und evtl. die Übergänge zwischen diesen Zuständen mit dem Betroffenen zu besprechen. Dies entspricht dem Konzept des problemorientierten vs. emotionsorientierten Copings. Offenbar ist es für viele Betroffene nützlich, beide Zustände für sich ausleben zu können. Die emotionsorientierten Reaktionen, z. B. sich bei anderen aussprechen, sich entlasten oder die Gefühle beruhigen, erlauben Pausen in dem ständigen Bemühen, die Belastung bewußt zu erleben und problemorientiert zu bearbeiten.

*Problem- und emotions-orientiertes Coping*

### Seelische Störungen durch Folgeerkrankungen

Das Handeln eines Menschen angesichts einer düsteren Zukunft kann viele Formen annehmen: von Einschränkung, Rückzug aus Risikosituationen und übertriebener Vorsorge (mit dem Extrem zwanghafter Handlungen) bis hin zum Gegenteil, einem Vabanquespiel mit hohen Risiken, bei dem der Ausgang gleichsam als ein „Gottesurteil" erwartet wird. Im Normalbereich des Erlebens sind es Handlungstendenzen, die im Lauf des Lebens als Handlungsstile im Umgang mit Belastungen erworben wurden. Bei extremen Reaktionsformen kann eine depressive/zyklothyme Störung zugrunde liegen.

Eine besondere Rolle bei den Reaktionen auf Einschränkungen spielen neben der Angst auch depressive Reaktionen (Peyrot & Rubin 1999; Delamater et al. 2001). Sie werden bei beiden Diabetesformen in ähnlichem Ausmaß beobachtet. Qualität und Ausprägung depressiver Reaktionen können jedoch sehr verschieden sein. Eine sorgfältige Diagnostik ist daher unverzichtbar, um adäquate Hilfe zu leisten. Es besteht eine Gefahr, jegliche Depression bei Menschen mit Diabetes als natürliche Reaktion auf die Folgen des Diabetes zu werten und abzuwarten. Damit würde den Patienten eine angemessene Hilfe vorenthalten, bei denen unabhängig vom Diabetes eine eigenständige psychische Erkrankung vorliegt. Statt abzuwarten, sollte ihnen psychopharmakologische und/oder psychotherapeutische Hilfe angeboten werden *(→ Depression)*.

*Genaue Diagnose bei Hinweis auf Depression*

## Die wesentlichen Folgeerkrankungen

Folgeerkrankungen betreffen in erster Linie die Augen, die bei etwa der Hälfte der jeweiligen Patienten zu deutlichen Sehbehinderungen bis zur Erblindung führen können. Bei 30–50 % der Menschen mit Typ-1-Diabetes kam es in früheren Langzeitstudien zu Einschränkungen der Nierenfunktion, neuere Studien sprechen für bessere Prognosen durch verbesserte Insulin- und antihypertensive Therapien (z. B. Bojestig et al. 1994). Nervenschädigungen finden sich bei ca. 30 % aller Insulinbedürftigen. Das Risiko für Beinamputationen aufgrund von Neuropathien und Angiopathien ist bei Diabetes um ein Vielfaches erhöht. Veränderungen der großen Gefäße mit der Gefahr von Durchblutungsstörungen, koronarer Herzerkrankung und Schlaganfall treten bei allen Menschen mit Diabetes 2 bis 5mal häufiger auf (Kenny 2001).

Die Vermeidung dieser Folgeerkrankungen steht daher immer mehr im Mittelpunkt der Vorsorgebemühungen. Die adäquate Behandlung eines Hypertonus und eine gesunde Lebensführung (ausgewogene Ernährung, körperliche Aktivität, nicht rauchen) sind dabei ebenso bedeutsam, wie die Normalisierung des Blutglukosespiegels eine herausragende Rolle spielt. Spezifische psychologische Studien und Programme für Menschen mit diabetesbedingten Folgeerkrankungen sind sehr selten, sie stammen überwiegend aus dem angloamerikanischen Raum und richten sich an Erblindete. Allein die erektile Dysfunktion bei Männern mit Diabetes erfährt stärkere Aufmerksamkeit (→ *Sexualprobleme*). Zettler (1995) hat in Deutschland ein allgemeines Gruppenprogramm für Menschen mit diabetesbedingten Folgeerkrankungen entwickelt.

### Sehbehinderungen und Blindheit

Ängste vor Sehbehinderungen und Blindheit stehen bei den Ängsten vor Folgeerkrankungen an erster Stelle. Das Augenlicht hat im Erleben eine zentrale Bedeutung, sein Verlust erscheint klar vorstellbar mit all der Abhängigkeit und den massiven Einschränkungen, die man bei blinden Menschen im Alltag beobachten kann.

Der Prozeß von einer beginnenden Augenhintergrundveränderung über verschiedene Therapien bis hin zu einer nach langer Zeit evtl. doch eintretenden Erblindung ist schmerzlich und von viel Unsicherheit und Zukunftsangst begleitet. Viele Betroffene wünschen dabei psychologische Unterstützung, die ihnen heute jedoch erst selten zuteil wird. Im Hintergrund dieses Prozesses steht die Erblindung als ständige Angstquelle und häufig auch das Gefühl der Hilflosigkeit und des Kontrollverlusts. Bei jeder Aktivität, bei jeder psychischen oder körperlichen Belastung steht für Betroffene die Frage im Raum, ob es gerade dadurch zu einem Fortschreiten

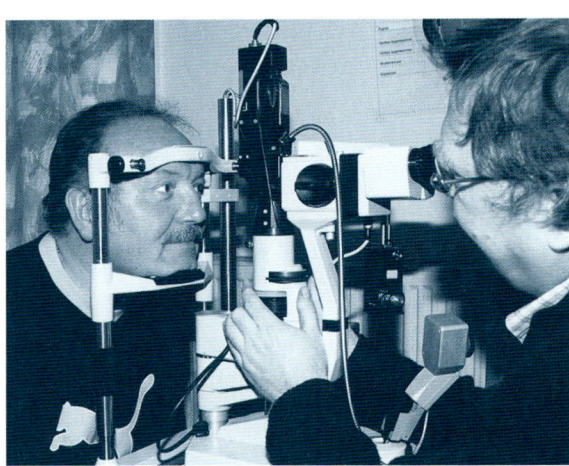

*Erblindung als ständige Angstquelle*

der Retinopathie kommt. Hilfreich und entlastend sind hier möglichst konkrete Informationen dazu, welche Verhaltensweisen hilfreich und welche eher riskant sind.

Die Unsicherheit führt paradoxerweise nach einer Erblindung oft zu einer gefühlsmäßigen Entlastung (Wulsin et al. 1987). Es wird damit nach einer Zeit ständiger Neuanpassungen an den jeweiligen Zustand ein (vorläufig) endgültiger Zustand erreicht, mit Angeboten von Hilfen, auf die man sich längerfristig einstellen kann.

Den überwiegenden Teil Sehbehinderter und Blinder stellen bei Menschen mit Diabetes Späterblindungen durch diabetische Folgeerkrankungen dar. In Deutschland sind derzeit etwa 2600 Menschen als Folge ihres Diabetes erblindet, viele davon sind über 60 Jahre alt und stehen nicht mehr im Berufsleben. Die Betroffenen leben meist schon lange Jahre mit der Stoffwechselstörung und kennen die für die Selbsttherapie notwendigen Handlungen. Zunächst geht es für Neuerblindete darum, die für die Therapie notwendigen Schritte mit Hilfsgeräten aufrechtzuerhalten und sich weiter über den Diabetes informieren zu können. Hierfür bieten Industrie und Blindenverbände vielfältige Möglichkeiten. Blutzuckermeßgeräte mit Sprachausgabe können das Sehdefizit zum Teil kompensieren, wobei das Problem des Auftragens der richtigen Blutmenge noch nicht befriedigend gelöst ist. Ebenso ist sicherzustellen, wie akustisch kontrolliert werden kann, ob die notwendige Insulinmenge injiziert wurde bzw. ob die Insulinpatrone des Pens gewechselt werden muß. Einige Schulungsstationen und Diabetes-Schwerpunktpraxen haben Mitarbeiter, die eine spezielle Kompetenz für die Schulung Sehbehinderter erworben haben. Blindenverbände bieten Arbeitsgruppen für Betroffene mit Diabetes an, in denen Erfahrungen ausgetauscht werden können. Diabetesliteratur und -zeitschriften werden regelmäßig in der Hörbücherei aufgelesen und können dort abgefordert werden (→ Adressen).

*Meßgeräte und Injektionshilfen für Sehbehinderte und Blinde*

Neben den diabetesspezifischen Schwierigkeiten stehen Neuerblindete vor einer Vielzahl weiterer Probleme, u.a. die große Abhängigkeit von anderen Menschen, die Orientierung im Alltag, Kommunikation und ggf. die Wiedereingliederung in das Berufsleben. Blindenverbände beraten bei Fragen zu finanzieller Unterstützung (Schwerbehindertenrecht/Pflegegeld), zu Leistungen der Krankenkassen, z.B. Trainingsmaßnahmen zur Orientierung und Mobilität, und über diverse Hilfsmittel für Sehbehinderte und Blinde im Alltag. Auch ist hier ein Austausch über die als besonders bedrückend erlebte Abhängigkeit von anderen Menschen möglich, ggf. auch mit psychotherapeutischer Unterstützung (→ Adressen).

*Blindenverbände*

## Nierenerkrankungen und terminale Niereninsuffizienz

Obwohl Nierenerkrankungen für Menschen mit Typ-1-Diabetes objektiv die größte Belastung darstellen (verkürzte Lebenserwartung, Dialyse, Assoziation der Nephropathie mit schweren Ausprägungen anderer Folgeerkrankungen) spielen sie in den Ängsten vieler Menschen eher eine untergeordnete Rolle.

Nierenerkrankungen bei Menschen mit Diabetes sind ein vorrangiges Gebiet der Diabetesforschung und klinischen Behandlung. Diabetes ist der häufigste ätiologische Faktor einer Dialysebehandlung in Deutschland. Die fortgeschrittene Nephropathie stellt durch die Assoziation mit anderen Folgeerkrankungen, die verkürzte Lebenserwartung und die Dialysebehandlung auch eine große psychische Belastung dar. Es finden sich in der Fachliteratur jedoch nur wenige Darstellungen über diabetesspezifische Belastungen im Leben der Betroffenen, die Bewältigung der Situation und die Häufigkeit psychischer Störungen und Erkrankungen. Parsons und Harris (1997) stellten bei Dialysepatienten mit Diabetes, bedingt durch die Multimorbidität, eine bedeutsam geringere Lebensqualität als bei anderen Dialysepatienten fest. Seit den 80er Jahren gibt es die Disziplin der Psychonephrologie, die sich mit den psychischen Anforderungen und Problemen von Menschen mit Nierenerkrankungen, speziell der terminalen Niereninsuffizienz, auseinandersetzt (Balck et al. 1984). Wir beziehen uns hier auf ein Manuskript von M. Mussell (1999), das wesentliche Punkte benennt.

*Diabetes: häufigster ätiologischer Faktor bei Dialyse*

Die größte Belastung bei Menschen mit Nierenerkrankungen besteht in der Ungewißheit, wie die Krankheit fortschreiten wird und welche Behandlungsoptionen möglich sind. In der prädialytischen Phase wird vor allem die notwendige Eiweißreduktion als erhebliche Einschränkung der Lebensqualität erlebt.

Für Betroffene mit terminaler Niereninsuffizienz ist es schwer zu entscheiden, welches Dialyseverfahren, Hämodialyse oder Peritonealdialyse (CAPD), für sie das beste ist. Latham (1998) betont für die Dialyse, daß gut informierte, „empowerte" Patienten eine größere Lebensqualität, geringere Kosten, eine bessere soziale Integration und einen positiveren körperlichen Status aufweisen. Das setzt eine umfassende Beratung durch ein erfahrenes nephrologisches Team über die praktische Umsetzung der Therapieformen im Alltag, die Möglichkeiten des persönlichen Einflusses auf die Therapie und die notwendige Unterstützung durch Angehörige voraus.

*Welches Dialyseverfahren?*

Während der Dialysebehandlung sind die Begrenzung der Trinkmenge und strenge Diätvorschriften, z. B. nur sehr geringe Mengen kalium- und phosphathaltiger Nahrungsmittel, besonders belastend. Eine individuelle differenzierte Ernährungsberatung mit dem Ziel, die Einschränkungen so weit als möglich zu reduzieren, zeigt positive Effekte (Sussmann 2001). Die Dialysebehandlung selbst ist zeitaufwendig und wird durch die Abhängigkeit vom Dialysezentrum als erhebliche Einschränkung der Autonomie erlebt. Lange Wartelisten auf ein Transplantat verstärken die Unsicherheit (D' Elia et al. 1981).

Körperliche Beeinträchtigungen durch die Dialyse sind Müdigkeit, eingeschränkte Leistungsfähigkeit, Schwächegefühl, quälender Durst, Schlafstörungen und der „urämische Juckreiz", der medizinisch nicht therapierbar ist.

In Partnerschaften werden Auseinandersetzungen häufig vermieden, es erfolgt oft ein Rückzug aus dem sozialen Umfeld. Die sexuelle Aktivität wird durch sehr oft gleichzeitig vorliegende Erektionsstörungen bei den männlichen Betroffenen eingeschränkt.

*Risikopatienten: frühere depressive Phasen*

Die Häufigkeit von Depressionen und anderen schweren psychischen Erkrankungen ist bei Dialysebehandelten deutlich erhöht, insbesondere bei den Menschen, die bereits zuvor eine depressive Episode durchlebt haben (z. B. Brown et al. 2000). Durch die Überlappung von urämiebedingten Symptomen und depressiven Symptomen ist eine differenzierte Diagnose schwierig, aber notwendig, um frühzeitig adäquat therapeutisch zu handeln. Die Suizidrate ist bei Dialysebehandelten deutlich erhöht (Nelson et al. 1994), sie ist oft durch eine Depression beeinflußt. Wie häufig ein Dialyseabbruch mit der Intention eines Suizids erfolgt, läßt sich jedoch nicht verläßlich erfassen.

Psychologische Interventionen bei Patienten mit terminaler Niereninsuffizienz entsprechen denen, die allgemein bei Depression, Suizidalität oder erektiler Dysfunktion *(→ entsprechende Kapitel in diesem Band)* empfohlen werden. Daneben gibt es einzelne spezifische Gruppenangebote zur psychosozialen Unterstützung von Dialysepatienten und ihren Angehörigen.

*Einschränkungen der Autonomie und Leistungsfähigkeit*

## Nervenerkrankungen

Die diabetesbedingte Neuropathie betrifft in erster Linie die Sensibilität der Füße. Es können jedoch im Verlauf der Erkrankung weitere Organe betroffen sein (erektile Dysfunktion, autonome Neuropathien mit Beeinträchtigung der Funktion innerer Organe, Schmerzen). Hieraus entsteht eine Fülle psychischer Belastungen, über die im einzelnen wenig bekannt ist. Die erektile Dysfunktion wird im Kapitel → *Sexualprobleme* behandelt, über Schmerzen gibt es erste Überlegungen, die im *Kapitel → Neuropathische Fußbeschwerden* dargestellt sind. Darüber hinaus finden sich Einzelaspekte zu spezifischen Störungen bei Strian et al. (1987) und in veröffentlichten Fallstudien (z. B. Kargel et al. 2001).

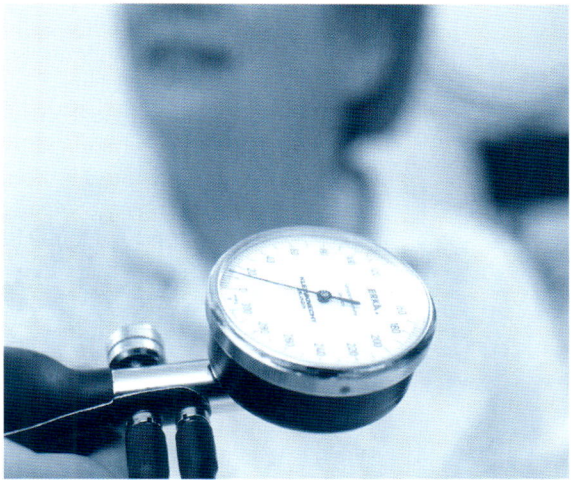

## Herz-Kreislauf-Erkrankungen

Makroangiopathien rücken zunehmend in den Mittelpunkt der Vorsorge bei Diabetes. Sie sind verantwortlich für die größte Zahl vorzeitiger Todesfälle bei Typ-2-, aber auch bei Typ-1-Diabetes. Herz-Kreislauf-Erkrankungen sind die gemeinsame Endstrecke vieler körperlicher Veränderungen, von denen Menschen mit Diabetes besonders betroffen sind: Bluthochdruck, Fettstoffwechselstörungen, Übergewicht – das sog. metabolische Syndrom – sowie Suchtmittelmißbrauch, vor allem Rauchen. Angehörige nichteuropäischer Völker, die in Industrieländern leben, z. B. afrikanisch- und indianischstämmige Amerikaner oder Asiaten in England, tragen ein genetisch erhöhtes Risiko. Forschung und pharmazeutische Industrie wenden sich diesen hohen Risiken vermehrt zu, da eine Prävention hier besondere Erfolge verspricht.

*Die Therapie wird zunehmend aufwendiger*

Im Erleben der meisten Betroffenen bleiben diese Risiken eher diffus, weil sie zeitlich in der Ferne liegen und individuell unvorhersehbar scheinen. Strategien der Vorsorge werden subjektiv weniger bedeutsam erlebt als z. B. Vorsorgeuntersuchungen des Augenhintergrunds. Die wesentlichen Aktivitäten zur Vorsorge bestehen in Veränderungen des Lebensstils, d. h. vermehrte körperliche Aktivität, ausgewogene Ernährung, Nicht-Rauchen. Außerdem können Risiken durch die regelmäßige Einnahme von Medikamenten gesenkt werden.

*Risiken sind schwer vorstellbar*

*Eigen-initiative und langfristige Unterstützung*

Veränderungen des Lebensstils gelten als besonders schwierig, da sie intensiv mit der Geschichte und der sozialen Bezugsgruppe eines Menschen verwoben sind. Zudem haben liebgewordene Gewohnheiten vielfältige positive emotionale und soziale Bedeutungen. Dauerhaft stabile Veränderungen bedürfen deshalb in der Regel einer breit angelegten, massiven und langfristigen Beeinflussung. Diese Tatsache ist seit langem besonders von Programmen zur Gewichtsreduktion bekannt. Aber auch Programme zur Intensivierung körperlicher Aktivität haben keine bleibenden Erfolge, wenn die Betroffenen sich selbst keine neuen Ziele setzen, die sie gemeinsam mit anderen aktiv verfolgen. Eine Veränderung des Lebensstils im Sinne einer Primärprävention kann nicht gegen Interessen und Gewohnheiten der Mehrheit der Bürger erfolgen, sondern muß an ihren eigenen Interessen zur Förderung der Gesundheit anknüpfen. Gegen Vorsorgebemühungen durch einen veränderten Lebensstil stehen u. a. aber auch Werbestrategien, die ein positives Bild der inkriminierten Gewohnheiten entwerfen: Genuß durch ungezügelten Verzehr ungesunder Nahrungsmittel, passiver Genuß, der gerade keine körperliche Aktivität erfordert, sogar die intensive Werbung für gefährliche Genußmittel ist Teil unserer alltäglichen Realität.

Veränderungen des Lebensstils bleiben auch in der sekundären Prävention wegen der emotionalen Bedeutung des gewohnten Lebensstils schwierig. Dies erscheint leichter bei tertiärer Prävention, weil dann bereits bedrohliche Ereignisse eingetreten sind und Betroffene eine Wiederholung oder den Tod fürchten, z. B. werden Koronarsportgruppen nach Herzinfarkten gut angenommen.

Die Einnahme von Medikamenten stößt bei vielen Menschen auf eine generelle Skepsis, zeigen doch die Beipackzettel meist eine erschreckende Liste von möglichen unerwünschten Wirkungen. Diese limitieren tatsächlich eine regelmäßige Einnahme. Das Problem wird dadurch verschärft, daß Patienten nicht selten mehr als 10 Tabletten täglich einnehmen sollen, deren Wirkung und Interaktionen sie kaum noch verstehen und übersehen können.

*Wirkungen zusätzlicher Medikamente erklären*

Maßnahmen zur sekundären und tertiären Prävention haben einen besseren Status (Vinicor 1996). So sind Menschen mit Diabetes wesentlich eher bereit, Vorsorgemaßnahmen umzusetzen, wenn sie damit Folgeerkrankungen vermeiden können. Besonders nach guter Information und Schulung, die ihre individuellen Interessen aufgreift, praktizieren viele Betroffene eine aktive Selbsttherapie des Diabetes, die auch die Behandlung assoziierter Risiken einschließt, z. B. bei Hypertonie und Fettstoffwechselstörungen. Aspirin, das heute allen Betroffenen über 30 Jahre zur Prävention empfohlen wird, wird in der Regel genommen, wenn seine Wirkweise angemessen und nachvollziehbar erklärt wird.

## Problematische Reaktionen erkennen

Reaktionen auf Folgeerkrankungen zeigen sich in Gefühlen, Einstellungen, Bewertungen und im Handeln. Gefühle lassen sich schwer erfassen. Es gibt zwar diagnostische Hilfsmittel, aber fast alle erfordern die „Übersetzung" von Gefühlen in Sprache, wodurch sie schon verändert werden. Es wurde bereits eingangs darauf verwiesen, daß Angst manchmal als Ärger und Wut mißgedeutet wird. Die Schwierigkeit der Erfassung von Gefühlen gilt auch für Fragebögen, die Gefühle zum Diabetes erheben sollen, z. B. der Fragebogen zur Diabetesbelastung von Waadt et al. (1992) oder das Well-Being-Questionnaire von Bradley (1994). Die Bögen erlauben eine grobe Einordnung von Belastungsreaktionen, aber *Fragebögen* nicht der individuellen Belastungen und ihrer Konsequenzen auf das Verhalten einer einzelnen Person. Außerdem ist zu bedenken, daß diese Erfassung von Gefühlen immer durch Erwartungen und soziale Konventionen gestört wird. Befragt man z. B. Menschen mit Diabetes zu ihren Ängsten vor Folgeerkrankungen, so ist die sozial erwünschte Antwort eines hinreichend intelligenten Menschen: „Ja, natürlich habe ich Angst vor Folgeerkrankungen." Das heißt vielleicht nur: „Ich bin ja nicht dumm." Es erlaubt noch keine Aussage darüber, welche Bedeutung diese Ängste im Leben des Betroffenen haben. Aktivieren sie, lähmen sie, sind sie ständig präsent oder bleiben sie im Hintergrund? Trotz dieser Einschränkungen können Fragebögen sinnvoll sein, um den Einstieg in ein Gespräch über den Diabetes und seine Folgen zu erleichtern und zu strukturieren.

Letztlich kann jedoch nur ein einfühlsames Gespräch dazu beitragen, persönliche Gefühle zu verstehen und zu klären. Es ist immer dort besonders wichtig, wo Gefühle das Erleben und Handeln von Menschen prägen. Manche Menschen *Einfühlsame* haben vor langer Zeit mit den ersten Drohungen, was der Diabetes alles anrichten könne, ein „diabetisches Wohlverhalten" internalisiert, die begleitenden intensiven Gefühle verdrängt und „die Flucht nach vorn" angetreten. Sie haben *zur Diagnostik* später große Schwierigkeiten, ihre zugrundeliegenden Gefühle, vor allem die Angst, noch adäquat wahrzunehmen. Dasselbe gilt für Menschen, die die Angst nicht mehr erkennen, die sich hinter ihrem Ärger verbirgt. Solche destruktiven Handlungsstile und -besonderheiten im Umgang mit Folgeerkrankungen sind am ehesten in einer ausführlichen Anamnese oder durch genaue Beobachtung des Betroffenen möglichst über längere Zeit im stationären Rahmen erkennbar. Oft erlaubt eine solche intensivere Beschäftigung mit Verhaltensbesonderheiten, eine ambulant gestellte psychopathologische Diagnose zu korrigieren und das scheinbar ungewöhnliche Verhalten als eine verständliche Reaktion auf Belastungen zu verstehen.

Viele Betroffene können ein aktuelles Angstproblem mit gutem Erfolg „technisch" lösen, indem sie alle Vorsorgemaßnahmen treffen, ihre Angst „vergessen" (an kritischen Punkten mag sie unvermittelt wieder auftreten) und sich klar machen, daß sie Probleme schon oft aus eigener Kraft lösen konnten. Sie können manchmal sogar gelassen in die eigene, immer etwas ungewisse Zukunft mit Folgeerkrankungen sehen.

Unangenehme Gefühle gehen einher mit bestimmten Einstellungen und Bewertungen. Die Belastung wird evtl. als sehr groß empfunden, als Katastrophe, *Irrationale* als etwas, was nicht hätte passieren dürfen. Der Betroffene glaubt, die Belastung *Bewertungen* nicht ertragen zu können, sie ohne Hilfe keinesfalls bewältigen zu können. Andere Menschen erscheinen ihm vergleichsweise gesund und wenig belastet. Diese Bewertungen können mehr oder weniger realitätsangemessen sein. Häufig sind sie mit starken negativen Gefühlen von Angst, Wut, Traurigkeit oder Hilflosigkeit verbunden. Als sogenannte „irrationale" Bewertungen können sie in allgemeiner Form mit Fragebögen erfaßt werden, bei Diabetes liegen jedoch keine überprüften Fragebögen irrationaler Einstellungen vor (z. B. Aussagen wie: „Ich könnte es nicht ertragen, Folgeerkrankungen zu bekommen.", Ansätze dazu bei Hirsch 1999).

### Fragebogen zu Einstellungen zum Diabetes und zu Folgeerkrankungen

Der IPC-Diabetes-Fragebogen von Kohlmann et al. (1994) erfaßt die sog. Kontrollüberzeugungen, die sich darauf beziehen, ob ein Mensch sich selbst, anderen Menschen oder dem Schicksal am meisten Kontrolle über den Verlauf seines Diabetes zuweist. Der FKV – Fragebogen zur Krankheitsverarbeitung (Muthny 1989) – prüft die Bewältigungsstile gegenüber Erkrankungen, die sich Betroffene selbst zuschreiben (z. B. Informationssuche, Ablenkung, Rumination, Sinnsuche). Beide Fragebögen haben speziell auch damit zu tun, wie Betroffene ihr Risiko von Folgeerkrankungen bewerten. Auch dies sind nachweislich handlungswirksame Einstellungen.

Weitere Belastungen können sich aus Selbstvorwürfen und Schuldgefühlen ergeben, weil man sich nicht immer diszipliniert um die Therapie gekümmert hat, weil das HbA$_{1c}$ hätte noch ein wenig niedriger sein können, das Gewicht immer noch zu hoch ist etc. Entsprechende Kommentare oder versteckte Vorwürfe von Behandlern machen es Patienten noch schwerer, sich mit unabänderlichen Einschränkungen durch Folgeerkrankungen zu arrangieren. Dabei ist zu bedenken, daß es keinesfalls eine einfache direkte Beziehung zwischen Therapiebemühungen und dem Auftreten von Folgeerkrankungen gibt. Dies sollte mit Patienten angemessen besprochen werden, um lähmende Schuldgefühle zu verringern.

*Schuldgefühle und -vorwürfe*

Einstellungen und Bewertungen lassen sich ebenfalls gut im Gespräch klären, wenn man danach fragt, wie der Betroffene seinen Diabetes, Folgeerkrankungen und die Therapie bewertet und welche Möglichkeiten er für sich sieht, seine Gesundheit kurz- und längerfristig zu beeinflussen. Gefühle und Einstellungen sollten quasi als zwei Aspekte einer Medaille gesehen und gemeinsam erfaßt werden. Sie bedingen sich wechselseitig und beeinflussen das Handeln. Für viele Menschen ist es dabei einfacher, über ihre Einstellungen als über ihre Gefühle zu sprechen.

## Mit Folgeerkrankungen leben

Die Verarbeitung von Einschränkungen durch Folgeerkrankungen hängt davon ab, wie ein Betroffener die Einschränkung bewertet und wie er damit im praktischen Handeln fertig wird. Welche anderen Einschränkungen hat er schon erlebt und wie ist er mit ihnen fertig geworden? Kann er aus positiven Erfahrungen im Umgang mit Einschränkungen etwas auf das Leben mit dem Diabetes übertragen? Ist er voller Hoffnung auf Besserung des Zustands, auf neue Medikamente? Kann er sich bessere Möglichkeiten des Umgangs mit der Einschränkung vorstellen, evtl. auch eine Gewöhnung? Resigniert er immer wieder oder gibt er sich ganz auf?

Auch wenn bei Folgeerkrankungen allgemein die empfundene Lebensqualität abnimmt, gelingt es vielen Betroffenen doch, auch mit Folgeerkrankungen ein erfülltes Leben zu führen. Manchmal ist eine Folgeerkrankung sogar ein Anstoß, intensiver zu leben, sozial aktiver zu werden, das Leben mehr zu genießen. Dies alles hängt von vielen Lebenserfahrungen, von Einstellungen zu Gesundheit, Krankheit und Tod, auch von der religiösen oder philosophischen Haltung ab. Sicher spielt es auch eine große Rolle, welche soziale Unterstützung durch Partner, Angehörige und Freunde möglich ist und geleistet wird.

## Psychologische Hilfen

Ziel der Betreuung von Menschen mit Diabetes sollte es sein, in der Beratung auch die Risiken für Folgeerkrankungen zu vermitteln, zu zeigen, mit welchen Maßnahmen das Risiko gesenkt werden kann, und immer wieder zu helfen, die Bedrohung zu verarbeiten und gefühlsmäßig auszuhalten. Im Gespräch mit anderen gelingt es vielen Betroffenen, ihre eigenen Ängste zu relativieren. Dies kann in einer Gruppenschulung geschehen, in der das Gespräch über die Folgeerkrankungen angeleitet und moderiert wird. Das Thema Folgeerkrankungen sollte dabei nicht allein dem Selbstlauf, z. B. bis spät in die Nacht in der Gruppe, überlassen bleiben, da sich einzelne hochbelastete Teilnehmer gegenseitig sehr negativ beeinflussen können. Immer wieder berichten Betroffene von ihren früheren Aufenthalten in Diabeteskliniken, bei denen sie zum ersten Mal Menschen mit schweren Folgeerkrankungen getroffen haben und keine Hilfen erhielten, das Gesehene für sich zu verarbeiten. Dabei kann das Gespräch mit den von Folgeerkrankungen Betroffenen auch eine Gelegenheit bieten, die Risiken und ihre Bewältigungsmöglichkeiten realistischer einzuschätzen. Eine diffuse Angst vor Folgeerkrankungen kann sich in der Begegnung mit Menschen verändern, die über ihre Erkrankung sprechen können.

*Auseinandersetzung mit Folgeerkrankungen begleiten*

In Selbsthilfegruppen können Menschen mit Folgeerkrankungen ihre Angst verringern, da sie dort andere in ähnlicher Situation treffen können und von ihnen meist viel Beruhigendes darüber erfahren, welche Hilfsmöglichkeiten es gibt. Und sie erleben auch, daß Folgeerkrankungen konkrete und umschriebene Einschränkungen sind, mit denen andere leben und weiter ihren Aktivitäten nachgehen können.

Hayes (2001) berichtet über Gruppengespräche mit Menschen, die länger als 20 Jahre mit Diabetes leben. Sie geht davon aus, daß chronische Sorge und Traurigkeit eine normale Reaktion der Betroffenen und ihrer Angehörigen in Verbindung mit den Erkrankungen sind, die Betreuer wertfrei akzeptieren sollten. Sie sieht in der Bearbeitung dieser Gefühle auch eine Chance, Depressionen vorzubeugen, die durch eine unterdrückte Trauer entstehen könnten. Die Teilnehmer ihrer Gruppe berichteten über ihre Angst vor einer ungewissen Zukunft wegen Folgeerkrankungen und über Einstellungen und Ratschläge von anderen Men-

*Trauer und Leiden begleiten*

schen, die sie als nicht hilfreich erlebten. Sie empfanden Trauer gegenüber der unbeschwerten Vergangenheit sowie den Schwierigkeiten im praktischen Umgang mit dem Diabetes.

Ulrich (1989) fordert bei sehr schweren körperlichen Erkrankungen von den Behandlern eine „Wahrung der Subjektivität und Wirklichkeit des leidenden und verzweifelten Lebens". Er sieht bei Psychologen eine „mangelnde Fähigkeit, die Tragödie des anderen wahrzunehmen, sondern sie statt dessen in psychologische Probleme zu transformieren, eine Haltung, die der Aufrechterhaltung von Allmachtsphantasien und der Verleugnung des Todes entspringt."

Psychotherapeuten, die sich mit Trauer, Angst vor dem Tod oder Verzweiflung beschäftigen, empfehlen daher ganz überwiegend, Menschen in dieser Situation genau zuzuhören, ihnen dabei zu helfen, für sich selbst eine Klärung zu finden. Der Berater vermittelt dem Betroffenen, daß er sein Leiden versteht und dies aushält, er begleitet und stützt ihn bei der Klärung seiner Gefühle. Der Wunsch, den Lebensweg ins Positive zu wenden, tritt in Konkurrenz zum Respekt vor dem Erleben des Betroffenen und der Gewißheit, daß nur er selbst mit seinen Ressourcen neue Wege finden kann. Wenn diese Wege verstellt sind, wenn das Leiden zu groß ist, ist es angemessen, den Menschen weiter in dieser Bedrückung zu begleiten, ihn zu unterstützen und nicht fallenzulassen, auch wenn keine Hoffnung mehr aufkeimt. Möglicherweise hilft es ihm, seine Erfahrungen in einer Gruppe Gleichbetroffener auszutauschen. Die verhaltenstherapeutische Option muß hier in den Hintergrund treten, wenn Betroffene gar nicht in der Lage sind, Ziele zu definieren und Verhaltensänderungen zur Erreichung dieser Ziele zu erproben. Hier können Therapeuten u.U. vieles von „Seelsorgern" lernen.

Sind Folgeerkrankungen eingetreten, sollte das Diabetesteam klären, welche Einschränkungen und Veränderungen der Lebensqualität damit im Einzelfall verbunden sind und wie diese emotional verarbeitet werden. Falls negative Stimmungen auftreten, ist es wichtig, sich diese in Ausmaß und zeitlicher Dauer beschreiben zu lassen.

Auf einer technischen Ebene geht es um diverse Hilfsmittel, die das Leben mit den Folgeerkrankungen erleichtern oder die einem Fortschreiten vorbeugen. Im Sinne des Empowerments geht es aber vor allem darum, Patienten so weit als möglich über die Behandlungsformen, z.B. die Dialyse, zu informieren und praktische Hilfen anzubieten, damit sie eigene Entscheidungen treffen und die Therapie nach ihren Zielen und Wünschen gestalten können. Je mehr Patienten dabei die Möglichkeiten eigener Kontrolle und Gestaltung erkennen, um so mehr wird die Bewältigung der neuen Aufgaben erleichtert. Das verringerte Gefühl von Hilflosigkeit beugt depressiven Stimmungen vor.

*Erfahrung von Selbstwirksamkeit ermöglichen*

Sehr problematisch sind Versuche wohlmeinender Berater, das Leiden von Betroffenen an Folgeerkrankungen kleiner zu reden. Ebenso destruktiv sind Versuche,

Bob Anderson sagt zur Frage der Gefühle von Menschen mit Diabetes in seinen Seminaren für Diabetesteams: „Belastende Gefühle sind nicht da, um ‚gelöst' zu werden. Es muß Raum geschaffen werden, damit sie ausgedrückt werden können."

**Offene Fragen
bei Trauer und Verzweiflung**

- Wie kann ich Ihnen jetzt weiterhelfen?
- Gibt es irgend etwas, das Ihnen gut tun würde?
- Welche Menschen unterstützen Sie im Moment am besten?
- Geht es Ihnen manchmal besser?
- Wissen Sie, wie Sie Ihr Befinden selbst günstig beeinflussen können?

die Stimmung durch Hinweise auf noch verbliebene Möglichkeiten aufzuhellen (oder noch schlimmer: auf schwerere Erkrankungen zu verweisen, um die des Betroffenen kleiner erscheinen zu lassen). Wie fast immer in personzentrierten Gesprächen sind offene Fragen hilfreicher.

Es ist für Teammitglieder wichtig, sich in solchen Fällen immer wieder klar zu machen, daß negative Gefühlsreaktionen auf Belastungen normal sind und daß die wichtigste Hilfe für Betroffene darin besteht, sie im Gespräch zu verstehen und mitzutragen. Die Reflexion der eigenen Gefühle und Einstellungen der Teammitglieder gegenüber den Folgen des Diabetes, die trotz großem Engagement von Patienten und Team bei weitem nicht immer vermieden werden können, ist notwendig, um Betroffene angemessen zu begleiten.

Bei großer Verzweiflung und Rückzug auf sich selbst muß auch die Möglichkeit einer depressiven Reaktion geprüft werden. Wenn kein Psychologe zur Verfügung steht, sollte die Möglichkeit eines Kontakts mit einem assoziierten Psychiater oder klinischen Psychologen angesprochen und vorbereitet werden. Hilfreich ist es, mit dem Betroffenen die Arbeitsweise der Spezialisten vorab zu klären und im optimalen Fall den direkten Kontakt zum Experten herzustellen (→ *Depression*).

Betrachtet man Menschen mit Diabetes in ihrer Angst vor Folgeerkrankungen und in ihren Reaktionen auf bestehende Folgeerkrankungen, so zeigt sich, daß sich die Mehr-

**Hilfreiche Geschichten**

Manchmal können Berichte über andere Menschen, biblische Geschichten (z. B. über Hiob) oder philosophische Texte (z. B. Marc Aurel: Selbstbetrachtungen; M. de Montaigne: Essais) hilfreich sein, um zu erkennen, wie Menschen mit schweren Belastungen umgehen und ihnen vielleicht einen Sinn geben können. Es gibt Geschichten, die bildhaft vom Umgang mit Belastungen handeln und die am Ende einer Schulung vorgelesen und besprochen werden können (z. B. Eichhorn et al. 1986). Anderson et al. (2000) geben daher ihrem Buch den Untertitel „Stories and strategies for diabetes educators".

Die Geschichte „Die Steinpalme" handelt von einer kleinen Palme am Rande der Wüste, der ein fast verdurstender Mann aus Wut und Verzweiflung einen schweren Stein in ihr Blattwerk schleudert, so daß das Wachstum fortan sehr eingeschränkt ist. Lange Zeit kämpft sie um ihr Überleben, bis es ihr mit der Zeit gelingt, um den Stein herumzuwachsen und sich an ihn anzupassen. Sie sieht zwar verunstaltet aus, aber gleichzeitig ist sie eine besondere Palme, die aufgrund ihrer besonderen Lebensbedingungen gelernt hat, mit Belastungen umzugehen.

*Abwehr als sinnvoller Schutz*

heit an diese Belastungen anpaßt und gewöhnt. Es findet ein Pendeln zwischen dem Akzeptieren und der Abwehr der Bedrohungen statt, das es ermöglicht, ohne ständige Dauerbelastung mit den Gefahren zu leben. Die Abwehr hat eine wichtige Funktion und muß von Beratern respektiert und geschützt werden. Mit geeigneten Hilfen durch eine situationsgemäße Schulung (→ *Personenorientierte Schulung)* sind die meisten Betroffenen in der Lage, die Gefahren realistisch zu sehen und dennoch ein aktives, selbstbestimmtes Leben zu führen.

## Auf einen Blick

➡ Folgeerkrankungen werden von Menschen mit Diabetes als größte Bedrohung und Belastung erlebt. Angst und Trauer sind dabei angemessene Gefühlsreaktionen. Die Mehrheit der Betroffenen lernt aus eigener Kraft, mit den Risiken zu leben. Dabei wechseln sich in der Regel eine aktive, problemorientierte und eine abwehrende, gefühlsorientierte Bewältigung ab.

➡ Die Gefahr der Folgeerkrankungen wird von Menschen verschiedenen Alters und beim Diabetes Typ 1 und 2 unterschiedlich erlebt. Nicht nur die Folgen, sondern auch Möglichkeiten ihrer seelischen Verarbeitung sollten Teil jeder Diabetesschulung sein.

➡ Die ständige Sorge wegen Folgeerkrankungen ist eine angemessene Reaktion. Gespräche darüber können entlastend wirken und psychischen Störungen vorbeugen. Einfühlendes Zuhören und Verstehen stellen die wesentlichen psychologischen Hilfen für Betroffene dar.

➡ Menschen mit Diabetes haben eine hohe Bereitschaft, Folgeerkrankungen aktiv vorzubeugen. Sie sind zu Veränderungen und aufwendigen Therapien bereit. Veränderungen des Lebensstils sind dabei besonders schwierig, weil liebgewordene Gewohnheiten und das soziokulturelle Umfeld dazu oft im Widerspruch stehen.

➡ Bei psychischen Störungen in Verbindung mit Folgeerkrankungen sollte darauf geachtet werden, ob die Störung reaktiv ist oder ob es sich um eine eigenständige, schwere Störungen handelt. Für diese sollten psychiatrische und psychotherapeutische Behandlungen angeboten werden.

*Literatur*

Anderson B, Funnell M (2000) The Art of Empowerment: Stories and Strategies for Diabetes Educators. American Diabetes Association, Alexandria, Virginia

Balck F, Koch U, Speidel H (1984) Psychonephrologie. Psychische Probleme der Niereninsuffizienz. Springer, Berlin

Bojestig M, Arnquist HJ, Hermannsson G, Karlberg BE, Ludvigsson J (1994) Declining incidence of nephropathy in insulin-dependent diabetes mellitus. New England Journal of Medicine 330: 15-18

Bradley C (1994) The well-being-questionnaire. In: Bradley C (Ed) Handbook of psychology and diabetes: A guide to psychological measurement in research and practice. Harwood, Chur, 89-109

Brown GC, Brown MM, Sharma S, Brown H, Gozum M, Denton P (2000) Quality of life associated with diabetes mellitus in an adult population. Journal of Diabetes Complications 14: 18-24

D'Elia JA, Piening S, Kaldany A, Malarick C, Unger K, Ice S, Anderson RB, Miller DG, Lundin AP (1981) Psychosocial crisis in diabetic renal failure. Diabetes Care 4: 99-103

Delamater AM, Jacobson AM, Anderson B, Cox D, Fisher L, Lustman P, Rubin R, Wysocki T (2001) Psychosocial therapies in diabetes. Diabetes Care 24: 1286-1292

Eichhorn M, Eicke W, Körner H, Kübler R, Losse B, Partisch P (1986) Wieviele Farben hat die Sehnsucht? Lucy Körner Verlag, Fellbach

Florin I (1985) Bewältigungsverhalten und Krankheit. In Basler HD & Florin I (Hrsg) Klinische Psychologie und körperliche Krankheit. Kohlhammer, Stuttgart, 126-145

Hayes M (2001) A phenomenological study of chronic sorrow in people with type 1 diabetes. Practical Diabetes International 18: 65-69

Hendricks LE, Hendricks RT (1998) Greatest fears of type 1 and type 2 patients about having diabetes: implications for diabetes educators. Diabetes Educator 24: 168-173

Hirsch A (1999) Diabetes ist meine Sache. Kirchheim, Mainz

Hürter P, Lange K (2001) Kinder und Jugendliche mit Diabetes. Medizinischer und psychologischer Ratgeber für Eltern. Springer, Heidelberg

Kargel CS, Godwin M, Alexander D (2001) Case report: patient's perspective on acute diabetic neuropathy. Canadian Family Physician 47: 1019-1020

Kenny C (2001) Primary care prevention of cardiovascular disease in diabetes. Practical Diabetes International 18: 212-216

Kohlmann CW, Küstner E, Schuler M, Tausch A (1994) Der IPC-Diabetes-Fragebogen (IPC-D1). Inventar zur Erfassung krankheitsspezifischer Kontrollüberzeugungen bei Typ-I-Diabetes mellitus. Huber, Bern

Latham CE (1998) Is there data to support the concept that educated, empowered patients have better outcomes? Journal American Society Nephrology 9 (Suppl): 141-144

Lloyd CE, Orchard TJ (1999) Physical and psychological well-being in adults with type-1 diabetes. Diabetes Research and Clinical Practice 44: 9-19

Meltzer D, Egleston B (2000) How patients with diabetes perceive their risk for major complications. Effective Clinical Practice 3: 7-15

Mussell M (1999) Wenn der Diabetes an die Nieren geht... psychosoziale Aspekte der diabetischen Nephropathie/Dialyse (Manuskript, erhältlich bei der Verfasserin)

Muthny FA (1989) Fragebogen zur Krankheitsverarbeitung. Beltz, Weinheim

Nelson CB, Port FK, Wolfe RA, Guire KE (1994) The association of diabetic status, age, and race to withdrawal from dialysis. Journal American Society Nephrology 4: 1608-1614

Parsons DS, Harris DC (1997) A review of quality of life in chronic renal failure. Pharmacoeconomics 12: 140-160

Peyrot M, Rubin RR (1999) Persistence of depressive symptoms in diabetic adults. Diabetes Care 22: 448-452

Strian F, Hölzl R, Haslbeck M (Hrsg) (1987) Verhaltensmedizin und Diabetes mellitus. Springer, Berlin

Sussmann (2001) Patients' experiences of a dialysis diet and their implications for the role of the dietitian. Journal of Renal Nutrition 11: 172-177

Ulrich G (1989) Psychosoziale Versorgung in der Pädiatrie. Meinen wir wirklich den Patienten? Monatsschrift für Kinderheilkunde 137: 756-761

Waadt S, Herschbach P, Duran G, Henrich G, Hillebrand B, Strian F (1992) Entwicklung eines Fragebogens zu Behandlungsproblemen und Therapiezuweisung bei Patienten mit Diabetes mellitus. Praxis der Klinischen Verhaltensmedizin und Rehabilitation 5: 306-312

Vinicor F (1996) Features of macrovascular disease of diabetes. In: Haire-Joshu D (Ed) Mangement of diabetes mellitus. Perspectives of care across the life span. Second edition. St. Louis, Mosby, 281-308

Wulsin LR, Jacobson AM, Rand LI (1987) Psychosocial aspects of diabetic retinopathy. Diabetes Care 10: 367-373

Zettler A (1995) Psychotherapie bei Diabetes mellitus. Behandlungsansätze für Belastungen einer chronischen Stoffwechselerkrankung. Beiträge zur Klinischen Psychologie und Psychotherapie 14: Roderer, Regensburg

*Literatur*

# Neuropathische Fußbeschwerden: die Füße wahrnehmen und schützen

*Axel Hirsch, Hamburg*

*Neuropathische Fußbeschwerden werden in erster Linie von Ärzten erkannt und behandelt. Aus psychologischer Sicht treten vor allem zwei Probleme hervor: (1) die Schwierigkeiten der Betroffenen, bei neuropathischen Fußproblemen die Füße entgegen den bisherigen Gewohnheiten mehr zu beachten und zu pflegen; (2) die Therapie neuropathischer Schmerzen, die länger anhalten und durch Medikamente nicht ausreichend zu lindern sind. Die Behandelnden beklagen allgemein, daß viele Betroffene mit neuropathischen Fußproblemen die Veränderungen nicht wahrnehmen und nicht mit einem angemessenen Verhalten darauf reagieren, so daß sich der Zustand der Füße schnell verschlimmern kann. Psychologische Ansätze können helfen, diese Probleme auf eine andere Weise zu betrachten. Bei neuropathischen Schmerzen werden bisher kaum Psychologen hinzugezogen, um psychotherapeutische oder schmerztherapeutische Aufgaben zu übernehmen.*

*Um die Bereitschaft der Betroffenen zu stärken, mehr auf die Füße zu achten, können psychologische Ansätze neue Wege zeigen, wie man von den Ressourcen der Betroffenen ausgehen und diese nutzen kann. Bei neuropathischen Schmerzen besteht auch darin ein Problem, daß deren Klassifikation und Entstehung bisher nicht eindeutig geklärt ist. Die Therapieempfehlungen sind daher unsicher. Für die Therapie längerfristiger oder chronischer Schmerzen sollten allgemeine Grundsätze der psychologischen Schmerztherapie beachtet werden. Bisher liegen für neuropathiebedingte Schmerzen aber noch keine Untersuchungen zur Anwendung und Effektivität psychologischer Schmerztherapie vor. Besonders erfolgversprechend erscheinen Überlegungen aus hypnotherapeutischer Sicht.*

## Der „diabetische Fuß"

Mit den nachstehenden Geschichten von Herrn Jansen und Herrn Gomez sind zwei wesentliche Probleme aus dem Bereich der Neuropathie dargestellt, die neben der medizinischen auch eine psychologische Betrachtung nahelegen. Gibt es psychologische Maßnahmen, die die Behandlung verbessern könnten? Wie können wir Herrn Jansen helfen, die Gefahr für seine Füße klarer zu sehen und dauerhaft sein Verhalten so zu verändern, daß er seine Füße schützt und pflegt? Bei Herrn Gomez stellt sich die Frage, ob eine Psychotherapie oder eine Schmerztherapie angeboten werden kann, mit der er eine Reduktion der Schmerzen und der depressiven Reaktion erreichen kann.

## Psychologische Aspekte des „diabetischen Fußes"

Die somatische Seite diabetesbedingter Fußprobleme ist komplex. Es gibt umfangreiche Monographien zum „diabetischen Fuß" (Boulton, Connor & Cavanagh, 1994; Reike, 1999). In den USA gibt es einen speziellen Ausbildungsgang für Ärzte, die sich auf Fußprobleme spezialisieren (Podiatrist), nicht in Deutschland. Die Deutsche Diabetes-Gesellschaft hat kürzlich eine Ausbildung zum Podologen (medizinischen Fußpfleger) konzipiert, der speziell die Behandlung diabetesbedingter Fußprobleme erlernt.

Menschen mit neuropathischen Fußproblemen haben oft erhebliche Schwierigkei-

Herr Jansen, 50 Jahre, 10 Jahre Typ-2-Diabetes, wird wegen eines neuropathischen Ulcus stationär behandelt. Er hat relativ spät bemerkt, daß mit dem Fuß etwas nicht in Ordnung war. Auf der Diabetesstation erfuhr er dann, daß eine ernste Erkrankung des Fußes vorliegt und daß er den Fuß unbedingt ruhigstellen muß. „So etwas ist mir noch nie passiert!" Er weiß, daß er mit seinen Füßen nicht mehr so gut Sinnesreize spürt, aber daß es eine offene Stelle wird, damit hat er nicht gerechnet. In der Station geht er erst mit Gehstützen und achtet darauf, nicht aufzutreten. Am dritten Tag tritt er doch schon wieder etwas auf, weil es mit den Stützen so anstrengend und ungewohnt ist. „Wie immer werden die Ärzte wohl ein bißchen übertreiben"", denkt er sich. Als die Patienten abends einen Bummel machen, läßt er die Gehstützen stehen und hakt seine Nachbarn unter. Mit Gehstützen will er nicht in die Stadt, dies eine Mal kann ja wohl nicht so schlimm sein. Bei der ärztlichen Untersuchung am nächsten Tag wird deutlich, daß von den Verbesserungen der ersten Woche nichts mehr zu sehen ist. Herr Jansen wird noch einmal eindrücklich auf die Gefahren hingewiesen und ermahnt, die Ruhigstellung zu befolgen.

Herr Gomez, 44 Jahre, Typ-2-Diabetes, spritzt seit einem halben Jahr Insulin. Plötzlich stellen sich gravierende Fußprobleme ein: Er hat Schmerzen in den Fußsohlen, kann nicht mehr ohne Beschwerden gehen, gibt seinen Sport wegen der Schmerzen auf. Er ist depressiv gestimmt und sehr klagsam. Im Krankenhaus finden sich keine Anzeichen für eine stärkere Neuropathie. Er bekommt versuchsweise Infusionen, die aber kaum helfen, zusätzlich eine antidepressive Medikation. Über zwei Monate zeigt sich keine Besserung, er ist fast hoffnungslos.

ten, ihr Verhalten so zu verändern, daß sie ihre Risiken verringern und daß ihre Fußerkrankungen abheilen können. Trotzdem gibt es praktisch keine empirische Studie zu den Ursachen dieser Schwierigkeiten. Über die psychologischen Schwierigkeiten gibt es Vermutungen, sie wurden aber bisher außer von Vileikyte aus der Arbeitsgruppe von Boulton in Manchester (mehrere unveröffentlichte Vorträge und Abstracts) und Foster (1997) nicht wissenschaftlich betrachtet. Der Patient gilt in der Regel im Compliance-Modell als „non-compliant", wobei eine systematische Untersuchung der Handlungsbarrieren und -möglichkeiten bisher nicht erfolgte.

*„Non-Compliance"?*

Das Verhalten der Patienten verlängert die Heilungsprozesse manchmal erheblich und führt zu wiederholten Rückfällen mit der Gefahr der Amputation.

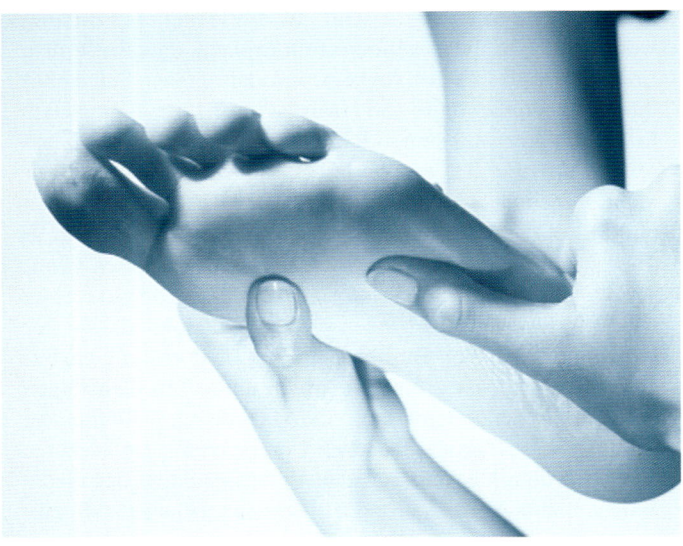

Diabetesteams beklagen, daß die Patienten den Beratern nicht glauben, daß eine schwerwiegende Erkrankung vorliegt, daß sie sich nicht an zugesagte Verhaltensänderungen halten, daß sie diese immer wieder vergessen und in normale Verhaltensmuster zurückfallen. Dies wird ihnen zuweilen als uneinsichtig oder gar böswillig ausgelegt bis hin zu Vermutungen, der Betroffene wolle gar unbewußt nicht gesund werden.

Ein klassischer Weg der Beeinflussung bestand lange in der Bedrohung der Betroffenen mit dem zu erwartenden

*Regelmäßige Fußpflege ist gute Vorsorge*

Unheil, wenn sie Empfehlungen nicht durchführen würden. Heute überwiegen pädagogische Ansätze, in denen die Fußpflege und die Vermeidung von Risiken im Mittelpunkt stehen. Die Betroffenen lernen in Diabetesschulungen konkret, eine gute Fußpflege durchzuführen, Risiken durch ungünstige Strümpfe und Schuhe zu vermeiden sowie beim Vorliegen von Fußwunden die Füße konsequent zu entlasten und gegebenenfalls orthopädische Schuhe zu tragen. Jedoch

*Diabetiker-schulung*

verbleibt eine große Zahl von Betroffenen, die diese Anregungen nur kurzfristig befolgen und dann in alte Gewohnheiten zurückfallen. Können wir diese Probleme aus psychologischer Perspektive besser verstehen und daraus alternative Hilfsmöglichkeiten ableiten?

## Was behindert Verhaltensänderungen in der Fußpflege bei Menschen mit Diabetes?

Gewohnheiten sind nicht allein als Ergebnis individueller Entwicklungen zu verstehen. Sie sind eingebettet in die Gesellschaft und in soziale Bezugssysteme, die auch für den Körper und seine Pflege Bedeutungen und Regeln vorgeben.

*Gewohn-heiten als Barrieren*

So spielt etwa die Pflege der Füße in muslimischen Kulturen eine größere Rolle als in den europäischen Industrienationen. Andererseits kommt es beispielsweise zu spezifischen Fußverletzungen dadurch, daß Gläubige beim Beten auf ihren Füßen sitzen. In sozialen Gemeinschaften bis hin zu Familien werden Regeln zur Fußpflege tradiert. Es macht einen Unterschied, wenn jemand bereits als Kind lernt, gut auf seine Füße zu achten, oder wenn Fußpflege als eine Maßnahme verstanden wird, die erst im Alter und bei Krankheit Bedeutung erlangt.

Menschen lernen in bezug auf die Füße und Fußpflege Bilder, Einstellungen und Verhaltensgewohnheiten, die den Rahmen für mögliche Verhaltensweisen und ihre Veränderung abgeben. Psychologisch stellt sich damit auch die Frage, wie es möglich ist, langjährige Gewohnheiten und Einstellungen zu verändern, Verhaltensänderungen anzuregen und zu unterstützen. Dies erfordert eine Neubesinnung (Hirsch 2000a).

Bei der diabetesbedingten Neuropathie ist die verringerte Wahrnehmung in den Füßen ein großes Problem. Eine nicht wahrgenommene, passiv erlebte Veränderung der Wahrnehmung infolge von Neuropathien ist generell für Betroffene ein schwacher Anreiz, neue Verhaltensgewohnheiten im Umgang mit den Füßen zu entwickeln. Es besteht die Gefahr, daß der Betroffene die Veränderungen bagatellisiert, die Gefahren nicht wirklich ernst nimmt und nach wie vor davon ausgeht, daß keine Erkrankung vorliegen könne, solange er nichts davon spürt. Gerade mit dem Verlust des Schmerzempfindens fehlt ein wichtiger Anreiz für ein gesundheitsförderliches Verhalten. Beispiele zeigen, daß solche Menschen über Stunden mit spitzen Gegenständen im Schuh laufen können, ohne diese und die daraus resultierende Verletzung zu bemerken. Die Betroffenen möchten darüber hinaus normalerweise ihre Füße trainieren und belasten, solange sie dabei keine Schmerzen empfinden. Schonung bedeutet gerade für jüngere Betroffene vorzeitiges Altern. Dies ist ein zentrales Problem bei neuropathischen Fußwunden, bei denen ein solches Verhalten die Probleme verschlimmert.

Solange professionelle Helfer nicht die psychologischen Gründe für das scheinbar irrationale Verhalten von Menschen mit diabetesbedingten Fußproblemen erkennen und verstehen können, haben sie keine Möglichkeit, den Betroffenen fachlich begründete Hilfen anzubieten. Aus der klinischen Erfahrung mit diesen Patienten lassen sich mehrere individuelle Gründe annehmen, die eine Veränderung von fußbezogenen Verhaltensweisen erschweren. Tabelle 1 zeigt diese Gründe.

(1) Die verringerte Wahrnehmung in den Füßen (für Vibration, Berührung, Druck, Temperatur, Schmerz) ist ein typisches Merkmal der Nervenerkrankung (Neuropathie) der Füße. Sie läßt sich mit verschiedenen Prüfinstrumenten (z.B. Rydel-Seiffer

**Tab. 1 Psychologische Gründe, die eine Veränderung der Fußpflege bei neuropathischen Beschwerden behindern**

1. die geschwächte oder fehlende Wahrnehmung
2. die Abwehr gegenüber der chronischen Erkrankung
3. die Einstellung, daß Fußprobleme selten sind und erst im hohen Alter auftreten
4. der Belastungskontext

sche Stimmgabel, Semmes-Weinstein Monofilamente) leicht nachweisen. Sie ist sicher ein entscheidender Grund für die Nichtbeachtung von Fußveränderungen, weil damit Warnzeichen ausbleiben. In jüngster Zeit wird dieser Prozeß von Diabetologen häufig mit dem neurologischen Begriff des „Neglect" belegt, um *Neglect?* den Vorgang verständlich zu machen, die Betroffenen von Schuld freizusprechen und Berater zu unterstützendem Verhalten zu motivieren. Aber die bei neuropsychologisch definiertem Neglect vorliegenden Wahrnehmungsveränderungen (fehlende Wahrnehmung auf einer Körperseite aufgrund von neurologischen Ausfällen) unterscheiden sich erheblich von denen bei einer Neuropathie, bei der die Füße ja durchaus noch in der Vorstellung existieren. Das Konzept des „Neglect" mag das Verständnis erleichtern, es lassen sich daraus aber keine spezifischen psychologischen Behandlungsmöglichkeiten ableiten. Grundsätzlich geht es darum, daß die Betroffenen den Füßen eine größere Bedeutung geben und eine höhere Aufmerksamkeit schenken, um die Wahrnehmungsdefizite zu kompensieren.

## Gesundheitsüberzeugungen

Im Modell der Gesundheitsüberzeugungen (Health-Belief-Modell) findet sich die verringerte Gefahrenbewertung auf mehreren Ebenen, vor allem in der angenommenen Schwere der Erkrankung (seriousness), der erwarteten eigenen Betroffenheit (susceptibility) sowie der eigenen therapeutischen Selbstwirksamkeit (self-efficacy), die sich wiederum auf die Bewertung von Kosten und Nutzen gesundheitsbezogener Handlungen durch den Betroffenen auswirken. Die Erforschung dieser kognitiven Einstellungen zeigte klar den Zusammenhang zwischen diesen Einstellungsaspekten und dem Gesundheitshandeln. Die verringerte Gefahrenbewertung erlaubt darüber hinaus, sich weniger mit vorbeugenden Verhaltensänderungen zu beschäftigen, angenehme Gewohnheiten beizubehalten und die psychische Anstrengung für Veränderungen zu vermeiden, unabhängig von deren objektiver Bedeutung.

(2) Die Abwehr gegenüber der chronischen Erkrankung, die u.a. zu einer verringerten Gefahrenbewertung führt (manchmal auch fälschlich als „Verdrängung" bezeichnet), ist prinzipiell ein psychisch gesunder Vorgang (Florin 1985). Sie steht in Verbindung mit den Gesundheitsüberzeugungen (Kasten). Der zentrale Gedanke der Abwehr ist: Die vorausgesagte Konsequenz kann und wird mich nicht treffen, und deswegen ist es nicht nötig, daß ich mich ständig darum kümmere. Abwehr hat die Funktion, den Menschen vor starken belastenden Emotionen, vor allem vor Angst, zu schützen. Besonders dann, wenn innerhalb der Familie bereits Amputationen vorgekommen sind, kann es sowohl zu einer Verstärkung der Angst als auch zu einer Abwehr der Angst kommen (Foster 1997). Im ersten Fall kommt es zu einer übertriebenen Beschäftigung mit den Füßen und vielen Arztbesuchen, in denen der Betroffene immer wieder hören will, daß alles mit den Füßen in Ordnung sei. Diese Situation ändert sich evtl. erst nach häufig wiederholter Beratung und Entlastung durch das Diabetesteam. Der Gegenpol ist die Verleugnung jeglichen Risikos für Fußprobleme, die Weigerung, etwas über Fußpflege zu lernen und etwas für die Fußpflege zu tun, sowie bei Problemen zum Arzt zu gehen. Diese Extreme der ängstlichen Überbetonung wie der scheinbar unbeteiligten Abwehr können in Einzelfällen sogar ineinander übergehen. Denn Angst ist für beide die gemeinsame Basis.

*Formen von Belastungs-abwehr*

(3) Es ist ein ähnlicher Vorgang, wenn man die Zeit, nach welcher man ernste gesundheitliche Konsequenzen eines riskanten Verhaltens erwartet, in die weite Zukunft verlagert. Auch dies ist zunächst ein normaler seelischer Vorgang, und er ist von Menschen, die schädliche Gewohnheiten beibehalten wollen (z. B. Genußmittel), wohlbekannt. Die Entwertung einer möglichen späteren negativen Konsequenz im Vergleich zur unmittelbaren Annehmlichkeit, eine Gewohnheit

beizubehalten, erlaubt es, in den angenehmen Gewohnheiten ohne Sorgen zu verharren. Zwar verändert sich die Fähigkeit des Menschen im Laufe seiner individuellen Entwicklung, sein Verhalten auch auf zeitlich entfernte Konsequenzen zu orientieren, es bleibt jedoch ständig die Neigung, bei Kosten-Nutzen-Überlegungen den kurzfristigen Konsequenzen mehr Gewicht einzuräumen (→ *Gewichtsreduktion*). Selbst dann, wenn bereits erste Anzeichen für die drohende Konsequenz vorliegen, kann ein Mensch mehr oder weniger bewußt den Zeitpunkt der einschneidenden Verschlechterung noch beliebig weit vom Jetzt in die Zukunft verlegen. Dies sind allgemeinmenschliche Tendenzen, nicht spezielle kognitive Defizite von Menschen mit Diabetes.

*Veränderungswiderstand ist normal*

(4) Jede Belastung steht in einem Gefüge von psychosozialen Beziehungen. Der Mensch entscheidet sich mehr oder weniger bewußt, mit wieviel psychischer Energie er sich welchen Belastungen seines Lebens zuwendet, um sie aktiv zu beeinflussen. Menschen mit neuropathischen Fußproblemen sind überwiegend ältere Menschen mit Typ-2-Diabetes, die neben dem Diabetes oft andere gesundheitliche und psychosoziale Belastungen erleben. Es ergibt sich daraus eine Konkurrenz der Belastungen, und der Betroffene muß für sich klären, welchen Belastungen er seine Aufmerksamkeit und Energien zuerst zuwendet. Depressive Erkrankungen verstärken die Belastungen und führen zusätzlich zu einem Mangel an Veränderungsenergie.

## Wie lassen sich Veränderungswiderstände verringern?

Es gibt verschiedene psychologische Möglichkeiten, Veränderungswiderstände zu beeinflussen. Aber es gibt nichts, was in jedem individuellen Fall erfolgreich ist. Denn jeder einzelne hat die Freiheit, Veränderungen zu verweigern. Wir kön-

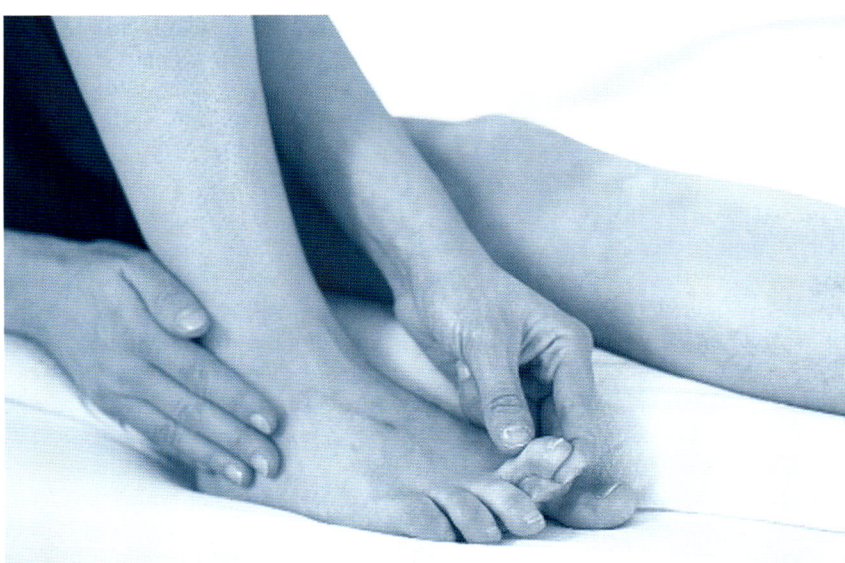

*Betroffene sollten den Füßen eine größere Bedeutung geben und eine höhere Aufmerksamkeit schenken*

nen Betroffenen nur den Weg dafür ebnen, ein Verhalten mit dem Ziel der besseren Gesundheit zu wählen. Die Intention dazu ist meist schon in den individuellen Zielen, wenn auch manchmal nur schwach, vorhanden. Durch neue Informationen (Fakten, Bilder, Vorstellungen) können Menschen manchmal neue Intentionen ausbilden. Im Normalfall besteht die psychologische Aufgabe darin, vorhandene Motive zu stärken, nicht darin, neue zu schaffen. Die Zielrichtung der psychologischen Intervention liegt im Aufmerksam-Machen, in der Klärung von Motiven, im Anregen, im Ermutigen, in der „Einladung zu Veränderungen". Deutlich wird dies im Beispiel von Herrn Jansen, der die Gefahr aus den Augen verliert, weil wichtige soziale Ziele der Achtsamkeit entgegenstehen. Er kann sein Verhalten erst ändern, wenn er die Risiken auch gefühlsmäßig erfaßt.

## Tab. 2  Was Verhaltensänderungen erleichtert

1. klare Ziele und Prioritäten
2. Gefühl des freien Willens zur Veränderung
3. positive Bilder des angestrebten Erfolgszustands
4. hohe Gefahrenbewertung
5. internale Kontrollüberzeugung
6. Selbstwirksamkeit
7. konkrete Vorstellung von der Verhaltensänderung
8. Fähigkeit, das neue Verhalten durchzuführen
9. geringe subjektive Barrieren der Verhaltensänderung
10. kurzfristiger Nutzen der Verhaltensänderung (Freiheit, Genuß, Wohlbefinden)

Traditionell erfolgten Interventionen mit dem Ziel der Veränderung der Fußpflege bei Diabetes in wiederholten und evtl. immer drastischeren und negativ verzerrten Informationen (Diapositive mit „schwarzen Füßen") sowie Drohungen („Wenn Sie das nicht tun, ..."). Vermutlich führt dies in manchen Fällen zu einem angstmotivierten Wohlverhalten. Betroffene berichten im Rückblick jedoch auch von Resignation oder Widerstand gegen ängstigende Informationen. Das Gesamtergebnis dieser Strategie war offenbar wenig erfolgreich, weil sonst die Klagen der Praktiker gegenüber der Ignoranz der Patienten nicht erklärbar wären. Empirische Studien über den Erfolg verschiedener Beratungsstrategien liegen in diesem Bereich kaum vor. Subjektive Erinnerungen von Praktikern, welche Strategien wie wirksam waren, sind ein unzuverlässiges Material. Im Rahmen der langfristigen Therapie chronischer Erkrankungen erscheinen heute auch aus ethischen Gründen Drohungen kaum noch angemessen. Wir können psychologisches Wissen der Lerntheorien nutzen, um effektivere Interventionsstrategien zu entwerfen, indem wir betrachten, was Verhaltensänderungen erleichtert (Tabelle 2).

*Wirkung von Drohungen*

Diese erleichternden Bedingungen, die sich zum Teil inhaltlich überlappen, sind durch die Compliance-Forschung vielfältig belegt. Es fragt sich, auf welche Weise diese Bedingungen erzeugt oder stimuliert werden können. Die moderne Schulung von Betroffenen in der Fußpflege zielt auf mehrere der in Tabelle 2 genannten Punkte:

*Moderne Schulung*

▪ Informationen über Risiken und Darstellungen von kranken Füßen zielen auf die Gefahrenbewertung (4), wobei Abbildungen von sehr schweren Fußerkrankungen in ihren emotionalen Auswirkungen auf Betroffene unkalkulier-

## Verhaltensmodifikation

Während die Verhaltensmodifikation lange Zeit als die effektivste Verhaltensänderungsintervention galt, zeigen sich heute immer deutlicher die Schwächen und Probleme: Die Veränderungen bleiben gleichsam „im Kopf stecken", sie ergreifen die Betroffenen nicht im Fühlen und Handeln und werden daher nicht stabiler Teil des neuen Verhaltensrepertoires. Die Erfolgsraten für langfristige Verhaltensänderungen sind oft enttäuschend gering. Dies hat zu alternativen Ansätzen geführt, über deren Effektivität allerdings kaum empirische Daten vorliegen. Im Bereich diabetesbedingter Fußprobleme gab es bisher wenige Ideen, Interventionen zu verändern.

bar sind: Neben angstmotivierten positiven Handlungsbereitschaften („Das will ich unbedingt vermeiden!") entstehen auch übertriebene, lähmende Ängste, Resignation oder auch Abwehr. („Das passiert mir sowieso nicht.") Der Betroffene spürt meist, daß er zu etwas gedrängt werden soll, und wehrt sich innerlich dagegen. Hilfreicher erscheinen Bilder, in denen Füße in ihrer Verletzlichkeit und Schutzbedürftigkeit zu sehen sind und die Pflegebedürfnisse anregen (3).

*Starke Bedrohung kann lähmen*

■ Konkrete Hinweise zur Fußpflege und Übungen zur Benutzung von Hilfsmitteln schaffen die notwendigen konkreten Vorstellungen (7). Sie lehren Fertigkeiten, können Barrieren zur Verhaltensänderung senken und beeinflussen evtl. auch die Selbstwirksamkeit und die internalen Kontrollüberzeugungen (5,6). Ein Übermaß an Informationen und Empfehlungen erhöht jedoch oft wieder den Veränderungswiderstand („So viel muß ich ja wohl wirklich nicht tun!").

■ Die in Tabelle 2 zuerst genannten drei Bedingungen spielen in der Schulung zur Fußpflege bisher eine geringe Rolle. Hier sind vor allem Veränderungen denkbar, die die Eigenaktivität der Betroffenen stimulieren können. Ist das mit den bisherigen verhaltensmodifikatorischen Ansätzen möglich, oder bedarf es alternativer Ansätze? (Kasten)

## Verhaltensmodifikatorische Ansätze

Diese Schulungsansätze entsprechen der frühen Verhaltensmedizin, in der die verhaltensmodifikatorischen, edukativen Ansätze dominierten, die z.B. heute noch in einigen Gewichtsreduktionsprogrammen praktiziert werden. Die Grundprinzipien dieses Ansatzes zeigt Tabelle 3.

Die wesentlichen Schwächen konventioneller verhaltensmodifikatorischer Programme liegen in den auf Tabelle 4 genannten Aspekten.

## Tab. 3 Grundprinzipien verhaltensmodifikatorischer Ansätze

■ Ziel der Veränderung wird als gegeben unterstellt
■ Ziele und Wege werden vom Programm vorab festgelegt
■ Vermittlung von Informationen zur Untermauerung des Ziels
■ Einübung alternativen (gesundheitsorientierten) Verhaltens
■ Selbstbeobachtung und Selbstkontrolle
■ Prinzip des Durchhaltens
■ Rückfallprophylaxe

## Ein neues Modell

Die Aufhebung der Beschränkungen verhaltensmodifikatorischer Programme liegt m.E. einmal in einem grundlegendem Übergang zum Modell des Empowerment/Selbstmanagement *(→ Empowerment)*, d.h. zu einer wirklich nichtdirektiven, personzentrierten Einstellung gegenüber den Betroffenen. Sie werden so akzeptiert, wie sie sind, sie müssen sich nicht ändern, und die Verantwortung für die Ziele und den Veränderungsprozeß wird eindeutig an sie übergeben (Glasgow & Anderson 1999). Der Betroffene entscheidet immer wieder selbst neu für sich, welche Veränderung er will und wie viel Energien er dafür bereitstellen möchte (Ziele 1 und 2 aus Tabelle 2).

Unverändert bleibt in diesem Rahmen als Basis die vollständige und richtige Information über die Gefahren und die Möglichkeiten, durch eigenes Handeln die Gefahren zu verringern. Die Betroffenen erwarten diese Information in der Regel auch, um sich begründet entscheiden zu können. Die Betroffenen wollen gern wissen, wie sie Gefahren möglichst völlig bannen können. Wir sollten uns jedoch hüten, den Eindruck zu erwecken, alles werde auf jeden Fall wieder gut werden, wenn die Betroffenen nur ein paar Dinge beachteten. Kommt es dann doch zu Verschlechterungen, verlieren die Betroffenen mit Recht zu uns das Vertrauen (Foster 1997). Ebenso wichtig ist es allerdings, Gefahren nicht zu übertreiben, aus dem Wunsch, der Betroffene möge stets eine gewissenhafte Selbsttherapie betreiben, ohne sich Ausnahmen zu erlauben. Verhaltenstherapeutische Programme müssen sich fragen lassen, ob sie in bezug auf die Veränderungschancen, Veränderungsschwierigkeiten und Rückfallgefahren immer ausreichend informieren.

*Realistische Gefahrenbewertung*

Die Gefahrenbewertung spielt insgesamt für die Bewältigung der Gefahren des Diabetes eine wichtige Rolle: Die Gefahren dauerhaft auszublenden oder zu minimieren, verringert zwar Ängste und Depressionen, begünstigt aber ein sorgloses Verhalten in bezug auf die Selbsttherapie. Umgekehrt kann eine sehr hohe Gefahrenbewertung zu Ängsten und Depression führen. Die Betroffenen sind in ständiger Sorge um ihre Gesundheit, sie konsultieren Ärzte sehr häufig, ohne dabei zur Ruhe zu kommen und sich wichtigen Lebensaufgaben zuwenden zu können. Langfristig bietet eine realistische Gefahrenbewertung die beste Basis einer angemessenen und langfristig durchhaltbaren Selbsttherapie. Auch zum Schutz vor

### Tab. 4 Schwächen verhaltensmodifikatorischer Interventionen

- Veränderungsziel nicht offen mit Betroffenen diskutiert und frei gewählt
- fehlende Wertschätzung alter Gewohnheiten, Bewältigungserfahrungen und Hindernisse
- Beschränkung auf Kognition und Verhalten (die Einübung von Fertigkeiten)
- Einschränkung von Eigenaktivität, Kreativität und Spaß
- Außerachtlassen von Gefühlen, Phantasien, Vorstellungen
- doppelte Botschaften zum Veränderungsmodell (Veränderung einfach, aber ständige Kontrolle demonstriert Schwierigkeit durchzuhalten)
- Verhaltensänderung erscheint durch Fremdverstärkung steuerbar

Burn-out spielt eine Relativierung überhöhter Gefahrenbewertungen und damit verbundener überhöhter Therapieansprüche eine wichtige Rolle *(→ Burn-Out)*.

Die zweite Veränderung betrifft eine Orientierung an den Ressourcen anstelle der Orientierung an Defiziten, wie sie für viele Richtungen der modernen Psychotherapie heute selbstverständlich geworden ist. Sie geht von der Grundüberzeugung aus, daß die meisten Veränderungen bereits im Menschen als Möglichkeiten vorhanden sind und erweckt, gefördert und unterstützt werden können. Damit ist der Therapeut nicht mehr derjenige, der etwas Neues in den Betroffenen hineinbringen muß, das diesem nicht schon eigen ist (vgl. Wertschätzung alter Gewohnheiten, Bewältigungserfahrungen und Hindernisse, Tabelle 4). *Ressourcenorientierung*

Die dritte Veränderung ist, seelische Aspekte des Betroffenen ganzheitlich einzubeziehen: Seele und Körper; Gedanken, Gefühle und Handlungen; Hemmnisse und Anreize für Veränderungen; Realität und Phantasie; Anregungen von außen und Eigenaktivität, Kreativität und Spaß (vgl. die entsprechenden Schwächen verhaltensmodifikatorischer Interventionen auf Tabelle 4). Besonders die Überlegungen aus dem Bereich der Hypnotherapie (Erickson & Rossi 1989); Revenstoof & Peter 2000) haben hierzu neue Wege gewiesen (Kasten). *Ganzheitliche Therapie*

Wenn wir diese Prinzipien ernst nehmen, entsteht ein deutlich anderes Hilfsangebot. Wir gehen davon aus, daß der Betroffene nach bestem Wissen entscheidet und auch entscheiden kann. Wir müssen ihn nicht von irgendeiner Sache überzeugen, sondern ihm helfen zu klären, was er selbst will. Er entscheidet, was er wissen und lernen will. Der Berater vertraut darauf, daß Betroffene ihren Weg motiviert gehen, wenn er in ihrem Interesse liegt und wenn er ihnen gangbar und erfolgverheißend erscheint, nicht jedoch wenn er ihnen als eine unendliche Qual einer von außen auferlegten Verhaltensänderung erscheint.

Damit die Betroffenen Entscheidungen für sich treffen können, sollten sie im Geist vorwegnehmen können, sich konkrete Vorstellungen machen können, was es für ihre

### Hypnotherapie

Veränderungen erscheinen in dieser Sichtweise nicht mehr vor allem als neues Verhalten, für das man zielstrebig und mit großer Energie immer wieder gegen den „inneren Schweinehund" angehen muß und das man „eisern durchhalten" muß. Sie sind vielmehr ein verlockendes Ziel, zu dem man sich selbst mit positiven Phantasien quasi spielerisch hinziehen läßt, um sich das Leben zu erleichtern. Dabei werden Denken, Phantasie und Körpergefühle, bewußte und unbewußte Prozesse, sowie Körpergefühle beachtet und therapeutisch genutzt. Es bedarf im eigenen Erleben wohl keiner großen Mühe, sich vorzustellen, daß eine so empfundene Veränderung größere Chancen zur Realisierung hat als das „eiserne Durchhalten". Der Hypnotherapeut sieht seine Aufgabe darin, den Klienten auf seine Ziele zu orientieren (Leading), ihn jedoch gleichzeitig in seinem eigenen Tempo zu folgen und zu begleiten (Racing).

Gefühle, ihr Denken und Handeln positiv bedeuten könnte. Dabei können psychologische Ansätze helfen. Die Betroffenen werden auch die soziale Unterstützung von Angehörigen und Bekannten auf diesem Weg nutzen können, aber diese ist weder hinreichend noch immer notwendig. Was bedeuten diese Prinzipien für Information und Schulung von Menschen mit diabetesbedingten Fußproblemen?

### Ein neuer Schulungsansatz

Im Schulungsmaterial „Den Füßen zuliebe" der Barfuß-Arbeitsgruppe des Verbands der Diabetesberatungs- und Schulungsberufe in Deutschland (VDBD) wurden diese Prinzipien für eine Gruppenschulung von Patienten mit Fußrisiken umgesetzt. Dabei werden den Betroffenen durch Gesprächsangebote, Bilder und Materialien Anregungen gegeben:

**Wahrnehmungsschwächen**

Zur Kompensation der aufgrund der Neuropathie geschwächten Wahrnehmung (Tabelle 1) ist es wichtig, die Füße mit Leben zu erfüllen und sich ihnen positiv als besonders schützenswerte Teile des Körpers zuzuwenden. Die Betroffenen können sich erinnern und vorstellen, welche positive Bedeutung die Füße für sie haben und was alles möglich ist und wieder werden wird, wenn sie gesund und gepflegt sind. Auf diese Weise kann eine positive emotionale Besetzung der Füße, die generell im Vergleich zu anderen Körperregionen eher schwach ist, gestärkt werden. Dabei helfen positive Erinnerungen (z.B. mit Hilfe von Entspannungsübungen) und positive Bilder, die dem Betroffenen erlauben, sich das Ziel eines veränderten Umgangs mit den Füßen positiv, konkret mit Gefühlen und Sinnen vorzustellen. Die Füße werden als kostbare, empfindliche und teure Werkzeuge des Körpers betrachtet, die beschädigt würden, wenn man sie nicht sehr gut behandelt. Brand (1983, zitiert bei Foster 1997) beschreibt diesen Weg bei Leprakranken, denen er auf diese Weise half, ihre Füße stärker zu beachten und zu schützen. Wahrnehmungsübungen (z.B. der „Tastpfad", bei dem man auf verschiedenen Untergrundmaterialien gehen kann) können helfen, Wahrnehmungsdefizite zu erkennen und verbliebene Wahrnehmungsmöglichkeiten zu trainieren.

1) zur Stärkung und Kompensation der Wahrnehmung: Übungen, in denen die Füße als positiv, empfindlich und kostbar erlebt werden können; Übungen zur Wahrnehmung; Erarbeitung von Wissen über Gefahren; Stärkung von Pflegebedürfnissen und Wissensvermittlung (z.B. Entspannungsübungen für die Füße, Fotos von durch gefährliches Material bedrohten gesunden Füßen) (vgl. Kasten)

2) zur Klärung und Bearbeitung der Abwehr gegenüber der chronischen Erkrankung: Besprechung von Ängsten, die in bezug auf die Füße bestehen, in der Gruppe (Bewußtmachen von Gefühlen); konkrete Vorstellungen von Graden der Schädigung gegen Schwarzweiß-Denken; Chancen und Gefahren von Vermeidungsverhalten; Erarbeitung der Möglichkeiten und Vorteile einer guten Fußpflege

3) zur Klärung und Bearbeitung der Einstellung, daß Fußprobleme selten sind und erst im hohen Alter auftreten: Erarbeitung von Vor- und Nachteilen der Bagatellisierungs-Strategie; Beispiele aus dem Leben der Betroffenen; Hinderungsgründe, Vorteile und Möglichkeiten für eine Strategieveränderung (z.B. Gruppendiskussion über konkret erlebte Vorteile der Fußpflege)

*Realistische Risiko-bewertung*

4) zur Klärung des Belastungskontexts: Sammlung konkurrierender Belastungen und Prioritäten; Bedingungen, die der Fußpflege eine höhere Priorität geben würden; Neubewertung unter Betrachtung von Kosten-Nutzen-Bewertungen.

Informationen durch die Gruppenmoderatorinnen werden weitgehend durch Gruppenarbeit und Gruppendiskussion ersetzt, die persönlichen Bewertungen und Einstellungen der Betroffenen werden gewürdigt, die Gruppenmitglieder bestimmen die Inhalte durch ihre Erfahrungen wesentlich mit. Die Evaluation des Programms wird zeigen, inwieweit dadurch bessere Erfolge in der Fußpflege für die Betroffenen zu erzielen sind.

Gegen solche Kommunikationsformen wird immer wieder eingewandt, daß Betroffene nicht willens oder in der Lage seien, etwas für ihre Fußgesundheit zu tun. Man müsse ihnen daher klare Anweisungen geben, sie in der Ausführung kontrollieren und für richtiges Verhalten bestätigen. Dies kann im Einzelfall kurzfristig erfolgreich sein. Als langfristige Strategie und Beziehungsdefinition erscheinen solche Kommunikationsformen zwischen Mitarbeitern des Diabetesteams und Betroffenen im Grundsatz nicht erfolgversprechend. Es sollte nicht übersehen werden, daß die Klagen über die mangelnde Mitarbeit der Betroffenen auf dem Hintergrund einer Praxis von Drohungen und Kontrolle entstanden sind.

*Anweisungen helfen nur scheinbar*

In jedem Fall ist ein guter und stabiler längerfristiger Kontakt zum Diabetesteam die Basis für Behandlungserfolge bei neuropathischen Füßen. Häufige Behandlerwechsel, uneinheitliche Informationen vom Diabetesteam und alle Formen von Unverbindlichkeit setzen die therapeutische Beziehung und damit den Behandlungserfolg aufs Spiel.

## Neuropathische Schmerzen

Diabetesbedingte Nervenerkrankungen können zu verschiedenen Formen von Schmerzen führen (Vinik, Holland, Le Beau et al. 2000):

Akute schmerzhafte Neuropathie: eine Neuropathie der kleinen Fasern (C-Faser-Schmerzen), die zu Schmerzen und Mißempfindungen wechselnder Intensität früh im Diabetesverlauf führt. Sie kann einhergehen mit dem Beginn der

*Akute schmerzhafte Neuropathie*

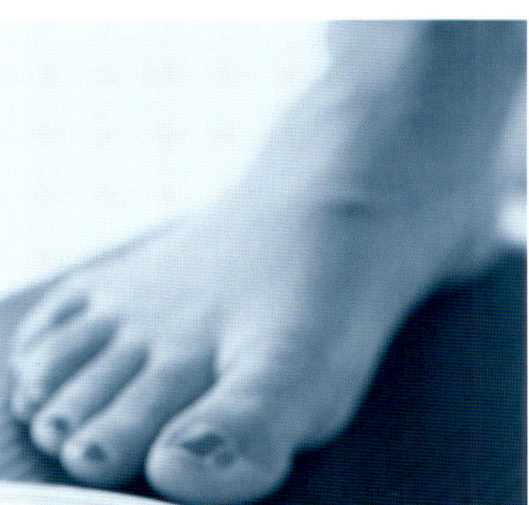

Insulintherapie („Insulin-Neuritis"), die Dauer der akuten schmerzhaften Neuropathie liegt per Definition unter 6 Monaten. Die Schmerzen nehmen oft nachts zu und betreffen eher die Füße als die Hände. Mißempfindungen wie Nadelstiche, Kribbeln, Kälte, Taubheit oder Brennen kommen oft hinzu. Eine Berührung der Beinhaare kann zu sehr starken Schmerzen führen, alle Berührungen werden als schmerzhaft erlebt. Die

*Schmerz-reduktion kann fehl-orientieren*

Schmerzen treten häufiger bei Männern auf. Sie sprechen gut an auf eine symptomatische Behandlung. Wenn die Schmerzen abnehmen, muß weiterhin sorgfältig auf das Vorliegen einer (schmerzfreien) Neuropathie geprüft werden, bei der sich die Wahrnehmungsschwellen für Temperatur und Schmerzen erhöhen können (Zunahme von Verletzungsgefahren).

Chronische schmerzhafte Neuropathie: Schmerzen im späteren Diabetesverlauf, die länger als 6 Monate anhalten und lähmend werden. Schmerzen tiefsitzend (A-Delta-Typ), nagend, dumpf, wie „Zahnschmerzen im Knochen" oder sogar krampfartige Schmerzen. Die Schmerzen sind sehr behandlungsresistent. Es besteht eine Gefahr für Suchtentwicklungen bei Behandlung mit Narkotika und Analgetika.

*Schmerz-diagnostik ist schwierig*

Darüber hinaus existiert noch eine Fülle eher seltener Neuropathien, bei denen es auch zu Schmerzen kommen kann (z. B. Mononeuropathien, siehe Reiners & Meinhold 2000). Auch Gefäßerkrankungen können zu Schmerzen führen (ischämische Schmerzen). Bei fortgeschrittenen Ischämien kommt es zunächst zu Schmerzen bei Belastungen, später zu starken Ruheschmerzen.

Vor jeder Therapie sollte durch neurologische Diagnostik geklärt werden, um welche Schmerzen es sich handelt. Eine Psychotherapie ist sinnvoll bei chronischen, belastenden Schmerzen, die die Handlungsspielräume der Betroffenen einschränken und die sich durch eine medikamentöse Behandlung nicht ausreichend bessern.

## Psychologische Schmerztherapie

Bei therapieresistenten chronischen Schmerzen sollten psychotherapeutische und schmerztherapeutische Interventionen in die therapeutischen Möglichkeiten einbezogen werden, da die Therapieerfolge psychologischer Schmerztherapien allgemein heute als erwiesen gelten. In Betracht kommen dafür kognitive Methoden zur Entkatastrophisierung der Schmerzen (Prognose, Bedeutung, Schwere der Erkrankung) und eine Therapie der evtl. begleitenden Depression (Lehmann & Galfe 1987). Es fehlte bisher weitgehend an Ansätzen, Betroffene zu einer aktiven Veränderung ihrer Gewohnheiten anzuregen und diesen Prozeß in strukturierter Beratung zu begleiten.

Bei den neuropathiebedingten Schmerzen sind viele Fragen zur Entstehung und Behandlung noch offen. Artikel und Lehrbücher entwickeln unterschiedliche Systematiken für neuropathische Schmerzen, die sich nur partiell miteinander in Einklang bringen lassen (als Beispiel Boulton, Connor, Cavanagh, 1994 vs. Vinik, Holland, Le Beau et al. 1992). Offensichtlich fehlt es noch an eindeutigen Studien, die Fragen der Klassifikation und Entstehung klären. Dementsprechend ist es bei den Therapien oft ein Herumprobieren, welche Therapie Entlastung bringt, und nicht eine gezielte Therapie der Schmerzursachen.

*Viele offene Fragen*

*Normnahe Stoffwechsel-lage?*

Unstrittig ist, daß eine normnahe Stoffwechsellage in der Lage ist, einige Arten von Schmerzen zu verringern. Daher gebührt einer Intensivierung der Diabetestherapie grundsätzlich die höchste Priorität. Hohe Blutzuckerwerte scheinen die Schmerzintensität zu erhöhen (bzw. die Schmerzschwelle zu senken). Selbst bei den gelegentlich beobachteten akuten Schmerzen nach rascher Stoff-

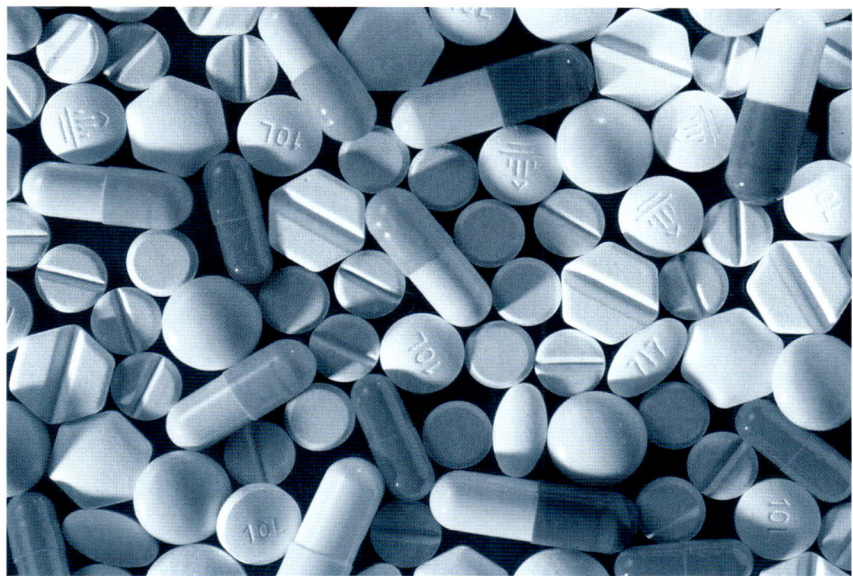

*Die Behandlung von neuropathie-bedingten Schmerzen er-folgte bisher aus-schließlich medi-kamentös*

wechselnormalisierung (z. B. zu Beginn einer Insulintherapie) verschwinden die Schmerzen bei Weiterführung der Therapie wieder. Alternativ wird wie beim ge-meinsamen Vorliegen von Retinopathien und schlechter Stoffwechsellage eine gestufte Verbesserung der Stoffwechsellage diskutiert, um dem Entstehen von Schmerzen durch eine zu rasch verbesserte Einstellung vorzubeugen.

Die Behandlung von neuropathiebedingten Schmerzen erfolgte bisher fast ausschließlich medikamentös, Berichte zu den Erfolgen von Psychotherapien liegen nicht vor. Entwürfe zur Psychotherapie neuropathischer Schmerzen sind bisher hypothetisch (Lehmann & Galfe 1987). Antidepressiva (üblicherweise niedrig dosiert), z. T. auch Neuroleptika, stellen heutzutage für die Behandlung die erste Option dar, wobei der Wirkmechanismus noch spekulativ ist. Bei star-ken Schmerzen, vor allem ischämischen, kommen starke Schmerzmittel wie Opiate zum Einsatz. Die Palette der Medikamente umfaßt weiter andere Anal-getika, Capsaicin (lokal, aus Chili-Pfeffer), Carbamazepin (Antiepileptikum), Aldose-Reduktase-Inhibitoren, Gamma-Linolen-Säure und Alpha-Lipon-Säure. Transkutane elektrische Nervenstimulation (TENS) als nicht-medikamentöses Verfahren wird in seiner Wirkung strittig beurteilt, möglicherweise verstärkt es den positiven Effekt einer antidepressiven Therapie (Kumar, Alvaro, Julka & Marshall 1998).

*Medikamente*

Im hypnotherapeutischen Kontext wird eine Fülle von Hilfsmöglichkeiten diskutiert: Bildersprache, Schmerzfokussierung, Schmerzkommunikation als Partnerbeziehung, Entspannungsübungen (Seemann 2000); Analgesie, Ver-schiebung, Umdeutung und Dissoziation (Hoppe 2000). Diese Verfahren sollen an dieser Stelle nicht genauer erklärt werden, der interessierte Leser wird auf die Originalliteratur verwiesen. Studien über die Wirksamkeit der verschiedenen

*Hypno-therapie*

Verfahren bei neuropathischen Schmerzen von Menschen mit Diabetes liegen nicht vor. Eine praktische Ausbildung zum Schmerztherapeuten wird von der Deutschen Gesellschaft für psychologische Schmerztherapie und -forschung (DGPSF) angeboten.

*Neue Wege zeichnen sich ab*

Erste Veröffentlichungen, bei neuropathischen Fußbeschwerden auch die psychologische Seite zu betrachten und psychologische Hilfsmaßnahmen einzubeziehen (z. B. Hirsch 2000a, 2000b), hatten ein erstaunlich positives Echo, vor allem im Bereich derer, die sich professionell mit diabetesbedingten Fußproblemen beschäftigen. Es besteht eine Bereitschaft, umzudenken und neue Wege zu erproben. Es ist wichtig, daß sich Psychologen diesen Problemen zuwenden, um kompetente Hilfen für Fachleute und Betroffene anbieten zu können.

## Auf einen Blick

→ Menschen mit Diabetes, die diabetesbedingte Fußprobleme haben, beachten die Empfehlungen von Diabetesteams zu vorbeugenden und heilenden Maßnahmen oft unzureichend oder nur für kurze Zeit. Dies führt oft zur Verschlimmerung der Probleme.

→ Es gibt für dieses Verhalten mehrere psychologische Gründe (Wahrnehmungsdefizite, Belastungsabwehr, Health Belief Model). Neben älteren pädagogischen und verhaltensmodifikatorischen Interventionsansätzen zeigen heute personenzentrierte und/oder hypnotherapeutische Anregungen zur Eigenaktivität der Betroffenen (Empowerment oder Selbstmanagement-Ansatz) neue Wege.

→ Neue Prinzipien sind die vollständige Information der Patienten, die realistische Gefahrenbewertung, die Ressourcenorientierung und der ganzheitliche Therapieansatz. Das Programm des VDBD „Den Füßen zuliebe" entspricht diesem Ansatz.

→ Bei Schmerzen im Fußbereich stehen heute medikamentöse Therapien im Vordergrund.

→ Bei chronischen Schmerzen, die die Betroffenen sehr belasten und ihre Lebensmöglichkeiten sehr einschränken, sollten allgemein anerkannte psychologische Schmerztherapien in das Behandlungsangebot einbezogen werden.

→ Es bedarf neuer Forschungsarbeiten, um die Wirksamkeit psychologischer Schmerztherapien bei neuropathiebedingten Schmerzen kritisch einschätzen und differentialdiagnostisch effektiv nutzen zu können.

Boulton AJM, Connor H, Cavanagh PR (Eds) (1994) The foot in diabetes. Second Edition. Wiley, Chichester

Erickson MH, Rossi EL (1989) Hypnotherapie. Aufbau-Beispiele-Forschungen. 2. Auflage. Pfeiffer, München

Florin I (1985) Bewältigungsverhalten und Krankheit. In: Basler HD, Florin I (Hrsg) Klinische Psychologie und körperliche Krankheit. Kohlhammer, Stuttgart, 126-145

Foster A (1997) Psychological aspects of treating the diabetic foot. Practical Diabetes International 14: 56-58

Glasgow RE, Anderson RM (1999) In diabetes care, moving from compliance to adherence is not enough. Diabetes Care 22: 2090-2092

Hirsch A (2000a) Diabetes und Fußprobleme: eine Gefühlssache. Diabetesprofi 3/2000: 50-54

Hirsch A (2000b) Kostbare Füße: Achten Sie darauf! Diabetes-Journal Nr 3/2000: 34-39

Hoppe F (2000) Chronischer Schmerz. In: Revenstorf D, Peter B (Hrsg) Hypnose in Psychotherapie, Psychosomatik und Medizin. Springer, Berlin, 556-566

Kumar D, Alvaro MS, Julka IS, Howard HJ (1998) Diabetic peripheral neuropathy. Diabetes Care 21:1322-1325

Internationale Arbeitsgruppe über den Diabetischen Fuß (1999) Internationaler Konsensus über den Diabetischen Fuß. Kirchheim, Mainz

Lehmann WP, Galfe G (1987) Psychologische und neurogene Faktoren des diabetischen Neuropathieschmerzes. In Strian F, Hölzl R, Haslbeck M (Hrsg) Verhaltensmedizin bei Diabetes mellitus. Springer, 156-169

Reike H (Hrsg) (1999) Diabetisches Fuß-Syndrom. de Gruyter, Berlin

Reiners K, Meinhold J (2000) Diabetische Neuropathien. In: Berger M (Hrsg) Diabetes mellitus. 2. neubearbeitete und erweiterte Auflage. Urban & Fischer, München, 593-614

Revenstorf D, Peter B (Hrsg) (2000) Hypnose in Psychotherapie, Psychosomatik und Medizin. Springer, Berlin

Seemann H (2000) Psychosomatische Schmerzen. In: Revenstorf D, Peter B (Hrsg) Hypnose in Psychotherapie, Psychosomatik und Medizin. Springer, Berlin, 537-556

Vinik AI, Holland MT, Le Beau JM, Liuzzi FJ, Stansberry KB, Colen LB (1992) Diabetic neuropathies. Diabetes Care, 15, Review Issue, 1926-1975

Vinik AI, Park TS, Stansberry KB, Pittenger GL (2000) Diabetic neuropathies. Diabetologia 43: 957-973

# Sexualprobleme bei Männern: wenn nichts mehr geht

*Peter Hübner, Bad Neuenahr*

*E*in besonderes Problem bei den Folgeerkrankungen des Diabetes stellen Veränderungen dar, die die sexuelle Funktionsfähigkeit beeinträchtigen. Sie werden von den Betroffenen oft nicht genannt, weil es ihnen peinlich ist und sie nicht genau wissen, ob und wie sie das Problem ansprechen sollen. Dabei leidet etwa jeder zweite Mann mit Diabetes zumindest zeitweilig unter sexuellen Funktionsstörungen. In krassem Gegensatz dazu steht die geringe Inanspruchnahme ärztlicher oder psychologischer Behandlung durch die Betroffenen, deren sexuelle Problematik oft jahrelang besteht und die zu Störungen der eigenen seelischen Gesundheit und zu Belastungen in der Partnerschaft führen kann. Die Frage nach sexuellen Funktionsstörungen sollte deshalb Bestandteil jeder diabetologischen Anamnese- und Befunderhebung sein. Sensibilität, Taktgefühl und ein unbefangener Umgang mit der Thematik durch den Therapeuten erleichtern es dem Patienten, sich zu möglicherweise belastenden Fragen zu äußern. Medizinisch und psychologisch ist ein sorgfältiges Vorgehen erforderlich, da bei Diabetikern mit sexuellen Funktionsbeeinträchtigungen häufig komplexe Störungen mit somatischen und psychosozialen Faktoren vorliegen.*

*Sexuelle Funktionsstörungen sind häufig bei Männern mit Diabetes*

Genaue Daten zur Häufigkeit von sexuellen Funktionsstörungen bei Männern mit Diabetes gibt es bis heute trotz der Größenordnung des Problems nicht: Hochrechnungen aus verschiedenen Studien legen den Schluß nahe, daß etwa 50 % der Männer mit Diabetes in der 6. Lebensdekade unter klinisch relevanten sexuellen Störungen leiden (Feldmann et al. 1994). Ihre Häufigkeit scheint mit einer längeren Erkrankungsdauer, beim Vorliegen einer Neuropathie oder anderer Folgeerkrankungen oder bei seelischen Begleiterkrankungen deutlich anzusteigen. Eine weitere Häufung findet sich bei Männern mit schlechter Stoffwechsellage. Allgemein findet sich eine Zunahme sexueller Funktionsstörungen mit steigendem Lebensalter bei Männern mit und ohne Diabetes, sie verdreifacht sich vom fünften bis zum achten Lebensjahrzehnt. Auch etwa 20 % der organisch gesunden Männer im Alter zwischen 50 und 60 klagen zumindest zeitweise über Probleme mit der Sexualität. Obwohl in Deutschland schätzungsweise ca. 1 Million Männer mit Diabetes von sexuellen Funktionsstörungen betroffen sein dürften, nehmen sie Angebote zu medizinischer oder psychologischer Beratung und Behandlung nur in sehr geringem Umfang wahr.

## Was sind sexuelle Funktionsstörungen?

Sexuelle Funktionsstörungen manifestieren sich in Beeinträchtigungen des sexuellen Erlebens und Verhaltens in Form von ausbleibenden, reduzierten oder unerwünschten genitalphysiologischen Reaktionen. Zu den sexuellen Funktionsstörungen werden auch Störungen der sexuellen Appetenz und Befriedigung sowie Schmerzen im Zusammenhang mit dem Geschlechtsverkehr gezählt (Beier et al. 2001). Eine korrekte Kategorisierung der sexuellen Funktionsstörungen ist nicht nur von akademischem Interesse, sie ist auch für die klinische Arbeit sehr hilfreich (Tabelle 1). Nach derzeitigem Kenntnisstand sind Erektionsstörungen bei Männern mit Diabetes etwa ebenso häufig wie Appetenzstörungen. Zur Zeit beschränken sich die wissenschaftliche Auseinandersetzung im ärztlichen Bereich und die Information für die Betroffenen weitgehend auf die erektile Dysfunktion. Sie wird häufig fälschlicherweise als Synonym für zahlreiche andere sexuelle Störungen verwandt. Durch diese Einengung auf ein scheinbar ausschließlich medizinisch-technisch oder pharmakologisch lösbares Problem wird der Blick auf die somato-psychische Komplexität der meisten Störungen verstellt. Damit wird aber auch der Zugang zu den richtigen diagnostischen und therapeutischen Vorgehensweisen versperrt.

*Genaue Diagnose ist wichtig*

Paul M. ist 56 Jahre alt, seit elf Jahren ist bei ihm ein Typ-2-Diabetes bekannt. Seit der Diagnosestellung einer leichten Polyneuropathie an den Füßen vor zwei Jahren spritzt er Insulin, seitdem hat er HbA$_{1c}$-Werte um 7%.

Paul M. ist beruflich recht erfolgreich, er hat es zum Abteilungsleiter in einem großen Betrieb gebracht, Überstunden sowie Termine am Abend und an Wochenenden sind häufig. Seine gleichaltrige Frau Erika ist ebenfalls beruflich stark engagiert, seine Söhne Sven und Stefan haben in weit entfernten Orten mit Studium bzw. Zivildienst begonnen.

Vor etwa einem Jahr bemerkte Paul M. erstmalig, daß sein Penis nicht mehr richtig steif wurde, und diese Erfahrung wiederholte sich ständig. Der letzte Geschlechtsverkehr des früher sexuell sehr aktiven Paares fand vor sieben Monaten statt. Paul M. sucht seitdem, erregenden Situationen mit seiner Frau aus dem Wege zu gehen. Er hat verschiedentlich gehört, Impotenz sei eine häufige Spätfolge des Diabetes. Er ist traurig, ratlos und weiß nicht weiter.

## Sexuelle Funktionsstörungen bei Männern mit Diabetes

Häufig wird die autonome Neuropathie als alleinige Ursache einer erektilen Dysfunktion bei Männern mit Diabetes angesehen. Daraus resultieren für die

**Tab. 1 Kategorisierung der sexuellen Funktions-störungen (mit Klassifikation nach ICD-10)**

Störungen der sexuellen Appetenz
- Mangel oder Verlust von sexuellem Verlangen (F52.0)
- Sexuelle Aversion (F52.10)
- Mangelnde sexuelle Befriedigung (F52.11)

Störungen der sexuellen Erregung
- Versagen genitaler Reaktionen, z. B. Erektionsstörungen (F52.2)

Orgasmusstörungen
- Orgasmusstörung (F52.3)
- Ejaculatio praecox (F52.4)

Störungen mit sexuell bedingten Schmerzen
- Sexuelle Funktionsstörung aufgrund einer körperlichen Erkrankung
- Substanzinduzierte sexuelle Funktionsstörung
- Nicht näher bezeichnete sexuelle Funktionsstörung

Betroffenen medizinisch-technische Untersuchungen und die Empfehlungen für eine Therapie mit Medikamenten, Hilfsmitteln oder Operationen. In Wirklichkeit liegt oft eine komplexe Problematik vor. Veves (1995) hat in seinen Untersuchungen die Verschiedenartigkeit der ätiologischen Faktoren und die häufige Gleichzeitigkeit ihres Vorkommens bei Männern mit Diabetes belegt. Bei 65 % seiner Patienten mit sexuellen Funktionsstörungen lag eine diabetesbedingte Neuropathie vor. Bei 52 % wurden psychische Faktoren festgestellt, 22 % gaben Eheprobleme an, bei 25 % wurden Medikamenten-Nebenwirkungen vermutet. Hormonelle Störungen wurden bei nur 1 % der Untersuchten diagnostiziert.

Diese Daten, die in vergleichbarer Weise auch in anderen Untersuchungen erhoben werden konnten, legen den Schluß nahe, daß bei vielen männlichen Diabetikern mit sexuellen Funktionsstörungen somatische und psychosoziale Einflußfaktoren gleichzeitig wirksam sind (Abbildung 1). Detaillierte Untersuchungen über deren genaue Verteilung und Interdependenz liegen derzeit nicht vor. Gerade beim Diabetes bedingen und verstärken sich somatische und psychische Einflußfaktoren in besonderer Intensität. Für die klinische Praxis bedeuten diese Befunde aber, daß eine sorgfältige diagnostische Abklärung aller möglichen Faktoren zu leisten ist. Erst dadurch können Möglichkeiten zu einer erfolgreichen Behandlung eröffnet werden.

*Viele Ursachen*

## Häufigste organische Ursache: autonome Neuropathie

Bei den organischen Ursachen steht die autonome diabetesbedingte Neuropathie im Vordergrund. Oft tritt sie zeitlich als erste Folgeerkrankung in Erscheinung, sie kommt ähnlich häufig vor wie die periphere sensible Neuropathie. Die chronische Hyperglykämie führt zu Funktionsstörungen des parasympathischen Erektionszentrums am Sakralmark S2-S4 und des sympathischen Erektionszentrums Th11-L2 und damit zum Erektionsverlust, d. h. zur Unfähigkeit des Penis zu Tumeszenz und Rigidität (Stief et al. 1996). Einfache nicht-invasive und zuverlässige medizinisch-technische Untersuchungsverfahren zur Früherkennung existieren derzeit nicht. Arterielle Durchblutungsstörungen sind eine eher seltene Ursache, häufig führen jedoch Nebenwirkungen von Medikamenten zu sexuellen Funktionsstörungen. Hierbei sind vor allem die zur Therapie des Bluthochdrucks eingesetzten $\beta$-Blocker, Medikamente zur Senkung der Blutfette sowie Antidepressiva zu beachten. Stark erhöhte Blutzuckerwerte können zu in der Regel reversiblen Störungen führen. Hormonelle Ungleichgewichte, die auch durch Therapien verursacht sein können (Cortison), können ebenso sexuelle Funktionsbeeinträchtigungen bewirken wie morphologische Veränderungen am Penis. Chronische Schmerzen können die sexuellen Funktionen nachhaltig beeinträchtigen, ebenso die körperlichen Folgen eines längeren Suchtmittelgebrauchs.

*Neben-wirkungen von Medikamenten*

## Psychosoziale Ursachen

Sexuelle Funktionsstörungen haben zahlreiche und vielgestaltige psychische und psychosoziale Ursachen, die in vielen Fällen vor oder unabhängig von der Diabetes-Erkrankung entstanden sind (Tabelle 3). Erwartungsängste führen zu einem Teufelskreis aus Angst vor dem nächsten Mal, vor dem Versagen und zu immer stärkerem Rückzug und Vermeidung. Sie führen letztlich zu immer wiederkehrendem Versagen und somit zu ihrer Bestätigung. Erwartungsängste können sexuelle Funktionsstörungen mit organischer Ursache (z.B. bei autonomer Neuropathie) massiv verstärken. Sie sind bei Männern mit Diabetes sehr häufig anzutreffen.

Problematische Normen, Werte und Mythen prägen und behindern die Sexualität. Die in den Medien und soziokulturell vermittelten „normalen Details" über die Häufigkeit, Inten-

**Tab. 2 Häufige organische Ursachen sexueller Funktionsstörungen**

- Autonome diabetesbedingte Neuropathie
- Arterielle Durchblutungsstörungen
- Medikamenten-Nebenwirkungen (z.B. $\beta$-Blocker, Lipidsenker, Antidepressiva)
- Hormonelle Störungen (z.B. Schilddrüse, Cortison, Geschlechtshormone)
- Morphologische Veränderungen am Penis (u.a. angeboren, entzündlich, bösartig, postoperativ)
- Stoffwechselentgleisungen
- Chronisches Schmerzsyndrom (z.B. bei Neuropathie, chronischer Pankreatitis)
- Körperliche Folgen von Suchtmittel-Mißbrauch

sität und Techniken von Geschlechtsverkehr formen Phantasiemodelle und Bilder von Sexualität, die in ihrer Irrealität sexuellen Problemen Vorschub leisten. Informationsdefizite und Wissenslücken verstärken falsche Vorstellungen über körperliche Abläufe, zufriedenstellendes und lustvolles sexuelles Erleben und mögliche sexuelle Praktiken. Negative oder unbefriedigende Erfahrungen blockieren Lust und Erregung. Persönliche Ängste (vor dem eigenen Versagen,

*Sozialkultu-*
*relle Normen*
*und Wissens-*
*defizite*

vor dem anderen Geschlecht, infolge von Konflikten mit religiösen Vorschriften oder infolge unangenehmer Erfahrungen) lassen sexuelle Erregung, sexuelles Zusammensein und Koitus als Gefahr und Bedrohung erleben. Die Verweigerung des Penis und das Vermeiden von Sexualität können eine wichtige Schutzfunktion für einen oder beide Partner darstellen.

Partnerkonflikte können Ursache und Folge sexueller Störungen sein. Die sexuelle Störung als Symptom kann zum Austragungsort von Beziehungsproblemen werden. Voreilige, somatisch orientierte Therapien bei einem Partner können die Beziehungsproblematik ungünstig beeinflussen. Nicht geklärte sexuelle Störungen organischer Ursache können die Partnerschaft belasten und gefährden.

Streß, der sich in den unterschiedlichsten Lebensbereichen ergibt, bremst Lust und sexuelle Leistungsfähigkeit. Berufliche Überlastung, finanzielle Sorgen, belastende Umweltfaktoren (z. B. Lärm), zwischenmenschliche Probleme, Trauer, gesundheitliche und andere Sorgen können als Stressoren wirksam werden und sich dadurch negativ auf die Sexualität auswirken.

Psychische Erkrankungen, vor allem depressive Störungen und Angststörungen, führen häufig zu schwerwiegenden Defiziten der sexuellen Fähigkeiten. Aber auch eine länger bestehende organisch bedingte Erektionsstörung kann bei Männern nachhaltige psychische Beeinträchtigungen auslösen, die mitunter als langanhaltende depressive Reaktion Krankheitswert erlangen und dadurch sexuelle Funktionsstörungen verstärken können.

Psychosoziale Belastungen, die sich durch die Diabetes-Erkrankung ergeben, können in erheblichem Ausmaß sexuelle Lust und Erlebensfähigkeit beeinträch-

*Abb. 1*
*Die Sexualstö-*
*rung steht im*
*Mittelpunkt eines*
*Geflechts zahlrei-*
*cher Störfaktoren*

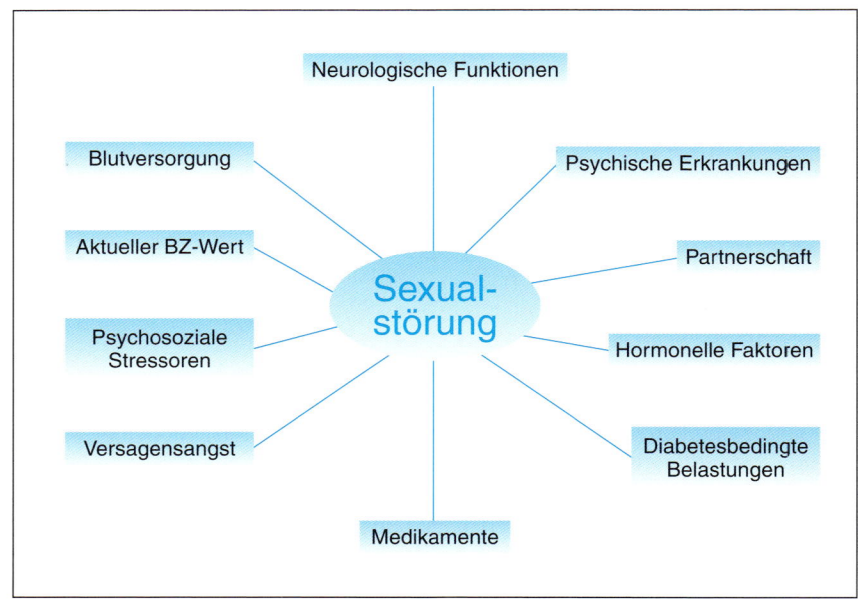

tigen. Hier spielt die Art und Weise der Krankheitsakzeptanz eine wichtige Rolle. Jensen (1986) wies auf die Bedeutung der Coping-Fähigkeiten von Patienten in bezug auf die Entwicklung von Sexualstörungen hin. Bei bereits bestehender Neuropathie wiesen Diabetiker mit schlechten Coping-Fähigkeiten signifikant häufiger sexuelle Funktionsstörungen auf als solche mit guter Krankheitsbewältigung.

Aus systematischen Gründen ist eine Unterteilung der Entstehungsgeschichte sexueller Funktionsstörungen bei Männern mit Diabetes in somatische, psychische und psychosoziale Ursachen sinnvoll. Im klinischen Alltag sollte man sich indessen der besonderen Interdependenzen der verschiedenen Faktoren gerade bei an Diabetes erkrankten Menschen bewußt sein. Wie bei kaum einer anderen Krankheit wirken beim Diabetes somatische und psychische Faktoren auf die sexuelle Funktionsfähigkeit ein und interagieren dabei in vielfältiger Weise miteinander. Bemerkenswert ist beispielsweise der Befund von Schiavi et al. (1995), daß auch Männer mit Diabetes ohne Neuropathie und mit guter Stoffwechsellage gegenüber Männern ohne Diabetes signifikant seltener nächtliche Tumeszenzen aufweisen und daß Dauer und Ausmaß der Tumenszenz-Perioden bei ihnen geringer ausfallen. Zugleich konnten die Autoren feststellen, daß Männer mit Diabetes einige charakteristische psychologische Befunde aufweisen: Sie haben im Vergleich zu Männern ohne Diabetes eine Reduktion von Libido und Erregbarkeit, weniger Vergnügen beim Sex, eine geringere Zufriedenheit mit der eigenen sexuellen Funktion, ein konservativeres Sexualverhalten, ein schlechteres Körperbild sowie eine sehr streßbelastete Beziehung zur Partnerin.

*Psychosomatische Wechselwirkungen*

**Tab. 3  Psychische und psychosoziale Ursachen**

- Erwartungsängste vor und wegen sexuellem Versagen
- Problematische Normen, Werte und Mythen
- Informationsdefizite und Wissenslücken
- Persönliche Ängste im Zusammenhang mit Sexualität
- Partnerkonflikte als Ursache und Folge
- Psychischer und psychosozialer Streß
- Psychische Erkrankungen (vor allem depressive Störungen, Angststörungen)
- Psychosoziale Belastungen durch die Diabetes-Erkrankung

## Strukturiertes diagnostisches Vorgehen

Auch wenn Patienten mit Diabetes zunehmend sexuelle Funktionsstörungen von sich aus ansprechen, sollte die Frage danach integraler Bestandteil der Anamnese- und Befunderhebung sein. Werden Sexualstörungen angegeben, sollte ergebnisoffen geklärt werden, ob der Betroffene überhaupt für sich Beratungs- und Behandlungsbedarf sieht. Gegebenenfalls erfolgt die Einladung zu einem Erstgespräch, das in der Regel ohne die Partnerin stattfinden sollte. Es schließen sich bedarfsweise medizinische Untersuchungen und/oder psychologische Gespräche an, therapeutische Empfehlungen folgen.

## Das Erstgespräch

*Diagnose*
*abklären*

Im Erstgespräch, für das 45 bis 60 Minuten veranschlagt werden sollten, wird zunächst versucht, Beginn, Dauer sowie Art und Qualität der sexuellen Störung zu klären. Es hat sich für das weitere praktische Vorgehen als hilfreich erwiesen, zu eruieren, ob eine Erektionsstörung, eine Appetenzstörung, eine Orgasmusstörung oder eine Störung infolge körperlicher Beeinträchtigung vorliegen (Tabelle 4, vgl. Tabelle 1). Appetenz- und Orgasmusstörungen weisen auf das Vorhandensein psychischer Faktoren hin. Wichtig ist die Frage nach morgendlichen Spontanerektionen und dem Erektionsverhalten bei Masturbation. Ist beides ungestört, liegt mit großer Wahrscheinlichkeit keine schwerwiegende organische Ursache vor; auf eine weitere medizinisch-technische Organdiagnostik kann dann zumeist verzichtet werden (Weidner et al. 1988). Orientierend sollten die psychische, die partnerschaftliche und die soziale Situation des Patienten erfragt werden.

Weitere wichtige Krankheitsdaten sind Angaben zur Diabetesdauer, zur bisherigen Therapie und zu Folgekrankheiten. Insbesondere sollte nach Symptomen einer peripheren Polyneuropathie gefragt werden. Es ist bekannt, daß das Vorliegen von Folgeerkrankungen stark positiv korreliert ist mit Impotenz organischer wie psychogener Genese (McCulloch et al. 1980). Ein schleichender Beginn von Erektionsstörungen mit Verringerung der Dauer und Intensität von Rigidität und Tumeszenz des Penis sowie das gleichzeitige Vorliegen von Symptomen einer peripheren Neuropathie machen eine neurogene sexuelle Funktionsstörung wahrscheinlich.

Zahlreiche Medikamente können als Nebenwirkung zu sexuellen Funktionsstörungen führen. Unter ihnen befinden sich Substanzen zur Behandlung des Bluthochdrucks ($\beta$-Blocker, Clonidin, Reserpin), der Blutfette (Statine), Psychopharmaka (Antidepressiva) und Hormone (u.a. Geschlechtshormone, Cortison). Eine genaue Medikamenten-Anamnese ist daher wichtig.

Schließlich muß nach früheren und gegenwärtigen schweren Erkrankungen und ihrer Behandlung gefragt werden. Insbesondere operative Eingriffe im kleinen Becken, neurologische und kardiovaskuläre Erkrankungen sowie das bei Diabetes häufige Schlaf-Apnoe-Syndrom können organisch bedingte sexuelle Funktionsstörungen verursachen.

### Tab. 4 Themen des Erstgesprächs

- Beginn, Dauer, Symptome der sexuellen Funktionsstörung

- Art der Störung: Erektionsstörung, Appetenzstörung, Orgasmusstörung, sonstige Störung

- Morgendliche Spontanerektionen, Erektionsverhalten bei Masturbation

- Psychische, partnerschaftliche und soziale Situation des Patienten

- Diabetesdauer, Diabetestherapie, Folgeerkrankungen

- Nebenwirkungspotential eingenommener Medikamente

- Schwerwiegende anamnestische oder gegenwärtige Krankheiten

Am Ende des Erstgesprächs bespricht der Berater mit dem Patienten das weitere Vorgehen. Besonders wichtig ist zu diesem Zeitpunkt die Klärung der Frage, ob der Betroffene weitergehende diagnostische und therapeutische Aktivitäten wünscht und welche Haltung die Partnerin dazu einnimmt. Es muß auch entschieden werden, ob ausschließlich medizinische Untersuchungen, ausschließlich psychotherapeutische Sitzungen oder beide angezeigt sind.

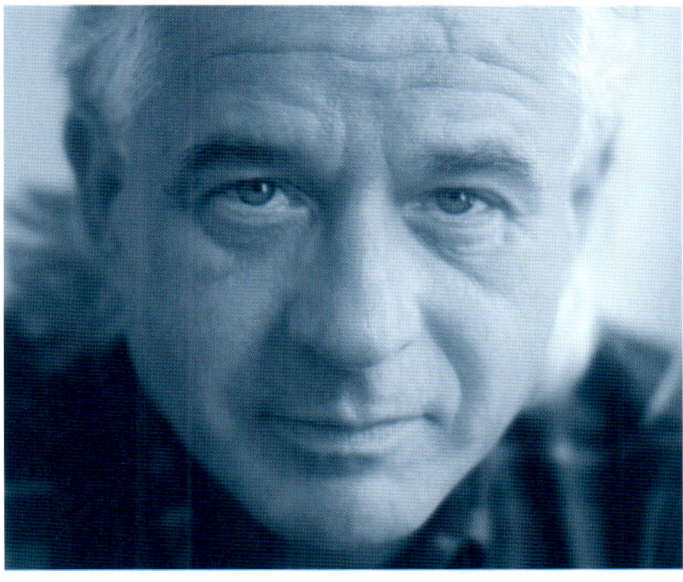

Ein sexualmedizinisches Erstgespräch erfordert ausreichend Zeit und einen geschützten Rahmen, in dem Diskretion und Geborgenheit selbstverständlich sind und in dem Störungen, wie Telefonanrufe oder andere Unterbrechungen, ausgeschlossen sind. Der ärztliche oder psychologische Behandler sollte über allgemeinmedizinische und diabetologische sowie über psychologische und sexologische Grundkenntnisse verfügen. Einfühlungsvermögen und Taktgefühl sowie Kenntnisse in einer therapeutischen Gesprächsführung sind weitere wichtige Voraussetzungen auf seiten des Behandlers, damit eine tragfähige und vertrauensvolle Arbeitsbeziehung mit dem Patienten entstehen kann.

*Das Erstgespräch benötigt einen geschützten Rahmen*

## Medizinische Untersuchungen

Bei den meisten Diabetikern mit sexuellen Funktionsstörungen ist das notwendige medizinische Untersuchungsprogramm zunächst nicht sehr umfangreich: Eine sorgfältige Untersuchung des Penis und der Genitalregion deckt morphologische Veränderungen auf, die Inspektion der sekundären Geschlechtsmerkmale gibt Hinweise auf Hormonstörungen. Eine genaue neurologische Untersuchung informiert über mögliche neurogene Fehlfunktionen oder Verletzungen. HbA$_{1c}$-Wert, Blutzucker, Kreatinin, Leberwerte und Fettwerte sollten bestimmt werden, um metabolische Einflußfaktoren auf die Sexualfunktion zu entdecken (Diederichs 1995). Hormonbestimmungen sind nur in Einzelfällen bei entsprechenden klinischen Hinweisen indiziert. Weiterführende, z. T. invasive und den Patienten belastende medizinisch-technische Untersuchungen sollten nur bei entsprechenden klinischen Fragestellungen durchgeführt werden, wenn sie für

*Nicht mehr als unbedingt erforderlich*

eine Behandlung bedeutsam sind und der Patient die Untersuchung wünscht. Unter Umständen ergibt sich aus der medizinischen Untersuchung die Indikation zur Abklärung weiterer somatischer Differentialdiagnosen.

## Psychologische Untersuchungen

Sind psychische Ursachen bei einer sexuellen Funktionsstörung eines Mannes mit Diabetes im Spiel, sind weiterführende psychologische Gespräche sinnvoll. Sie haben zunächst diagnostische Funktionen. Der Therapeut sollte frühzeitig klären, ob beim Patienten eine behandlungsbedürftige psychische Erkrankung (u. a. Depression, Angststörung) vorliegt. Zur Unterstützung können dabei validierte Fragebogen-Instrumentarien (z. B. das Beck-Depressions-Inventar oder das State-Trait-Angstinventar) eingesetzt werden. Wird eine behandlungsbedürftige Erkrankung diagnostiziert, sollte dem Patienten eine Therapie, die auch die sexuelle Funktionsstörung günstig beeinflußt, vorgeschlagen werden.

*Ausführlich, aber zielorientiert*

Im nächsten Schritt empfiehlt es sich, besondere diabetesbedingte Belastungen zu erfragen. Sie können, insbesondere bei schlecht entwickelten Fähigkeiten zur Krankheitsbewältigung, erheblichen Einfluß auf die sexuellen Funktionen des Mannes, aber auch auf die Partnerschaft insgesamt, nehmen. Im klinischen Alltag fällt immer wieder auf, daß Männer mit Diabetes einen zeitlichen Zusammenhang zwischen dem Beginn der Insulintherapie und ersten Symptomen der sexuellen Beeinträchtigung angeben. Ziel dieses Teils der Exploration ist es, herauszufinden, ob der Patient Unterstützung durch Information und andere entlastende Strategien benötigt.

Wichtig ist, ob die vorliegende Sexualstörung durch Erwartungs- oder Versagensängste unterhalten oder verstärkt wird. Der Berater sollte auch nach möglichen Informationsdefiziten oder problematischen Normen und Werten fragen. Er sollte klären, inwieweit psychosoziale Stressoren negativen Einfluß auf die Sexualität nehmen. Partnerkonflikte, berufliche Überlastung, Mobbing, finanzielle Sorgen, drohende oder bestehende Arbeitslosigkeit, Trauer, Trennungen, andere Lebenskrisen, Lärm und sonstige schädliche Umwelteinflüsse sind nur einige der Stressoren, die sexuelle Funktionsstörungen auslösen, verstärken und chronifizieren können. Die „Urlaubsfrage" gibt Hinweise auf Alltagsbelastungen. In diesem Zusammenhang sollte auch ein möglicher Suchtmittel-Mißbrauch als Symptom von Streßüberladung oder mangelnden Streßbewältigungsfähigkeiten angesprochen werden. Therapeutische Ziele sind, eine Verringerung der Streßbelastungen zu erreichen oder Wege zu einem besseren Umgang mit Stressoren zu finden.

*Belastungen klären*

Wichtiger Teil der psychologischen Diagnostik ist es, die aktuelle Partnerschaft zu beleuchten. Der Berater sollte die Zufriedenheit mit der gegenwärtigen Lebenssituation (Wohnung, Beruf, Außenkontakte, gemeinsame Interessen, gegenseitiges „Soll und Haben") und die kommunikativen Strukturen (u. a. Konfliktverhalten, Dominanz, Äußern von Zuneigung, Aussprechen von Wünschen und Bedürfnissen) ansprechen. Weiterhin sollte er die sexuelle Entwicklung während der Beziehung, die sexuellen und weiteren Rollenverteilungen sowie den Stellenwert von Sexualität für die Beziehung und im Leben überhaupt erfragen. An dieser Stelle sollte noch einmal reflektiert werden, welche Auswirkungen auf die Partnerschaft eine mögliche Therapie entwickeln könnte.

Je nach klinischem Erfordernis muß auch eine spezielle sexuelle Anamnese erhoben werden. In ihr wird die Art der Funktionsstörung detailliert erfragt, auch die Abhängigkeit der Störung von Partner, Praktik und Situation. Es ist eine genaue Analyse des aktuellen Sexualverhaltens mit Beschreibung von Techniken, Phantasien, verbaler und nonverbaler Kommunikation, Idealvorstellungen und Abneigungen erforderlich. Wichtig sind auch die Fragen nach Masturbation, Kinderwunsch und Antikonzeption. Schließlich sollte die soziosexuelle Ent-

**Tab. 5  Diagnostik von sexuellen Funktionsstörungen bei Männern mit Diabetes**

Medizinische Diagnostik

■ Gründliche Anamneseerhebung

■ Körperliche Untersuchung von Genitalregion und Geschlechtsmerkmalen

■ Neurologische Untersuchung

■ Laboruntersuchungen (u.a. $HbA_{1c}$-Wert, Blutzucker, Nierenwerte)

■ Hormonuntersuchungen nur bei eindeutigen klinischen Fragestellungen

■ Invasive Untersuchungen nur mit gezielter Indikation

Psychologische Diagnostik

■ Psychosoziale Anamnese

■ Ausschluß behandlungsbedürftiger psychischer Begleiterkrankungen (Depression, Angststörungen)

■ Klärung besonderer diabetesbedingter Belastungen

■ Frage nach Erwartungs- und Versagensängsten, Klärung von Wissens- und Informationsdefiziten

■ Identifikation möglicher psychosozialer Stressoren (z.B. berufliche oder finanzielle Belastungen, Arbeitslosigkeit, sonstige Lebenskrisen)

■ Analyse der bestehenden Partnerschaft (Zufriedenheit mit Lebenssituation, mit kommunikativen Strukturen, Stellenwert und Umgang mit sexuellen Bedürfnissen, sexuelle Gewohnheiten)

■ Individuelle sexuelle Anamnese

wicklung beleuchtet werden, mit dem Umgang mit Sexualität im Elternhaus und mit der individuellen sexuellen Lerngeschichte von der Kindheit über die Pubertät bis ins Erwachsenenalter. Die spezielle sexuelle Anamnese wird je nach Fragestellung knapp oder sehr ausführlich sein. Tabelle 5 zeigt eine Zusammenfassung aller diagnostisch wichtigen Fragen.

*Eine medizinische Behandlung bringt oft schnelle Erfolge*

Stellt sich beim Erstgespräch und den medizinischen Untersuchungen heraus, daß ein organischer Befund wahrscheinliche Ursache der sexuellen Funktionsstörungen ist, sollte man nicht zögern, dem Patienten eine entsprechende medizinische Behandlung vorzuschlagen. Bei einer Besserung oder Beseitigung der krankhaften Befunde kommt es oft zu einer raschen Wiederherstellung der sexuellen Leistungsfähigkeit. Der Kasten zeigt Situationen, in denen eine umgehende medizinische Therapie erfolgversprechend ist.

■ Normalisierung der Blutzuckerwerte bei Stoffwechselentgleisungen

■ Absetzen von zu Erektionsstörungen führenden Medikamenten

■ Ausgleich hormoneller Ungleichgewichte

■ Behandlung von schmerzhaften oder mechanisch behindernden Lokalbefunden am Penis (z. B. Balanitis, Uretritis)

■ Schmerztherapie bei Neuropathie

Nach dem Abschluß der medizinischen Behandlung sollte beurteilt werden, ob auch psychotherapeutische oder sexualtherapeutische Maßnahmen erforderlich sind. Bei den genannten Befunden wird man in der Regel auch eine Behandlung vorschlagen, wenn sie nicht in Verbindung mit sexuellen Funktionsstörungen vom Arzt diagnostiziert werden, da sie bei Fortbestehen den langfristigen Gesundheitszustand und die Lebensqualität des Patienten beeinträchtigen.

## Erektionsfördernde medizinische Behandlungen

Eine praktisch nebenwirkungsfreie Therapie stellt die Vakuumpumpe dar. Das voluminöse Gerät und der zur Aufrechterhaltung der Gliedsteife erforderliche Gummiring werden jedoch gelegentlich als störend erlebt. Über 80% der Patienten erlangen mit dieser Methode regelhaft und zufriedenstellend Erektionen.

Bei der Schwellkörper-Autoinjektions-Therapie (SKAT) wird mittels Insulinspritze oder speziellem Pen eine erektionsauslösende Substanz (Prostaglandin E1) in den Schwellkörper des Penis gespritzt, die zu einer Erektion von 30 bis 60 Minuten führt. Ca. 70% der Patienten erreichen mit SKAT zufriedenstellende Erektionen. Nebenwirkungen sind relativ häufig: Schmerzen im Penis, örtliche Blutergüsse, manchmal auch stark verlängerte Erektionen und Kreislaufprobleme. Gründliche Voruntersuchungen und eine eingehende Unterweisung durch einen erfahrenen Urologen sind erforderlich.

*Erektions-fördernde Tabletten*

Seit 1998 ist die Therapie mit Sildenafil (Viagra®) möglich. Bei ca. 60% der Männer mit Diabetes kommt 30–60 Minuten nach der Einnahme der Tablette eine Erektion zustande, die 1 bis 2 Stunden anhält. Nebenwirkungen (Kopfschmerzen, Sehstörungen, Hitzewallungen, Verdauungsstörungen) sind relativ häufig. Mögliche kardiovaskuläre Risiken müssen vor der Verordnung vom Arzt geklärt werden. Bei bestehenden Appetenzstörungen ist Viagra® unwirksam. Mehrere Nachfolgepräparate sind z. Zt. in der Überprüfung.

Operative Verfahren (Penis-Prothesen, Gefäßoperationen) bleiben wegen ihres Aufwands und ihrer Risiken einigen wenigen speziellen Indikationen vorbehalten. Alle anderen Verfahren haben sich nicht bewährt.

Die erektionsfördernden medizinischen Therapien haben den Nachteil, daß bei ihrer Anwendung ein spontaner Geschlechtsverkehr durch die lange Zeit von Planung und Vorbereitung nur erschwert möglich ist. Dies stellt Männer, die auf der Suche nach einer Partnerin sind, oft vor große Probleme.

## Sexualberatung und Informationsvermittlung

„Sexualberatung versucht im Rahmen einer zeitbegrenzten und zielorientierten therapeutischen Beziehung durch Vermittlung von Informationen, durch Korrektur von Lerndefiziten und verzerrten Vorstellungen und durch gezielte Anregung zur Verhaltensmodifikation sexuelle Probleme zu beheben und sexuelle Störungen zu verhindern" (Beier et al. 2001). Sexualberatung benötigt in der Regel nur eine oder wenige weitere Sitzungen. Bei vielen Männern mit Diabetes, die an sexuellen Funktionsstörungen leiden, ist eine derartige Intervention ausreichend.

Wichtige Bausteine einer Sexualberatung in Anlehnung an das 1974 vorgestellte PLISSIT-Konzept von Annon (zit. nach Beier et al. 2001) sind „Erlauben", Vermittlung von Informationen und Formulierung verhaltensmodifizierender Vorschläge. Im ersten Schritt geht es darum, Ängste oder Schuldgefühle aufzuspüren und aufzulösen. Die Überwindung von Sprachlosigkeit innerhalb der Partnerschaft gehört ebenso dazu wie die Thematisierung von scheinbar unerlaubten Phantasien (z. B. Seitensprung, Selbstbefriedigung) oder auch die Formulierung unausgesprochener Ängste (z. B. vor Versagen, vor Unzufriedenheit der Partnerin, vor möglichen Diabetesfolgen). Männer, die an einer Erektionsstörung infolge einer Neuropathie leiden, sollten auf ihre häufig vorhandenen Gefühle von Scham, Verletztheit und Trauer über den irreversiblen Verlust ihrer spontanen Erektionsfähigkeit angesprochen werden. Letztlich geht es darum, dem Patienten zu erlauben, bislang Unausgesprochenes auszusprechen und damit in kognitiven und emotionalen Kontakt zu treten.

*Niedrigschwellige Behandlungsangebote*

Im nächsten Schritt erfolgt die Vermittlung von Informationen, die der Patient zur Korrektur von Einstellungen und Verhaltensweisen nutzen kann. Diese Informationen sollten präzise den individuellen Bedürfnissen des Patienten gerecht werden, damit er sie zielgerichtet für sich verwenden kann. Spezifische Informationen beziehen sich auf sexuelle Mythen und Normen, auf Aspekte der Sexualphysiologie und auf typische Ursachen sexueller Störungen, auf Geschlechts- und Altersunterschiede im sexuellen Erleben und bei sexuellen Praktiken. Bei Patienten mit Neuropathie kann es bedeutsam sein, auf die sehr begrenzten Hoffnungen auf Reversibilität einzugehen. Wichtig ist die Erörterung alternativer genitaler und nicht-genitaler Sexualpraktiken und die Ermunterung, sie auszuprobieren (Zilbergeld 1995). Es können medizinische und psychologische Therapieverfahren vorgestellt werden. Schließlich sollte die Bedeutung krankheitsbedingter Belastungen und psychosozialer Stressoren angesprochen werden.

Gegebenenfalls können im nächsten Schritt verhaltensmodifizierende Vorschläge formuliert werden. Sie müssen so konzipiert sein, daß sie vom Patienten verstanden und akzeptiert werden und er sie für sich und seine Partnerin für durchführbar hält. Diese Vorschläge können sich auf die Entwicklung eines positiven Erlebens (z. B. körperliche Selbstakzeptanz, lustvolle Körperwahrnehmung, Genußfähigkeit, Masturbation, Phantasien) beziehen, aber auch die Steigerung der sozialen Kompetenz in der Beziehung durch Verbesserung von sozialer Sicherheit, Kontaktverhalten sowie verbaler und nonverbaler Kommunikation zum Ziel haben.

*Erektions-
fördernde
somatische
Therapie
ermöglichen*

Bei Männern mit überwiegend organischer Ursache einer Erektionsstörung stellt sich im Verlauf einer Sexualberatung häufig die Frage nach einer erektionsfördernden Therapie. Wird diese vom Patienten und seiner Partnerin befürwortet und werden vom Therapeuten keine somatischen oder psychologischen Kontraindikationen festgestellt, sollte man diese Therapie empfehlen und ermöglichen. Sie dient nicht nur der Wiederherstellung einer gestörten Funktion, sondern auch der seelischen Gesundheit des betroffenen Mannes und der Zufriedenheit in einer Paarbeziehung. Nicht selten ist eine erfolgreiche Therapie mit Erektionshilfen in der Lage, den Teufelskreis von Versagensangst, Resignation, Rückzug und Depression zu durchbrechen (Hartmann et al. 1992). In einer eigenen unveröffentlichten Nachbefragung von 80 Männern mit Diabetes, die wegen einer klinisch sicher diagnostizierten Erektionsstörung eine Vakuumpumpe erhielten, gaben 32% der Befragten an, ein halbes Jahr nach Therapiebeginn auch ohne Vakuumpumpe wieder ausreichende Erektionen zu erreichen.

## Die „Männerrunde"

In Diabetes-Fachkliniken und -Rehabilitationseinrichtungen haben sich seit einigen Jahren sog. Männerrunden etabliert. Unter Leitung eines Arztes oder eines Psychologen, manchmal auch in Doppelmoderation, werden Informationen zu Störungen der Sexualität bei Männern und zu Möglichkeiten ihrer Behandlung gegeben. Breiten Raum nimmt oft die Erörterung emotionaler Aspekte ein: Für viele Männer ist die Männerrunde nach Jahren der sexuellen Not die erste Möglichkeit, Entlastung und Rat zu finden. Der inhaltliche Leitfaden einer Männerrunde lehnt sich an die oben beschriebene Konzeption der individuellen Sexualberatung an.

*Ein Basis-
angebot
der Sexual-
beratung*

Ein besonderer Stellenwert kommt der Reflexion über die Selbstzweifel und die männlichen Identitätsprobleme zu, die Betroffene oft befällt (Kulzer 1995). In den vom Verfasser moderierten Männerrunden wird von den Teilnehmern häufig der Schmerz über den Verlust des männlichen Selbstwertgefühls thematisiert. Wichtig ist auch, die partnerschaftliche Dimension der zur Sprache gebrachten sexuellen Störungen zu bedenken. Dazu gehört auch, den Patienten Mut zu machen, die das sexuelle Problem zudeckende Sprachlosigkeit in der Partnerschaft zu überwinden. Als informativ und entlastend wird von den Teilnehmern oft erlebt, eine neurogene Erektionsstörung als organische Erkrankung werten zu können oder die Impotenz auch als Botschaft in einer Beziehung zu verstehen, z.B.: „Ich bin nicht in Stimmung", „Ich bin erschöpft", „Ich habe keine Lust auf Dich", „Ich bin als Liebhaber nicht gut genug", „Ich habe Angst zu versagen", „Ich will Deine Erwartungen nicht erfüllen".

Von Vorteil ist die niedrige Schwelle für die Patienten während eines Klinikaufenthalts, dieses Gruppenangebot anzunehmen. Die Akzeptanz bei den Betroffenen ist groß, wesentliche Empfindungen nach dem Besuch der Männerrunde sind Hoffnung, Neugier und Erleichterung (Hübner 1997). Die Gruppenberatung sollte ergänzt werden durch weiterführende Angebote, z.B. zu medizinischen Untersuchungen, Einzelberatungen oder Paargesprächen.

*Männerrunde schafft Erleichterung*

## Sexualtherapie bei komplexen Störungen

Wird im Erstgespräch oder im Verlauf einer Sexualberatung erkennbar, daß die vorliegende sexuelle Funktionsstörung komplexer Natur ist, sollte dem Patienten eine Sexualtherapie vorgeschlagen werden. Sexualtherapie ist erfahrungsorientiert und zielgerichtet. Sie verbindet verhaltenstherapeutische Elemente („Hausaufgaben" mit strukturierten und systematisch aufgebauten sexuellen Erfahrungen) mit einer aufdeckenden und konfliktbearbeitenden psychotherapeutischen Aufarbeitung der wesentlichen Verursachungen der Störung (Hartmann 2000).

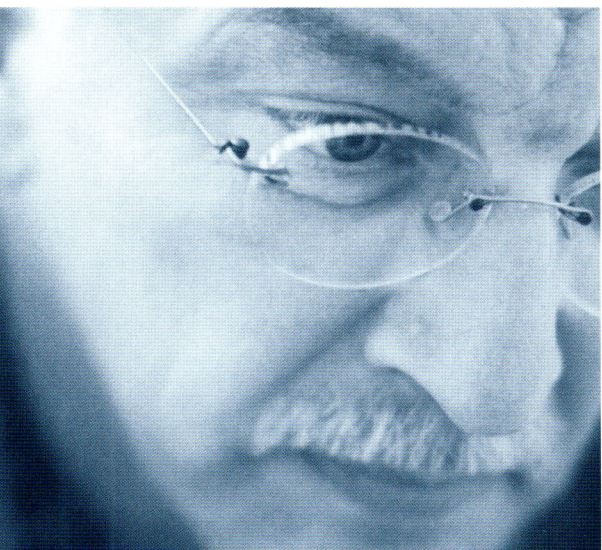

Zu Beginn einer Sexualtherapie werden unmittelbar wirkende Faktoren bearbeitet, Versagensängste, Leistungsdruck, ablenkende Gedanken, ungünstige Partnerinteraktionen, mangelnde Stimulation. Dabei werden Vorgaben für Verhaltensänderungen erarbeitet, die der individuellen Problematik angemessen zu sein scheinen. Es folgt die Analyse der Erfahrungen des Patienten bzw. des Paares bei ihrer praktischen Umsetzung. Dadurch werden Hindernisse sichtbar und Ursachen der Störung erkennbar. Ein wichtiger therapeutischer Schritt ist die Hilfestellung bei der Modifizierung und Reduzierung dieser Hindernisse.

*In der Sexualtherapie werden Versagensängste bearbeitet*

Bei klinischem Bedarf müssen tiefer liegende Faktoren mit unterschiedlichen psychotherapeutischen Techniken bearbeitet werden. Dafür kommen ein gezieltes Einwirken auf Kommunikationsstrukturen sowie kognitive, edukative, paar- und familientherapeutische und psychodynamische Methoden in Betracht. Stets sollten im Verlauf einer Sexualtherapie diabetesbedingte Einflußfaktoren beachtet und bearbeitet werden. Es ist auch abzuwägen, welchen Nutzen erektionsfördernde medizinische Behandlungen bringen könnten.

## *Einbeziehung von Partnern*

Jede sexuelle Funktionsstörung eines Mannes hat Auswirkungen auf die Partnerin und auf die Partnerschaft. Letztlich stellt jede Sexualstörung auch eine Beziehungsstörung dar. Deshalb ist es wichtig, bei jedem Schritt von Sexualberatung und Sexualtherapie die partnerschaftliche Dimension im Auge zu behalten. Therapeutische Schritte beim Mann können negative oder positive Wirkungen auf die Partnerin haben. Insbesondere übereilte medikamentöse oder mechanische Therapien zur Wiedererlangung der Erektion können in dramatischer Weise Gleichgewichte stören oder ein schützendes Verhalten der Partnerin unwirksam machen. Deshalb muß vor jedem therapeutischen Schritt der Therapeut den Patienten auffordern, die Haltung der Partnerin dazu zu klären und ggf. ihr Einverständnis einzuholen.

Eine wichtige Aufgabe des Therapeuten ist es, das Gespräch zwischen den Partnern in Gang zu bringen, um mögliche Mißverständnisse mit fatalen Folgen zu verhindern. Durch Informationen zu somatischen und psychologischen Faktoren der Sexualstörung im Zusammenhang mit dem Diabetes kann die partnerschaftliche Situation entkrampft werden, therapeutische Optionen können Hoffnung und Perspektive geben.

In manchen Fällen kann eine Sexualberatung dazu führen, daß tiefliegende Konflikte in einer Beziehung aufgedeckt oder verschärft werden. Dann ist es die Verantwortung des Therapeuten oder Beraters, selbst rasch professionelle Hilfe anzubieten oder sie zu organisieren.

---

**Tab. 6 Therapeutische Optionen bei sexuellen Funktionsstörungen von Männern mit Diabetes**

Behandlung organischer Ursachen
- Beseitigung von Stoffwechselentgleisungen
- Absetzen von Medikamenten, die zu Erektionsstörungen führen
- Ausgleich hormoneller Störungen
- Behandlung von Lokalbefunden am Penis
- Schmerztherapie

Erektionsfördernde Therapien
- Mechanische Erektionshilfen (Vakuumpumpen)
- Schwellkörper-Autoinjektions-Therapie (SKAT)
- Orale Therapie (Sildenafil)
- Operative Verfahren (z.B. Penisprothesen)

Psychologische Therapien
- Sexualberatung (individuell, in einer Gruppe – „Männerrunde")
- Sexualtherapie
- Psychotherapie
- Paartherapie (Ehe-Familienberatung, verhaltenstherapeutische Paartherapie, familientherapeutische Ansätze)

Sofern sich in den Beratungsgesprächen herausstellt, daß am Entstehen und Aufrechterhalten der sexuellen Funktionsstörung beide Partner beteiligt sind, ist die Indikation zu einer Paartherapie gegeben. In der klassischen, von Masters und Johnson begründeten verhaltenstherapeutisch orientierten Paartherapie soll durch körperzentrierte Übungen ein Lernprozeß ermöglicht werden. In ihm werden wechselseitig positive Körpergefühle erfahrbar gemacht und Ängste abgebaut. Diese Therapieform hat bei richtiger Indikationsstellung mit ca. 70 % eine sehr hohe Erfolgsrate (Sigusch 2000).

*Indikationen zur Paartherapie*

Stehen weniger Erfahrungsdefizite oder Ängste im Vordergrund, sondern andere interindividuelle Konflikte, können paartherapeutische Behandlungen erwogen werden. Hierbei besteht oft das Problem, daß die Partnerin zumindest anfangs nicht immer von der Notwendigkeit einer Therapie überzeugt ist. Vertreter systemischer Schulen weisen darauf hin, daß in solchen Situationen die Therapie nur eines Partners bereits positive Veränderungen in der Beziehung insgesamt zu induzieren vermag (Welter-Enderlin 1999). Erfolgreiche Familientherapie kann sexuelle Funktionsstörungen, die durch psychische Konflikte zwischen den Partnern ausgelöst und unterhalten werden, beseitigen.

## Therapie psychischer Erkrankungen

Es ist bekannt, daß depressive Erkrankungen und Angststörungen einen überragenden Einfluß auf die Sexualität nehmen. Gerade Krankheiten aus diesen Formenkreisen sind bei Menschen mit Diabetes häufig. Wenn gleichzeitig mit ihnen sexuelle Funktionsstörungen vorliegen, ist die Therapie von Depression und Angststörung vorrangig. Einzelheiten finden sich in den entsprechenden Kapiteln dieses Buchs (→ *Angst* → *Depression*). Entweder ist die Sexualstörung nach einer erfolgreichen Behandlung verschwunden, oder bei Fortbestehen müssen die dann noch ursächlichen Faktoren diagnostiziert und therapiert werden. Die unterschiedlichen therapeutischen Ziele können je nach klinischer Situation überlappend oder nacheinander bearbeitet werden.

*Therapie psychischer Erkrankungen vorrangig*

## Homosexualität

Für homosexuelle Männer, die im Zusammenhang mit ihrer Diabeteserkrankung unter sexuellen Funktionsstörungen leiden, gibt es derzeit noch keine wissenschaftlichen Untersuchungen und deshalb auch keine fundierten therapeutischen Empfehlungen. Bei somatischen Fragestellungen wird man den Betroffenen die oben beschriebenen medizinischen Untersuchungen und Behandlungen empfehlen. Bei psychischen Problemen sollte ein Psychotherapeut aufgesucht werden, der in der Therapie mit homosexuellen Männern fachliche und emotionale Kompetenz besitzt.

## Sexualstörungen bei Frauen mit Diabetes?

*Wenig For-
schung über
Probleme
bei Frauen*

Auch Frauen mit Diabetes leiden in großer Zahl an sexuellen Funktionsstörungen. Ergebnisse wissenschaftlicher Untersuchungen zu Epidemiologie, Pathophysiologie, Psychodynamik und therapeutischen Möglichkeiten liegen allerdings nur in sehr geringem Umfang vor. In einer Übersicht faßt Jovanovic (1998) die vorliegenden Erkenntnisse zusammen. Wesentliche klinische Phänomene sind ein vermindertes sexuelles Verlangen, Orgasmusschwierigkeiten, Dyspareunie (Vaginalschmerzen) und die lokalen Folgen verminderter Scheidenfeuchtigkeit. Als wesentliche ursächliche Faktoren gelten die hohe Rate an Depressionen, ein negatives Selbstbild bei Übergewicht, die Hyperglykämie mit der Folge gehäufter genitaler Infektionen und eine Funktionseinschränkung der Beckenbodenmuskulatur sowie hormonelle Störungen insbesondere in den Wechseljahren. Die Behandlungsansätze richten sich nach den vermuteten Ursachen der Sexualstörung. Medizinische und psychologische Forschung ist in großem Umfang erforderlich.

## Auf einen Blick

➡ 30–50 Prozent aller Männer mit Diabetes leiden zumindest zeitweilig unter sexuellen Funktionsstörungen.

➡ Wichtigste Ursachen sind die autonome diabetesbedingte Neuropathie, Medikamenten-Nebenwirkungen, Versagensängste, Partnerschaftskonflikte, psychische Begleiterkrankungen sowie psychosoziale Stressoren.

➡ Neben medizinischen Untersuchungen ist oft auch eine psychologische Diagnostik erforderlich.

➡ Zur Behandlung somatisch bedingter Sexualstörungen gibt es zahlreiche erfolgversprechende und bewährte Therapieverfahren.

➡ Sexualberatung, Sexualtherapie, Psychotherapie des Mannes sowie verschiedene Arten von Eheberatung und Paartherapie haben sich in der Behandlung psychogener Sexualstörungen etabliert.

➡ Die Auswirkungen einer Therapie des Mannes auf die Beziehung zur Partnerin sollten gründlich reflektiert werden.

Beier M, Bosinski H, Hartmann U, Loweit K (2001) Sexualmedizin – Grundlagen und Praxis. Urban & Fischer, München

Diederichs W (1995) Erektile Impotenz des Diabetikers: Diagnostik und Therapie. Diabetes und Stoffwechsel 4: 422-426

Feldmann HA, Goldstein I, Hatzichristou DG, Krane RJ, McKinlay JB (1994) Impotence and its medical and psychosocial correlates: results of the Massachusetts Male Aging Study. Journal of Urology 151: 54-61

Hartmann U (2000) Psychosomatische Aspekte bei Erektionsstörungen, Deutsches Ärzteblatt 97: A-615-619

Hartmann U, Langer D (1992) Erektile Dysfunktionen – Ein integriertes sexual- und pharmakotherapeutisches Behandlungskonzept. Zeitschrift für Medizinische Psychologie 3: 120-128

Hübner P (1997) Männerrunde für Diabetiker. Schulungsprofi Diabetes, Heft 5: 40-44

Jensen SB (1986) Sexual dysfunction in insulintreated diabetics: A six-year follow-up study of 101 patients. Archives of Sexual Behavior 15: 271-282

Jovanovic L (1998) Sex and the diabetic women: desire versus dysfunction. Diabetes Review 6: 65-72

Kulzer B (1995) Erektile Dysfunktion bei Diabetes – ein verhaltensmedizinisches Problem. Zeitschrift für Medizinische Psychologie 4: 136-146

McCulloch DK, Campell IW, Wu FC, Prescott RJ, Clarke BF (1980) The prevalence of diabetic impotence. Diabetologia 18: 279-283

Schiavi RC, Stimmel BB, Mandeli J, Schreiner-Engel, P, Ghizzani A (1995) Diabetes, psychological function and male sexuality. Journal of Psychosomatic Research 39: 305-314

Sigusch V (2000) Paartherapie bei sexuellen Funktionsstörungen. Deutsches Ärzteblatt 97: A-776-781

Stief C, Thon W, Truss M, Staubesand J, Jonas, U (1996) Serie Diabetische Neuropathie: Blasenfunktionsstörungen und Erektile Dysfunktion bei Diabetes mellitus - Ätiologie, Diagnostik und Therapie. Deutsches Ärzteblatt 93: A-2082-2086

Veves A, Webster L, Chen TF, Payns S, Boulton A (1995) Aetiopathogenesis and management of impotence in diabetic males: Four years experience from a combined clinic. Diabetic Medicine 12: 77-82

Weidner W, Becker HC (1988) Erstgespräch: Anamnese, Klassifikation der Erektionsstörung, Disposition, körperliche Untersuchung, Laborstatus. Beiträge zur Urologie 5: 9-18

Welter-Enderlin R (1999) Deine Liebe ist nicht meine Liebe – Partnerprobleme und Lösungsmodelle aus systemischer Sicht. 3. Aufl. Herder, Freiburg

Zilbergeld B (1995) Männliche Sexualität. dgvt, Tübingen

*Literatur*

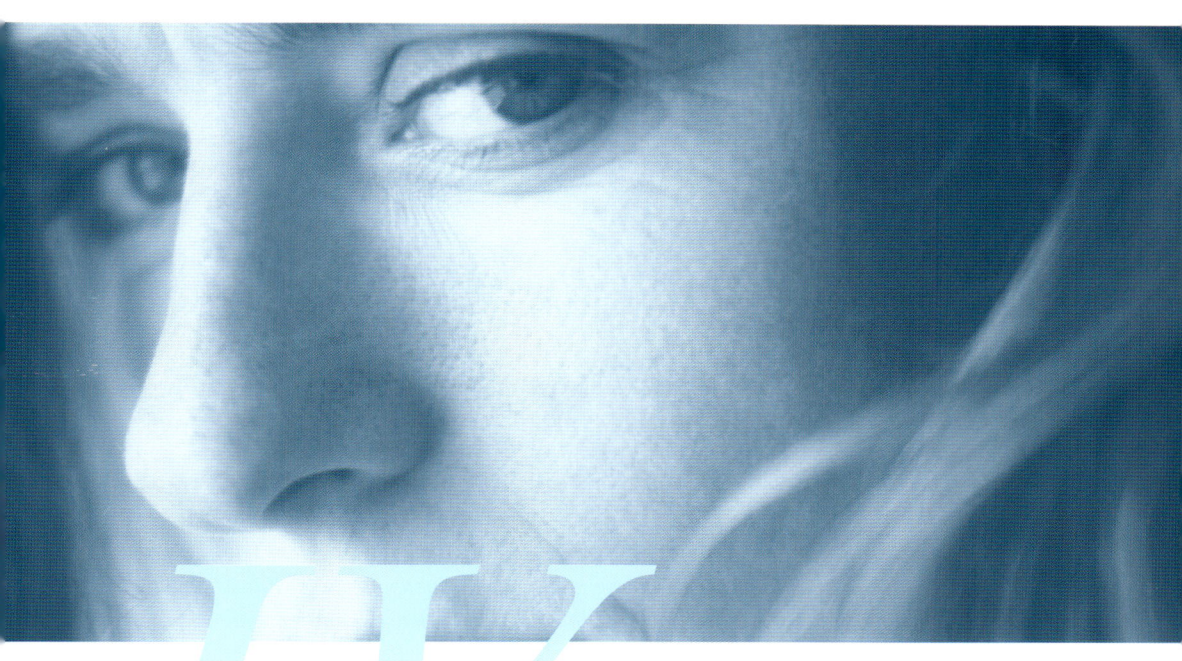

# IV

## Seelische Begleiterkrankungen

# Eßstörungen:
# die Kontrolle verlieren

*Sabine Waadt, München*

*H*eißhungeranfälle, Fasten und überstrenges Einhalten von Diäten, provoziertes Erbre-chen und Insulinunterdosierung: Schätzungen lassen befürchten, daß bis zu 30 % aller Menschen mit Typ-1-Diabetes – insbesondere junge Mädchen und Frauen zwischen 12 und 30 Jahren – in irgendeiner Weise ein solcherart gestörtes Eßverhalten aufweisen. Das Spek-trum reicht bis hin zu klinisch akuten Eßstörungen wie Bulimia nervosa und Anorexia ner-vosa. Der Beginn der Störung liegt meist in überzogenem Diäthalten aus dem Wunsch her-aus, schlank zu werden, aber auch in falsch verstandener Diabetestherapie. Für Menschen mit Diabetes entstehen aus dieser Doppelerkrankung neben den bekannten Folgen einer dauernden oder zeitweiligen Fehl- und Mangelernährung (Hypotonie, Hypothermie, Ame-norrhoe, Depressivität etc.) schwere, auch lebensbedrohliche Stoffwechselentgleisungen. Die besondere Bedrohlichkeit macht eine rasche und sichere Therapiezuweisung erforder-lich. Kliniker nehmen unerklärliche Stoffwechselschwankungen, plötzliche Hypoglykämien und einen bizarren Umgang mit dem Essen zum Anlaß, um nach Besonderheiten und Äng-sten beim Essen und zum Körper zu fragen. Bei Eßstörungen wird in der Regel eine Psycho-therapie empfohlen, die sowohl ernährungsstrukturierende als auch allgemeine psychothe-rapeutische Maßnahmen umfassen muß.

## Eßstörung bei Diabetes mellitus: eine gefährliche Doppelerkrankung

*Bewußte In-sulinunterdo-sierung: Insu-linpurging*

Treten Diabetes und Eßstörungen gemeinsam auf, so handelt es sich um gefähr-liche Doppelerkrankungen, vor allem in der Verbindung mit Anorexie oder Bu-limie. Die meist weiblichen Patienten schwanken zwischen extremen Fastenbe-mühungen und Eßanfällen. Hungern und Diäthalten sind durch die Angst, dick zu werden, motiviert, obwohl das Gewicht tatsächlich im Normalbereich liegt oder sogar deutlich, manchmal lebensbedrohlich darunter. Zur Gewichtsabnah-me versuchen die Patientinnen fett- und kohlenhydratarm zu essen, Mahlzeiten auszulassen oder zu verkleinern (sog. „restrained eating"), sich exzessiv zu be-wegen oder mit Laxanzien und Diuretika den Körper zu entleeren. Diabetesspe-zifisch ist der Versuch, durch gezielte Insulinunterdosierung Glukose über den

Harn auszuscheiden und die Energie dem Körper nicht zugänglich zu machen (sog. Insulinpurging) (Lautenbacher 1990; Waadt et al. 1990). Dieses Verhalten ist mit den Erfordernissen einer sachgerechten Diabetesbehandlung kaum vereinbar. Da es den Patientinnen damit nicht gelingen kann, Ernährung und Insulintherapie aufeinander abzustimmen, kommt es zu massiven Stoffwechselschwankungen.

## Psychobiologische Folgen von Eßstörungen

Bereits ohne Diabetes sind die Folgen von Eßstörungen vielfältig und z.T. lebensbedrohlich (Laessle, Wurmser, Pirke 1999). Bei stark untergewichtigen Anorexiepatienten, abgemildert und doch klinisch bedeutsam auch bei Bulimiepatienten, kommt es zu Mangelernährung mit einer Verminderung des gesamten Neurotransmitterumsatzes. Besonders untersucht wurden diese Veränderungen für Katecholamine (Adrenalin, Noradrenalin, Glukagon etc.), die sämtliche autonom-nervösen Vorgänge (z.B. Herzkreislauf-,

**Tab. 1  Definition: Anorexia nervosa (DSM IV 1998)**

(DSM IV: 307.1; ICD 10: F50.00; F50.01) (APA 1994, deutsch: Saß, Wittchen, Zaudig 1996)

A Das Körpergewicht wird absichtlich nicht über dem der Körpergröße oder dem Alter entsprechenden Minimum gehalten; so führt z.B. der Gewichtsverlust dauerhaft zu einem Körpergewicht von weniger als 85% des zu erwartenden Gewichts; oder das Ausbleiben einer während der Wachstumsperiode zu erwartenden Gewichtszunahme führt zu einem Körpergewicht von weniger als 85% des zu erwartenden Gewichts.

B Es bestehen ausgeprägte Ängste vor einer Gewichtszunahme oder davor, dick zu werden, trotz bestehenden Untergewichts.

C Es bestehen Störungen in der Wahrnehmung der eigenen Figur und des Körpergewichts; das Körpergewicht oder die Figur haben einen übertriebenen Einfluß auf die Selbstbewertung oder der Schweregrad des gegenwärtig geringen Körpergewichts wird geleugnet.

D Bei postmenarchalen Frauen liegt eine Amenorrhoe vor, d.h. es bleibt an mindestens drei aufeinanderfolgenden Menstruationszyklen die Periode aus (Amenorrhoe wird auch dann angenommen, wenn die Periode nur nach Verabreichung von Hormonen eintritt, z.B. Östrogen).

Verdauungs-, Reproduktionsfunktionen, hypoglykämische Gegenregulation) steuern, sowie für Serotonin, das zentralnervös Nahrungsaufnahme, Appetitverhalten, Schlaf und vor allem die Stimmung reguliert.

Im einzelnen finden sich:
- Hypotonie, erniedrigte Herzfrequenz;
- verminderte Schweißproduktion, verminderte Thermogenese (Wärmeentwicklung);
- Verminderung oder Stillstand der Reproduktionsfunktion (gestörte bis befruchtungsunfähige Zyklen und Amenorrhoe);
- Depressivität, Müdigkeit und Konzentrationsstörungen, Schlafstörungen;
- Körpermißempfindungen.

Bei häufigem Erbrechen oder Laxanziengebrauch kommt es außerdem zu:
- Vitamin- und Elektrolytverlust mit Folgen für die Muskelfunktion, Herz-, Darm-, Nierenfunktion und generell für die Vitalität;

*Verminderung des Neurotransmitterumsatzes*

*Über 90%
der Patientin-
nen erkran-
ken erst nach
der Diabetes-
manifestation
an einer Eß-
störung*

▪ Karies (Säureangriff auf die Zähne beim Erbrechen), Reizungen der Mund-
höhle, gelegentlich Risse in der Speiseröhre oder dem Magen.

Bei Diabetes drohen darüber hinaus: extreme Stoffwechselentgleisungen mit
Ketoazidosen im Wechsel mit Hypoglykämien; langfristig überhöhte Blutglukosewerte mit den entsprechenden Risiken für neurovaskuläre Folgeerkrankungen;
bei Untergewicht eine extrem erhöhte, bei Übergewicht eine verminderte Insu-
linsensitivität (Lautenbacher 1990; Waadt et al. 1990; Laessle et al. 1999). Die
Kombination der beiden Erkrankungen ist damit für Körper und Seele hochgradig belastend und bedrohlich.

## Auftreten und Häufigkeit von Eßstörungen

Eßstörungen haben in den letzten 20 Jahren in der Risikogruppe junger Mädchen und Frauen deutlich zugenommen, wobei viele Untersuchungen dafür
sprechen, daß die Zunahme der Inzidenz unter Mädchen mit Diabetes mellitus sogar nochmals größer ist. Während bei jungen Frauen allgemein zwischen
0,2−1% mit einer Anorexie und zwischen 1−3% mit einer Bulimie erkannt werden, finden sich für Anorexia nervosa je nach Untersuchung bei 12- bis 20jährigen
Mädchen mit Diabetes Auftretensraten von 0,1−7% (im Mittel etwa 3%) und für Bulimie unter jungen Frauen mit Diabetes zwischen 18 und 35 Jahren Auftretensraten von 1% bis 34% (im Mittel etwa 9%) (Lautenba-
cher 1990; Herpertz et al. 1998). Überwiegend sind Mädchen und junge Frauen
betroffen, männliche Patien-ten sind mit einem Verhältnis von höchstens 1:10 selten.
Nach einer Fallauswertung von Waadt et al. (1990) war nur bei 11% der Anorexiepatienten und nur bei 7,6% der Bulimiepatienten eine Eßstö-rung bereits vor der Diabetesmanifestation bekannt.

## Tab. 2  Definition: Bulimia nervosa (DSM IV 1998)

(DSM IV: 307.51; ICD 10: F 50.2) (APA 1994, deutsch:
Saß, Wittchen, Zaudig 1996)

A Wiederholte Episoden von „Freßattacken". Eine solche
Episode ist gekennzeichnet durch beide der folgenden
Merkmale:

1. Verzehr einer Nahrungsmenge in einem bestimmten
Zeitraum (z. B. innerhalb von zwei Stunden), wobei diese
Nahrungsmenge erheblich größer ist als die Menge, die
von den meisten Menschen in einem vergleichbaren Zeitraum und unter vergleichbaren Bedingungen verzehrt
wird.

2. Das Gefühl, während der Episode die Kontrolle über
das Eßverhalten zu verlieren (z. B. das Gefühl, weder mit
dem Essen aufhören zu können, noch Kontrolle über die
Art und Menge der Nahrung zu haben).

B Wiederholte Anwendung von unangemessenen, einer Gewichtszunahme gegensteuernden Maßnahmen, wie z. B.
selbst induziertes Erbrechen, Mißbrauch von Laxanzien,
Diuretika, Klistieren oder anderen Arzneimitteln, Fasten
oder übermäßige körperliche Betätigung.

C Die „Freßattacken" und das unangemessene Kompensationsverhalten kommen drei Monate lang im Durchschnitt mindestens zweimal pro Woche vor.

D Die Störung tritt nicht ausschließlich im Verlauf von Episoden einer Anorexia nervosa auf.

Die „Binge eating disorder" (BED) stellt eine weitere Variante der Eßstörung mit Heißhungerattacken, aber ohne überwiegend gewichtskontrollierende Motive und Verhaltensweisen dar. Sie kommt im Gegensatz zur Anorexie und zur Bulimie eher bei Menschen mit Typ-2-Diabetes vor. Die Binge eating-Störung findet sich unter Patienten mit Diabetes mellitus kaum häufiger als in der Allgemeinbevölkerung, d.h. gewichtsabhängig zwischen 0,5% und ca. 20%. Meist liegt die Manifestation einer Binge eating-Störung weit vor der Diabetesdiagnose. Binge eating findet sich etwas häufiger bei Frauen als bei Männern (Herpertz et al. 1998, 2000).

*Binge eating disorder*

## Risiko- und Auslöse-Bedingungen

Eßstörungen stellen zunächst ein psychisches „Kranksein" dar, das sich aber in vielfältigen Wechselbeziehungen zu körperlichen Funktionen aktualisiert. Übergeordnet lassen sich Eßstörungen am besten als Störungen der Identität beschreiben, die sich nach diversen prädisponierenden Faktoren manifestieren können. Folgt man dem nachstehenden Schema, so erwachsen Risikobedingungen sowohl aus ungünstigen Familienhintergründen als auch aus gesellschaftlichen und kulturellen Vorgaben. Hinzu kommen ungünstige individuelle Besonderheiten, wie starre und perfektionistische Bewertungsmuster bis hin zu Persönlichkeitsstörungen oder auch spezifischen biologischen Gegebenheiten des Stoffwechsels und der Nahrungsverwertung (Abb. 1).

*Störungen der Identität*

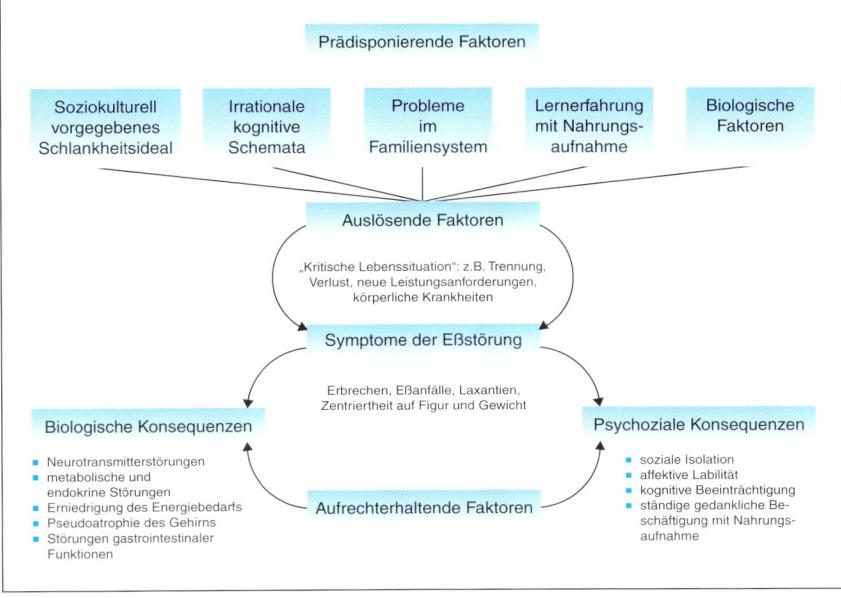

*Abb. 1
Modell zur Entstehung und Aufrechterhaltung gestörten Eßverhaltens*

Diese Situation versuchen junge Mädchen zu bewältigen, indem sie ihre Figur extrem an gesellschaftliche Idealvorstellungen von Schlankheit anpassen. Sie weichen damit Scham- und Wutgefühlen aus. Gleichzeitig binden sie sich durch die Erkrankung bedingt jedoch besonders eng an die Familie (Laessle et al. 1999; Waadt et al. 1992).

## Risikobedingungen der Familie: Die Welt ist bedrohlich

*Verstrickte Familien-struktur*

Wichtige familiäre Risikobedingungen für Eßstörungen sind vor allem solche, die eine Entwicklung eines stabilen, offenen und neugierigen Selbstbilds behindern und die Fähigkeit einschränken, persönliche Grenzen zu erleben und mit vielfältigen sozialen Anforderungen flexibel und kreativ umzugehen. Statt dessen lösen diese Familienbedingungen übermäßige und daher bedrohliche Scham-, Wut- und Angstgefühle aus. Betroffene fühlen sich mit sich uneins oder als Versager. Typische Bedingungen sind z.B. „Verstrickungen" in der Familie mit unzureichenden personalen Grenzen zwischen den Familienmitgliedern. Sie sind gekennzeichnet durch Überbehütung oder Chaos mit starren oder nicht nachvollziehbaren Regeln, ein Klima der Konfliktvermeidung, das fast zwangsläufig zu defizitärer Beziehungsfähigkeit führt. Hinzu kommt ein starrer Perfektionismus, der große Angst vor Fehlern hervorruft. Diese Bedingungen können zu Rollenunsicherheit und Selbstabwertung führen und einen jungen Menschen besonders anfällig für äußere „Ideal-Vorgaben" machen.

## Ungünstige perzeptive und kognitive Muster: Ich muß, und ich kann nicht

*Fehlinter-pretation interozeptiver Signale*

Ungünstige Wahrnehmungs- und Bewertungsmuster werden oft in der Familie erworben, sie können aber auch als Persönlichkeitsmuster oder „Temperament" genetisch prädisponiert sein. Patienten mit Eßstörungen nehmen häufig interozeptive Signale – z.B. Hunger und Sättigung – nur unzureichend wahr oder unterscheiden solche Signale schlecht von Hinweisen auf andere Körperfunktionen oder Gefühle. Innere Unruhe oder Angst können mit Hunger, Traurigkeit oder mit Übersättigung verwechselt werden. Auch körperliche Begleiterscheinungen von Hyper- oder Hypoglykämie werden in dieser Weise fehlinterpretiert. Häufig sind die Perfektionsansprüche und das Kontrollbedürfnis hoch und führen gerade wegen ihres Übermaßes zu wiederholten Erfahrungen der Hilflosigkeit. Diese Voreinstellungen paaren sich oft mit magischem Denken wie dem Festhalten an einfachen Zusammenhängen, z.B. „Wenn ich nur schlanker wäre, ginge es mir gut".

## Soziokultureller Schlankheitsdruck: Dünn ist schön, und dünn muß sein

Für junge Mädchen und Frauen bildet der soziokulturelle Druck zur Schlankheit eine der wichtigsten äußeren Idealvorgaben. Dabei klafft die Schere zwischen Figurideal, wie es z.B. bei Mißwahlen gefeiert wird, und Figurrealität, wie sie als durchschnittlicher Body Mass Index meßbar ist, deutlich auseinander. Kaum erreichbare Figurnormen sind gerade in der Pubertät ein wesentlicher Attraktivitätsmaßstab und damit ein Hauptrisiko für die Entwicklung von Eßstörungen. Die zur Idealfigur erlebte Diskrepanz kann starke Schamgefühle auslösen und die typische Identitätsproblematik dieser Lebensphase verstärken (→ *Jugendliche*). *Diskrepanz zwischen Idealfigur und Realität*

## Biologischer Risikofaktor: Die „unmoderne" Figur

Die Medien suggerieren „Abnehmen kann jeder", ein Mißlingen liegt nur an falscher Diät und mangelnder Disziplin. Tatsächlich aber ist die „Figur" keineswegs beliebig formbar, sondern weitgehend genetisch festgelegt (Pudel 1999), wie z.B.:

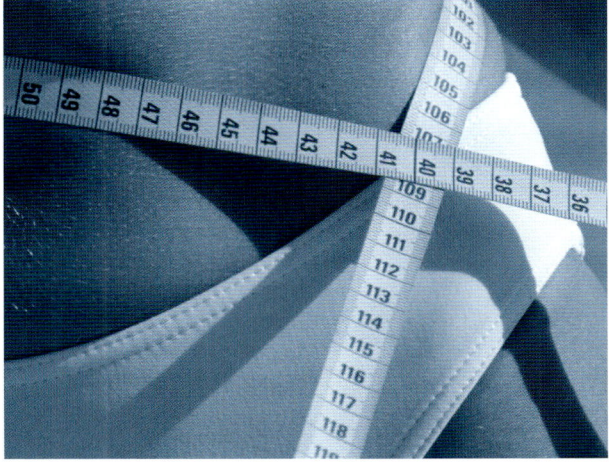

- die Ergiebigkeit der Nahrungsverwertung, ein erniedrigter Energiebedarf mit einer verminderten Thermogenese, Häufigkeit und Intensität spontaner Bewegungen und damit ein erhöhtes (oder geringes) erblich bedingtes Set-Point-Gewicht;
- Fettpolster an unerwünschten Körperstellen und entsprechende Figurproportionen;
- eine erhöhte Erregungsbereitschaft und emotionale Labilität sowie auch die Ernährungsreaktion auf Streß.

Solche biologischen Faktoren können den persönlich zu erbringenden Aufwand für ein Mithalten im Figurwettbewerb besonders erhöhen. Sie stellen damit weitere Risikobedingungen für eine Eßstörung dar. *Genetisch prädisponiert: Set-Point-Gewicht und Figurproportionen*

## Diabetes mellitus als besonderer Risikofaktor

Mit der Manifestation des Diabetes erleben junge Menschen ihren Körper nicht mehr als verläßlich. Zu Beginn der Erkrankung erfahren sie eine Gewichtsabnahme, die für einige Jugendliche dem gängigen Ideal entsprechen kann, sie fühlen sich dabei aber insgesamt schlecht. Sie erleben, daß Essen nicht mehr selbstverständlich ist und – trotz aller Fortschritte durch eine intensivierte Insulintherapie – seiner Spontaneität beraubt wird, eingeschränkt und geplant werden soll. Sie erleben die „Gefahren" des Insulins, angefangen bei Lipodystrophien an den Injektionsarealen über die Hypoglykämien bis hin zur anabolen Wirkung (Gefahr der Gewichtszunahme) des Insulins. Jugendliche, deren Selbst- und Körperbild so erschüttert wird und die Einschränkungen der Ernährung und Lebensführung erleben, versuchen manchmal, sowohl ihre Ernährung als auch ihren Körper an die soziokulturellen Vorgaben anzupassen. Diese kognitive Kontrolle des Eßver- *Verlust an Spontaneität beim Essen*

*Kognitive Kontrolle des Eßverhaltens als Risikofaktor*

haltens und der Gewichtsregulation ist es letztlich, die über die Störung der Autoregulationsmechanismen zu einer Eßstörung führen kann.

Bei Menschen mit Typ-2-Diabetes verhält es sich in der Regel umgekehrt: Bereits vor der Diabeteserkrankung bestehende Eßstörungen mit Heißhungerattacken und ein daraus resultierendes Übergewicht können neben anderen Faktoren zu einer Manifestation des Typ-2-Diabetes beitragen (Herpertz et al. 2000). Auf lange Frist werden sich beide Erkrankungen gegenseitig verstärken.

## Modellannahmen zur Aufrechterhaltung von Eßstörungen

Prädisponierende Faktoren bilden den Hintergrund, auf dem kritische Lebensereignisse wie Trennungs- und Verlusterlebnisse, neue Anforderungen wie ein Studium oder auch körperliche Erkrankungen wie Diabetes mellitus zunächst ein verändertes Eßverhalten auslösen: wenig essen, „gesund" essen, selten essen. In den meisten Fällen bleibt dieses Eßverhalten eine Episode, doch manchmal beginnt damit ein sich selbst erhaltender Teufelskreis.

## Restrained eating

*„restrained eating"*

Eine kognitiv gesteuerte Form der Diätführung mit verminderter Kalorienaufnahme, Veränderung der Nahrungszusammensetzung und mit einer zeitlich veränderten Nahrungsstruktur, z. B. durch Auslassen von Mahlzeiten – wird als „restrained eating" oder intermittierendes Fasten bezeichnet. Diese Form der bewußten Ernährung führt nicht nur bei offensichtlich untergewichtigen Patientinnen mit Anorexia nervosa, sondern auch bei normalgewichtigen Menschen bereits nach 2 bis 3 Tagen zu psychobiologischen Folgen einer Mangelernährung. Es kommt zu neuroendokrinen Veränderungen sowohl in den Organen (z. B. in der Schilddrüse) als auch im Gehirn. Die meisten Veränderungen dienen dazu, den Organismus auf die Mangelernährung einzustellen, entweder als „Energiesparmaßnahmen" (z. B. verminderte Wärmeentwicklung) oder als quasi „Gegenregulationen" (z. B. Heißhungeranfälle). Nach wie vor wird „restrained eating" ohne Berücksichtigung dieser Folgen im Rahmen von Diätempfehlungen verordnet oder von den Betroffenen und deren Familien fälschlich als „gesund" praktiziert.

Inzwischen ist nachhaltig bestätigt, daß Zustände der Mangelernährung, selbst wenn sie nur wenige Tage lang bestehen, alle Symptome einer klinischen Eßstörung auslösen können:

*Unerwünschte psychobiologische Folgen des intermittierenden Fastens*

- ▪ Heißhungerattacken, speziell auf Kohlenhydrate und Süßigkeiten;
- ▪ emotionale und kognitive Symptome wie Depressivität, Angst vor Gewichtszunahme (mit der Folge von Erbrechen, Fasten und Insulinunterdosierung), Körpermißempfindungen und Körperschemastörungen;
- ▪ Wahrnehmungsstörungen und Mißinterpretation interozeptiver Signale (Laessle et al. 1999).

Die umgekehrte Anpassung des Organismus jedoch, die Steigerung des Energieumsatzes bei ausreichender Ernährung oder gar Überernährung, läßt oft deutlich auf sich warten. Bei langjährig fastenden Menschen kann diese Umstellung Monate dauern. In dieser Umstellungsphase wird eine an sich normale Energieaufnahme nicht vollständig umgesetzt, sondern z. T. als Fettdepot gespeichert. Es kommt zum sogenannten Jo-Jo-Effekt: Auf die Gewichtsreduktion beim Fasten folgt eine schnelle, oft das Ausgangsgewicht übersteigende Gewichtszunahme bei normaler Ernährung. Darauf folgen wiederum Fasten und Gewichtsreduktion (Pudel 1999).

## Aufrechterhaltende Faktoren

Auf der Basis ungünstiger Vorbedingungen (z. B. leichtes Übergewicht oder familiäre Verstrickungen) und belastender Lebensereignisse (z. B. eine Diabetesmanifestation), kann ein Eßverhalten entstehen, das über Fasten und eine scheinbar gesunde, eiweißhaltige Reduktionsdiät das Körpergewicht und damit das Selbstwertgefühl regulieren soll. Das veränderte Eßverhalten führt zu neuroendokrinen Reaktionen, die ihrerseits

### Fallbeispiel

Das junge Mädchen ist 21 Jahre alt und schon nicht mehr nur schlank, sondern dünn (168 cm groß, 45 kg schwer: BMI = 16 kg/m²). Diabetes habe sie seit 6 Jahren, seit einem Jahr erlebe sie regelmäßig mehrmals in der Woche Heißhungeranfälle: Sie esse dann vor allem Süßigkeiten in großen Mengen (z. B. drei Nußhörnchen, eine Packung Kekse, eine Großpackung Eis), bis ihr schlecht sei. Ihr Blutzucker sei danach jedesmal sehr stark angestiegen, sie traue sich aber nicht, viel Insulin zu spritzen; das mache so dick und außerdem habe sie Angst vor plötzlichen Hypoglykämien.

Zur Zeit der Manifestation sei der Vater arbeitslos geworden. Etwa ein Jahr später habe sie nach anfänglich starkem Gewichtsverlust mit der von der Mutter streng überwachten Insulintherapie und Diät wieder deutlich zugenommen. Der damalige Freund habe an ihrer Figur häufig etwas auszusetzen gehabt. Ihre Bemühungen, wieder abzunehmen, seien zunehmend schwieriger geworden, so daß sie schließlich auch Insulin weggelassen habe, damit das Essen nicht so ansetzen sollte. Obwohl sie inzwischen wegen der Ausbildung ausgezogen sei, käme sie mit dem Essen nicht zurecht, gehe auch kaum mehr aus dem Haus, könne kaum lernen, habe fast keine Freunde.

In der Diabetesgruppe, die sie gelegentlich besuche, habe sie eine übergewichtige ältere Frau mit Typ-2-Diabetes kennengelernt, die auch solche Eßanfälle habe. Diese habe ihr geraten, eine Therapie zu machen.

einen verminderten Energieumsatz, Heißhunger, Stimmungsverschlechterung, Körpermißempfindungen und Selbstwertkrisen hervorrufen. Sie verstärken damit indirekt die auslösenden Streßbedingungen. Bei Diabetes kommt es darüber hinaus zu erhöhten Blutglukosewerten, zu Hypoglykämien und Stoffwechselentgleisungen (Laessle et al. 1990). Auf den zusätzlichen Streß und die drohende Gewichtszunahme reagieren die jungen Menschen mit erneuter Kontrolle des Eßverhaltens. Damit erhöhen sie nicht nur die ständigen Belastungen – angefangen bei den körperlichen Begleiterscheinungen bis hin zu den Schwierigkeiten im Familien- und Freundeskreis –, sie schaffen eben dadurch Bedingungen, die den Kontrollverlust begünstigen und ihre Störung aufrechterhalten.

*Streß verstärkt Eßstörungen, diese verstärken wiederum die psychische Belastung*

Auch für Binge eating-Störungen bei übergewichtigen Typ-2-Patienten läßt sich ein solcher Kreislauf zeigen. Die meist streßausgelösten Eßanfälle führen

*Jo-Jo-Effekt
durch wieder-
holtes Fasten*

zu zusätzlicher Belastung durch die Sorge um ein erhöhtes Gesundheitsrisiko und das Gefühl, daran selbst schuld zu sein. Wenn die Menschen daraufhin einen eiligen Versuch starten, das Essen durch kurzzeitiges Fasten wieder in den Griff zu bekommen, festigen sie die körperlich-seelischen Mangelbedingungen, die wieder Heißhungeranfälle begünstigen. Langfristig nimmt dabei auch das Gewicht nach dem oben beschriebenen Jojo-Prinzip weiter zu (Pudel 1999) (→ *Gewichtsreduktion*).

## Therapie der Eßstörungen bei Diabetes mellitus

Die Therapie der Eßstörungen bei Diabetes muß die Interaktion beider Krankheitsbilder berücksichtigen und sowohl die Behandlung der Eßstörung als auch die gute Stoffwechselkontrolle im Auge behalten.

### Therapieziele bei Eßstörungen

*Adäquate
Insulinthera-
pie zur
Vermeidung
akuter Stoff-
wechselent-
gleisungen*

In der Therapie der Eßstörungen bei Diabetes mellitus steht an erster Stelle die Vermeidung von akuten Stoffwechselentgleisungen. Die Patienten müssen in jedem Fall Mittel an die Hand bekommen, um trotz Eßstörung eine ausreichende Insulintherapie durchführen zu können. Bei anorektischen Mädchen wird dies zunächst eine vorsichtige Insulindosierung sein, bei Menschen mit Heißhungeranfällen sollten Möglichkeiten vermittelt werden, auch große Nahrungsmengen angemessen mit Insulin abzudecken (Waadt et al. 1990).

Gleichzeitig kommt der Modifikation des Eßverhaltens große Bedeutung zu. Dabei sollten nicht primär die Heißhungerattacken behandelt werden. Sowohl bei untergewichtigen Anorexiepatienten, bei normalgewichtigen Bulimiepatienten als auch bei übergewichtigen Binge eating-Patienten ist es wichtig, das energiereduzierte Eßverhalten zu verändern. Dazu setzen sich die Patienten mit ihrer Angst vor dem „Dickwerden" auseinander und lernen, regelmäßig ausreichende Mahlzeiten zu sich zu nehmen, um eine Verbesserung des Gesundheitszustands durch isokalorische Ernährung zu erfahren (Waadt et al. 1992; Laessle et al. 1999).

Therapieziele bei der Ernährung:
▪ physiologische Insulinsubstitution;
▪ isokalorische Nahrungsaufnahme (ausreichend zur Erhaltung eines normalen Körpergewichts);
▪ ausgewogene Nahrungsaufnahme (mit hohem Kohlenhydratanteil);
▪ zeitlich gut strukturiertes Eßverhalten, das Hungerentwicklung und Sättigung erlaubt;
▪ keine Diäten, keine Laxanzien, kein Erbrechen, kein Insulinpurging.

Die Störung der Ernährung und des Körperbildes ist – bei allen psychoneuroendokrinen Kreisläufen – im Regelfall Ausdruck eines grundlegend gestörten

Selbstbilds. Daher liegt ein gleichrangiges Hauptziel der Therapie in der Förderung der Identitätsbildung (Waadt et al. 1992).

Therapieziele bei der Identitätsentwicklung:
▪ sichere Körperwahrnehmung und -interpretation, z. B. der interozeptiven Signale für Hunger, Sättigung und Emotionen;
▪ Gefühlswahrnehmung, -differenzierung und -nutzung;
▪ stabiles Wertebewußtsein und angemessene Selbstbehauptung;
▪ Erkennen persönlicher Ressourcen und Grenzen sowie der eigenen Geschichte;
▪ Fähigkeit zur Konflikt- und Streßbewältigung und zufriedenstellende soziale Bindungen.

*Psychotherapie und Diabetestherapie koordinieren*

Ein Therapiekonzept (Tab. 3), das sich an den obigen Zielen orientiert, besteht aus folgenden Bausteinen: Diagnostik, Information, Ernährungsmanagement sowie einem komplexeren Teil zur Identitätsbildung. Dieser Teil enthält Übungen zur Körper- und Emotionswahrnehmung und zur Konflikterkennung und -bewältigung. Schließlich wird versucht, eine kognitive Umstrukturierung dysfunktionaler Bewertungsmuster zu erreichen (Waadt et al. 1992).

## Zuweisung zu einer Therapie

Ist bei einem Patienten – z. B. nach unerklärlichen Blutzucker- und Gewichtsschwankungen – der Verdacht auf eine bestehende Eßstörung entstanden, sollte wertfrei und konkret nach entsprechenden Einstellungen und Verhaltensweisen gefragt werden (Tab. 4, S. 300).

Es können auch spezifische Fragebögen zur Erfassung von Symptomkomplexen (Waadt et al. 1992) rund um Eßstörungen eingesetzt werden; die meisten sind für Diabetespatienten bereits überprüft (Waadt et al. 1992; Herpertz et al. 2000):
▪ Eating Disorder Inventory (EDI, Garner et al. 1983): In 8 Skalen werden wichtige Aspekte der Psychopathologie abgefragt: „Drang, dünn zu sein", „Bulimie", „Unzufriedenheit mit dem eigenen Körper", „Unfähigkeit zu effektivem Handeln", „Perfektionismus", „Mißtrauen anderen gegenüber", „Fehlende Selbstwahrnehmung", „Angst vor dem Erwachsenwerden".

**Tab. 3  Bausteine einer Therapie bei Eßstörungen**

▪ Diagnostik: Ernährungsverhalten und dessen Funktionalität

▪ Information / Psychoedukation: z. B. Set-Point-Gewicht, was mißt die Waage?

▪ Ernährungswissen, Diabeteswissen: z. B. Blutzuckerwirkung von Süßigkeiten

▪ Strukturierung der Insulintherapie und des Eßverhaltens: z. B. über Verträge

▪ körperorientierte Übungen: z. B. Genußübungen, Hypoglykämiewahrnehmung

▪ kognitive Umstrukturierung: z. B. Bedeutung des Diabetes als Krankheit

▪ Kommunikationstraining: z. B. Abgrenzungsübungen („ich biete an – ich lehne ab")

▪ Ressourcenaktivierung: z. B. soziale Netzwerke

▪ Emotionswahrnehmung: z. B. Nutzen von Scham, Bewältigung von Hypoglykämieangst

▪ Annehmen der eigenen Geschichte: z. B. Identifikation familiärer Muster

*Fragebögen*
*zum Eß-*
*verhalten*

■ Body Shape Questionnaire (BSQ) von Cooper et al. (1987): 34 Fragen zur Bedeutung der Figur und Körperzufriedenheit.

■ Fragebogen zum Ernährungsverhalten (Pudel 1999): In 3 Skalen werden „kognitive Kontrolle des Eßverhaltens", „Störbarkeit des Eßverhaltens" und „erlebte Hungergefühle" erfragt.

Liegen deutliche Hinweise auf eine Eßstörung vor, sollte in jedem Fall eine Psychotherapie empfohlen werden. Bei einer klinisch manifesten Eßstörung ist sie unbedingt erforderlich. Bei Bulimiepatienten oder auch Patienten mit einer Binge eating-Störung kann eine Therapie unter Umständen ambulant durchgeführt werden. Eine enge Zusammenarbeit zwischen Diabetologen und Psychotherapeuten sollte dabei immer gewährleistet sein.

Bei Anorexiepatienten muß abgewogen werden, inwieweit die Betroffene in der Lage ist, die psychotherapeutische Behandlung aktiv mitzutragen. Es ist ein Kennzeichen dieses Krankheitsbilds, daß Patienten oft keine Krankheitseinsicht haben und entsprechend wenig motiviert sind, therapeutische Hilfe in Anspruch zu nehmen. Häufig werden daher Symptome vertuscht oder auch die verschiedenen Behandler gegeneinander ausgespielt. Die körperliche Auszehrung kann zudem die geistige Vigilanz, die zur ambulanten Therapie notwendig ist, sehr einschränken. Darüber hinaus kann die Eßstörung weitreichend in der Persönlichkeitsstruktur verankert sein, was eine langwierige Therapie basaler Beziehungsmuster erfordert. Anorexiepatienten, zumal mit gleichzeitiger Diabeteserkrankung, sollten mindestens zu Beginn der Therapie in einer psychosomatischen Klinik behandelt werden. Es sollte in jedem Fall versucht werden, bei den Betroffenen die Bereitschaft zu wecken, wieder Gewicht zuzunehmen. Wenn dazu eine kontraktvereinbarte Therapie nicht gelingt, können Fremdkontrollprogramme erwogen werden, wie sie in einigen psychosomatischen Kliniken angeboten werden, die Patienten mit Eßstörungen aufnehmen (Laessle et al. 1999).

## Tab. 4  Diagnostische Fragen

■ Passiert es, daß Sie Süßigkeiten oder überhaupt Nahrungsmittel in sich hineinstopfen, ohne sich gegen den Drang wehren zu können?

■ Sind Sie mit Ihrem Gewicht zufrieden, und wenn nicht, was stört Sie?

■ Haben Sie Angst, entsetzlich dick zu werden, wenn Sie aufhören Diät zu halten?

■ Haben Sie Angst davor, zuzunehmen?

■ Haben Sie schon erbrochen, Abführmittel genommen oder zuwenig Insulin gespritzt, um Kalorien loszuwerden?

■ Versuchen Sie konsequent, Ihr Essen genau zu bestimmen?

■ Finden Ihre Eltern/Freunde Sie zu dünn?

## Ernährungsmanagement bei erreichtem Therapiegewicht

Ist das vitalitätsbedrohliche Untergewicht behoben, kann – stationär oder ambulant – ein Ernährungsmanagement besprochen werden. Zur Diagnostik führen die Patienten ein Ernährungstagebuch, in dem sie Art und Umfang des Essens, auch Heißhungerattacken und gegebenenfalls Erbrechen, protokollieren. Die Insulintherapie und die Blutglukosewerte werden parallel notiert. Das Protokoll läßt erkennen, inwieweit ungünstiges Ernährungsverhalten zu Heißhungerattacken, Kontrollverlust, Streß und Mißempfindungen führt. Es kann damit auch verwendet werden, um mit Betroffenen ein Modell ihrer Eßstörung zu entwickeln. Bei Motivationsproblemen müssen mögliche Widerstände, besonders Gefühle von Scham oder Wut, angesprochen und geklärt werden.

Nachdem anhand der Protokolle und durch direkte Psychoedukation ein psychobiologisches Modell der Entstehung und Aufrechterhaltung ihrer Störung vermittelt worden ist, können die Patienten – unterstützt durch Verträge – beginnen, ihre Ernährung schrittweise zu modifizieren (Tab. 5). Zunächst sollen dazu einzelne Mahlzeiten, schließlich die gesamte Ernährung den Grundsätzen einer ausgewogenen Ernährung folgen. Bei noch bestehenden Heißhungeranfällen sollen die Patienten lernen, darauf mit einer angemessenen Insulingabe zu reagieren.

Die Patienten planen nach den obigen Richtlinien zunächst nur einzelne Mahlzeiten, zunehmend aber immer mehr strukturierte Tage mit einer ausgewogenen Ernährung und darauf abgestimmter Insulinsubstitution. Bei der Planung achten die Therapeuten – hier auch geschulte Diät- und Diabetesberaterinnen mit Zusatzqualifikationen – auf realistische Mengen, auf die Zusammensetzung und Gestaltung der Nahrung und geben entsprechende Rückmeldungen. Büfettangebote zur praktischen Ernährungsplanung sind besonders hilfreich. Patienten werden auch motiviert, Süßigkeiten oder andere, als „verboten" erlebte Nahrungsmittel in ihren Ernährungsplan aufzunehmen und das Insulin angemessen zu dosieren. Dazu sind auch Experimente zur Wirkung bestimmter Nahrungsmittel und Genußübungen wichtig.

Die regelmäßige, ausgewogene Ernährung mit ausreichender Insulinsubstitution sollte nach etwa einem Monat dazu führen, daß verschiedene körperliche und seelische Begleiterscheinungen der Mangel- und Fehlernährung verschwinden. Die Patienten erleben dadurch eine Reihe von Erleichterungen: Die Stimmung wird im Regelfall besser, Kopfschmerzattacken gehen zurück, die Konzentrationsfähigkeit verbessert sich, die Stoffwechselsituation wird stabiler, Hypoglykämien werden seltener, den Patienten wird nicht mehr so schnell kalt, nicht mehr so schnell schwindlig, das Gewicht bleibt stabil, Hunger und Sättigungsgefühl kehren zurück.

**Tab. 5  Strukturierte, bedarfsgerechte Ernährung und Insulintherapie**

- Festlegung der Tage, an denen strukturiert gegessen wird;

- 4 – 6 Mahlzeiten pro Tag;

- es sollen nicht mehr als 5 – 6 Stunden zwischen den Mahlzeiten vergehen;

- wenigstens eine Mahlzeit soll warm zubereitet sein;

- die einzelnen Mahlzeiten sollen hinsichtlich Eiweiß, Fett und Kohlenhydraten ausgewogen sein; der Anteil an Kohlenhydraten sollte etwa 50% betragen;

- es soll nicht erbrochen werden, keine Abführmittel benutzt werden und eine angemessene Insulingabe erfolgen.

*Begleiterscheinungen der Mangel- und Fehlernährung werden abgebaut*

*Hunger- und Sättigungs- gefühl entwickeln*

Damit wird nicht nur die Motivation gestärkt, auf diesem Weg weiterzumachen, sondern es können nun auch die komplexen Funktionalitäten der Erkrankungen behandelt werden. Wenn Heißhungeranfälle oder panische Angst vor dem Dicksein weniger durch Körperbedingungen selbst ausgelöst werden, dann zeigen sich besonders deutlich die psychosozialen Anlässe gestörten Eßverhaltens.

## Behandlung funktionaler Aspekte der Eßstörung

Der zweite Schwerpunkt der Therapie liegt in der Identitätsbildung und Entwicklung des Selbstwertgefühls. Im folgenden werden einige Beispiele für Therapiestrategien und Übungen vorgestellt.

### Wahrnehmungsübungen

*Interpretation und Differen- zierung von interozeptiven Signalen*

Im Verlauf der Behandlung werden immer wieder neue Wahrnehmungsfähigkeiten angesprochen: Zunächst steht das Wiederentdecken von Hunger und Sättigungssignalen im Vordergrund, dann mögliche Wahrnehmungsunsicherheiten bei der Interpretation und Differenzierung von interozeptiven Signalen, die sowohl Hypoglykämien, Ernährungszustände oder auch streßinduzierte Gefühlszustände begleiten können. Insbesondere soll ein Hypoglykämiewahrnehmungstraining die rasche und zuverlässige Hypoglykämiebehandlung und -prävention ermöglichen. Außerdem soll es Strategien zum Abbau von Hypoglykämieangst vermitteln. Phantasieübungen zum Gefühls- und Körpererleben können helfen, den Zusammenhang zwischen Ernährung und Gefühlen zu verdeutlichen und zu differenzieren.

*Emotionen erkennen und ausdrücken*

Zur Identitätsentwicklung sind weiterhin eine vollständige Gefühlswahrnehmung und der Ausdruck von Gefühlen wichtig. Dazu können in Rollenspielen die Emotionen Freude, Ärger, Trauer, Scham, Stolz, Neugier, Ekel, Neid und Angst ausgedrückt und ihre jeweils spezifischen Funktionen geübt werden (z. B. kann Scham zur Anpassung an soziale Normen oder zur stolzen Ausformung besonderer Eigenheiten führen). Genußübungen können das Vertrauen in das eigene Erleben stärken.

### Sozialintegrative Therapiestrategien

*Idealfigur und Attrak- tivität*

Soziale Beziehungen und die spezielle Bedeutung der Eßstörungen für deren Gestaltung stellen einen weiteren Schwerpunkt therapeutischen Handelns dar. Hier werden Übungen zur Bedeutung der Idealfigur und zur Ausgestaltung persönlicher Attraktivität über den Körper angeboten. Beispielsweise können Patientinnen von Freunden erfragen, was diese an ihrem Körper attraktiv finden. Es können Werbeaussagen und -bilder gestalterisch analysiert (z. B. in einer Collage) oder Experimente mit „Ver"-Kleidung durchgeführt werden.

Daneben sind Strategien zur Konfliktlösung, zum Aufbau sozialer Netze (Freunde gewinnen) und zur individuellen Abgrenzung („Nein" sagen) hilfreich. Zusammenhänge zum Essen ergeben sich aus den Themen „gemeinschaftliches Essen", „nähren" und „genährt werden". Oftmals ist es möglich und meistens notwendig, Abgrenzungen von der Familie zu planen, zu üben und durchzuführen. In Rollenspielen können Konflikte vorbereitend benannt und behandelt werden. Wo es möglich ist, sind einige gemeinsame Sitzungen mit Familienmitgliedern klärend.

*Konflikte erleben und bewältigen*

## Werteentwicklung

Zur Frage nach der persönlichen Identität gehören auch die übergreifenden kognitiven Muster und deren Entwicklung aus der jeweils persönlichen Geschichte. In „sokratischen Diskursen" können strenge Einstellungen wie ein erhöhtes Kontrollbedürfnis oder ausgeprägter Perfektionismus hinterfragt werden. Auch Gestaltübungen eignen sich für die Auseinandersetzung mit festumrissenen Mustern und Einstellungen. Eine gedankliche Bearbeitung der Familiengeschichte kann Betroffenen helfen, die eigene Problematik besser zu verstehen. Das Ziel soll dabei sein, eine eigene Form der Anerkennung familiärer Werte und Traditionen zu finden und eigene Werthaltungen zu überdenken.

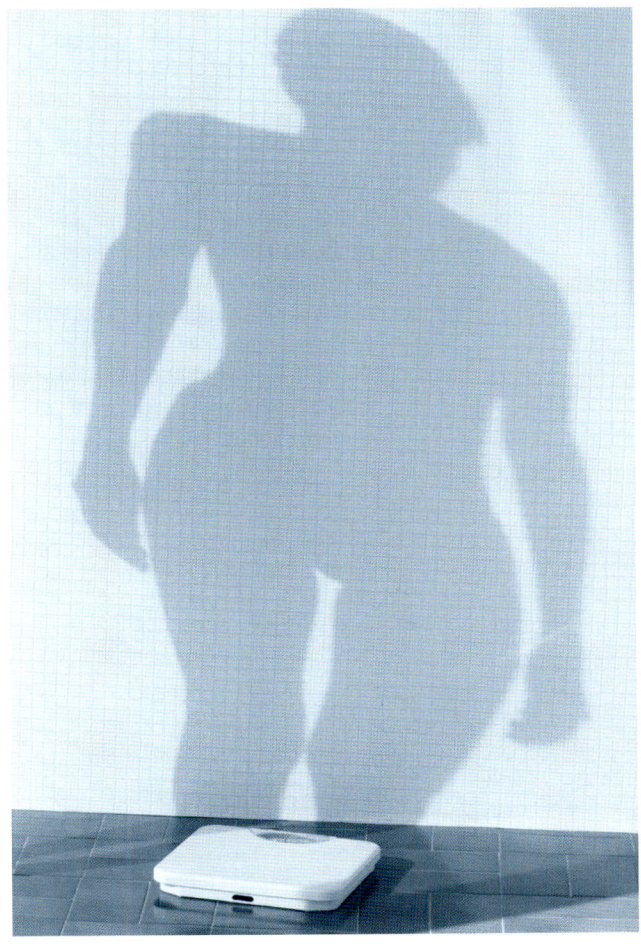

## Ausblick

Eine Psychotherapie kann Patienten mit einer Eßstörung helfen, ihren Körper in den ihnen gegebenen Möglichkeiten zu würdigen, Grenzen anzuerkennen und Schwierigkeiten aktuell zu bewältigen. Im besonderen kann sie so zu einer Verbesserung der Diabetestherapie bei guter Lebensqualität beitragen.

In der Vergangenheit waren starre Empfehlungen zur Diabetestherapie auch Auslöser gestörten Eßverhaltens. Heute sind Behand-

*Individualität*
*der „Figur"*
*akzeptieren*

lungskonzepte möglich und allgemein anerkannt, die an einen individuellen Lebensstil angepaßt werden und damit der Entwicklung von Eßstörungen vorbeugen. So wichtig eine gute Stoffwechselkontrolle ist und so sinnvoll auch die Mühe um ein Körpergewicht im Normbereich erscheint, so wichtig ist es auch, die Menschen, die wir als Therapeuten beraten und behandeln, in ihren persönlichen Eigenheiten anzunehmen. Einen „wohlmeinenden" Druck zu weniger

## *Auf einen Blick*

➡ Die Komorbidität aus einer Eßstörung – Anorexia nervosa, Bulimia nervosa oder einer Binge eating-Störung – und Diabetes mellitus stellt durch wechselseitige Verstärkung ein bedeutsames Gesundheitsrisiko dar.

➡ Die Inzidenz von Eßstörungen steigt allgemein. Für die Gruppe der Mädchen und jungen Frauen mit Typ-1-Diabetes wird von einer erhöhten Rate ausgegangen.

➡ Eine diabetesspezifische Maßnahme zur Gewichtskontrolle ist die bewußte Unterdosierung von Insulin, das sog. Insulinpurging.

➡ Bei Eßstörungen liegt oft gleichzeitig eine Störung der Identität vor. Risikokonstellationen können sich ergeben aus soziokulturellem Schlankheitsdruck, „verstrickter" Familienstruktur, spezifischen Persönlichkeitsmerkmalen (Perfektionismus, Fehlinterpretation interozeptiver Signale) oder biologischen Gegebenheiten (Set-Point-Gewicht, Körperproportionen). Diabetes und die damit verbundenen Anforderungen an eine kognitive Kontrolle des Eßverhaltens sind ein weiterer Risikofaktor.

➡ Die Therapie der Doppelerkrankung setzt eine enge Kooperation von Psychotherapeuten und Diabetologen voraus. Die Therapieziele umfassen eine adäquate Insulinsubstitution, eine Modifikation des Eßverhaltens und die Förderung der Identitätsbildung.

➡ Zentrale Elemente der Psychotherapie sind: Diagnose des Eßverhaltens und seiner Funktion, Psychoedukation, schrittweise Modifikation des Eßverhaltens, Angebote und Übungen zur Identitätsbildung und Stärkung des Selbstwertgefühls.

➡ Bei Patienten mit einer Bulimia nervosa oder einer Binge eating-Störung ist eine ambulante Psychotherapie oft möglich. Bei vital bedrohten Patientinnen mit Anorexia nervosa und Diabetes sollte initial eine stationäre Therapie in einer psychosomatischen Klinik empfohlen werden.

Pfunden und die kleine provokante Äußerung über die Schokolade, die es „nicht mehr gebraucht hätte", sollten der Vergangenheit angehören. Tendenzen, sich angstvoll zu kontrollieren, werden auf diesem Wege nur unnötig verstärkt und überschießenden, trotzigen Kontrollverlust provozieren. Statt dessen gilt es zu prüfen, welche unserer Angebote und Kompetenzen einen Patienten am besten befähigen, eine angemessene Ernährung und eine darauf abgestimmte Insulin-behandlung dauerhaft aufrechtzuerhalten. Die Möglichkeiten der intensivierten Insulintherapie stellen ein gutes Rüstzeug zur Verfügung, um durch flexible Be-handlungsangebote ein gesundes Eßverhalten zu fördern und therapiebedingten Eßstörungen vorzubeugen. Damit kann eine gute Diabetesschulung die „haus-gemachte" Ausprägung von Eßstörungen bei Diabetes mellitus verhindern und die Behandlung einer bestehenden Eßstörung unterstützen.

*Prävention von Eß-störungen*

*Literatur*

American Psychiatric Association (1994) Diagno-stic and statistical manual of mental disorders. (4th ed.) American Psychiatric Press, Washington/DC

Cooper PJ, Tylor JJ, Cooper Z, Fairburn CG (1987) The development and validation of the Body Shape Questionnaire. International Journal for Eating Di-sorders 6: 485-494

Garner DM, Olmsted MP, Polivy J (1983) Deve-lopment and validation of a mulitdimensional ea-ting disorder inventory for anorexia nervosa and bulimia. International Journal of Eating Disorders 2: 15-35

Herpertz S, Wagener R, Albus C, Kocnar M, Wag-ner R, Best F, Schulze-Schleppinghoff B, Filz H-P, Förster H, Mann K, Köhle K, Senf W (1998) Dia-betes mellitus and eating disorders: A multicenter study on the comorbidity of the two deseases. Journal of Psychosomatic Research 44: 503-515

Herpertz S, Albus C, Lichtblau K, Köhle K, Mann K, Senf W (2000) Relationship of weight and ea-ting disorders in type 2 diabetic patients: A multi-center study. Eating Disorders 28: 68-77

Laessle RG, Waadt S, Duran G, Pirke KM, Strian F (1990) Psychologische Merkmale von Eßstörun-gen bei jungen Frauen mit Diabetes mellitus: erste Ergebnisse einer empirischen Untersuchung. Ver-haltensmodifikation und Verhaltensmedizin 11: 229-242

Laessle RG, Wurmser H, Pirke KM (1999) Eßstö-rungen. In: Margraf J (Hrsg) Lehrbuch der Verhal-tenstherapie, Bd. 2. Springer, Berlin, Heidelberg, New York, 223-246

Lautenbacher S (1990) Anorexia und bulimia ner-vosa bei Diabetes mellitus (Typ 1): Epidemiologie, Symptomatik und Pathogenese. Verhaltensmodifi-kation und Verhaltensmedizin 11: 258-280

Margraf J (Hrsg) (1999) Lehrbuch der Verhaltens-therapie, Bd. 2. Springer, Berlin, Heidelberg, New York

Pudel V (1999) Adipositas. In: Margraf J (Hrsg) Lehrbuch der Verhaltenstherapie, Bd. 2. Springer, Berlin, Heidelberg, New York, 247-268

Saß H, Wittchen H-U, Zaudig M (1996) Diagnosti-sches und Statistisches Manual Psychischer Stö-rungen, DSM-IV. Hogrefe, Göttingen

Waadt S, Duran G, Laessle RG, Herschbach P, Strian F (1990) Eßstörungen bei Patienten mit Di-abetes mellitus: Eine Übersicht über Falldarstel-lungen und Therapiemöglichkeiten. Verhaltensme-dizin und Verhaltensmodifikation 11: 281-305

Waadt S, Laessle RG, Pirke KM (1992) Bulimie: Ursachen und Therapie. Springer, Berlin, Heidel-berg

# Diabetes und Angst: Gefahren realistisch sehen

Peter Mattenklodt, Bamberg

*A*ngst ist ein wichtiges Signal: Sie warnt uns vor einer Bedrohung und schützt davor, uns leichtsinnig und unaufmerksam Gefahren auszusetzen. Stellen Sie sich einmal für einen Moment vor, wie es wäre, als Mensch mit Diabetes vollkommen angstfrei zu sein, weder Angst vor Folgeerkrankungen noch vor Unterzuckerungen zu haben: Würden Sie dann tatsächlich Tag für Tag viermal täglich Ihren Blutzucker messen und die Insulindosis stets genau berechnen? Angst ist ein wichtiger Motor der Diabetestherapie. Sie hilft dabei, den Diabetes im Alltag nicht zu sehr in den Hintergrund zu stellen und immer wieder auf eine gute Blutzuckereinstellung hinzuarbeiten.

Aber es gibt auch eine andere Seite der Angst: Angst, die das Leben überschattet, die sinnvolles Verhalten verhindert, Angst, die unsinniges oder gar schädliches Verhalten zur Folge hat: Wer oft eine starke Angst vor Folgeerkrankungen spürt, kann sein Leben weniger genießen. Wer große Angst vor Unterzuckerungen hat, hält vielleicht seinen Blutzucker absichtlich höher und nimmt notgedrungen eine schlechtere Blutzuckereinstellung in Kauf. Diese Angst ist ungesund und ein Hindernis für eine gute Blutzuckereinstellung und ein zufriedenes Leben. Angst kann also helfen und behindern.

*Die hohen und die tiefen Blutzuckerwerte machen Angst*

Menschen mit Diabetes können heute weitgehend genauso leben und das Leben genießen wie Menschen ohne Diabetes. Die zusätzliche Belastung durch die Eigenverantwortung bei der Therapie ist oft in Form von zwei gegensätzlichen Ängsten spürbar: der Angst vor Folgeerkrankungen und der Angst vor Unterzuckerungen. Vor allem Menschen mit Typ-1-Diabetes erleben ihre Situation oft als ein Dilemma: Wer durch niedrige Blutzuckerwerte Folgeerkrankungen vermeiden will, muß Unterzuckerungen in Kauf nehmen. Und wer Unterzuckerungen durch höhere Blutzuckerwerte aus dem Weg gehen will, erhöht sein Risiko für Folgeerkrankungen.

## Häufigkeit und Verlauf von Angststörungen bei Diabetes

Der aktuelle Forschungsstand läßt keine genaue Aussage darüber zu, wie viele Menschen mit Diabetes tatsächlich an einer klinisch bedeutsamen Angststörung leiden. Die wenigen Studien zu diesem Thema wurden meist nur an einer geringen Zahl von Patienten durchgeführt und verwenden zudem uneinheitliche Diagnosesysteme. Offenbar kommen Angststörungen, insbesondere die generalisierte Angststörung, bei Menschen mit Diabetes jedoch zwei- bis sechsfach häufiger vor als bei Gesunden (Lustman 1988). Gegenüber Menschen mit anderen chronischen Krankheiten ist die Häufigkeit offenbar nicht erhöht (Rubin & Peyrot 1992). Als eine von mehreren großen Untersuchungen ging die Münchner Langzeitstudie (MFS; Wittchen et al. 1989) der Frage nach, wieviel Prozent der Bevölkerung an einer Angststörung leiden: Fast jeder siebte ist demnach irgendwann im Laufe seines Lebens von einer Angststörung betroffen (Lebenszeit-Prävalenz), jeder zwölfte sogar innerhalb der vergangenen 6 Monate.

Angststörungen sind bei Frauen die häufigste, bei Männern nach Abhängigkeitserkrankungen die zweithäufigste psychische Störung. Mit Ausnahme der sozialen Phobie, bei der das Geschlechterverhältnis ausgeglichen ist, sind Frauen deutlich häufiger von allen Angststörungen betroffen, zum Teil zweimal (Panikstörung) oder dreimal (Agoraphobie) öfter als Männer.

*Angststörungen zwei- bis sechsfach erhöht*

### Ein Beispiel für Ängste

Karin S., 34, verheiratet, zwei Kleinkinder, hat seit 28 Jahren Typ-1-Diabetes. Ihr HbA$_{1c}$ ist im Normalbereich. Schon als kleines Kind wurden ihr Folgeerkrankungen von Eltern und Ärzten als warnendes Beispiel vor Augen gehalten. Da sie ohnehin eine sehr pflichtbewußte und verantwortungsvolle Person ist, bemüht sie sich sehr, Blutzuckerwerte über 140 mg% zu vermeiden. Dazu kontrolliert sie tagsüber zweistündlich ihren Blutzucker und stellt sich auch nachts zweimal den Wecker. Treten trotzdem erhöhte Blutzuckerwerte auf, beunruhigt sie das sehr, und sie spritzt zusätzlich Insulin, auch kurz nach einer Mahlzeit. Zeitweise kommt sie auf 8 Insulininjektionen am Tag. Als Folge treten vermehrt Unterzuckerungen auf. Da sie Hypoglykämien zunehmend schlechter wahrnimmt, beginnt Karin S., sich neben den erhöhten auch vor den tiefen Blutzuckerwerten zu fürchten. Sie fühlt sich wie in einer Falle. Als es bei einer Autofahrt mit den Kindern zu einer schweren Unterzuckerung mit Bewußtlosigkeit kommt (glücklicherweise schon auf dem Parkplatz), beginnt ihr Mann sich mehr und mehr um sie zu sorgen und läßt sie nur noch ungern mit den Kindern allein.

## Angststörungen gehen oft mit anderen psychischen Störungen einher

Da Menschen mit einer Angststörung in der Regel jahrelang ergebnislos nach Hilfe suchen, ist es wenig überraschend, daß viele Betroffene Zuflucht bei Medikamenten und Alkohol suchen. Insgesamt leiden zwei Drittel aller Menschen mit einer Angststörung unter einer weiteren psychischen Störung. So finden sich gemeinsam mit Angststörungen zu 71% Depressionen, zu 50% Alkoholmißbrauch und zu 29% Medikamentenmißbrauch.

*Komorbidität*

Je länger eine Angststörung ohne angemessene Behandlung bleibt, um so größer ist die Gefahr, daß weitere psychische Störungen hinzukommen. Daher ist es bei Angststörungen besonders wichtig, frühzeitig mit einer fachgerechten Therapie zu beginnen.

## Ist die allgemeine Ängstlichkeit bei Menschen mit Diabetes höher?

*Allgemeine Ängstlichkeit oft erhöht*

Neben dem Vorkommen von klinischen Angststörungen ist auch das Ausmaß allgemeiner Ängstlichkeit bei Menschen mit Diabetes untersucht worden. In der Regel werden dazu Fragebögen eingesetzt, in denen nach dem Auftreten einzelner Angstsymptome gefragt wird. Die allgemeine Ängstlichkeit ist bei Menschen mit Diabetes in diesen Studien gegenüber der Allgemeinbevölkerung erhöht. Peyrot & Rubin (1997) fanden in einer großen Untersuchung bei fast jedem Zweiten eine verstärkte Angstsymptomatik, während dies nur bei 10–20 % der Allgemeinbevölkerung der Fall war. Vor allem Betroffene mit Folgeerkrankungen, mit niedrigem Bildungsstand sowie Frauen allgemein berichteten vermehrt über Angstsymptome. Diese Angst ist sicherlich auch ein Grund dafür, daß Menschen mit Diabetes eine beeinträchtigte Lebensqualität aufweisen (Rubin & Peyrot 1999; → *Lebensqualität*).

Ängste zählen zu den gut behandelbaren psychischen Störungen. Je nach Art der Angststörung und Therapiekonzept weisen Studien bei reinen Angststörungen Erfolgsquoten von 75–95 % auf, die auch langfristig stabil bleiben. Je mehr Krankheiten jedoch gleichzeitig vorliegen, um so schwieriger wird die Behandlung. Methode der Wahl ist in der Regel eine Verhaltenstherapie, wobei je nach Art der Angststörung unterschiedliche Techniken erfolgreich sind.

*Angststörungen verschwinden nur selten von allein*

Eine erhöhte allgemeine Ängstlichkeit ist oft unbeständig und in vielen Fällen innerhalb weniger Tage wieder vergangen (Peyrot & Rubin 1997). Wenn sich Ängste jedoch zu einer psychischen Störung entwickelt haben, ist die Prognose ohne eine angemessene Behandlung ungünstig. Nur in seltenen Fällen bildet sich die Angststörung spontan zurück. Die Münchner Langzeitstudie hat beispielsweise gezeigt, daß 93 % der Menschen mit einer Agoraphobie nach sieben Jahren ohne Behandlung immer noch an ihrer Angststörung litten (Wittchen 1991).

*Angst hat viele Gesichter*

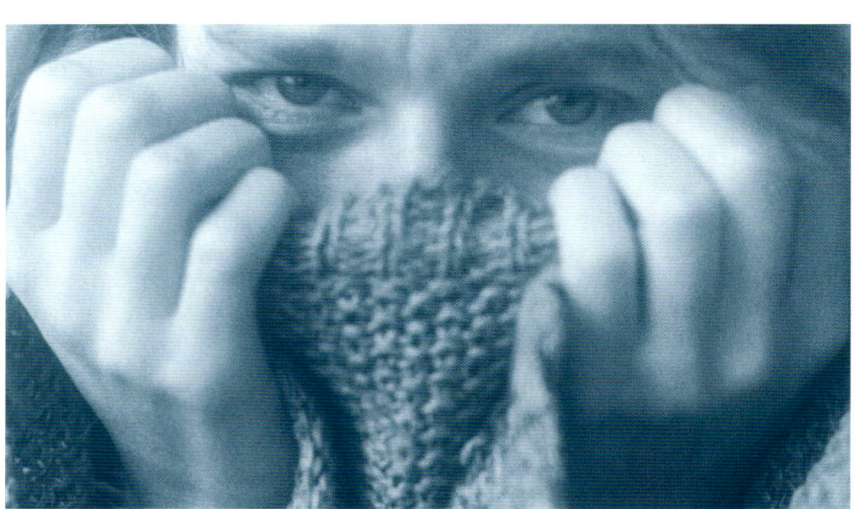

# Formen von typischen Ängsten bei Diabetes

## Angst vor Hypoglykämien

Unterzuckerungen werden zumeist als unangenehm erlebt, kommen oft unvorhersehbar und gehen mit einer zum Teil erheblichen Einschränkung des Leistungsvermögens einher. Insbesondere der Kontrollverlust wird (gerade in sozialen Situationen) von vielen Betroffenen als sehr bedrohlich erlebt. Wenn eine Unterzuckerung, die alleine durch Insulin ausgelöst wurde, in aller Regel nicht lebensgefährlich ist, so besteht doch in jedem Fall eine erhöhte Unfallgefahr. Insofern ist diese Angst eine gesunde emotionale Reaktion auf die Bedrohung. Erhöhten Ängsten vor Unterzuckerungen, die eine Diabetestherapie sehr erschweren können, ist ein eigenes Kapitel in diesem Buch gewidmet (→ Ängste vor Unterzuckerungen).

*Angst vor Unterzuckerungen ist realistisch*

## Angst vor Folgeerkrankungen

Die Bedrohung, Folgeerkrankungen des Diabetes zu entwickeln, ist die häufigste und stärkste krankheitsbezogene Belastung der meisten Menschen mit Diabetes (Waadt et al. 1995). Da sich das Auftreten von Folgeerkrankungen zwar (wesentlich) beeinflussen, aber nicht vollständig kontrollieren läßt, bleibt das persönliche Risiko immer unklar. Die Angst vor Folgeerkrankungen ist dabei offenbar unabhängig von deren tatsächlichem Vorhandensein (Rubin & Peyrot 1999).

*Angst vor Folgeerkrankungen ist besonders häufig*

## Angst vor Insulin

Auch wenn es zu diesem Thema bisher keine aussagekräftigen Untersuchungen gibt, so ist doch offenbar unter Menschen mit Typ-2-Diabetes, die mit oralen Antidiabetika behandelt werden, die Angst vor der Insulintherapie weit verbreitet. Bei näherer Betrachtung stellt sich in der Regel heraus, daß die Angst vor der Spritze dabei eine Nebenrolle spielt. In erster Linie handelt es sich um Angst vor der Substanz Insulin. Diese Angst hat oft zur Folge, daß eine vom medizinischen Standpunkt aus sinnvolle Therapieumstellung nicht oder nur verzögert angegangen wird.

## Angst vor der Spritze

Die meisten Menschen mit Diabetes, die mit der Insulinbehandlung konfrontiert werden, erleben die regelmäßigen Injektionen vor allem zu Beginn der Therapie als unangenehm. Aufgrund von Gewöhnungsprozessen wird das Spritzen jedoch zumeist innerhalb kurzer Zeit zu einer Routinetätigkeit.

*Spritzenphobie ist gut behandelbar*

In seltenen Fällen findet diese Gewöhnung nicht statt. Falls dies nicht auf die o.g. Angst vor der Insulintherapie zurückzuführen ist, kann es sich um eine Blut- oder Spritzenphobie handeln. In der Allgemeinbevölkerung sind hiervon etwa 3,5 % der Menschen betroffen (die meisten ohne jeden Leidensdruck und oft, ohne es zu wissen). Eine Spritzenphobie läßt sich in aller Regel in kurzer Zeit psychotherapeutisch behandeln (Öst 1996).

## *Der Einfluß von Ängsten auf die Blutzuckereinstellung*

Leiden Menschen mit Diabetes unter erhöhter allgemeiner Ängstlichkeit, so ist die Wahrscheinlichkeit hoch, daß auch ihre Blutzuckereinstellung leidet: In einer Untersuchung von Berlin et al. (1997) an 102 Personen mit Typ-1-Diabetes hatten die Patienten, die mehr Angstsymptome aufwiesen, ein erhöhtes *HbA$_{1c}$* HbA$_{1c}$, und sie maßen ihren Blutzucker seltener. Die unbefriedigende Blut-
*oft erhöht* zuckereinstellung kann eine Folge der Angst sein (wenn sich der Betroffene aufgrund seiner Angst möglicherweise weniger intensiv um seine Diabetestherapie bemüht). Gleichzeitig kann eine schlechte Stoffwechsellage jedoch auch das Auftreten von Angstsymptomen begünstigen. Lustman (1988) konnte zeigen, daß eine Hyperglykämie (ähnlich wie eine Hypoglykämie) das Erregungsniveau des autonomen Nervensystems erhöhen und damit die Entstehung von Angstsymptomen fördern kann.

Auch diabetesspezifische Ängste können sich auf die Stoffwechsellage aus-
*Vermeidungs-* wirken. Wer starke Angst vor Folgeerkrankungen spürt, wird sich beispielsweise
*und Sicher-* eher als andere für niedrige Blutzuckerwerte entscheiden, möglicherweise auch
*heitsverhalten* um den Preis häufiger Unterzuckerungen und einer Verschlechterung der Hypoglykämiewahrnehmung. Menschen mit Angst vor Unterzuckerungen entwickeln dagegen in der Regel ein starkes Sicherheits- oder Vermeidungsverhalten: Um die gefürchteten Hypoglykämien zu umgehen, streben sie erhöhte Blutzuckerwerte an, kontrollieren in bestimmten Situationen sehr häufig ihren Blutzucker (Maier et al. 1998) oder verzichten auf Aktivitäten.

### Merkmale erhöhter Angst sind:

- Objektiv übertriebene Ängste werden berichtet (z. B.: „Bei einer Unterzuckerung könnte ich sterben!").
- Autonome Symptome sind direkt beobachtbar oder werden berichtet.
- Der Betroffene hat keine Möglichkeit, außer durch Vermeidungs- oder Sicherheitsverhalten die Angst zu verringern oder auszuhalten.
- Die Angst beeinträchtigt deutlich das tägliche Leben des Betroffenen.

Untersuchungen haben jedoch gezeigt, daß es keinen direkten Zusammenhang zwischen einzelnen diabetesspezifischen Ängsten und der Stoffwechseleinstellung gibt. Nicht eine einzelne Angst entscheidet über den Blutzuckerzielbereich, sondern das Zusammenspiel verschiedener Ängste. Für welchen Blutzuckerzielbereich sich ein Mensch mit Diabetes entscheidet, hängt vermutlich gleichzeitig von seinem persönlichen Maß an Angst vor Folgeerkrankungen und von seiner Angst vor Hypoglykämien ab. Außerdem dürfte es auch darauf ankommen, wie sehr der Betroffene davon überzeugt ist, seine Risiken durch eigenes Handeln beeinflussen zu können. Empirische Hinweise in diese Richtung fanden Kubiak et al. (2000).

# Diagnostik von Angststörungen

Obwohl Ängste bei Menschen mit Diabetes keineswegs selten sind, werden sie im klinischen Alltag oft übersehen. Lustman (1988) weist darauf hin, daß weniger als ein Drittel der klinisch bedeutsamen Angststörungen von den behandelnden Diabetologen erkannt werden. Eine Angsttherapie wird beispielsweise bei einer Agoraphobie durchschnittlich erst nach 8–12 Jahren begonnen (Reinecker 1993).

*Angststörungen werden oft spät erkannt*

Da sich die Behandlungsaussichten stark verschlechtern, je länger eine Angststörung besteht, sollte einem entsprechenden Verdacht immer nachgegangen werden – nicht erst dann, „wenn es gar nicht mehr geht". Ängste lassen sich nicht direkt beobachten, es gibt jedoch einige wichtige Merkmale und Hinweise (Kasten S. 310).

## Wie läßt sich allgemeine Ängstlichkeit messen?

Wenn der Verdacht auf eine erhöhte allgemeine Ängstlichkeit besteht, kann der eigene Eindruck mit Hilfe eines objektiven Testinstruments ergänzt werden. Hierzu steht mit dem State-Trait-Angst-Inventar (STAI; Laux et al. 1981) ein bewährter Fragebogen zur Verfügung. Er umfaßt 20 Items, z. B.: „Ich bin ruhig" oder „Mir ist zum Weinen zumute". Bei jeder Aussage hat der Teilnehmer vier Antwortmöglichkeiten. Einmal soll der Proband dabei so antworten, wie er sich „im allgemeinen" fühlt (Trait-Skala), beim zweiten Mal so, wie er sich „jetzt, in diesem Moment" fühlt (State-Skala). Der Fragebogen ist in wenigen Minuten zu bearbeiten und gut geeignet, um das Ausmaß der Ängste einzuschätzen. Die individuellen Ergebnisse können mit Normwerten verglichen werden, die für drei Altersstufen und getrennt für Männer und Frauen vorliegen.

*State-Trait-Angst-Inventar*

## Fragen bei erhöhter allgemeiner Ängstlichkeit

Um das Ausmaß und die Bedeutung der Angst abschätzen zu können, sollten im Fall einer erhöhten Angst die folgenden Fragen geklärt werden:
- Kommt es gelegentlich zu Angstanfällen?
- Werden die Angst und/oder das eventuelle Vermeidungsverhalten als eine deutliche Belastung erlebt?
- Beeinflussen die Angst oder das Vermeidungsverhalten die Diabetestherapie?
- Liegen andere psychische Störungen vor (Depression, Alkohol- oder Medikamentenmißbrauch abklären)?

# Die Diagnostik diabetesbezogener Ängste

Im folgenden werden die schon beschriebenen wesentlichen Ängste von Menschen mit Diabetes mit den Möglichkeiten ihrer Diagnose dargestellt. Für die

Ängste vor Unterzuckerungen findet sich dies in Kapitel Angst vor Unterzuckerungen.

## Woran erkennt man eine Angst vor Folgeerkrankungen?

Wie die Angst vor Hypoglykämien kann auch die Angst vor Folgeerkrankungen
angemessen und natürlich sein. Doch auch hier gibt es Anzeichen für eine unangemessene Angst:

*Hinweise auf unangemessene Ängste vor Folgeerkrankungen*

- Der Blutzucker wird häufiger als notwendig gemessen. Bereits Blutzuckerwerte im oberen Normalbereich werden mit zusätzlichem Insulin
  korrigiert (z. B. auch nach Mahlzeiten).
- Tätigkeiten (z. B. Unregelmäßigkeiten) werden vermieden, Lebenspläne
  nicht umgesetzt (z. B. Auslandsreisen, Schwangerschaft), da sie die Blutzuckereinstellung verschlechtern können.
- Trotz vieler Unterzuckerungen werden überwiegend Blutzuckerwerte im
  unteren Normalbereich angestrebt.
- Hypoglykämien werden bewußt verspätet und mit wenig Kohlenhydraten
  behandelt.
- Trotz guter Hypoglykämiewahrnehmung kommt es wiederholt tagsüber
  zu schweren Hypoglykämien, ohne daß das Therapieverhalten geändert
  wird.
- Beim Insulin darf es „lieber eine Einheit zuviel als zuwenig sein", bei den
  Kohlenhydraten „lieber eine BE zuwenig als zuviel".
- Ständige geistige Beschäftigung mit dem Thema „Folgeerkrankungen",
  „Gedanken-Kreisel".
- Bei diagnostischen Untersuchungen sind Zeichen von Angst oder starker
  Anspannung erkennbar.

Viele dieser Merkmale sind besonders dann zu beobachten, wenn man anhand
des Blutzuckerprotokolls konkrete Therapieentscheidungen mit dem Patienten
analysiert.

Wenn Folgeerkrankungen bei einem Menschen mit Diabetes zum ersten Mal
auftreten, sollte die damit verbundene Angst in jedem Fall einfühlsam angesprochen werden.

## Wie kann man Angst vor Folgeerkrankungen messen?

Einen deutschen Fragebogen, der speziell die Angst vor Folgeerkrankungen
mißt, gibt es derzeit noch nicht. Im Fragebogen zur Alltagsbelastung bei Diabetes mellitus (FBD; Waadt et al. 1992) wird die Angst vor Folgeerkrankungen jedoch miterfaßt. Der FBD besteht aus 45 Items, die in zehn Belastungsbereiche

gegliedert sind. Ein Bereich mit 4 Items ist die Skala „Angst vor der Zukunft/Folgeerkrankungen". Bei jeder Frage (z. B. „Ich denke öfter daran, später hilflos und pflegebedürftig zu sein") kann der Patient zuerst entscheiden, ob der Sachverhalt für ihn zutrifft. Ist dies der Fall, soll er auf einer Skala von 1–4 angeben, wie sehr er sich durch das Problem belastet fühlt. Der Fragebogen erlaubt die Berechnung eines Gesamtbelastungsscores und eines Belastungsprofils. Die Bearbeitung des gesamten Bogens dauert 15–30 Minuten, die Testkennwerte des Fragebogens sind hinreichend gut. Es liegen Normwerte vor.

*Fragebogen zur Alltagsbelastung bei Diabetes mellitus*

### Was sollte bei Angst vor Folgeerkrankungen abgeklärt werden?

- Sind schon Folgeerkrankungen diagnostiziert?
- Was weiß der Betroffene über die Entstehung von Folgeerkrankungen? (Typischer Denkfehler: Jeder einzelne erhöhte Blutzuckerwert erhöht das Risiko für Folgeerkrankungen.)
- Gibt es bestimmte Vorstellungen, die den Betroffenen ängstigen?
- Hat der Betroffene in seiner Lebensgeschichte Vorerfahrungen mit Folgeerkrankungen, z. B. bei den eigenen Eltern (besonders bei Menschen mit Typ-2-Diabetes oft gegeben)?
- Inwieweit ist der Betroffene davon überzeugt, sein Risiko für Folgeerkrankungen beeinflussen zu können?

### Woran erkennt man eine Angst vor der Insulintherapie?

Diese Angst tritt weitgehend nur bei Menschen mit Typ-2-Diabetes zu Beginn der Insulintherapie auf und ist in der Regel durch direktes Erfragen leicht festzustellen. Abgeklärt werden sollte in diesem Fall:

- Wovor hat der Betroffene Angst: vor der Spritze, dem Wirkstoff oder der Therapie und ihren Nebenwirkungen?
- Was genau ist seine Angst?
- Wie stellt er sich die Wirkung von Insulin im Körper vor? (Ist es schädlich? Sollte man davon so wenig wie möglich nehmen?)
- Gibt es lebensgeschichtliche Erfahrungen mit Insulin (z. B. Tod eines Elternteils kurz nach Beginn einer Insulintherapie)?

*Fragen zur Angst vor der Insulintherapie*

### Woran erkennt man eine Spritzenangst?

Auch eine Injektionsangst ist leicht durch Beobachtung zu erkennen. Es ist von einer Spritzenangst auszugehen, wenn

- die Insulininjektion minutenlang dauert,
- sie von deutlichen autonomen Symptomen begleitet wird (z. B. Schwitzen, Zittern, Unruhe),
- sie subjektiv als sehr belastend beschrieben wird und
- sich dieses Problem außerdem nicht innerhalb weniger Tage deutlich abschwächt.

## Allgemeine Therapiemöglichkeiten bei Ängsten

Wird ein Diabetesteam mit einem angstbelasteten Menschen konfrontiert, so stellen sich drei Fragen:
- Wie kann sich der Betroffene helfen?
- Wie kann das Diabetesteam helfen?
- Wie können psychologische Experten helfen?

### Wie kann sich der Betroffene helfen?

Der Betroffene kann nicht nur erheblich zum Gelingen einer Angstbehandlung beitragen, er kann auch selbständig Schritte unternehmen, um seine Lage zu verbessern:
- sich informieren

  *Selbsthilfe-*
  *bücher*
  *können bei*
  *Angst helfen*
  Unabhängige Informationen aus verschiedenen Quellen verringern Unsicherheit und versetzen den Betroffenen besser in die Lage, die Zügel der Therapie selbst in die Hand zu nehmen – vorausgesetzt, die Informationen ergänzen sich sinnvoll, anstatt sich zu widersprechen. Ein erster Schritt zu einer Angstbehandlung sind verhaltenstherapeutisch orientierte Selbsthilfe-Bücher zum Umgang mit der Angst (z. B. Wolf 1998).
- Kontakt zu anderen Betroffenen aufnehmen
  Viele Betroffene erleben es als hilfreich, Erfahrungen mit anderen Menschen auszutauschen, die ähnliche Schwierigkeiten haben. Dazu sind Selbsthilfegruppen gut geeignet. Stehen diabetesspezifische Ängste im Mittelpunkt, ist eine Diabetes-Selbsthilfegruppe vermutlich die beste Anlaufstelle. Auch speziell für Angststörungen gibt es Selbsthilfegruppen, Internet-Homepages und Mailinglisten *(→ Anhang)*.
- seine Bedürfnisse und Ansichten gegenüber dem Behandler deutlich machen
- Entspannungsverfahren erlernen

  *Entspan-*
  *nungsverfah-*
  *ren erlernen*
  Bewußte Entspannung kann dazu beitragen, das allgemeine Anspannungsniveau zu senken. Zudem spielen Entspannungsverfahren bei einigen Techniken der Angstbehandlung eine zentrale Rolle und können dort unmittelbar eingesetzt werden. Eine besonders leicht und schnell zu erlernende Methode ist die Progressive Muskelentspannung nach Jacobson. Die Progressive Muskelentspannung kann z. B. in Volkshochschulen erlernt oder selbst mit Hilfe eines Kassettenprogramms zu Hause erarbeitet werden (z. B. mit Wolf & Merkle 1992). Auch Atemübungen können die Entspannung unterstützen. Eine einfache Entspannungsübung findet sich auf der nächsten Seite.

### Wie kann das Team helfen?

*Ängste ernst*
*nehmen*
Das Diabetesteam ist in der Regel der Dreh- und Angelpunkt des Umgangs mit den Ängsten von Menschen mit Diabetes und meist der erste Ansprechpartner. Um Patienten mit Ängsten angemessen zu helfen, gibt es für das Team verschiedene Ansatzpunkte:

Wenn Menschen von ihren Problemen berichten, löst das beim Zuhörer oft den Drang aus, diese umgehend zu lösen. Der dringendste Wunsch der Betroffenen ist es in der Regel jedoch, verstanden zu werden. Wenn Behandler auf Problemschilderungen schnell mit einfachen Lösungsvorschlägen reagieren, entsteht das Gefühl, nicht ernst genommen zu werden. Besser ist es meist, nachzufragen und sich zunächst darauf zu beschränken, die Gefühls- und Gedankenwelt des Betroffenen kennenzulernen. Dieses Verhalten führt bereits oft zu einer erheblichen Erleichterung. Je stärker die Behandlungsbeziehung von dieser Grundhaltung geprägt ist, um so früher wird das Diabetesteam Probleme erkennen (und um so leichter ist es dann, damit umzugehen).

*Erst einmal zuhören*

Ängste haben oft mit falschem oder verzerrtem Wissen zu tun (z. B. zur Gefährlichkeit von Hypoglykämien oder zur Entstehung von Folgeerkrankungen). Wenn der Eindruck entsteht, daß Wissensdefizite Ängste auslösen, sollten diese möglichst rasch geklärt werden. Meist ist es notwendig, über die reine Information hinaus den Betroffenen davon zu überzeugen, warum er sich auf diese Information auch verlassen kann, die möglicherweise im Widerspruch zum bisher Gehörten und Geglaubten steht.

> **Eine Anleitung zur Entspannung (aus Wolf 1998)**
>
> Atmen Sie tiefer ein, als Sie es gewöhnlich tun. Dann atmen Sie in einer Bewegung wieder aus, ohne den Atem nach dem Einatmen anzuhalten. Wenn Sie ausgeatmet haben, halten Sie Ihren Atem für ca. 6–10 Sekunden an. Finden Sie selbst heraus, welche Zeit für Sie am angenehmsten ist. Zählen Sie in Gedanken von eintausendeins bis eintausendsechs oder eintausendzehn. Nachdem Sie den Atem angehalten haben, atmen Sie wieder ein, atmen in einer Bewegung wieder aus, ohne den Atmen anzuhalten, und halten ihn dann für weitere 6–10 Sekunden an. Wiederholen Sie diese Übung zehnmal und spüren Sie die Entspannung, die ganz von allein kommt.

Hierzu können Einzelgespräche ebenso hilfreich sein wie Gruppendiskussionen im Rahmen einer Schulungsmaßnahme. Da die Einstellungen von Menschen mit Diabetes zu ihrer Krankheit ebenso wie ihre Sorgen und Ängste das Therapieverhalten entscheidend steuern, ist es prinzipiell sinnvoll, die Betroffenen mit diesen Gedanken nicht allein zu lassen, sondern ihnen Möglichkeiten zum Erfahrungsaustausch zu bieten *(→ Personenzentrierte Schulung).*

*Gruppendiskussionen ermöglichen*

Wenn die Angst vor dem Unbekannten (z. B. vor der Insulintherapie) notwendige Therapieschritte behindert, ist es oft ein hilfreicher Ansatz, den Betroffenen anzubieten, die Veränderung für eine gewisse Zeit auszuprobieren und erst danach zu entscheiden, ob sie beibehalten werden soll. Dies stärkt das Kontrollempfinden der Betroffenen und senkt ihre Angst.

Ereignisse, die der Patient noch nie erlebt hat und vor denen er sich fürchtet (z. B. die erste Unterzuckerung, Blutzuckerselbstkontrolle in der Öffentlichkeit), können im Rahmen eines Experiments in einer sicheren Umgebung kontrolliert herbeigeführt werden (z. B. Unterzuckerung in der Arztpraxis herbeiführen, Blutzuckerselbstkontrolle an einem Ort, den man sonst nicht besucht).

*„Experimente" ermöglichen*

Manchmal ist es schon eine Hilfe, Kontakt zu einer Selbsthilfegruppe oder zu anderen Betroffenen herzustellen (z. B. zu Menschen mit Typ-2-Diabetes, die bereits Insulin spritzen).

*Therapie*
*überprüfen*

Es sollte auch überprüft werden, ob die Diabetestherapie zur Beruhigung modifiziert werden kann. So kann es bei einer ausgeprägten Hypoglykämieangst nötig sein, in Absprache mit dem Betroffenen den Blutzuckerzielbereich vorübergehend deutlich anzuheben.

Jeder, der an der Schulung und Behandlung von Menschen mit Diabetes mitwirkt, sollte sich bewußt sein, daß er dabei leicht Ängste auslösen oder verstärken kann. So ist für viele Menschen mit Diabetes allein der Kontakt zu Menschen mit Folgeerkrankungen in der Schulungsgruppe äußerst bedrohlich. Ängste sollten keinesfalls („zum Wachrütteln") bewußt geschürt werden.

*Keine Ängste*
*schüren*

Es ist nachgewiesen, daß die Überzeugung, an einer schweren, aber behandelbaren Krankheit zu leiden, eine wichtige Voraussetzung für eine gute Behandlungskooperation darstellt (Zettler et al. 1995). Angstmachende Informationen dürfen den Betroffenen auch aus diesem Grund nicht vorenthalten werden. Um zu aktivieren und nicht zu lähmen, sollten sie jedoch immer zusammen mit praktischen Handlungsmöglichkeiten vermittelt werden.

## Therapiemöglichkeiten bei diabetesspezifischen Ängsten

### Was kann das Team bei Angst vor Folgeerkrankungen tun?

Angst vor Folgeerkrankungen ist meist mit einigen zentralen Fehlannahmen verbunden. Diese „Denkfehler" sind wichtige therapeutische Ansatzpunkte.

**Fehlannahmen**
**bei der Angst vor Folgeerkrankungen**

- „Jeder Blutzuckerwert über 140 mg% erhöht mein Risiko."
- „Ohne Folgeerkrankungen bin ich gesund, mit Folgeerkrankungen bin ich krank."
- „Wenn Folgeerkrankungen erst einmal losgehen, ist eh' alles zu spät."
- „Mit Folgeerkrankungen ist das Leben nicht mehr lebenswert."
- „Das Allerwichtigste im Leben ist, daß der Blutzucker gut ist."

Welche Vorstellung hat der Betroffene von der Entstehung von Folgeerkrankungen? Die Annahme, daß jeder einzelne erhöhte Blutzuckerwert das Risiko erhöht, ist weit verbreitet. Auch die lebensgeschichtlichen Erfahrungen mit Folgeerkrankungen sind ein wichtiges Thema. Gerade Menschen mit Typ-2-Diabetes haben oft nahe Angehörige mit Diabetes, die (aufgrund der wesentlich schlechteren Therapiemöglichkeiten ihrer Zeit) ausgeprägte Folgeerkrankungen entwickelt haben. Dies ist oft eine Quelle quälender innerer Bilder und der Annahme, daß unausweichlich dasselbe Schicksal droht.

Ein wichtiges Ziel bei der Behandlung von Menschen mit Angst vor Folgeerkrankungen ist es, ihnen eine differenzierte Sichtweise anstelle des bei Ängsten oft vorherrschenden Schwarz-Weiß-Denkens zu ermöglichen. Menschen ohne Folgeerkrankungen haben oft die Vorstellung, daß ihr Beginn eine klare Trennlinie darstellt zwischen Gesundheit und Krankheit, zwischen lebenswertem Leben und beginnender Pflegebedürftigkeit. Hier ist es wichtig, gemeinsam zu erarbeiten, daß die Entwicklung von Folgeerkrankungen ein allmählicher Prozeß ist, der lange Zeit angehalten oder sogar umgekehrt werden kann. Der Kontakt mit Menschen, die bereits Folgeerkrankungen haben, kann zu der Erkenntnis führen, daß sie zu Beginn keineswegs mit erheblichen Beeinträchtigungen und einem schlagartigen Verlust der Lebensqualität verbunden sein müssen. *Schwarz-Weiß-Denken abbauen*

Die Blutzuckerwerte haben bei Menschen mit Angst vor Folgeerkrankungen oft eine überwertige Bedeutung. Dem Ziel, gute Werte zu haben, werden viele andere Interessen und Bedürfnisse untergeordnet. Das ist schon deshalb ungünstig, weil der Verzicht auf angenehme Aktivitäten depressive Stimmungen fördert und oft eine weitere gedankliche Einengung auf das Risiko von Folgeerkrankungen zur Folge hat. Die Unterstützung der Betroffenen beim Aufbau angenehmer Aktivitäten (z. B. Geselligkeit, körperliche Bewegung) ist daher wichtig. *Angenehme Aktivitäten aufbauen*

Manche Menschen mit Diabetes, die sich aufgrund von Folgeerkrankungen mehr als andere mit Krankheit und Tod auseinandersetzen, erleben die Beschäftigung mit diesem Thema auch als gewinnbringend. Es kann die Wertschätzung und den Genuß der eigenen Gesundheit und des eigenen Lebens erhöhen und dem Leben mehr Intensität und Zielorientierung geben. Ein angeleiteter Erfahrungsaustausch in der Gruppe über das Thema „Was bedeuten Folgeerkrankungen für mich?" kann alternative Bewertungsmöglichkeiten deutlich machen.

### Was kann das Team bei Angst vor der Insulintherapie tun?

Auch mit der Angst vor Insulin sind meist unrealistische Annahmen verbunden, die als therapeutische Ansatzpunkte genutzt werden können.

Manche Menschen haben Zweifel, ob sie im Alltag überhaupt in der Lage sein werden, eine Insulintherapie selbständig durchzuführen. Durch Blutzuckermessungen und Insulingaben greift die Insulintherapie möglicherweise auch in das Berufsleben ein. Diese Befürchtungen müssen Stück für Stück besprochen und konkrete Umgangsweisen erarbeitet werden. Ist die Angst sehr stark ausgeprägt, kann es sinnvoll sein, als ersten Schritt eine stark vereinfachte Therapie zu vereinbaren und diese Schritt für Schritt auszudifferenzieren. *Lebensgeschichtliche Erfahrungen berücksichtigen*

Der Beginn der Insulintherapie wird oft mit einer Verschlimmerung des Diabetes gleichgesetzt. Die Annahme, der Schweregrad des Diabetes steige mit der täglichen Insulindosis, ist weit verbreitet (teilweise auch bei Typ-1-Diabetes). Hilfreich kann es sein, Betroffene anzuregen, ihr Wohlbefinden als Maßstab für die eigene Gesundheit zu nehmen, und nicht das Therapieregime.

### Fehlannahmen bei Angst vor der Insulintherapie

- „Das schaffe ich im Alltag nie!"
- „Der Diabetes ist jetzt schlimmer geworden."
- „Mein Vater ist an Insulin gestorben."
- „Mit Insulin bin ich unfrei."
- „Ich bin schuld, daß ich jetzt Insulin brauche."
- „Einmal Insulin, immer Insulin."

Ähnlich wie bei der Angst vor Folgeerkrankungen spielen bei vielen Menschen mit Typ-2-Diabetes auch bei der Angst vor der Insulintherapie lebensgeschichtliche Erfahrungen eine große Rolle: Da früher eine Insulintherapie bei

Typ-2-Diabetes oft erst in einem fortgeschrittenen Stadium des Insulinmangels begonnen wurde, sind viele dieser Menschen innerhalb weniger Jahre nach der Umstellung auf Insulin verstorben. Dies führt gelegentlich zu der falschen Vorstellung, der Tod sei eine Folge der Insulintherapie gewesen.

*Krankheits-verarbeitung fördern*

Die Ablehnung von Insulin ist oft auch Ausdruck der Schwierigkeit, die Schwere der eigenen Erkrankung zu akzeptieren. Vor Beginn der Insulintherapie wird der Typ-2-Diabetes meist als eher leichte Erkrankung erlebt, die keine wesentlichen Beschwerden verursacht und deren Behandlung wenig ins Leben eingreift. Um Betroffenen zu helfen, die Bedrohlichkeit ihrer Erkrankung zu akzeptieren, ist es wichtig, ihr Vertrauen in den Therapieerfolg und in ihre eigene Behandlungskompetenz zu stärken. Ziel ist es dabei, daß der Diabetes als schwere, aber behandelbare Erkrankung erlebt wird.

*Nicht mit der Insulinthera-pie drohen*

Für manche Menschen ist die Umstellung auf Insulin die Bestätigung des eigenen Versagens, den Diabetes mit Ernährungsumstellung und Bewegung angemessen zu behandeln: „Ich kümmere mich so schlecht um meinen Diabetes, daß ich jetzt schon Insulin brauche." Hier ist es wichtig, die körperlichen Prozesse zu erklären, die den Beginn der Insulintherapie erforderlich machen. („Eine Insulintherapie kann auch nötig werden, wenn zuvor alles richtig gemacht wurde.") Um die Akzeptanz einer späteren Insulintherapie nicht zu erschweren, ist es daher grundsätzlich nie sinnvoll, mit einer Insulintherapie zu drohen („Wenn Sie nicht bald 5 Kilo abnehmen, müssen Sie mit dem Spritzen anfangen!").

## Vorgehen bei Spritzenangst

- Gründliche Anleitung, Einüben ohne Zeitdruck (einzeln)
- Beherrschen von Unteraufgaben
- Bei Bedarf direkt helfen (Hand führen)
- Modell-Lernen (Behandler macht das Spritzen an sich selbst vor, anstatt lediglich zu erklären)

Der Beginn der Insulintherapie fällt vielen Menschen mit Typ-2-Diabetes auch deshalb so schwer, weil sie ihn als einen unumkehrbaren Schritt ansehen. Vielen ist nicht bewußt, daß es (z.B. im Fall einer Gewichtsreduktion) durchaus möglich sein kann, wieder auf Insulin zu verzichten. Oft können sich die Betroffenen versuchsweise (für ein paar Tage oder Wochen) auf eine Insulintherapie einlassen. Die endgültige Entscheidung über die weitere Therapie wird dabei vertagt, bis der Betroffene eigene Erfahrungen gesammelt hat und die Konsequenzen der eigenen Entscheidung absehen kann.

*Insulin-therapie „auf Probe"*

Ein großes Hindernis für den Beginn einer Insulintherapie ist oft die Angst vor Unterzuckerungen. Besonders Menschen mit Diabetes ohne eigene Hypoglykämieerfahrung haben davor oft große Angst. Eine genaue Aufklärung darüber, was bei einer Unterzuckerung passiert und wie man damit umgehen kann, ist deshalb unerläßlich.

### Was kann das Team bei Spritzenangst tun?

*Meist leicht und schnell behandelbar*

Ängste vor Injektionen sind in aller Regel nach dem Schema im Kasten gut zu therapieren. Es ist sinnvoll, diese Regeln grundsätzlich bei jeder Initialschulung zum Thema Insulintherapie zu berücksichtigen.

Bei starker Angst sollte ein psychologischer Experte hinzugezogen werden. Wenn der Betroffene eine starke Tendenz zur Ohnmacht zeigt, kann er evtl. eine spezielle Anspannungstechnik lernen, mit der sich Bewußtlosigkeit verhindern läßt. Dabei wird mit einer gezielten Anspannung der großen Muskelgruppen des Körpers einem Blutdruckabfall entgegengewirkt.

*Anspan-
nungstechnik
gegen Ohn-
macht*

# Psychotherapeutische Hilfen

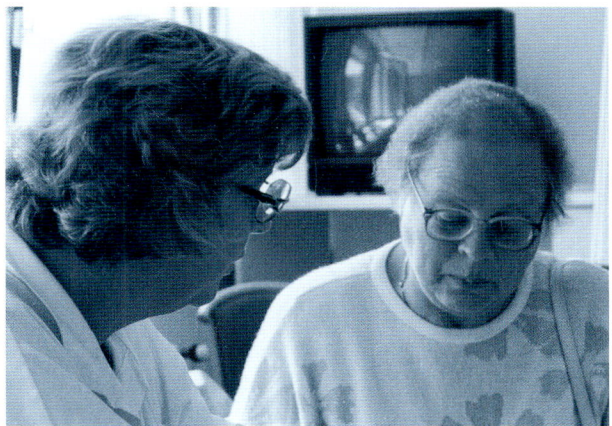

Die Psychotherapieforschung hat gezeigt, daß die wirkungsvollsten Therapieformen bei Ängsten die sind, die direkt an den aktuellen Problemen ansetzen und neue Bewältigungsmöglichkeiten erschließen. Die Methode der Wahl ist daher meist eine Verhaltenstherapie. Aufdeckende, tiefenpsychologische Verfahren gelten vor allem dann als indiziert, wenn die Angstproblematik tief in der Persönlichkeit verwurzelt ist, z. B. aufgrund von Entwicklungsdefiziten oder Selbstwertstörungen.

Die Angst wird als Ergebnis einer Lernerfahrung verstanden: Aus irgendeinem Grund hat der Betroffene gelernt, daß es richtig und sinnvoll ist, vor etwas Bestimmtem Angst zu haben. Ziel einer modernen Angsttherapie ist es, diese Überzeugung durch neue Erfahrungen zu verändern, eine unangemessene Angst also wieder zu „verlernen".

*Die Entstehung
der Angst
erklären*

### Warum ist ein plausibles Erklärungsmodell wichtig?

Menschen mit Ängsten haben oft ein starkes Erklärungsbedürfnis. Sie können die eigenen Gefühle und Gedanken nicht verstehen und empfinden sie selbst als unangemessen. Zur eigentlichen Angst kommt so noch die Sorge hinzu, „verrückt" zu sein.

Am Anfang jeder Angsttherapie steht daher immer die Vermittlung eines plausiblen Erklärungsmodells. Es hilft dem Betroffenen, die Ängste, die ihn möglicherweise seit Jahren behindern, nachzuvollziehen. Im Idealfall sollte es dem Betroffenen geradezu logisch erscheinen, daß er seine Angst empfindet. Das Erklärungsmodell stellt außerdem sicher, daß Therapeut und Klient „die gleiche Sprache sprechen". Es ist die Voraussetzung dafür, daß das therapeutische Vorgehen für den Betroffenen transparent ist. Bei einer Angsttherapie sollte der Klient jederzeit genau wissen, was der Therapeut aus welchem Grund beabsichtigt.

*Die gleiche
Sprache
sprechen*

## Was sind die Wege zum Erfolg in der Angsttherapie?

Prinzipiell lassen sich Probleme nur dann verändern, wenn sie gerade aktuell auftreten. In der Angsttherapie werden die Ängste dazu wachgerufen, um dann in der konkreten Situation veränderte Verhaltensweisen zu erproben. Dies führt der Klient entweder in Form von „Hausaufgaben" zwischen den Therapiesitzungen durch, oder die Ängste werden in den Therapiesitzungen (z.B. durch Vorstellungsübungen oder Konfrontationsübungen) gezielt ausgelöst.

In der psychologischen Angstbehandlung gibt es zwei Ansatzpunkte.

■ die Konfrontation mit der Angst
■ die Veränderung der Gedanken

Abhängig vom Charakter der jeweiligen Angst bietet sich manchmal einer der beiden Ansätze an, meist werden jedoch beide kombiniert.

*Das Erlernen der systematischen Selbstbeobachtung ist wichtig*

Zentrale Elemente der Therapie sind das systematische Beobachten und Protokollieren der Erfahrungen, die der Klient zwischen den Therapiesitzungen mit seiner Angst macht („Angst-Tagebuch"). Sie sind nicht nur diagnostisches Hilfsmittel, sondern fördern auch die Reflexionsfähigkeit des Klienten und dokumentieren (für Klient und Therapeut) den Therapiefortschritt.

Konfrontationsverfahren werden oft als der Königsweg der Angsttherapie betrachtet. Ihnen liegt die Erkenntnis zugrunde, daß Ängste bestehen bleiben, weil die Betroffenen die gefürchteten Situationen aus Angst vermeiden. Die fehlerhaften Annahmen, die der Angst zugrunde liegen, werden nicht mehr überprüft, sondern verfestigen sich immer mehr. Wenn man sich dagegen einer Situation, vor der man unangemessen starke Angst hat, immer wieder aussetzt, verringert sich die Angst mit der Zeit oder sie verliert sich sogar ganz. Die erneuten Konfrontationen mit der gefürchteten Situation erlauben eine Überprüfung und Korrektur der ursprünglichen Annahme. Dabei ist entscheidend, daß sich Betroffene der Situation aussetzen, ohne auf bewährtes Vermeidungs- oder Sicherheitsverhalten zurückzugreifen.

Konfrontationsverfahren sind immer dann sinnvoll,

■ wenn ein Mensch mit Diabetes vor einer konkreten Situation Angst hat,
■ die Angst tatsächlich unangemessen ist und
■ sich bei der Konfrontation unmittelbar erkennen läßt, ob das gefürchtete Ereignis tatsächlich eingetreten ist oder nicht.

*Konfrontationen helfen, Fehlannahmen zu korrigieren*

Dies ist vor allem bei Unterzuckerungsängsten, aber auch bei Spritzenangst und der Angst vor praktischen Auswirkungen der Insulintherapie der Fall. Es gibt jedoch auch Ängste, deren Berechtigung sich nicht unmittelbar überprüfen läßt, weil es sich um langfristige Folgen handelt, die gefürchtet werden: wenn ein Mensch mit Diabetes ängstlich jeden Blutzuckerwert über 140 mg% vermeiden will, weil er fürchtet, sonst Folgeerkrankungen zu entwickeln. In diesem Fall kann in der Angsttherapie auf der gedanklichen Ebene gearbeitet werden.

Es gibt in der Verhaltenstherapie eine Vielzahl kognitiver Techniken, um unrealistische Annahmen zu verändern und Menschen mit Diabetes zu einem konstruktiveren „inneren Monolog" zu verhelfen. Gemeinsam ist ihnen in der Regel das Prinzip, daß bisher „automatisch" ablaufende Gedanken durch Selbstbeobachtung bewußt gemacht werden, um eine gezielte Veränderung zu ermöglichen.

## Wann sind welche Hilfen sinnvoll?

Auch bei Ängsten, die diese Bedingungen nicht erfüllen, ist das Hinzuziehen psychologischer Hilfe möglich und sinnvoll. Zeigt sich, daß die Unterstützungsversuche des Teams nicht den gewünschten Erfolg bringen, sollte Kontakt zu einem psychologischen Experten aufgenommen werden. Es gibt drei Gruppen von psychologischen Experten zur Behandlung von Ängsten bei Menschen mit Diabetes:

*Ansprechpartner zur Behandlung von Ängsten*

- Psychologische und Ärztliche Psychotherapeuten sowie Fachärzte für Psychiatrie
  Ein möglicher Grund für eine Kontaktaufnahme zu einem Psychotherapeuten kann außer einer psychotherapeutischen Behandlung auch das Abklären eines Verdachts auf eine Angststörung oder begleitende andere psychische Störungen sein.
- Fachpsychologen Diabetes (DDG)
  Sie sind immer dann die richtigen Ansprechpartner, wenn es sich um diabetesspezifische Ängste handelt.
- Diabetes-Kliniken mit psychologischer Abteilung
  Sie sind die richtigen Ansprechpartner, wenn vor Ort keine Psychologen erreichbar sind, die sich mit Diabetes auskennen, oder wenn eine stationäre Behandlung sinnvoll erscheint.

Grundsätzlich ist eine ambulante Behandlung von Ängsten anzustreben. Eine stationäre Behandlung ist dann sinnvoll, wenn die akute Belastung für den Betroffenen unerträglich ist und er eine Art „Schutzraum" benötigt, um sich zu stabilisieren. Dies ist etwa bei 5–10% der Menschen mit einer Angststörung der Fall (Reinecker 1993).

Psychiater setzen bei Angststörungen auch Psychopharmaka ein. Für Benzodiazepine und trizyklische Antidepressiva ist bei einigen Angststörungen eine angstlösende Wirkung nachgewiesen. Medikamente bewirken jedoch in der Regel keine dauerhafte Verbesserung. Sobald sie abgesetzt werden, treten die Ängste mit hoher Wahrscheinlichkeit wieder auf (Rückfallquote 80–100%; Reinecker 1993). Aufgrund des hohen Suchtpotentials sollten Benzodiazepine nicht länger als 4–6 Wochen eingesetzt werden.

**Ein psychologischer Experte sollte dann eingeschaltet werden, wenn:**

- der Verdacht besteht, daß es sich um eine manifeste Angststörung handelt. Dieser Verdacht liegt immer dann nahe, wenn der Betroffene seine Angst oder das Vermeidungsverhalten als bedeutende Belastung empfindet.

- der Verdacht besteht, daß neben der Angst noch weitere psychische Störungen vorliegen (z.B. Depression, Alkohol- oder Medikamentenmißbrauch).

- der Betroffene von sich aus Interesse an psychologischer Unterstützung zeigt.

*Medikamente gegen Ängste*

In Kombination mit einer Psychotherapie wirkt sich eine pharmakologische Behandlung unter Umständen sogar ungünstig auf den Behandlungsverlauf aus. Denn bei einer Kombination von pharmakologischer und Psychotherapie besteht die Gefahr, daß die Betroffen den Therapieerfolg nicht den eigenen verbesserten Bewältigungsmöglichkeiten, sondern der Medikamenteneinnahme zuschreiben. Ein langfristiger Therapieerfolg setzt aber voraus, daß die Betroffenen überzeugt sind, ihre Angst selbst bewältigen zu können.

## Auf einen Blick

➡ Menschen mit Diabetes haben ein erhöhtes Risiko, an einer Angststörung zu erkranken. Es ist nachgewiesen, daß eine erhöhte Ängstlichkeit und auch die diabetesspezifischen Ängste die Blutzuckereinstellung beeinflussen. Die Therapieaussichten sind besser, je früher die Behandlung ansetzt. Zusätzliche psychische Störungen verschlechtern die Prognose. Spontanremissionen sind bei Angststörungen selten.

➡ Die häufigste und stärkste krankheitsbezogene Belastung bei Menschen mit Diabetes ist die Angst vor Folgeerkrankungen, vor allem bei Menschen mit Typ-1-Diabetes folgt an zweiter Stelle die Hypoglykämie-Angst. Auch die Angst vor der Insulintherapie ist (primär bei Menschen Typ-2-Diabetes) weit verbreitet.

➡ Zur Behandlung haben sich in erster Linie verhaltenstherapeutische Verfahren als wirksam erwiesen. Für das Diabetesteam gilt es in erster Linie, Ängste ernst zu nehmen, sich um Verständnis zu bemühen und keine schnellen Lösungen anzubieten. Im Einzelgespräch sollte versucht werden, die Gedanken und Gefühle zu verstehen. In der Gruppenschulung können die Teilnehmer ihre Sorgen und Ängste untereinander vergleichen und voneinander lernen.

➡ In einer psychologischen Angsttherapie geht es darum, Angst wieder zu „verlernen". Grundlage ist dabei ein plausibles Erklärungsmodell. Neben Konfrontationsverfahren, bei denen die angstauslösende Situation gezielt aufgesucht und durchgestanden wird, werden kognitive Techniken eingesetzt.

➡ Neben psychologischen und ärztlichen Psychotherapeuten sowie Psychiatern bieten Fachpsychologen Diabetes (DDG) und Fachkliniken mit psychologischer Abteilung Hilfen an. Eine ambulante Behandlung ist in der Regel einer stationären Therapie vorzuziehen. Psychopharmaka bringen kurzfristig Entlastung, sind jedoch langfristig meist in ihrer Wirkung nicht ausreichend oder beeinträchtigen sogar den Erfolg einer psychotherapeutischen Behandlung.

Berlin I, Bisserbe JC, Eiber R, Balssa N, Sachon C, Bosquet F, Grimaldi A (1997) Phobic symptoms. Particularly the fear of blood and injury are associated with poor glycemic control in type I diabetic adults. Diabetes Care 20: 176-178

Kubiak T, Hermanns N, Kulzer B, Schreckling HJ (2000) Individuelle Wahl des Blutzuckerzielbereichs: Bedeutung der Handlungstendenz, Folgeschäden und Hypoglykämien zu vermeiden. Experimental and Clinical Endocrinology and Diabetes, Suppl. 1, 108: 164

Laux L, Glanzmann P, Schaffner P, Spielberger CD (1981) State-Trait-Angst-Inventar STAI. Beltz, Weinheim

Lustman PJ (1988) Anxiety disorders in adults with diabetes mellitus. Psychiatric Clinics of North America 11: 419-432

Maier B, Hermanns N, Kulzer B, Bergis KH (1998) Auswirkungen situationsbezogener Hypoglykämie-Ängste auf die psychische Befindlichkeit und Lebensqualität von Typ-1-Diabetikern. Diabetes und Stoffwechsel 7, Suppl.1: 127

Öst LG (1996) Spezifische Phobien. In: Margraf J, Lehrbuch der Verhaltenstherapie, Band 2. Springer, Berlin, 2-42

Peyrot M, Rubin R (1997) Levels and risks of depression and anxiety symptomatology among diabetic adults. Diabetes Care 20: 585-590

Reinecker H (1993) Phobien. Hogrefe, Göttingen

Rubin R, Peyrot M (1992) Psychosocial problems and interventions in diabetes. Diabetes Care 15: 1640-1657

Rubin R, Peyrot M (1999) Quality of Life and diabetes. Diabetes Metabolism Research Review 15: 205-218

Waadt S, Duran G, Herschbach P (1995) Angststörungen bei Diabetes mellitus: Häufigkeit, Klinik und Behandlung. Diabetes und Stoffwechsel 4, Suppl. 1: 118

Waadt S, Herschbach P, Duran G, Henrich G, Hillebrand F, Strian F (1992) Entwicklung eines Fragebogens zu Behandlungsproblemen und Therapiezuweisung bei Patienten mit Diabetes mellitus. Praxis der Klinischen Verhaltensmedizin und Rehabilitation 20: 306-312

Wittchen HU, Hand I, Hecht H (1989) Prävalenz, Komorbidität und Schweregrad von Angststörungen. Ergebnisse der Münchner Follow-up-Studie (MFS). Zeitschrift für Klinische Psychologie 18: 117-133

Wittchen HU (1991) Der Langzeitverlauf unbehandelter Angststörungen. Wie häufig sind Spontanremissionen? Verhaltenstherapie 1: 273-282

Wolf D (1998) Ängste verstehen und überwinden. Pal-Verlag, Mannheim

Wolf D, Merkle R (1992) Tiefenentspannung nach Jacobson. PAL-Verlag, Mannheim

Zettler A, Duran G, Waadt S, Strian F, Herschbach P (1995) Psychologische Ansätze für Diabetiker mit Folgeerkrankungen. In: Petermann F (Hrsg), Diabetes mellitus. Hogrefe, Göttingen, 205-222

# Diabetes und Depression: ohne Hoffnung und Antrieb

*Bernd Rebell und Rolf Dieter Trautmann-Sponsel, Windach*

*D*ie Depression ist eine ernstzunehmende Erkrankung, die durch tiefgreifende Veränderungen des Fühlens und Denkens, der Wahrnehmung und des Erlebens des eigenen Selbst und der Umwelt gekennzeichnet ist. Damit einher gehen physiologische Veränderungen des Gehirnstoffwechsels und Störungen vegetativer Prozesse. Minderung des Antriebs, sozialer Rückzug und Einschränkung oder Verlust der Handlungsfähigkeit sind weitere Symptome, die das Leiden der Betroffenen verschlimmern.

*Kommen Depression und Diabetes gemeinsam vor, so kann es durch wechselseitige Beeinflussung im Sinne eines Aufschaukelungsprozesses zu einer Zunahme der Symptomatik beider Erkrankungen kommen. Wichtig sind eine frühzeitige Diagnose und die Einhaltung spezifischer therapeutischer Schritte, die der komplexen Interaktion der beiden Krankheitsbilder Rechnung tragen.*

*Diabetes und Depression häufig zusammen*

In Deutschland leiden ca.14% der Patienten einer Allgemeinarztpraxis an Depressionen ( Perkonigg et al. 1995) und ca. 5% der Bevölkerung sind an Diabetes erkrankt. Beide Erkrankungen können gemeinsam auftreten. Genauere Untersuchungen zur Prävalenz beider Erkrankungen liegen für die Bundesrepublik Deutschland nicht vor. Studien aus den USA berichten, daß bei Patienten mit Diabetes in 13–20% der Fälle eine depressive Störung vorliegt (Lustmann et al. 1997a; Peyrot et al. 1999). Eine Studie aus Mexiko ergab dort eine Häufigkeit von 46% für das Vorliegen einer Depression bei Patienten mit Typ-2-Diabetes, wobei Diabetesdauer und weibliches Geschlecht positiv mit der Auftretenswahrscheinlichkeit zusammenhingen (Garduno-Espinosa et al. 1998).

*Depressionen kommen wieder*

Depressive Störungen führen zu einer deutlichen Krankheitsbelastung sowie einer Verschlechterung der Lebensqualität, unabhängig vom Vorliegen objektiver körperlicher Schädigungen (Karlson et al. 1997; Kohen et al. 1998). Trotz erfolgreicher Therapie zeigt sich bei 80-90 % dieser Patienten ein Wiederauftreten der Depression, sofern keine länger dauernde antidepressive Therapie erfolgt ist (Lustman et al. 1997b).

Trotz seiner Bedeutung für die Behandlungsqualität des Diabetes werden depressive Störungen nur in einem Drittel der Fälle erkannt und behandelt (Lustman et al. 1997a). Eine effektive nichtpharmakologische Behandlung ist durch eine kognitive Verhaltenstherapie möglich. Hierdurch sind auch deutliche Verbesserungen des Diabetesmanagements zu erreichen (Lustman et al. 1998a, b). Das vorliegende Kapitel wird im ersten Teil Symptomatologie, Ätiologie und Therapie der Depression klären. Im zweiten Teil werden die Besonderheiten hinsichtlich klinischem Bild und Behandlung beleuchtet, die sich ergeben, wenn Diabetes und Depression gemeinsam vorliegen. Im dritten Teil folgen grundsätzliche Überlegungen zur Diabetesbehandlung bei Patienten mit Depression und Diabetes für Diabetesberater und Ärzte.

## Depression als eigenständige Erkrankung

### Was versteht man in der Psychiatrie unter Depression?

Der Begriff Depression wird in der Umgangssprache und in der Medizin unterschiedlich verwendet. Man kennzeichnet damit erstens eine depressive Stimmung, die jeder gesunde Mensch gelegentlich erlebt. Zweitens kann eine depressive Stimmung als Symptom bei einer Vielzahl von körperlichen (z.B. Diabetes, Hypothyreose, Parkinsonismus, Schlaganfall) und seelischen Störungen (z.B. Schizophrenie, Alkoholismus) und auch medikamentös bedingt (Bluthochdruckmittel, Neuroleptika) auftreten. Drittens wird in der Psychiatrie und Psychotherapeutischen Medizin unter „Depression" heutzutage eine affektive Störung verstanden. Die einzelnen Symptome dieser Störung werden in den modernen Klassifikationssystemen ICD-10 (Dilling et al. 1993) und DSM-IV (Saß et al. 1996) beschrieben und sind in Tabelle 1 dargestellt.

Zum depressiven Syndrom gehören außer der depressiven Stimmung weitere Symptome, die das Verhalten betreffen, ebenso wie die interaktionelle Ebene (z.B. sozialer Rückzug,

**Tab. 1 Kriterien für das Vorliegen einer depressiven Episode nach DSM-IV und ICD-10**

- depressive Stimmung in einem für den Betroffenen deutlich abnormen Ausmaß, die meiste Zeit des Tages, fast jeden Tag, weitgehend unbeeinflußt durch äußere Umstände und mindestens zwei Wochen anhaltend (gilt auch für alle weiteren Symptome)
- Verlust von Interesse oder Freude an Aktivitäten, die normalerweise angenehm sind
- Appetitverlust oder gesteigerter Appetit mit entsprechender Gewichtsveränderung
- Schlaflosigkeit oder vermehrter Schlaf
- Änderung der psychomotorischen Aktivität mit Agitiertheit oder Hemmung
- verminderter Antrieb oder erhöhte Ermüdbarkeit
- Verlust von Selbstvertrauen oder Selbstwertgefühl
- unbegründete Selbstvorwürfe oder ausgeprägte und unangemessene Schuldgefühle
- verminderte Fähigkeit zu denken oder sich zu konzentrieren oder verringerte Entscheidungsfähigkeit
- wiederkehrende Gedanken an den Tod oder an Suizid oder suizidales Verhalten
- großer Leidensdruck oder erhebliche Beeinträchtigungen in sozialen, beruflichen oder anderen wichtigen Bereichen

Aufgabe von Aktivitäten) einschließlich des Erscheinungsbildes, d.h. Körperhaltung, Gesichtsausdruck, Sprache, die gedankliche (kognitive) Ebene mit den Symptomen Hilf- und Hoffnungslosigkeit, physiologisch-vegetative Veränderungen (z.B. veränderter Cortisolrhythmus, Schlafstörungen, Verdauungsstörungen, Schmerzen) sowie Störungen des Antriebs und der Motivationslage. Hautzinger (1998) hebt besonders hervor, daß auch zahlreiche körperliche Beschwerden wesentliche Merkmale sind.

*Symptome sind körperlich, seelisch und sozial*

Das gravierendste, weil lebensbedrohlichste Symptom der Depression ist die Suizidalität, etwa jeder zehnte depressive Patient begeht Suizid. Je nachdem inwieweit ein Patient durch die Ausprägung und den Umfang der in Tabelle 1 (S. 325) aufgeführten Symptome in seiner Lebensführung beeinträchtigt ist, unterscheidet man nach ICD-10 die Schweregrade leicht, mittelgradig, schwer. Allerdings handelt es sich bereits bei Vorliegen einer „leichten" depressiven Episode um einen Zustand, bei dem der Betroffene mindestens zwei Wochen durchgehend depressiv verstimmt ist.

## Psychologische Erklärungsansätze für Entstehung und Behandlung

Es gibt unterschiedliche Ansätze für die Erklärung der Entstehung und Aufrechterhaltung depressiver Symptome und über deren Behandlung. Bei den depressiven Syndromen, die eine organische Ursache haben, steht im Vordergrund die Behandlung dieser organischen Ursache, wobei jedoch auch hier eine zusätzliche antidepressive Medikation und/oder unterstützende Psychotherapie überlegt werden kann. Hier sind jedoch besonders die Interaktionseffekte der Antidepressiva mit anderen Medikamenten zu beachten. Im Grundsatz geht man jedoch heute davon aus, daß sowohl eine psychopharmakologische als auch eine psychotherapeutische Behandlung depressiver Syndrome sinnvoll ist, unabhängig davon, wodurch sie ursächlich begründet sind. Es gibt eine Vielzahl von Untersuchungen, die zeigen, daß ein zeitlicher Zusammenhang besteht zwischen dem Auftreten belastender Lebensereignisse und psychischen – insbesondere depressiven – Störungen.

*Grundsätze der Behandlung*

Nach der Depressionstheorie von Aaron T. Beck (1979) sind zentrale Gedanken bei depressiven Personen die sog. kognitive Triade: eine negative Sicht der eigenen Person, eine negative Sicht der Umgebung und eine negative Sicht der Zukunft. Besonders dieser letzte Aspekt, die Hoffnungslosigkeit, weist einen hohen Zusammenhang mit Suizidalität auf. Die negative Sicht der eigenen Person wirkt sich auf das Selbstkonzept aus und führt dazu, daß sich die depressive Person der Situation hilflos ausgeliefert fühlt. Damit gerät die depressive Person schließlich in eine abwärts gerichtete Spirale: Ist einmal ein depressives Gefühl ausgelöst, bewirkt dies seinerseits, daß die Situation von dem Betreffenden hoffnungsloser eingeschätzt wird und er keine Möglichkeiten sieht (Hilflosigkeit), daran etwas zu ändern, was wiederum die depressive Stimmung verstärkt usw.

*Die eigene Person, Umwelt und Zukunft werden negativ gesehen*

Unabhängig davon, wie es zur depressiven Störung kam, ergibt sich schließlich sowohl eine kognitive als auch eine physiologische Endstrecke: Auf der kognitiven Ebene erfolgt eine negative Einschätzung der Situation sowie der Bewältigungsmöglichkeiten, auf der physiologischen Ebene kommt es zu Störungen von noradrenergen und serotonergen Transmitterprozessen im limbischen System. Jedem Patienten, der die Kriterien einer mittelschweren depressiven Episode nach ICD-10 erfüllt, d.h. nur unter erheblichen Schwierigkeiten seine privaten und beruflichen Aktivitäten aufrechterhalten kann, sollte eine Behandlung mit einem Antidepressivum angeboten werden.

*Depression und Hirnstoffwechselprozesse*

Grundsätzlich ist immer daran zu denken, daß beim Einsatz von Antidepressiva Nebenwirkungen auftreten können. Dies sollte unbedingt vor dem Einsatz dieser Substanzen ausführlich mit dem Patienten besprochen werden, da sonst damit zu rechnen ist, daß der Patient aufgrund dieser unangenehmen Effekte die Medikation absetzt.

Hinsichtlich der psychotherapeutischen Behandlung sind verschiedene Aspekte zu beachten: In bezug auf sein Verhalten ist es wichtig, dem Patienten deutlich zu machen, daß das typische Rückzugsverhalten die depressive Stimmung in der Regel weiter verschlimmert, so daß es erforderlich ist, Dinge zu tun, die der Patient aus dem depressiven Gefühl heraus nicht tun würde. Nur so ist der Teufelskreis (Abbildung 1, S. 330) zu unterbrechen. Insbesondere ist zu beachten, daß der Patient lernt, wenn er soziale Situationen aufsucht, nicht nur über seine schlechte Stimmung zu klagen, da sonst die Interaktionspartner nach anfänglichem Verständnis typischerweise dazu neigen, nach einer Weile eher abweisend zu reagieren, was die Depression dann weiter verschlimmern kann.

Zur Verbesserung der Stimmungslage können sog. antidepressive Verhaltensweisen (Trautmann-Sponsel 1988; von Rippere 1980b) eingesetzt werden (Kasten). Nach von Rippere (1980a) haben die meisten Menschen individuell eine Vorstellung davon,

### Antidepressive Verhaltensweisen

hilfreich:
- sich beschäftigen
- etwas machen, was einem Spaß macht
- etwas unternehmen, um auf andere Gedanken zu kommen
- Freunde treffen

nicht hilfreich:
- herausfinden, was einen depressiv gemacht hat
- sich in die Depression hineinbegeben und sie aushalten
- etwas essen
- fernsehen
- Zeitung lesen
- Routinetätigkeiten ausführen
- versuchen, so zu handeln, als ob man sich nicht depressiv fühlt

was für sie in einer solchen Situation hilfreich sein könnte. Diese individuellen Möglichkeiten gilt es mit dem Patienten herauszuarbeiten.

Von entscheidender Bedeutung ist es, an den Wahrnehmungs- und gedanklichen Verarbeitungsmustern etwas zu verändern und dadurch insbesondere das Gefühl von Hilf- und Hoffnungslosigkeit zu beseitigen. Hierzu ist es wichtig, zunächst die Bewältigungsfähigkeiten und -ressourcen des Patienten zu verbessern. Unter Ressourcen sind dabei auch äußere Hilfsmöglichkeiten (finanzielle Mittel, Arbeitsplatzsituation, Hilfsmittel etc.) zu verstehen, die dem Patienten

*Aufbau antidepressiver Verhaltensweisen*

das Leben erleichtern können, sowie der Ausbau der sozialen Unterstützung. Werthaltungen und Bewertungsschemata bedürfen nicht notwendig einer kognitiven Psychotherapie, da sich schon durch eine am Verhalten orientierte Veränderung Auswirkungen auf diese gedanklichen Prozesse ergeben können.

## Besonderheiten der Doppelerkrankung Diabetes und Depression

Nach diesen Ausführungen zur Depression als einzelne Erkrankung geht es im folgenden um die speziellen Situationen, die sich ergeben, wenn Diabetes und Depression gemeinsam vorliegen.

Die folgenden Konstellationen sind möglich:

1. Eine depressive Reaktion (Anpassungsstörung nach DSM-IV bzw. ICD-10) im Rahmen der Diagnosestellung. Die Aufklärung über die chronische, d. h. lebenslang dauernde Erkrankung und die damit verbundenen Einschränkungen in der Lebensführung, wie beispielsweise das lebenslange Einhalten von Stoffwechselkontrollen, Ernährungsmaßnahmen, ärztlichen Kontrollen, medikamentöser Behandlung, insbesondere Insulininjektionen, können zu einer massiven psychischen Überforderung führen. Insbesondere die Aufklärung über akute und auch gefährliche Komplikationen wie Hypoglykämie mit Bewußtlosigkeit und Folgeschäden wie Hirnschlag, Herzinfarkt, Beinamputationen, Nierenschäden bis hin zur Dialyse, Erblindung, Nervenschäden sind für die Betroffenen extrem belastend. Dies gilt um so mehr, wenn die Patienten z. T. aus dem eigenen familiären Umfeld diabetische Folgeerkrankungen sehen konnten und die damit verbundenen schicksalhaften Lebensveränderungen miterlebt haben.

   Insbesondere Patienten mit Typ-1-Diabetes, die bei Diagnosestellung massiv diabetisch entgleist waren und bei denen intensivmedizinische Maßnahmen notwendig waren, erleben diese Situation als massiv invalidisierend. Auch die Tatsache, daß sie ihr gesamtes Leben insulinabhängig sind und sich darüber hinaus einem Therapieregime unterwerfen müssen, ist extrem kränkend und belastend. Das Gefühl, lebenslang krank zu sein, ohne Insulin sterben zu müssen, hinterläßt bei vielen Patienten das Gefühl, im Vergleich zu Gesunden minderwertig und schwach zu sein, und führt bei nicht wenigen Patienten zum Zeitpunkt der Diagnosestellung zu depressiven Reaktionen.

2. Eine depressive Reaktion als Folge einer diabetischen Komplikation. Oft kommt es erst beim Auftreten von gravierenden Folgeerkrankungen (wie beispielsweise Herzinfarkt, Hirnschlag, Beinamputation, Nervenschädigungen, Impotenz oder dialysepflichtige Nierenschädigung) durch die körperliche Beeinträchtigung und die dadurch bedingten Auswirkungen auf das Selbstwertgefühl sowie reale oder befürchtete private und berufliche Konsequenzen zum Auftreten depressiver Symptome. Die akute Schädigung und der damit

*Diabetes kann Depression auslösen*

*Diabetes und Depression haben ähnliche Symptome*

verbundene, oft irreversible Verlust der körperlichen Integrität stellen eine massive psychische Traumatisierung dar.

3. Das Auftreten einer Depression bei einem Patienten mit Diabetes, d.h. das Vorliegen dieser beiden Erkrankungen als zunächst voneinander unabhängigen Erkrankungen.

Grundsätzlich sollte man bei allen geschilderten Konstellationen berücksichtigen, daß sich ein Teil der Symptome beider Erkrankungen gleichen und daß sich Diabetes und Depression wechselseitig ungünstig beeinflussen können: So findet man bei schlecht eingestellter Stoffwechsellage Symptome wie Müdigkeit, Abgeschlagenheit, leichte Erschöpfbarkeit, allgemeine Antriebslosigkeit und ein Nachlassen sozialer Aktivitäten. Auch kann es in dieser schlechten körperlichen Verfassung zu einem Nachlassen eigener Interessen, Libidoverlust, Freudlosigkeit, dem Gefühl von Hilflosigkeit und Traurigkeit kommen. All dies sind Symptome, die sich auch im Rahmen einer Depression finden.

*Diabetes und Depression beeinflussen sich wechselseitig*

Es kann im Einzelfall schwer sein, zu entscheiden, ob die Symptome nur diabetesbedingt sind oder darüber hinaus noch eine depressive Störung besteht bzw. ob eine depressive Störung über schlechtere Mitarbeit des Patienten zu einer Verschlechterung der diabetischen Stoffwechsellage geführt hat. Dies kann erst im Verlauf der Therapie nach Besserung der Stoffwechsellage eindeutig geklärt werden. Liegt jedoch zusätzlich zur diabetesbedingten Symptomatik noch eindeutig eine depressive Störung vor, so kann dies die Behandlung erheblich erschweren. Aufgrund der depressiven Symptome, insbesondere der Antriebslosigkeit und allgemeinen Mattigkeit, kann es dazu kommen, daß ein

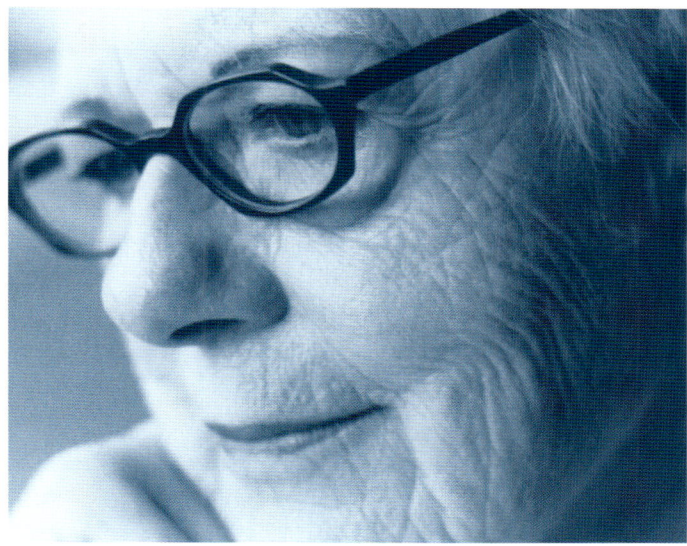

*Depressive Stimmungen können die Diabetestherapie erschweren*

Patient mit Diabetes sich weniger um Maßnahmen wie Ernährung, Bewegung, Stoffwechselkontrolle und medikamentöse Maßnahmen kümmert und sich so der Stoffwechsel zunehmend verschlechtert.

Dies erzeugt eine doppelt problematische Situation, da zu der depressiven Symptomatik dann die körperliche Symptomatik des entgleisten Stoffwechsels hinzukommt: Die aus der schlechten körperlichen Verfassung entstehenden psychischen Veränderungen pfropfen sich dann gewissermaßen noch auf die depressive Störung auf (Abbildung 1, S. 330). Die Patienten fühlen sich in der Regel geschwächt, haben keinen Antrieb. Sie haben das Gefühl, aus eigener Kraft nichts mehr bewältigen zu können. Alles ist ihnen zuviel, es herrscht ein

Gefühl von Lustlosigkeit sowie Interesselosigkeit an sich selbst und der Umwelt vor, Freude kann nicht mehr gespürt und empfunden werden und ist, wenn sie bei anderen auftritt, eher eine Belastung. Es existiert das Gefühl von Ratlosigkeit und Sinnlosigkeit.

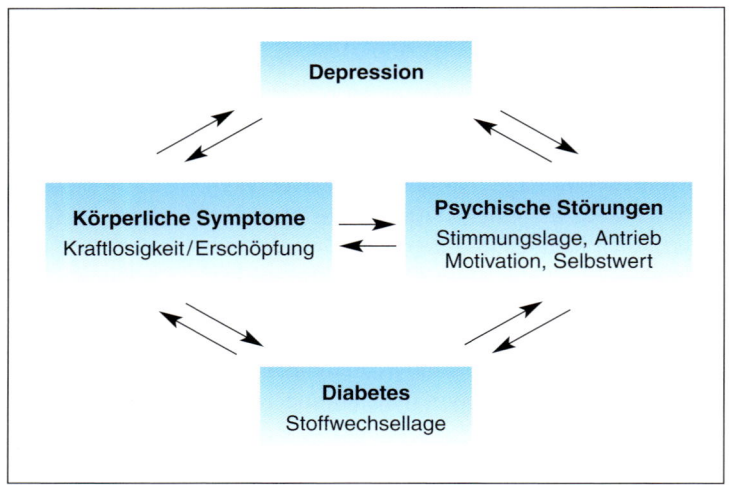

Je nach Ausprägungsgrad können gelegentlich sogar einfachste Verrichtungen des täglichen Lebens nicht mehr oder nur noch mit großer Anstrengung eigenständig bewältigt werden. Hinzu kommt beim Patienten mit schlechter Stoffwechseleinstellung noch die körperliche Schwäche. Es kommt zum Auftreten von

*Abb. 1*
*Teufelskreis aus*
*Depression und*
*schlechter*
*Stoffwechsel-*
*einstellung*

Traurigkeit, gelegentlich entsteht ein Empfinden, nichts mehr fühlen zu können. Das Denken ist eingeschränkt und verlangsamt, kreist um die eigene Schwäche, das eigene Versagen, an der eigenen Situation selbst schuld zu sein. Die eigene Person, die Umwelt und die Zukunft werden sehr pessimistisch wahrgenommen, man sieht nur noch das, was fehlt. Daß es einem Patienten in einer solchen Situation schwer fällt, alle zur Behandlung des Diabetes notwendigen Dinge auf sich allein gestellt zu tun, wird leicht verständlich.

### Diagnostisches Vorgehen

*Fachkollegen*
*zur Diagnose*
*hinzuziehen*

Wichtig ist es, daß derjenige, der Menschen mit Diabetes behandelt, immer daran denkt, daß bei schlechten Stoffwechselwerten auch eine depressive Störung vorliegen kann. Entsteht der Eindruck, daß ein Patient an einer Depression leidet, so ist es sinnvoll, einen Spezialisten, d.h. Psychiater, Psychologen, Psychotherapeuten und/oder Arzt für Psychotherapeutische Medizin, hinzuzuziehen. Oft ist die Symptomatik nicht so augenfällig, so daß es wichtig ist, den Patienten auf seine derzeitige Befindlichkeit direkt anzusprechen und, sofern möglich, auch seine psychische und auch soziale Situation zu besprechen. Diagnostisch bereiten jemandem, der mit Depressionsbehandlung nicht sehr vertraut ist, insbesondere agitierte Depressionen sowie auch die sogenannten larvierten oder somatisierten Depressionen Schwierigkeiten.

Bei Menschen mit einer agitierten Depression zeigten sich insbesondere ein hektisches Getriebensein, Nervosität, eine allgemeine motorische Unruhe etc. Bei einer larvierten Depression „versteckt sich" die depressive Symptomatik hinter einer Fülle körperlicher Symptome. Dies äußert sich in Funktionsstörungen verschiedener Organsysteme, z.B. als Magen-Darm-Beschwerden, als Kreislaufprobleme und verschiedenartige Schmerzsymptome, für die sich trotz eingehender diagnostischer Maßnahmen keine sichere organische Ursache finden läßt.

Im diagnostischen Gespräch mit depressiven Patienten ist es wichtig, zunächst eine Atmosphäre zu schaffen, in der ruhig und vertrauensvoll ein so heikles Thema wie die seelische Befindlichkeit bis hin zu möglicher Suizidalität angesprochen werden kann *(→ Suizidgefährdung)*. Es sollte unbedingt ausreichend Zeit sein, die Räumlichkeit sollte genügend Schutz und Vertraulichkeit bieten, damit Dritte nicht überraschend stören. Einleitend ist es erfahrungsgemäß sehr hilfreich, dem Patienten zunächst eine Erklärung dafür anzubieten, daß sich aufgrund der Beeinträchtigung durch seelische Probleme die Stoffwechsellage verschlechtern kann und daß es daher wichtig ist, auch diese Probleme zu berücksichtigen. Hier beste-

*Gute Gesprächsbedingungen sind wichtig*

hen bei vielen Patienten Wissensdefizite über seelisch-körperliche Zusammenhänge und die Auswirkungen auf das Diabetesmanagement. Erst wenn hierdurch das nötige Verständnis geschaffen ist, kann die depressive Symptomatik weiter abgeklärt werden. Orientierende Fragen hierzu finden sich im nebenstehenden Kasten.

Falls mindestens eine dieser Fragen bejaht wird, liegt zumindest der Verdacht auf eine depressive Störung vor, der sich um so mehr erhärtet, je mehr dieser Fragen zutreffen. Bei Zweifeln sollte ein Experte hinzugezogen werden. Die meisten Patienten werden sich zunächst dagegen wehren, da das Aufsuchen eines Psychotherapeuten oder eines Psychiaters etwas Stigmatisierendes hat und große Ängste bestehen, als „verrückt" eingestuft zu werden. Hier ist es unbedingt notwendig, dem Patienten zu erklären, daß eine De-

### Orientierende Fragen zur Diagnose

■ Fühlen Sie sich häufiger als früher niedergeschlagen, gedrückt, traurig, hoffnungslos?

■ Machen die Dinge, die Ihnen normalerweise Spaß machen, noch Freude, oder fällt Ihnen auf, daß Sie für viele Dinge oder auch Menschen das Interesse verloren haben?

■ Gehen Sie noch mit dem gleichen Elan an die Arbeit bzw. die sich Ihnen stellenden Aufgaben?

■ Fallen Ihnen Entscheidungen noch leicht oder sind Sie vermehrt unentschlossen und müssen viel über Dinge nachdenken, die Sie früher spontan entscheiden konnten?

■ Hat sich Ihr Schlaf verschlechtert? Schlafen Sie, obwohl Sie müde sind, schlechter ein? Wachen Sie nachts auf und können nicht mehr einschlafen? Wachen Sie morgens deutlich früher auf als sonst?

■ Haben Sie das Gefühl, daß Sie sich schlechter konzentrieren können, für einfache Aufgaben auch mehr Zeit brauchen?

■ Haben Sie in letzter Zeit das Gefühl gehabt, daß Ihnen alles zu viel ist? Sie gar nicht mehr die Kraft zum Leben haben?

■ Erscheint Ihnen das Leben sinnlos? Haben Sie den Wunsch, am liebsten tot zu sein oder konkrete Gedanken, sich etwas anzutun?

pression eine ernstzunehmende, aber gut behandelbare Erkrankung ist. Auch kann man darauf hinweisen, daß zwischen Diabetes und depressiver Symptomatik Wechselwirkungen bestehen, die Symptome der einen Erkrankung sich verschlechternd auf die andere auswirken und die Gesamtsymptomatik sich somit zu einem schwer zu durchbrechenden Teufelskreis (Abbildung 1) aufschaukelt.

### Die Behandlung depressiver Störungen

Zunächst geht es darum, möglichst genau den psychischen Befund zu erheben. Des weiteren ist es notwendig, sich ein Bild über das soziale Umfeld, die häusliche und die partnerschaftliche Situation und auch die Situation am Arbeitsplatz zu machen und zu schauen, wie weit äußere Faktoren ursächlich oder als Folge mit in das Krankheitsgeschehen einwirken. Je nach Schweregrad der Symptomatik kann der Einsatz eines Antidepressivums erfolgen, das dann in seinem Wirkungsprofil auf die individuelle Kombination der Symptome ausgerichtet werden kann. So kann z.B. bei einem agitierten Verlauf mit einer Schlafstörung ein mehr sedierendes Medikament zur Anwendung kommen, während bei einer massiven Antriebsverminderung ein antriebssteigerndes Medikament gegeben werden sollte. Je nach individueller Belastung durch häusliche oder berufliche Faktoren kann eine Krankschreibung bzw. eine stationäre Einweisung nötig sein.

*Differenzierte Diagnostik als Basis*

Wenn es sich um eine depressive Reaktion im Sinne einer Anpassungsstörung handelt, wie z.B. im Rahmen der Erstdiagnosestellung, geht es um die Bearbeitung des durch die körperliche Erkrankung bedingten psychischen Traumas, die Bearbeitung der Trauer durch den Verlust der körperlichen Unversehrtheit und die dadurch bedingte Schädigung des Selbstbildes sowie den Erwerb von Bewältigungsstrategien im Umgang mit der neuen Situation. Hierbei ist es entscheidend, sich selbst mit der Beeinträchtigung zu akzeptieren, ein neues Selbstbild zu erwerben, ein neues Konzept von der eigenen Integrität aufzubauen. („Obwohl mir dies oder das fehlt bzw. geschädigt ist, kann ich mich dennoch als vollwertigen Menschen annehmen und versuchen, mein Leben im Rahmen der jetzt gegebenen Möglichkeiten zu leben und auch zu genießen.")

## Grundsätzliches zur Diabetesbehandlung bei Patienten mit Depression und Diabetes

In bezug auf die Behandlung des Diabetes ist zunächst genau zu klären, was der Patient in Abhängigkeit von seiner psychischen Befindlichkeit bei der Selbsttherapie mit der er den Diabetes behandeln möchte, noch selbständig durchführen kann. Prinzipiell sollte hierbei ein wohlwollend unterstützendes Vorgehen erfolgen, das den Patienten soweit wie irgend möglich von Verpflichtungen, denen er eventuell nur mit größter Anstrengung nachgehen kann, entlastet. Insbesondere deshalb sollten Behandelnde und Patienten gemeinsam versuchen, die aktuell zumutbare Belastung für den Patienten realistisch festzulegen.

*Leistungs- fähigkeit bestimmen*

Sind die Anforderungen zu groß gewählt und überfordernd, so ist ein weiterer Mißerfolg, ein weiteres Scheitern vorprogrammiert, was die Dynamik aus Schuld, Scham und Depression mit nachfolgender schlechter Stoffwechsellage nur weiter in Gang hält. Hier geht es also darum, im Detail zu klären, welche Aufgaben der täglichen Diabetesbehandlung (z.B. Stoffwechselkontrollen, me-

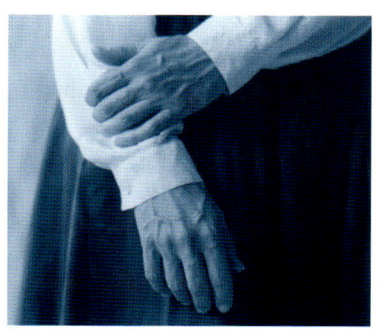

dikamentöse Maßnahmen, Dosisanpassung) der Patient eigenverantwortlich einhalten kann oder wo er Unterstützung durch seine Umwelt bzw. den behandelnden Arzt benötigt. Dies ist z. B. gut erreichbar durch das Erstellen eines detaillierten Tagesplanes, bei dem jeder einzelne Schritt auf seine praktische Durchführbarkeit untersucht und im weiteren Verlauf die konkrete Umsetzung überprüft wird. Grundsätzlich sollten hier, wie oben begründet, nur die kleinstmöglichen sicheren Schritte herausgearbeitet und ein stabiles Netz aus sozialer Unterstützung soweit nötig und möglich etabliert werden.

*Überforderung gefährdet therapeutische Fortschritte*

Als weiterer therapeutischer Schritt ist es dann sinnvoll, dem Patienten eine Vorstellung zu vermitteln, wie sich in seinem speziellen Fall die Depression entwickelt hat, ihm konkret zu verdeutlichen, inwieweit psychische und soziale Faktoren zu seiner depressiven Symptomatik geführt, diese aufrechterhalten und weiter verschlimmert haben. Das Verstehen dieser Zusammenhänge wird in der Regel von den Patienten als sehr entlastend erlebt, da sie sich oft selbst die Schuld an ihren Beschwerden und Problemen geben. In dieser Phase der Behandlung ist es entscheidend, alle bedeutsamen Faktoren, d.h. medizinische Aspekte und deren Wirkungszusammenhänge, Umweltbedingungen (d.h. die soziale, berufliche, private Situation) sowie deren Auswirkungen auf den Patienten als Mensch mit der Erkrankung Diabetes, zu erfassen.

*Ein Erklärungsmodell anbieten*

Erst eine detaillierte Analyse aller Faktoren sowie ihre Auswirkungen auf Denken, Fühlen und Handeln geben die Möglichkeit, mit dem Patienten gemeinsam ein Wirkungsgefüge zu erstellen, das ihn seine Erkrankung und die daraus resultierenden Symptome und Konsequenzen – seien sie medizinischer, psychischer oder sozialer Natur – verstehen läßt. Erst dann lassen sich eine klare Hierarchie von Behandlungszielen und daraus abgeleitet konkrete Behandlungsschritte erstellen. Entscheidend hierbei ist es auch, auftretende Ängste und Schwierigkeiten zu thematisieren und dann Möglichkeiten zur Bewältigung herauszufinden.

In vielen Fällen sind Gespräche mit wichtigen Bezugspersonen wie z. B. Familienangehörigen notwendig, um diesen ein Verständnis für die Erkrankung sowie realistische Vorstellungen bezüglich der Belastbarkeit zu ermöglichen. Sobald es zu einer Besserung der Symptomatik gekommen ist, sollte dem Patienten wieder zunehmend mehr Eigenverantwortung in der Diabetesbehandlung übertragen werden.

*Angehörige in die Therapie einbeziehen*

## Therapierelevante psychophysiologische Zusammenhänge

Oft kommt es bei schweren Depressionen zu Inappetenz, gelegentlich aber auch bei weniger schweren Verlaufsformen zu Phasen von vermehrtem Appetit, was

*Kohlenhydra-te und Fette beeinflussen den Hirnstoff-wechsel*

Ursache massiver Blutzuckeranstiege sein kann. Psychophysiologisch beachtenswert ist insbesondere die Tatsache, daß schnell resorbierbare Kohlenhydrate den intrazerebralen Serotonin-Stoffwechsel beeinflussen und zu einer Erhöhung der Serotoninkonzentration im synaptischen Spalt führen. Fette führen über verschiedene Mechanismen zu einer Erhöhung des intrazerebralen Endorphinspiegels. Sowohl hohe Serotoninspiegel als auch hohe Endorphinspiegel haben deutlich stimmungsverbessernde Wirkung.

Somit wird verständlich, wie Essen – meist unbewußt – zur Stimmungsregulation eingesetzt werden kann („Schwarzwälder-Kirsch-Effekt"). Dies erleichtert das Verständnis sonst „unerklärbarer" Blutzuckerspitzen. Wichtig ist es, solche Wirkungszusammenhänge zu erfassen und sie ohne Schuldzuweisung mit dem Patienten zu besprechen, damit er selbst diese Abläufe erkennt. Darauf aufbauend lassen sich gemeinsam Strategien entwickeln, um adäquat mit solchen Situationen umzugehen, z. B. mit Hilfe einer an die Mahlzeiten angepaßten Insulintherapie. In der Psychotherapie kann der Patient evtl. lernen, sich bei Frustrationen und Verstimmungen soziale Unterstützung zu holen und Bedürfnisse oder Ärger zu artikulieren, anstatt zur Beruhigung in sich hinein zu essen.

## Auf einen Blick

→ Die Therapie von Patienten mit Diabetes und Depression ist komplex, da körperliche und psychische Faktoren sich gegenseitig beeinflussen. Im Sinne eines Circulus vitiosus können sich durch eine so ausgelöste Stoffwechselverschlechterung depressive Symptome und diabetesbedingte körperliche Symptomatik gegenseitig beeinflussen.

→ Um Behandlungsziele vereinbaren zu können, ist eine genaue Diagnostik der depressiven Symptomatik erforderlich, um die verbliebenen Handlungsmöglichkeiten einschätzen zu können.

→ Wichtig für die zunächst betroffenen Behandler (Diabetesberaterinnen, Ärzte) ist es zunächst, bei einer Depression diagnostische Maßnahmen durch Psychiater, Psychotherapeuten und Psychologen einzuleiten. Im Anschluß daran können dann Therapieziele und das weitere therapeutische Vorgehen festgelegt werden.

→ Der Umgang mit depressiven Menschen erfordert die intensive Kooperation und engmaschige Kommunikation aller in der Therapie beteiligten Fachkräfte wie Diabetologen, Diabetesberaterinnen, Sozialarbeiter, Psychiater, Psychologen oder Psychotherapeuten. Das Ziel dieser interdisziplinären Zusammenarbeit ist eine dem jeweiligen Therapiefortschritt angemessene, schrittweise erfolgende Übernahme von Eigeninitiative und Selbstverantwortung durch den Patienten.

## Wissenswertes zur medikamentösen Therapie

Ein wesentlicher Aspekt für das Gelingen einer medikamentösen Therapie ist die Aufklärung über mögliche unerwünschte Wirkungen der Antidepressiva – dies insbesondere für Patienten mit bereits vorliegenden diabetischen Folgeerkrankungen. So gibt es bei den häufig verwendeten tri- und tetrazyklischen Antidepressiva größtenteils adrenerg oder anticholinerg bedingte Nebenwirkungen (Kasten).

Insbesondere die appetitsteigernde Wirkung läßt die tri- und tetrazyklischen Antidepressiva eher ungünstig erscheinen. Aufgrund des wesentlich günstigeren Nebenwirkungsprofiles bieten sich die neuen Antidepressiva vom Typ der selektiven Serotonin-Wiederaufnahmehemmer bevorzugt an.

*Aufklärung ist wichtig*

### Nebenwirkungen von Antidepressiva

- Tachykardie (schneller Herzschlag)
- orthostatische Symptome (Blutdruckabfall beim Aufstehen)
- Hyperhydrosis (Schwitzen)
- Herzrhythmusstörungen
- Mundtrockenheit
- Verstopfung
- feinschlägiges Fingerzittern
- Harnverhalt

*Literatur*

Beck AT (1979) Wahrnehmung der Wirklichkeit und Neurose. Kognitive Psychotherapie emotionaler Störungen. Pfeiffer, München

Dilling H, Mombour W, Schmidt MH (Hrsg) (1993) Klassifikation psychischer Krankheiten. Klinisch-diagnostische Leitlinien nach Kapitel V (F) der ICD-10 (2. überarbeitete und erweiterte Auflage). Huber, Bern

Garduno-Espinosa J, Tellez-Zenteno JF, Hernandez-Ronquillo L (1998) Frequency of depression in patients with diabetes mellitus type 2. La Revista de Investigacion Clinica 50: 287-291

Hautzinger M (1998) Depression. Hogrefe, Göttingen

Karlson B, Agardh CD (1997) Burden of illness, metabolic control, and complications in relation to depressive symptoms in IDDM patients. Diabetic Medicine 14: 1066-1072

Kohen D, Burgess AP, Catalan J, Lant A (1998) The role of anxiety and depression in quality of life and symptom reporting in people with diabetes mellitus. Quality of Life Research 7: 197-204

Lustman PJ, Griffith LS, Clouse RE (1997a) Depression in adults with diabetes. Seminars in Clinical Neuropsychiatry 2: 15-23

Lustman PJ, Griffith LS, Freedland KE, Clouse RE (1997b) The course of major depression in diabetes. General Hospital Psychiatry 19: 138-143

Lustman PJ, Freedland KE, Griffith LS, Clouse RE (1998a) Predicting response to cognitive behavior

therapy of depression in type 2 diabetes. General Hospital Psychiatry 20: 302-306

Lustman PJ, Griffith LS, Freedland KE, Kissel SS, Clouse RE (1998b) Cognitive behavior therapy for depression in type 2 diabetes: a randomized controlled trial. Annals of Internal Medicine 129: 613-621

Perkonigg A, Wittchen U (1995) Epidemiologie von Angststörungen. In: Kasper S, Möller HJ (Hrsg) Angst- und Panik-Erkrankungen. Fischer, Jena, 137-156

Peyrot M, Rubin RR (1999) Persistence of depressive symptoms in diabetic adults. Diabetes Care 22: 448-452

Saß H, Wittchen H-U, Zaudig M (Hrsg) (1996) Diagnostisches und Statistisches Manual Psychischer Störungen. DSM IV. Hogrefe, Göttingen

Trautmann-Sponsel RD (1988) Depression und antidepressives Verhalten. In: Brüderl L (Hrsg) Theorien und Methoden der Bewältigungsforschung, Juventa, Weinheim, 107-114

von Rippere V (1980a) Antidepressives Verhalten: Ein vorläufiger Bericht. In Verhaltensmodifikation bei Depressionen. deJong R, Hoffmann N, Linden M (Hrsg) Urban & Schwarzenberg, München, 55-71

von Rippere V (1980b) What makes depressed people feel worse? Behaviour Research and Therapy 18: 87-97

# Diabetes und Suizidgefährdung: wie können Berater reagieren?

*Marlene Endepohls, Mannheim, und Peter Hübner, Bad Neuenahr*

*M*enschen mit Diabetes sind vielfältigen Belastungen ausgesetzt, die akut oder dauerhaft als Stressor wirksam werden. Durch die Erkrankung können daher manchmal Situationen entstehen, die das Leben nicht mehr lebenswert erscheinen lassen oder in denen der Suizid einziger Ausweg aus einer die Bewältigungsmöglichkeiten überfordernden Problemsituation zu sein scheint. Eine mögliche suizidale Gefährdung löst im Umfeld der Betroffenen häufig Gefühle von Hilflosigkeit und Überforderung aus. Auch die im medizinischen Bereich Tätigen werden leider bislang im Rahmen ihrer Ausbildung meist nur unzureichend auf diese Problematik vorbereitet. Der folgende Beitrag soll daher einige Hilfestellungen geben, wie man bei vermuteter Suizidgefährdung mit Betroffenen ins Gespräch darüber kommen kann und welche Maßnahmen eingeleitet werden sollten.

### Diabetes – eine Erkrankung mit einem hohen Belastungspotential

*Diabetes-belastungen*

Stellen Sie sich vor, Sie haben seit 15 Jahren Diabetes. Seit 15 Jahren spritzen Sie Insulin und bemühen sich – von einigen Ausnahmen einmal abgesehen –, Ihre Blutzuckerwerte zu kontrollieren und im Normbereich zu halten. Trotz all Ihrer Bemühungen hat sich eine Polyneuropathie entwickelt, die Ihnen große Schmerzen bereitet. Nach dem Ausstieg aus dem Berufsleben hat sich Ihr Bekanntenkreis deutlich reduziert. Aufgrund Ihrer Schmerzen sind Sie häufig mißmutig und gereizt und haben nur noch wenig Lust auf Geselligkeit. Ihre Frau ist schon vor einigen Jahren verstorben. Die Tochter wohnt 400 km entfernt, weil sie dort einen Arbeitsplatz gefunden hat, und ruft einmal in der Woche an. Das war gestern und nun dauert es noch sechs Tage, bis sie sich wieder melden wird. Es ist ein düsterer Wintertag, Sie fühlen sich allein und elend und die Beine schmerzen trotz der Medikamente. Das Gehen fällt Ihnen schwer. Eigentlich müßten Sie etwas essen, aber Sie haben keinen Hunger. Sie setzen sich in Ihren Sessel ans Fenster und grübeln ...

Einer Reihe von Lesern wird es nicht schwer fallen, nachzuempfinden, daß in einem solchen Moment auch Suizidgedanken auftreten können. Menschen mit Diabetes sind in einem hohen Maß körperlichen Einschränkungen ausgesetzt, die häufig auch zu sozialen Beeinträchtigungen führen und negative Auswirkungen auf die seelische Befindlichkeit haben. So können wiederholte Hypo-glykämien je nach beruflicher Situation den Verlust des Arbeitsplatzes bedeuten, Frühberentungen aufgrund diabetischer Folgeerkrankungen sind keine Selten-heit. Sexualstörungen, die bei Männern mit Diabetes im mittleren Lebensalter doppelt so häufig wie bei Gesunden auftreten, führen oft zu Hemmungen und Ängsten im sexuellen Bereich und können zur Belastung für die Partnerschaft werden. Ständige Mißempfindungen und Schmerzen, bedingt durch eine peri-phere Neuropathie, werden zum Dauerstressor und begünstigen die Entstehung von Depressionen. Das im Vergleich zur Durchschnittsbevölkerung erhöhte Ri-siko für Erblindung, Nierenversagen, Amputation, Schlaganfall und Herzinfarkt löst häufig schon zum Zeitpunkt der Diabetes-Diagnose massive Ängste aus und wird von manchem als ständige latente Bedrohung empfunden. Vergegenwärtigt man sich solche Belastungen, so ist es nicht verwunderlich, daß in einigen wis-senschaftlichen Studien ein erhöhtes Suizidrisiko für Menschen mit Diabetes festgestellt wurde.

*Folgeer-krankungen*

## Was ist bislang zur Suizidgefährdung von Menschen mit Diabetes bekannt?

In der wissenschaftlichen Literatur finden sich bis circa 1990 zum Thema Suizi-dalität und Diabetes hauptsächlich Einzelfalldarstellungen. Erst danach tauchen Studien auf, die versuchen, dieses Thema anhand größerer Stichproben oder auch durch längsschnittliche Untersuchungen zu erfassen. Insgesamt gibt es je-doch bislang nur einige wenige wissenschaftlich fundierte Studien zu diesem Bereich.

*Bisherige Forschungs-ergebnisse*

   Bei den derzeit vorliegenden Untersuchungen zeichnet sich tendenziell ab, daß die Suizidrate bei erwachsenen Menschen mit Diabetes im Vergleich zur Allgemeinbevölkerung erhöht ist. So lag in der englischen Studie von Swerdlow und Jones (1996) die Suizidrate bei den unter 40jährigen mit Diabetes deutlich über dem Bevölkerungsdurchschnitt. Ihre Suizidquote war mehr als doppelt so hoch wie die der über 60jährigen mit dieser Stoffwechselstörung. Auch in einer umfassenden Studie in Dänemark wurde für Menschen mit Diabetes ein im Ver-gleich zur Allgemeinbevölkerung deutlich erhöhtes Suizidrisiko festgestellt. Kyvik et al. (1994) verfolgten die Todesursache aller dänischen Männer, die im Zeitraum von 1949 bis 1964 geboren wurden und bei denen der Diabetes vor dem 20. Lebensjahr diagnostiziert wurde. Die Zahl der Selbsttötungen war in dieser Gruppe insgesamt fast doppelt so hoch wie in der Durchschnittsbevölke-rung. Besonders risikobehaftet war die Gruppe der 20- bis 24jährigen, deren Su-izidquote die der entsprechenden Altersgruppe in der dänischen Bevölkerung um das Dreifache überschritt.

*Junge Erwachsene*

   Ob es auch bei Jugendlichen mit Diabetes eine Häufung von Suiziden gibt, wird in der wissenschaftlichen Literatur gegenwärtig kontrovers diskutiert. In einer 12 Jahre umfassenden Längsschnittstudie wurde hinsichtlich des Auftretens von Suizidgedanken festgestellt, daß diese bei Jugendlichen mit Diabetes doppelt so häufig vorkommen wie bei stoffwechselgesunden Jugendlichen (Goldston et al. 1994). Ein erhöhtes Risiko für Suizidversuche ließ sich dagegen nicht feststellen. Auffällig war jedoch, daß Suizidgedanken, die im ersten Jahr nach der Diagnosestellung auftraten, mit der Nichteinhaltung ärztlicher Empfehlungen im späteren Krankheitsverlauf korrelierten. Ob dahinter wirklich selbstzerstörerische Absichten zu vermuten sind, bleibt dabei offen.

*Risiken bei Jugendlichen mit Diabetes*

## Hinweise auf atypische Risikohäufungen

Die Ergebnisse der genannten Studien weisen darauf hin, daß die in der allgemeinen Suizidforschung beschriebenen geschlechts- und altersspezifischen Häufungen von Suiziden oder Suizidversuchen nicht ohne weiteres auf Menschen mit Diabetes übertragbar sind. So findet sich in der Literatur die Angabe, daß Suizide vermehrt in der Gruppe der über 50jährigen auftreten (siehe z.B. Bronisch 1995). In der Studie von Swerdlow und Jones (1996) sind es aber gerade die unter 40jährigen, die im Vergleich zu älteren Menschen besonders gefährdet erscheinen. Bei der Untersuchung von Goldston et al. (1994) findet sich hinsichtlich der Häufigkeit von Suizidgedanken kein nennenswerter Unterschied zwischen Jungen und Mädchen, obwohl nach bisherigem Forschungsstand für diesen Altersbereich eine höhere Quote für die Mädchen zu erwarten gewesen wäre. Die Autoren selbst vermuten, daß hier durch den Streß der chronischen Erkrankung eine Angleichung des Risikos für das Auftreten von Suizidgedanken erfolgt.

*Alter und Geschlecht*

## Probleme bei der Erforschung des Themas

Bei Studien zur Suizidalität ergeben sich durch den Zusammenhang mit der diabetischen Erkrankung vielfältige methodische Probleme, die es sehr schwierig machen, zu validen Aussagen über die Häufigkeit von Suiziden zu kommen. Es ist davon auszugehen, daß einige Hypoglykämien mit tödlichem Ausgang in suizidaler Absicht herbeigeführt, jedoch nicht als Suizid erkannt werden. Auch wird eine permanente Vernachlässigung der Selbstbehandlung als Form einer gezielten Selbstzerstörung im Sinne eines „chronischen" Suizids (Gross 1982) nicht als solcher in einer Statistik auftauchen, ebensowenig Todesfälle, die durch das bewußte Eingehen von unangemessenen Risiken herbeigeführt werden. Vielfach wird daher vermutet, daß die Suizidrate bei Menschen mit Diabetes höher angesetzt werden muß, als sich aus reinen Auszählungen der Todesursachen ableiten läßt.

*Unerkannte Suizide*

## Besondere Gefährdungen

Gestützt wird diese Vermutung auch durch die Tatsache, daß Menschen mit Diabetes circa dreimal häufiger an Depressionen leiden als nicht chronisch kranke Vergleichspersonen (Weyerer et al. 1989). Depressionen gelten als häufigste psychische Erkrankung bei Menschen mit Diabetes und stellen gleichzeitig einen der bedeutsamsten Risikofaktoren im Hinblick auf eine Suizidgefährdung dar (Möller 1994). Neben der erhöhten Prävalenz depressiver Störungen muß als weiterer Faktor, der zu einer besonderen Gefährdung beiträgt, die leichte Verfügbarkeit eines Mittels (Insulin) gesehen werden, das zur Selbsttötung benutzt werden kann. In diesem Zusammenhang wird auch von der „suggestiven" Wirkung eines zufällig vorhandenen Suizidmittels gesprochen (Linden 1969). Die Hemmschwelle, bei Suizidabsichten nach einem „geeigneten" Mittel suchen zu müssen oder es sich zu organisieren, entfällt. In fast allen Einzelfallberichten in der Literatur wird die Überdosierung von Insulin bei Diabetes als Mittel zum Suizid oder Suizidversuch beschrieben (Kaminer & Robbins 1989).

*Insulin als Mittel zum Suizid*

## Chronische Erkrankung = erhöhte Suizidgefährdung?

Obwohl ein erhöhtes Suizidriskio bei Diabetes zu bestehen scheint, ist es sicherlich falsch, von nun an jeden Patienten mit „Argusaugen" zu beobachten und als potentiell suizidgefährdet anzusehen. Wie Schmidtke und Schaller (1991) zeigen, ist die simple Gleichung „chronische Erkrankung = erhöhte Suizidgefährdung" nicht haltbar, da neben dem Ausmaß der objektiven Belastung auch die Ressourcen, die einer Person zur Verfügung stehen, eine entscheidende Rolle für die psychischen Konsequenzen einer Erkrankung spielen. Als Ressourcen sind dabei unter anderem hilfreiche Coping-Mechanismen im Umgang mit der Erkrankung zu nennen, wie zum Beispiel die Informationssuche oder die Inanspruchnahme von Hilfe. Aber auch das Vorhandensein ausreichender finanzieller Mittel, die Verfügbarkeit kompetenter medizinischer und psychosozialer Beratung sowie ein als unterstützend erlebtes soziales Netz gelten als wichtige Ressourcen. Zur Verarbeitung der Belastungen, die aus der diabetischen Erkrankung resultieren können, spielt gerade auch das weitere soziale Netz eine erhebliche Rolle. Dazu

*Persönliche Ressourcen als Schutzfaktoren*

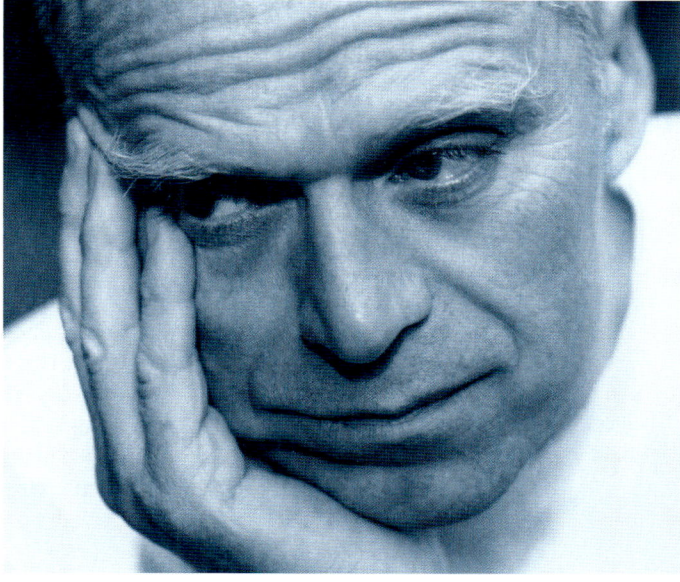

gehören unter anderem alle Personen, mit denen Betroffene aufgrund der Erkrankung immer wieder in Kontakt kommen, also z.B. die Internistin oder die Fußpflegerin. Für manche Patienten ist es in einem solchen Kontakt sogar eher möglich, über seelische Belastungen zu sprechen als im näheren sozialen Umfeld. Gerade nahestehende Personen werden häufig aus der Angst heraus „geschont", der andere könne sich zu sehr sorgen und man werde so vielleicht selbst zur Belastung.

## Wie kann eine Suizidgefährdung erkannt werden?

### Direkte Hinweise

In vielen Fällen geben Menschen direkte Hinweise auf die suizidale Gefährdung. Bis eine Person sich dazu entscheidet, ihr Leben selbst zu beenden, durchläuft sie meist eine längere Phase, in der sie dieser Möglichkeit zunächst noch ambivalent gegenübersteht. Gerade in dieser Phase werden häufig Äußerungen über Suizidgedanken oder -absichten gemacht, die von der Umgebung nicht immer ernst genommen werden. Nicht selten wird das Umfeld durch die Art und Weise, in der jemand suizidale Absichten äußert, dazu auch verleitet. So kann auf die Verabschiedung „bis zum nächsten Mal" ein Patient schmunzelnd antworten: „Na, mal sehen, ob ich mir bis dahin nicht einen Strick genommen

*Jeden Hinweis ernst nehmen* habe". Es ist verführerisch, das Schmunzeln als Indikator dafür zu nehmen, daß die Aussage selbst wohl nicht so ernst gemeint sei. Umgekehrt können auch von besonders heftigen Emotionen begleitete Suizidankündigungen dazu führen, die Botschaft sozusagen „im Gegenzug" zu bagatellisieren. Äußert eine Patientin, die vielleicht schon immer ein wenig „exaltiert" erschien, unter heftigem Schluchzen, daß sie sich etwas antue, wenn sie ihre Rente nicht bewilligt bekomme, provoziert sie bei manchen Menschen eher Distanz als Mitgefühl. Wenn im Gesprächspartner das Gefühl entsteht, unter Druck gesetzt zu werden, oder die emotionale Reaktion im Hinblick auf den Anlaß „übertrieben" erscheint, erhöht dies die Gefahr, eine Suizidankündigung als „erpresserisch" oder „demonstrativ" abzutun und darüber hinwegzugehen. Die Art und Weise, in der eine Suizidabsicht geäußert wird, läßt jedoch nicht unbedingt Rückschlüsse auf ihre Ernsthaftigkeit zu.

Als Regel kann gelten, daß jede Äußerung, die auf eine suizidale Gefährdung hinweist, ernst genommen werden muß. Die Binsenweisheit „Wer über Selbstmord redet, der macht es nicht" ist falsch, wird leider jedoch immer noch von manchen Menschen geglaubt. Die Bagatellisierung von Suizidankündigungen oder geäußerten Suizidgedanken ist auch heute noch einer der häufigsten Fehler im Umgang mit suizidgefährdeten Menschen

### Indirekte Hinweise
### ... auf verbaler Ebene

Nicht selten empfindet derjenige, der Suizidgedanken hat, deshalb Scham- oder Schuldgefühle. Dazu beigetragen hat sicherlich auch die Bewertung, die der Suizid in den vergangenen Jahrhunderten erfahren hat. Seit dem Mittelalter wurde die versuchte Selbsttötung von der Kirche als Mordversuch (=Selbstmord) bewertet. Dies führte zu einer moralischen Verurteilung des „Selbstmörders", zur gesellschaftlichen Ausgrenzung („Selbstmörder" wurden nicht auf dem Friedhof beigesetzt) und sogar zur strafrechtlichen Verfolgung von Suizidversuchen (Bronisch 1995).

Vor allem die moralische und gesellschaftliche Ächtung der Selbsttötung in der abendländischen Kultur der letzten Jahrhunderte hat zu einer Tabuisierung des Themas geführt. Sie trägt in erheblichem Maße dazu bei, daß für viele Menschen das direkte Ansprechen suizidaler Absichten so schwierig ist. Daher werden Hinweise auf eine Suizidgefährdung manchmal in eher indirekter Weise gegeben. So lassen Menschen z.B. im Gespräch einfließen, daß sie „ganz dumme" oder „sündige" Gedanken haben, ohne diese weiter auszuführen. Andere äußern ihren Wunsch, „nur noch" zu schlafen oder daß sie ja zu „nichts mehr" nutze sind. Auch Bemerkungen, wie gut es doch der (verstorbene!) XY habe, sollten aufmerksam werden lassen. Solche mehrdeutigen Äußerungen müssen durch Nachfragen geklärt werden, sonst besteht die Gefahr, einen Appell um Hilfe zu übersehen (siehe hierzu auch Dorrmann 1996).

*Indirekte Andeutungen*

### ... auf der Verhaltensebene

Eine Erkrankung wie Diabetes bietet dem Betroffenen vielfältige Möglichkeiten, durch sein Verhalten eine ambivalente Einstellung zum Leben auszudrücken. Das kann durch besonders riskante, selbstgefährdende Verhaltensweisen geschehen. Dazu gehören der unkontrollierte Alkoholkonsum bei unveränderter Insulingabe, das Fortsetzen der Autofahrt, obwohl deutliche Anzeichen einer Unterzuckerung bemerkt werden, das Nichtbeachten von Ernährungsregeln bei Dialysepatienten etc. Genauso wie Selbsttötungsabsichten als Kontinuum zu verstehen sind (Beck et al. 1996), können auch die Handlungsweisen zur Selbsttötung auf einem Kontinuum angeordnet werden. Die permanente Vernachlässigung der Selbstbehandlung stellt eine Möglichkeit dar, selbstschädigende Impulse auszuleben, ohne sich direkt für oder wider das Leben entscheiden zu müssen. Ist eine Entscheidung zumindest im Sinne von „es ist mir egal" bereits gefallen, kann diese Ambivalenz z.B. in der „Überdosierung" von Insulin ihren Ausdruck finden, nach dem Motto „Wenn es gut geht, ist es in Ordnung, wenn nicht, dann auch". Möller (1994) spricht hier von der „Gottesurteilsfunktion". Die endgültige Entscheidung über Leben oder Sterben wird einer vermeintlich höheren Instanz, dem Schicksal oder dem Zufall, überlassen. Das Eingehen besonderer Risiken,

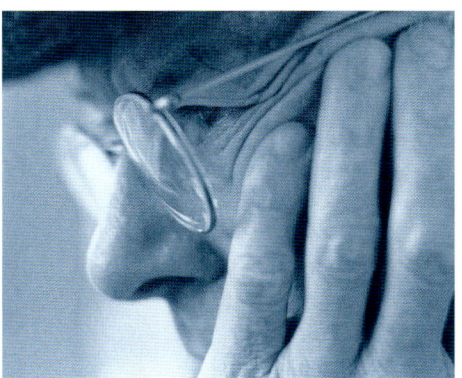

*Risikoverhalten als latente Suizidalität*

unerklärliche Unfälle bei der Selbstbehandlung sowie auffällige Schwierigkeiten, notwendige Verhaltens- oder Behandlungsregeln einzuhalten, können auf selbstzerstörerische Absichten hindeuten. Die Motive, aus denen heraus solche Verhaltensweisen entstehen, müssen im Dialog mit den Betroffenen geklärt werden.

### Informationen durch nahe Bezugspersonen oder Teammitglieder

Hinweise darauf, wie solche Handlungen einzuordnen sind, ergeben sich manchmal auch aus dem sonstigen Verhalten einer Person. In Institutionen bietet sich die Möglichkeit, das Team als Informationsquelle zu nutzen. Manchmal läßt sich auf diese Weise mosaikartig ein Bild zusammenfügen, das hilft, Verhaltensweisen einer Person besser einordnen zu können. Auch sprechen Patienten über ihre seelische Not nicht unbedingt von Anfang an mit denen, die vielleicht in einer Institution dafür eigentlich erste Ansprechpartner wären. Manche werden eher Mitarbeiterinnen oder Mitarbeitern etwas über Belastungen oder ihre seelische Befindlichkeit mitteilen, mit denen sie in der Klinik oder Praxis häufiger Kontakt haben (z. B. Physiotherapeuten, Stationshilfen, Arzthelferin) und zu denen sich eine vertrauensvolle Beziehung aufgebaut hat.

*Gespräche mit Angehörigen*

Eine weitere mögliche Informationsquelle sind, sofern der Patient damit einverstanden ist, auch die Berichte enger Bezugspersonen. Sie können Angaben der Betroffenen ergänzen, Sachverhalte aus einer anderen Perspektive schildern oder gänzlich neue Aspekte aufzeigen. Aufmerksam werden sollte man insbesondere, wenn sich beim Zusammensetzen der verschiedenen Informationen das Bild eines depressiv gestimmten Patienten ergibt. Das heißt, daß die betreffende Person zum Beispiel häufig bedrückt, hoffnungslos oder niedergeschlagen wirkt, freudlos und antriebsgemindert erscheint. Eine depressive Störung würde die Wahrscheinlichkeit erhöhen, daß bestimmte Verhaltensweisen Ausdruck selbstzerstörerischer Absichten sind. Suizidale Handlungen werden jedoch auch von Menschen ausgeführt, bei denen keine Depression vorliegt. Von daher können Informationen durch Dritte zwar eine wichtige zusätzliche Informationsquelle sein, sie können jedoch das direkte Gespräch mit dem Betroffenen nicht ersetzen.

## Diagnostische Instrumente zur Abschätzung des Suizidrisikos

Inzwischen gibt es eine Reihe von Fragebögen und Skalen, die helfen sollen, eine Einschätzung des Suizidrisikos vorzunehmen. Dazu gehören die „Skala für Selbstmordgedanken" von Beck et al. (1996) und der „Fragebogen zur Abschätzung der Suizidalität" nach Haenel und Pöldinger (1986). In solchen Skalen wird das Vorhandensein bzw. der Ausprägungsgrad von Merkmalen erfaßt, von denen man weiß oder vermutet, daß sie Hinweise auf das Ausmaß der akuten su-

*Fragebogen*

izidalen Gefährdung einer Person geben. Personen gelten unter anderem dann als gefährdeter, wenn sie schon einmal einen Suizidversuch unternommen haben, wenn die Planung des Suizids sehr konkret ist und schon entsprechende Vorbereitungen getroffen wurden, wenn die Suizidgedanken als aufdrängend erlebt werden oder wenn die Person sich nicht mehr in der Lage sieht, auftretende Selbsttötungsimpulse zu kontrollieren.

Soziale Isolation, das Vorliegen einer Suchterkrankung, einer Depression wie auch spezifischer anderer psychischer Störungen gelten ebenfalls als Faktoren, die die Wahrscheinlichkeit der Ausführung eines Suizids erhöhen. Der Einsatz solcher Fragebögen und die Einschätzung des Suizidrisikos sollten jedoch primär Fachleuten überlassen werden. Eine solche Einschätzung wird sich immer aus dem Gesamtbild ergeben und kann nicht ausschließlich auf der Basis eines solchen Fragebogens vorgenommen werden. Auch sind diese Einschätzungen nie mit völliger Sicherheit zu treffen, kein Mensch ist in seinem Verhalten bis ins letzte kalkulierbar. Sicherlich ist es aber im Alltag mit Patienten hilfreich, über entsprechen-

### Tab. 1  Merkmale besonderer Gefährdung

- anamnestisch Suizidversuch(e) sowie Suizide/Suizidversuche im nahen persönlichen Umfeld
- Vorbereitungen / konkrete Planung des Suizids
- Suizidgedanken werden als aufdrängend und unkontrollierbar erlebt
- soziale Isolation
- Suchterkrankung (Herabsetzung der Fähigkeit zur Impulskontrolle)
- Depression oder andere psychische Erkrankungen

Achtung: Dies sind keine Ausschlußkriterien!

de Risikofaktoren informiert zu sein, um abschätzen zu können, wie rasch eine Vermittlung weiterführender Hilfen notwendig ist (eine ausführliche Darstellung besonderer Risikofaktoren findet sich bei Dorrmann 1996).

Entscheidendes Kriterium zur Abschätzung des Suizidrisikos ist die Aussage der Person selbst zu ihrer Suizidabsicht (Freeman & Reinecke 1995). Das Ausmaß der Vorbereitung des Suizids kann bei Menschen mit Diabetes nur bedingt als Kriterium zur Risikoabschätzung herangezogen werden, da bei Insulinpflicht immer ein potentiell tödliches Medikament zur Verfügung steht. Eine besondere Vorbereitung zumindest im Hinblick auf das zur Selbsttötung verwendete Mittel entfällt somit.

*Keine eindeutigen Hinweise auf geplanten Suizid*

### Gelegenheit zum Ansprechen bieten

Nicht alle Personen, die sich mit Suizidgedanken tragen, äußern dies oder geben durch ihr Verhalten entsprechende Hinweise. Um im Klinikalltag oder in der ambulanten Praxis solchen Patienten die Möglichkeit zu eröffnen, dieses Thema anzusprechen oder auch nur anzudeuten, sollte regelhaft und wiederholt auch die psychische Befindlichkeit erfragt werden. Die allgemeine Frage „Wie geht es Ihnen?" wird von Patienten in dieser Umgebung im Regelfall als Nachfrage zur körperlichen Befindlichkeit aufgefaßt und auch nur dahingehend beantwortet werden. Von daher ist diese Fragestellung nicht ausreichend, auch wenn vom

Fragenden eine Beschränkung auf den Bereich körperlicher Symptome gar nicht intendiert war. Um etwas über die seelische Befindlichkeit von Patienten zu erfahren, ist es meist notwendig, gezielt nachzufragen. Dabei sollte darauf geachtet werden, daß die Frage zur seelischen Befindlichkeit auf Dauer nicht zum seelenlosen „Routinecheck" entartet. Wird von Patienten standardmäßig (zum Beispiel bei Aufnahme in der Klinik) verlangt, daß Fragebögen ausgefüllt werden, sollten auch hier ergänzend Fragen zur psychischen Befindlichkeit aufgenommen werden. Ergeben sich dabei Hinweise auf Störungen der emotionalen Befindlichkeit, bietet dies eine Grundlage, im Gespräch darauf weiter einzugehen.

*Gezielt*
*nachfragen*

## Interventionen

### ... wenn eine Suizidgefährdung vermutet wird

Besteht – aus welchem Grund auch immer – die Vermutung, daß eine Person suizidgefährdet sein könnte, ist es wichtig, dies im persönlichen Gespräch zu klären. Oft gibt es jedoch Hemmungen, das zu tun. Könnte ich nicht durch ein solches Gespräch jemanden erst auf den Gedanken bringen, sich das Leben zu nehmen, dadurch sozusagen „schlafende Hunde wecken"? Die Erfahrungen in der Arbeit mit Suizidgefährdeten zeigen, daß dies nicht so ist. Die Möglichkeit, über Suizidgedanken oder -absichten reden zu können, stellt im Gegenteil für die meisten Menschen eine Entlastung dar. Eine Gefährdung entsteht nicht durch das Ansprechen der möglichen Suizidalität, sondern gerade durch das „Wegschauen" (Möller 1994; Reimer 1986).

*Die eigenen*
*Hemmungen*
*überwinden*

Manche Menschen hegen die Befürchtung, jemanden mit der Frage nach suizidalen Absichten zu verärgern oder ihm etwas ungerechtfertigterweise zu unterstellen. Dominiert die Angst, etwas zu „unterstellen", hat dies wohl auch etwas mit der eigenen Einstellung zum Thema Suizidalität zu tun. Halte ich Suizidgedanken für etwas Schlechtes oder zu Verurteilendes und vermittle dies im Gespräch, bin ich kein guter Gesprächspartner für einen Suizidgefährdeten. Ein Bewußtsein für die Belastungen, die eine Erkrankung an Diabetes mit sich bringen kann, hilft vielleicht, Suizidgedanken oder Handlungen nicht als Ausdruck persönlicher Schwäche oder persönlichen Versagens zu sehen, sondern als eine mögliche Reaktion auf diese Belastungen. Für einige Menschen ist es hilfreich und wichtig zu wissen, daß sie die Freiheit haben, ihr Leben zu beenden, wenn sie glauben, Schmerzen oder Einschränkungen nicht mehr ertragen zu können. Der Suizidversuch stellt immer auch einen „Lösungsversuch" dar – es wird eine Situation beendet, für die der Betroffene keine alternative oder akzeptable andere Lösung mehr sieht. Dies zu verstehen heißt nicht, diesen Weg auch akzeptieren zu müssen – es bedeutet vielmehr, ihn nicht zu verurteilen, und eröffnet damit die Chance, gemeinsam nach Wegen aus der Krise zu suchen.

*Suizidabsich-*
*ten direkt und*
*einfühlsam*
*ansprechen*

Ein Gespräch, in dem ich jemanden auf eine mögliche suizidale Gefährdung hin anspreche, sollte in einer störungsfreien Atmosphäre stattfinden und einen nicht zu engen zeitlichen Rahmen haben. Wenn sich im Gespräch zeigt, daß ein Patient suizidgefährdet ist, muß es auch noch möglich sein, über Hintergründe, Entlastungsmöglichkeiten etc. zu reden. Ein Patient wird sich kaum öffnen, wenn der Gesprächspartner wiederholt besorgt auf die Uhr schaut. Gerate ich unter Zeitdruck, ist es sinnvoll, das Gespräch kurz zu unterbrechen und nachfolgende Termine zu verschieben. Auch sollte ein „Eins-zu-Eins-Kontakt" gewählt werden. Der junge Mensch mit Diabetes, der durch wiederholten Alkoholmißbrauch und nächtliche Unterzuckerungen auffällt, wird wahrscheinlich nichts über seine Probleme erzählen, wenn während der Visite mehrere Leute um ihn herumstehen.

*Rahmenbedingungen für ein Gespräch*

Wird eine suizidale Gefährdung bei einem Patienten vermutet, bietet sich bei der Arbeit im Team die Möglichkeit abzusprechen, wer das Gespräch mit der betreffenden Person sucht. Dies sollten in erster Linie die Mitarbeiter sein, die für solche Gespräche auch entsprechend ausgebildet sind. Das ist jedoch nicht immer möglich. Manchmal kann es auch wichtig sein, vertrauensvolle Kontakte zwischen Patienten und anderen Teammitgliedern zu nutzen, um überhaupt einen Zugang zum Patienten zu finden und eine Weitervermittlung an Fachpersonal einzuleiten. Diesen Mitarbeitern muß die Möglichkeit zur Rücksprache oder Supervision bei den entsprechenden Fachkräften gegeben werden. Über Gespräche, die mit suizidgefährdeten Patienten geführt werden, sollte zur eigenen rechtlichen Absicherung ein kurzes Protokoll angefertigt werden.

Bei einem „guten", das heißt vertrauensvollen Kontakt zu einem anderen Menschen, in dem dieser spürt, daß er geachtet und für seine Überle-

| | |
|---|---|
| Arzt: | Wir reden hier immer darüber, wie es Ihrem Körper geht, eigentlich weiß ich gar nichts darüber, wie es Ihnen seelisch geht. |
| Patient: | Ach, wie soll es schon gehen, wenn man kaum noch laufen kann. |
| Arzt: | Ich kann mir vorstellen, daß einem das ganz schön zu schaffen machen kann. |
| Patient: | Das kann ich Ihnen wohl sagen. |
| | – Schweigen – |
| Arzt: | Wie sehr macht es Ihnen denn zu schaffen? |
| Patient: | Da reden wir besser nicht drüber. |
| Arzt: | Ich finde es aber wichtig, daß wir darüber reden, sonst würde ich Sie gar nicht danach fragen. |
| Patient: | Das ist manchmal schon ganz arg. |
| Arzt: | Was heißt denn „ganz arg"? |
| Patient: | Ach, ich hab einfach alles satt. Manchmal habe ich es so satt, daß ich schon gar keine Lust mehr habe, weiterzumachen. |
| Arzt: | Heißt das, daß Sie dann auch keine Lust mehr haben, weiter zu leben? |

gungen nicht verurteilt wird, ist vieles ansprechbar. In den seltensten Fällen wird eine Person ärgerlich auf Nachfragen reagieren, wenn sie spürt, daß dies passiert, weil ich mir um sie Gedanken gemacht habe. Welcher Weg gewählt wird, um auf eine mögliche suizidale Gefährdung zu sprechen zu kommen, kann sehr unterschiedlich sein und hängt im wesentlichen davon ab, wie der Kontakt zum Patienten sich bislang gestaltet hat und welche Ressourcen dem Behandler zur Verfügung stehen.

*Geeignete Gesprächspartner*

Meistens ist es notwendig, überhaupt erst einmal einen Weg zu finden, um mit der betreffenden Person ins Gespräch über ihre seelische Befindlichkeit zu kommen. Manchmal kann ein Anlaß benannt werden, z. B. wenn ich von besonderen Belastungen des Patienten weiß („Wie kommen Sie denn damit klar, das ist ja sicher nicht einfach?"). Es ist aber genauso gut möglich, die professionelle Neugier anzuführen („Wir reden hier immer darüber, wie es Ihrem Körper geht, eigentlich weiß ich gar nichts darüber, wie es Ihnen seelisch geht"). Entwickelt sich ein Gespräch, dann besteht auch die Möglichkeit, nach Suizidgedanken oder -absichten zu fragen, ohne das Gefühl zu haben, direkt mit „der Tür ins Haus" zu fallen.

*Wie fange ich es an?*

Gibt eine Person Hinweise, die eine mögliche suizidale Absicht vermuten lassen, sollte deren Bedeutung möglichst zeitnah geklärt werden. Meist hat in solchen Momenten die betreffende Person selbst schon „die Tür geöffnet" – frage ich drei Tage später nach (was immer noch besser ist, als es gar nicht zu tun), ist die Wahrscheinlichkeit höher, daß diese Türe schon wieder verschlossen ist.

## Wenn eine Suizidgefährdung deutlich wird

In der Literatur finden sich einige grundlegende Empfehlungen, die bei Gesprächen mit Suizidgefährdeten Beachtung finden sollten (siehe hierzu auch Möller 1994; Dorrmann 1996). Dazu gehört, Äußerungen über Suizidgedanken oder -absichten nicht zu bagatellisieren. Auf eine Bemerkung wie „Am liebsten wär' mir, ich wär' nicht mehr da" kann ich z. B. entgegnen „Na, so schlimm ist es doch nun auch wieder nicht" oder „Kopf hoch, das wird schon wieder". Solche Äußerungen sind oft gut gemeint, führen jedoch eher dazu, daß die betreffende Person sich nicht ernst genommen fühlt und wahrscheinlich nicht weiter über suizidale Absichten sprechen wird. Statt allgemeine Aufmunterungen zu geben, ist es hilfreicher und sinnvoller, nach den Gründen zu fragen, warum derjenige denn nicht mehr „da sein" möchte. Damit signalisiere ich Interesse und die Bereitschaft, mich auf ein Gespräch einzulassen.

*Bagatellisierungen und Kritik vermeiden*

Auch sollte darauf geachtet werden, keine direkte oder indirekte Kritik zu äußern. Zumindest bei einem Teil der Menschen, die Suizidgedanken haben, ist das Selbstwertgefühl „angegriffen". Manche psychologische Theorien gehen sogar davon aus, daß ein mangelndes Selbstwertgefühl die entscheidende Grundlage für die Entwicklung einer Suizidgefährdung ist (Henseler 1984). Wenn also ein Patient, über den ich mich schon lange ärgere, weil er seine Selbstbehandlung so „nachlässig" handhabt, mir von Suizidgedanken berichtet, weil sich erste Folgeerkrankungen bemerkbar machen, ist dies sicherlich der schlechteste Zeitpunkt, zu kritisieren, daß er es mit der Insulinbehandlung ja auch nie so genau genommen habe.

Eine der wichtigsten Grundlagen für einen positiven Gesprächsverlauf ist, die Gründe, die zur Suizidgefährdung beitragen, in ihrer subjektiven Bedeutung für die Person zu erfassen. Gibt es bestimmte Probleme, Belastungen oder Ängste, die zum Entstehen der suizidalen Krise geführt haben? Seit wann bestehen sie? Wie genau beeinflussen sie den Lebensalltag des Patienten? Falls die Belastungen schon längere Zeit bestehen, wie ist die betreffende Person bislang damit zurecht gekommen? Was hat dazu beigetragen, daß dies nun nicht mehr möglich erscheint?

Die Äußerung einer 50jährigen Frau, daß sie sich „einen Strick nehmen" werde, wenn sie an Diabetes erkranke, wird vielen übertrieben erscheinen. Verständlich wird diese Reaktion erst, wenn ich erfrage, welche Befürchtungen sie mit der Diagnose „Diabetes" verknüpft. Vermittle ich ihr, daß ich (aufgrund der Ängste, Belastungen, Sorgen) ihre Verzweiflung verstehen kann, nehme ich damit auch einen Teil der Schamgefühle, die häufig mit Suizidgedanken verbunden sind, und erleichtere es, weiterhin darüber zu sprechen. In einem weiteren Schritt kann dann durch Vermittlung sachlicher Informationen über die Erkrankung versucht werden, die Einschätzung des Bedrohungspotentials durch die Patientin zu verändern.

*Den Problemhintergrund klären*

## Bei akuten Problemen und Belastungen: Suche nach Lösungswegen

Resultiert eine suizidale Krise aus einem akuten Problem, kann es hilfreich sein, im Gespräch erste Lösungsansätze für dieses Problem zu zeigen und dadurch den Druck, unter dem der Betroffene steht, zu lindern. Dabei ist darauf zu achten, daß Lösungswege nicht vorschnell „übergestülpt", sondern gemeinsam mit dem Patienten entwickelt werden. Manchmal kann auch auf Ressourcen der Person Bezug genommen werden (Gab es schon einmal ähnlich belastende Situationen in Ihrem Leben? Was hat damals bei der Bewältigung geholfen? Läßt sich davon etwas auf die heutige Situation übertragen?). Vielleicht hat der Patient auch schon vage Ideen, was zu einer Veränderung der Situation führen könnte oder diese erträglicher machen würde, die es zu konkretisieren gilt oder für die Möglichkeiten der Realisierung gesucht werden müssen. Werden vom Berater mögliche Wege zur Veränderung eines Problems vorgeschlagen, ist es wichtig, genau darzulegen, warum und auf welche Weise dies hilfreich sein könnte, und mit dem Patienten abzustimmen, ob er sich darauf einlassen kann oder möchte. Was dem Berater als guter Weg zur Problembewältigung erscheint, kann unter Umständen für Patienten angstauslösend oder mit scheinbar unüberwindbaren Hindernissen verknüpft sein.

*Ressourcen aktivieren*

Nicht immer sind es akute Probleme, die zu suizidalen Krisen führen. Gerade bei chronischen Erkrankungen sind es oft die langanhaltenden Belastungen, die zu einer depressiven Stimmung beitragen und das Leben nicht mehr lebenswert erscheinen lassen: die körperlichen und sozialen Einschränkungen, die Ängste vor der Zukunft, die Sorge, durch die Erkrankung den Partner zu verlieren oder irgendwann einmal zum Pflegefall zu werden etc. Hier können nicht kurzfristig „Lösungswege" gefunden werden. Längerfristige Begleitung und Unterstützung sind notwendig, um Ängste bearbeiten zu können, Perspektiven zu entwickeln, Partnerschaftsprobleme zu klären oder veränderte Strategien zum Umgang mit dauerhafter Belastung zu finden. In solchen Fällen ist eine Heranführung an und Vermittlung zu Fachleuten und Institutionen notwendig, die weiterführende Hilfen anbieten können.

*Vermittlung weiterführender Hilfen*

Dazu gehören der Facharzt für Psychiatrie und Psychotherapie, der Facharzt für Psychotherapeutische Medizin, psychologische und ärztliche Psychotherapeuten oder auch Ambulanzen an entsprechenden Kliniken.

Hier kann eine kurzfristige Stützung und bei Bedarf auch eine langfristige psychotherapeutische Hilfestellung erfolgen, es wird aber auch die Notwendigkeit einer medikamentösen Behandlung überprüft und bei schweren suizidalen Krisen eventuell eine stationäre Aufnahme in eine entsprechende Klinik eingeleitet werden. Erscheint eine ambulante Versorgung durch einen niedergelassenen Psychotherapeuten ausreichend, ist es zum Abbau der oftmals bestehenden

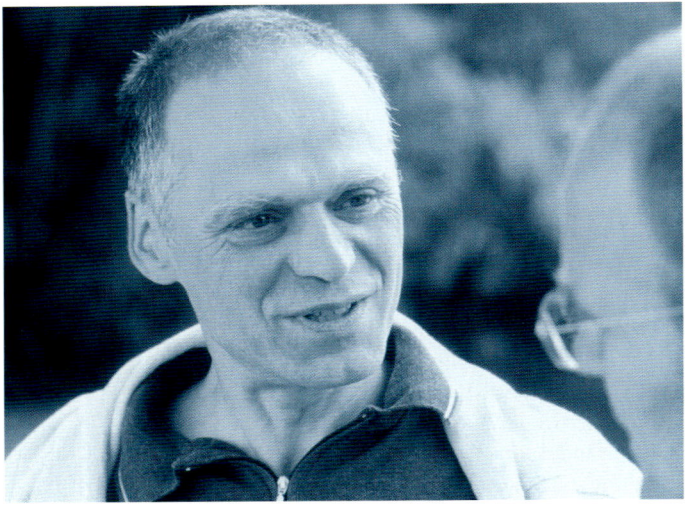

Hemmungen und Ängste gegenüber einer solchen Behandlung für die Patientin hilfreich zu wissen, daß es die Möglichkeit gibt, zunächst einige „Probegespräche" (auch bei verschiedenen Beratern) zu führen. Die Kosten dafür werden von den meisten Krankenkassen problemlos übernommen. So besteht die Chance, den Behandler kennenzulernen und sich über die Behandlungsmethoden zu informieren, bevor man sich auf eine eventuell längerfristige psychotherapeutische Behandlung einläßt.

*Erproben, ob eine gute Beziehung zum Therapeuten möglich ist*

Je nach psychischer Befindlichkeit des Patienten wird das notwendige Maß der Hilfestellung bei der Aufnahme solcher Kontakte unterschiedlich sein. In sehr dringlichen Fällen kann es notwendig sein, noch für den gleichen Tag einen Kontakt bei einem entsprechenden Facharzt zu vereinbaren und eine Begleitung dorthin zu organisieren. Erster Ansprechpartner kann in dringlichen Fällen auch der Hausarzt sein, der die Notwendigkeit weiterer Maßnahmen abschätzen wird. Ist die suizidale Krise eingebettet in eine langfristig depressive Stimmungslage, sollte immer auch abgeklärt werden, ob somatische Faktoren an deren Verursachung oder Aufrechterhaltung beteiligt sind. Dies könnten hormonelle Störungen sein (z.B. Hypothyreose, Mangel an Geschlechtshormonen), Medikamenten-Nebenwirkungen, eine unzureichende Schmerzbehandlung bei bestehender Neuropathie etc. Diese Abklärung ist auch eine wichtige Voraussetzung für die Aufnahme einer Psychotherapie und wird daher spätestens vor dem Beginn einer Psychotherapie vom Psychotherapeuten veranlaßt werden.

*Wenn dringend Hilfe geboten ist*

Bei manchen Patienten bestehen Vorbehalte gegen psychiatrische und psychotherapeutische Hilfsangebote. Um den Schritt der Inanspruchnahme solcher weiterführender Hilfen für Patienten zu erleichtern, ist es hilfreich, schon über Kontakte zu entsprechenden Kollegen oder Institutionen zu verfügen, auf die ich in solchen Situationen zurückgreifen kann. Ein Patient wird eher einen entsprechenden Facharzt oder Psychotherapeuten aufsuchen, wenn ich vermittle, daß ich diesen persönlich kenne und mit gutem Gefühl empfehlen kann. Auch wenn die suizidale Krise aus einem akuten Problem resultierte, Veränderungsmöglichkeiten gefunden werden konnten und der Patient sich nach einem solchen Gespräch deutlich entlastet fühlt, sollte die Inanspruchnahme weiterführender Hilfen thematisiert werden. Denn es bleibt die Frage, wie sich die Person in der nächsten krisenhaften Situation verhält, ob ihre Bewältigungskompetenzen oder ihr Selbstvertrauen ausreichen, um eine solche Situation ohne erneute suizidale Gefährdung durchzustehen.

*Integration in ein Behandlernetz*

## Entlastungs- und Schutzmöglichkeiten

In vielen Fällen berichten Patienten von Suizidgedanken oder allgemeinem Lebensunmut, verneinen aber momentane suizidale Absichten oder fühlen sich in der Lage und äußern die Absicht, suizidale Impulse zu kontrollieren. Auch lassen sich Menschen, die dem Wunsch zu sterben noch ambivalent gegenüberstehen, häufig darauf ein, ihr Vorhaben zurückzustellen und – mit entsprechender Hilfe – andere Wege zu erproben, die zu einer Veränderung ihrer Situation oder Befindlichkeit beitragen könnten. Bei einem guten, vertrauensvollen Kontakt zum Patienten kann in solchen Fällen das Abstandnehmen von suizidalen Absichten eventuell durch einen sogenannten Versprechens- oder Suizidpakt gestützt werden: Die betreffende Person verspricht, daß sie bis zum nächsten Kontakt am Leben bleibt. Die Handhabung, ob dies eher als Selbstversprechen oder als Versprechen dem Behandler gegenüber gegeben wird, ist unterschiedlich. Eine Begrenzung dieses Versprechens auf einen überschaubaren Zeitraum ist notwendig, eine Erneuerung des Vertrages zu einem späteren Zeitpunkt möglich.

*Der Versprechenspakt*

Es ist unbedingt darauf zu achten, daß der Patient sich beim Eingehen eines solchen Vertrages nicht unter Druck gesetzt fühlt. Sonst kann ein solcher Vertag eher schaden und unter Umständen eine gegenteilige Wirkung zeigen. Dies ist auch einer der Gründe, warum solche Verträge in der psychotherapeutischen Literatur nicht unumstritten sind. Voraussetzung ist natürlich auch, daß die entsprechende Person „vertragsfähig" ist, ihre Urteilskraft also nicht z. B. durch eine psychische Erkrankung eingeschränkt ist (ausführliche Informationen zu solchen Verträgen und Selbstverpflichtungen finden sich bei Dorrmann 1996).

Wenn sich Patienten von akuten suizidalen Absichten nach einem ersten entlastenden Gespräch distanzieren, sollte besprochen werden, was in der nächsten Zeit zur Entlastung und Stabilisierung beitragen kann. Unter diesem Aspekt ist ganz konkret zu überlegen, wie die Gestaltung der nächsten Stunden und Tage aussehen könnte. Auch stellt sich manchmal die Frage, ob die Anwesenheit einer bestimmten Person gut tun würde oder vom Berater als notwendig erachtet wird, wie sich diese organisieren läßt, ob eine Vorinformation dieser Person erfolgt etc.

*Gemeinsam überlegen, was hilfreich sein könnte*

Einige Patienten sind dankbar dafür, wenn sie eine gewisse Zeit vor Einflüssen geschützt werden, die suizidale Impulse verstärken könnten. So kann es sein, daß es der Patient in der Rehabilitationsklinik als Erleichterung empfindet, wenn ihm das Insulin eine Zeitlang nicht selbst zur Verfügung steht und er die Eigenverantwortung für die Selbstbehandlung abgeben kann, bis sein Lebenswille gefestigter ist. Die Patientin, die ein Zimmer im vierten Stock hat und überlegte, dort hinunterzuspringen, ist unter Umständen erleichtert, wenn sie in das untere Stockwerk verlegt wird. Andere Patienten werden dies nicht als hilfreich empfinden, und man darf sich nicht der Illusion hingeben, daß – wenn die Person selbst es nicht will – dadurch ein Suizid verhindert werden könnte. Solche Maßnahmen müssen in Absprache mit den Betroffenen erfolgen und berücksichtigen, was von ihnen als hilfreich empfunden wird.

In jedem Falle, im ambulanten wie im stationären Rahmen, sollten weitere, feste Termine mit dem suizidgefährdeten Patienten vereinbart werden, bis ein tragfähiger Kontakt zu anderen Stellen aufgebaut ist. Bei diesen Terminen ist nachzuprüfen, ob die Distanzierung von suizidalen Absichten weiterhin besteht. Auch brauchen Patienten oft eine stützende Begleitung, bis sie andere Hilfsmöglichkeiten gefunden haben. Nicht jeder findet direkt den „passenden"

## Auf einen Blick

⇒ Die Forschung zum Thema Diabetes und Suizidgefährdung ist heute noch eher spärlich. Erste Ergebnisse wissenschaftlich fundierter Studien weisen auf ein erhöhtes Suizidrisiko für Menschen mit Diabetes hin.

⇒ Mögliche Ursachen dafür sind das hohe Ausmaß an körperlichen und psychosozialen Belastungen, das die Erkrankung mit sich bringt, bei Selbstbehandlung mit Insulin auch die leichte Verfügbarkeit eines Mittels zur Selbsttötung.

⇒ Eine unzureichende Selbstbehandlung oder riskante Verhaltensweisen beim Diabetesmanagement können Ausdruck latenter Suizidalität sein – ob sie es wirklich sind, muß im Gespräch mit der betreffenden Person geklärt werden.

⇒ Im Umgang mit suizidal Gefährdeten gilt: nachfragen und zuhören statt wegschauen! Die Bagatellisierung und die Verleugnung suizidaler Absichten gehören zu den größten Risiken im Umgang mit suizidalen Menschen.

⇒ Das vertrauensvolle Gespräch mit dem Patienten ist die Basis für die Suche nach einer tragfähigen Problemlösung und führt bei Betroffenen häufig schon zu einer ersten Entlastung.

⇒ Die Anbahnung längerfristiger professioneller Hilfen ist in den meisten Fällen erforderlich.

Psychotherapeuten oder Arzt, dem er sich anvertrauen kann. Manchmal kann es bei ambulanten Terminen in der ersten Zeit vom Patienten auch als hilfreich empfunden werden, wenn zwischen den Terminen telefonische Kontakte vereinbart werden.

Im stationären Rahmen können zwischen fest vereinbarten Terminen kurze Rücksprachen auf der jeweiligen Station erfolgen. Solche Termine und kurzen Rücksprachen sind wichtig, um sich im weiteren Verlauf ein Bild von der psychischen Befindlichkeit des Patienten zu machen und, falls notwendig, andere oder zusätzliche Maßnahmen zu besprechen und einzuleiten. Für viele suizidgefährdete Menschen ist es ein hoher Vertrauensbeweis, wenn sie anderen Personen gegenüber ihre suizidale Gefährdung ansprechen. Im Kontakt bleiben signalisiert auch, daß ich dieses Vertrauen zu schätzen weiß.

*Weiteren Kontakt vereinbaren*

*Literatur*

Beck A, Rush A, Shaw B, Emery G (1996) Kognitive Therapie der Depression. Psychologie Verlags Union, Weinheim

Bronisch T (1995) Der Suizid. Beck, München

Dorrmann W (1996) Suizid. Therapeutische Interventionen bei Selbsttötungsabsichten. Pfeiffer, München

Freeman A, Reinecke MA (1995) Selbstmordgefahr?: Erkennen und Behandeln: kognitive Therapie bei suizidalem Verhalten. Huber, Bern

Goldston D, Kovacs M, Ho V, Parrone P, Stiffler L (1994) Suicidal ideation and suicide attempts among youth with insulin-dependent diabetes mellitus. Journal of the American Academy of Child and Adolescent Psychiatry: 33, 240-246

Gross J (1982) Der protrahierte Suizid. In: Reimer C (Hrsg) Suizid. Ergebnisse und Therapie. Springer, Berlin, 39-42

Haenel T, Pöldinger W (1986) Erkennung und Beurteilung der Suizidalität. In: Kisker K, Lauter H, Meyer J, Strömgren E (Hrsg) Psychiatrie der Gegenwart. Springer, Berlin, 107-132

Henseler H (1974) Narzistische Krisen – Zur Psychodynamik des Selbstmords. Rowohlt, Reinbek

Kaminer Y, Robbins D (1989) Insulin misuse: A review of an overlooked psychiatric problem. Psychosomatics 30: 19-24

Kyvik K, Stenager E, Green A, Svendsen A (1994) Suicides in men with IDDM. Diabetes Care 17: 210-212

Linden KJ (1964) Der Suizidversuch. Versuch einer Situationsanalyse. Enke, Stuttgart

Möller HJ (1994) Suizidalität. Klinisches Bild, Diagnostik und Therapie. Internist 35: 849-857

Reimer C (1986) Risiken im Umgang mit suizidalen Krisen-Patienten. Praxis der Psychotherapie und Psychosomatik 31: 320-331

Schmidtke A, Schaller S (1991) Modelle der Kovariation und möglicher Kausalbeziehungen zwischen somatischen Erkrankungen und suizidalem Verhalten und methodische Probleme ihrer empirischen Evaluation. In: Wedler H, Möller HJ (Hrsg) Körperliche Krankheit und Suizid. Roderer, Regensburg, 43-87

Swerdlow AJ, Jones ME (1996) Mortality during 25 years of follow-up a cohort with diabetes. International Journal of Epidemiology 25: 1250-1261

Weyerer S, Hewer M, Pfeifer-Kurda M, Dilling H (1989) Psychiatric disorders and diabetes. Journal of Psychosomatic Research 33: 633-640

# *Autoren*

Dr. phil. Uwe Bott
(Dipl.-Pädagoge)
Deutsches Zentrum für Luft- und Raumfahrt e. V.
(DLR)
Linder Höhe
D-51147 Köln
E-Mail: uwe.bott@dlr.de

Dr. Gabriele Dlugosch
Zentrum für empirische pädagogische Forschung
(ZepF)
Universität Koblenz-Landau
Campus Landau
Friedrich-Ebert-Strasse 12
D-76829 Landau
E-Mail: dlugosch@zepf.uni-landau.de

Dr. phil. Marlene Endepohls
(Fachpsychologin Diabetes DDG)
Praxis für Psychotherapie
L 13, 7
D-68161 Mannheim
E-Mail: marlene.endepohls@t-online.de

Dr. rer. soc. Karl Eugen Graf
(Fachpsychologe Diabetes DDG)
(Psychologischer Psychotherapeut)
Klinik Herrental
Diabetes Reha Zentrum
Bismarckstr. 3–7
D-97980 Bad Mergentheim
E-Mail: info@klinik-herrental.de

Prof. Dr. Gabriele Fehm-Wolfsdorf
(Dipl.-Psychologin)
Lübecker Institut für Verhaltensmedizin
Fleischhauerstr. 26
D-23552 Lübeck
E-Mail: gabriele.fehm@t-online.de

Dr. phil. Axel Hirsch
(Fachpsychologe Diabetes DDG)
Krankenhaus Bethanien
Martinistr. 43–46
D-20251 Hamburg
E-Mail: Axel_Hirsch@t-online.de

Dr. med. Peter Hübner
(Diabetologe DDG)
Klinik Niederrhein der LVA Rheinprovinz
Postfach 100763
D-53445 Bad Neuenahr
E-Mail: Klinik.Niederrhein@t-online.de

Priv.-Doz. Dr. rer. nat. Karin Lange
(Fachpsychologin Diabetes DDG)
Medizinische Hochschule Hannover
Abt. Medizinische Psychologie OE 5430
D-30623 Hannover
E-Mail: DrKarinLange@hotmail.com

Dipl.-Psych. Peter Mattenklodt
(Fachpsychologe Diabetes DDG)
Distelweg 17
96050 Bamberg
E-Mail: Peter@mattenklodt.de

Dipl.-Psych. Berthold Maier
(Fachpsychologe Diabetes DDG)
Diabetes Klinik Bad Mergentheim
Theodor-Klotzbücher-Str. 12
D-97980 Mergentheim
E-Mail: maier@diabetes-zentrum.de

Angelika Meier
(Diabetesberaterin DDG)
Diabetes-Therapie-Zentrum
Elisabeth-Krankenhaus
Moltkestr. 61
45138 Essen
E-Mail: ang.meier@web.de

Dr. rer. soc. Dietlinde Nord-Rüdiger
(Fachpsychologin Diabetes DDG)
Eleonoren-Klinik LVA Hessen
64678 Lindenfels-Winterkasten
E-Mail:

Dipl.-Päd. Rainer Paust
Diabetes-Therapie-Zentrum
Elisabeth-Krankenhaus
Moltkestr. 61
45138 Essen
E-Mail: rainer.paust@cityweb.de

Dipl.-Psych. Kathrin Ramöller
(Fachpsychologin Diabetes DDG)
Herz- und Diabeteszentrum NRW
Georgstr. 11
32545 Bad Oeynhausen
E-Mail: k.ramoeller@hdz-nrw.de

Dr. med. Bernd Rebell
(Facharzt für Psychotherapeutische Medizin)
Psychosomatische Klinik Windach
Schützenstr. 16
86949 Windach
E-Mail: Bernd.Rebell@klinik-windach.de

Dipl.-Psych. Klaus-Martin Rölver
(Fachpsychologe Diabetes DDG)
Christliches Krankenhaus Quakenbrück
Diabetes-Zentrum
Danziger Straße
49610 Quakenbrück
E-Mail: diabetesquakenbrueck@t-online.de

Prof. Dr. phil. Roswith Roth
(Dipl.-Psychologin)
Universität Graz
Abteilung Klinische Psychologie
Universitätsplatz 2/III
A-8010 Graz
E-Mail: roswith.roth@kfunigraz.ac.at

Dr. rer. soc. Emilio Serra
(Fachpsychologe Diabetes DDG)
Universitäts-Kinderklinik Tübingen
Psychosozialer Dienst
Hoppe-Seyler-Str. 1
D-72076 Tübingen
E-Mail: Emilio.Serra@med.uni-tuebingen.de

Dipl.-Psych. Sabine Tost
Alte Hintergasse 7
76829 Landau
E-Mail: sabinets7@aol.com

Dr. med. Dipl.-Psych.
Rolf Dieter Trautmann-Sponsel
Leitender Oberarzt
der Psychosomatischen Klinik Windach
Psychosomatische Klinik Windach
Schützenstr. 16
D-86949 Windach
E-Mail: trautmann@klinik-windach.de

Dr. rer. nat. Sabine Waadt
(Diplompsychologin / Psychotherapie)
Psychotherapeutische Praxis
Platanenstr. 5
80336 München
E-Mail: sabine.waadt@gmx.de

Dipl.-Psych. Susan Woods-Büggeln
(Fachpsychologin Diabetes DDG)
Universitäts-Klinik Kiel
E-Mail: susan-woods@web.de

# Ausgewählte Internet-Kontakte

## Adipositas

Deutsche Adipositas-Gesellschaft:
www.deutsche-adipositas-gesellschaft.de

National Institute of Health: Amerikanische Adipositas-Leitlinien und andere Informationen zu Adipositas:
www.nhlbi.nih.gov/guidelines/obesity/ob_home.htm

## Diabetesfachgesellschaften

American Diabetes Association (ADA)
Literatur, Statements, Kontakte:
www.diabetes.org

Deutsche Diabetes-Gesellschaft DDG
(Ärzte und andere in der Diabetologie tätige Berufsgruppen):
www.deutsche-diabetes-gesellschaft.de

Arbeitsgemeinschaft „Psychologie und Verhaltensmedizin" in der DDG:
www.diabetes-psychologie.de
Hier erhalten Sie u. a. den Psychotherapie-Führer für Menschen mit Diabetes

Kinder und Jugendliche:
Arbeitsgemeinschaft für Pädiatrische Diabetologie (AGPD):
www.diabetes-kinder.de

International Society for Pediatric and Adolescent Diabetes ISPAD:
www.ispad.org

## Diabetes-Selbsthilfe

Deutscher Diabetiker Bund e. V. (DDB):
www.diabetikerbund.de

Selbsthilfe Kinder mit Diabetes und ihre Eltern:
www.diabetes-kids.de

Bund diabetischer Kinder und Jugendlicher e. V.:
www.bund-diabetischer-Kinder.de

## Informationen, Adressen, Selbsthilfe zu psychologischen Themen:

Adressdatenbank für Selbsthilfeorganisationen NAKOS - Kontakte im Bereich Selbsthilfe:
www.zdf.de/ratgeber/praxis/nakos

Arbeitsgemeinschaft für Verhaltensmodifikation e.V. (AVM): Klienteninformation „Erwartungen an Psychotherapie":
www.verhaltenstherapie-online.de/factsheets/erwartungen.html

Bundeszentrale für gesundheitliche Aufklärung (BZGA) (Informationen, Adressenverzeichnis von Beratungsstellen, Selbsthilfegruppen, Therapieeinrichtungen)
www.bzga.de

Bund zur Förderung Sehbehinderter e.V.
www.medizin-forum.de/bfs/

Klienteninformation „Phobien":
www.verhaltenstherapie-online.de/factsheets/phobien.html

Demenz-Spektrum (Informationen für Fachleute und pflegende Angehörige):
www.demenz-spektrum.de

Depression: Kompetenznetz Depression (Informationen, Adressen):
www.kompetenznetz-depression.de

Eßstörungen: Informationen und Adressen: www.hungrig-online.de

Psychotherapie-Informationsdienst (PID) Bundesweite Psychotherapeutensuche:
www.psychotherapiesuche.de

Zwangserkrankungen: Deutsche Gesellschaft Zwangserkrankungen e. V.:
www.zwaenge.de

# Stichwortverzeichnis